我是中华小药童

上册

侯少贞　高　洁　汪玉梅 ◎ 主编

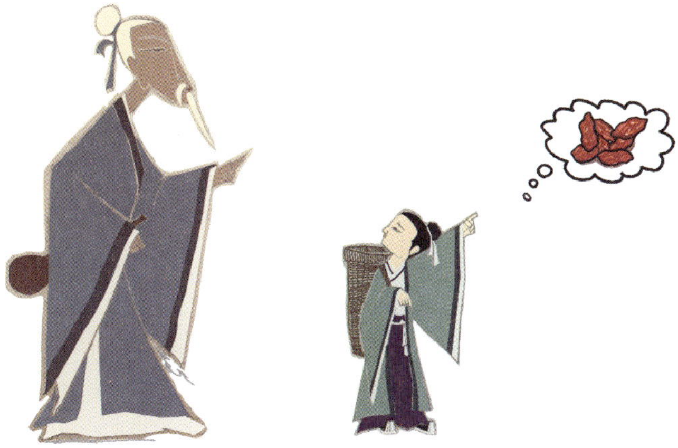

SPM 南方传媒 | 广东科技出版社
全国优秀出版社
·广州·

图书在版编目（CIP）数据
我是中华小药童 ： 上、中、下册 / 侯少贞，高洁，汪玉梅主编.
广州 : 广东科技出版社，2025. 4. -- ISBN 978-7-5359-8394-7
Ⅰ. R2-05
中国国家版本馆 CIP 数据核字第 2024PP3637 号

我是中华小药童（上册）

Wo Shi Zhonghua Xiao Yaotong（Shang Ce）

出 版 人：严奉强
责任编辑：严　旻　李秋云
装帧设计：友间文化
责任校对：卢晓敏
责任印制：彭海波
出版发行：广东科技出版社
（广州市环市东路水荫路11号　邮政编码：510075）
销售热线：020-37607413
https://www.gdstp.com.cn
E-mail:gdkjbw@nfcb.com.cn
经　　销：广东新华发行集团股份有限公司
印　　刷：广州一龙印刷有限公司
（广州市增城区荔新九路43号1幢自编101房　邮政编码：511340）
规　　格：787 mm × 1092 mm　1/16　印张23　字数460千
版　　次：2025年4月第1版
2025年4月第1次印刷
审 图 号：GS粤（2025）0625号
定　　价：118.00元（全三册）

《我是中华小药童（上、中、下册）》

编写组人员

主　　编：侯少贞　高　洁　汪玉梅

副 主 编：蔡岫瑜　黄海阳　张　静

编　　委：姚丁意　方欣悦　邹永珍　冯丽琼
潘恺璇　黄楚妮　李甜丹　杨钡钿
萧铭希　黄晓其　詹淑琦　林晓丹
蔡伟涛　刘　仙

绘　　画：钟　爱　吴嘉妮　殷少斌　徐国文
罗嘉雯　陈沐昀

摄　　影：周梓涵　俞　焓

学术顾问：林　彬　郝建军

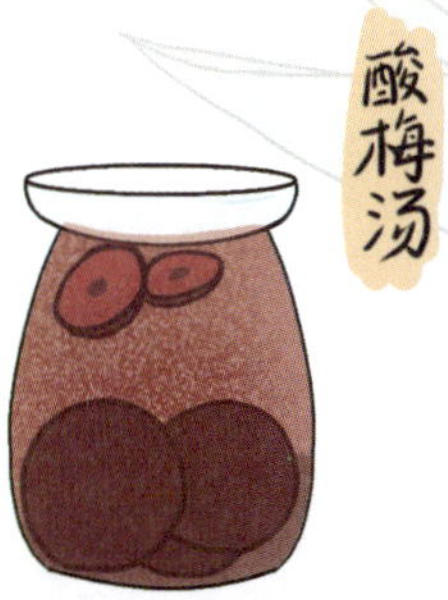

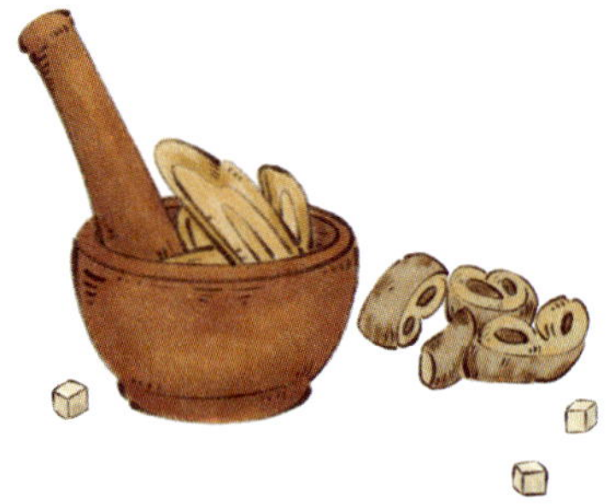

序

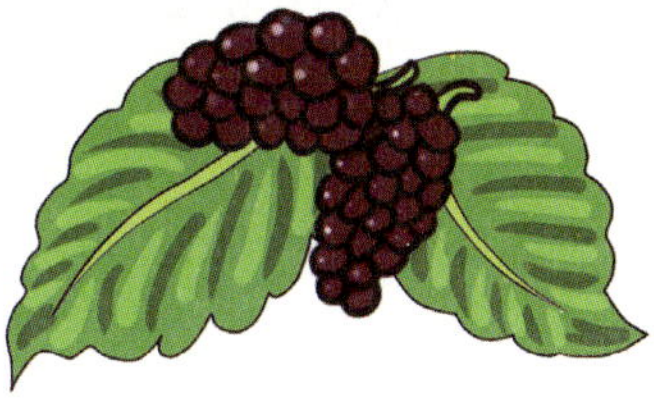

中药，是指在我国传统医学指导下应用的药物，主要由植物药（根、茎、叶、果等）、动物药（内脏、皮、骨等）和矿物药组成。古人谓“诸药草类最多，诸药以草为本”，即中药的来源以植物性药材居多，使用也最普遍，所以历代也把中药称为“本草”。

中药的起源可追溯到远古时代。在寻找食物的过程中，我们的祖先误食了一些有毒的植物，导致出现呕吐、腹泻等中毒症状，但同时也发现某些植物能缓解或消除中毒症状。传说，神农氏是中药的始祖，“神农时代”大约相当于新石器时代。从“神农尝百草”中的“尝”，就可以看出当时的用药都是通过人体自身的试验来了解药材的功效的。这一实践不仅体现了“药食同源”的理念，也为后

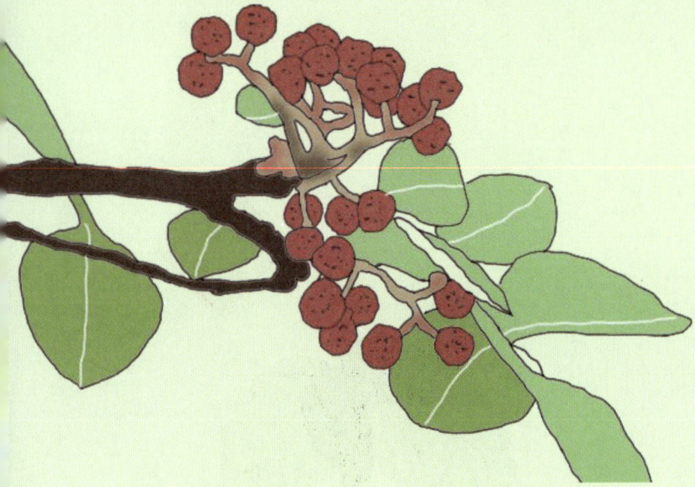

来中医药学的发展奠定了理论基础。经过无数次的尝试和经验积累，人们开始有意识地利用这些植物来治疗疾病，逐渐地积累起了草药知识和治病经验。

随着社会的进步和生产力的发展，人们对中药的认识和需求逐渐增多，中药用药经验也由口耳相传发展到文字记载，形成了灿烂的中医典籍文化，并得以较完整地保存和流传下来，成为中华民族优秀文化宝库中的重要内容之一。

《我是中华小药童（上、中、下册）》主要介绍了近百味常见的药食同源的中药，将中医药的养生保健理论以实践化的科普方式进行呈现，让更多小朋友发现并理解中医药的“烟火味”，熟悉食疗的趣味性及制作的小技巧，切实地感受到中医药“治未病”的魅力，从而真正喜爱上这一呵护中华生机、传承千年的智慧和承载着爱的生活方式。

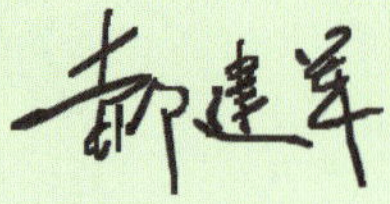

广州中医药大学国医堂

2024年6月

前言

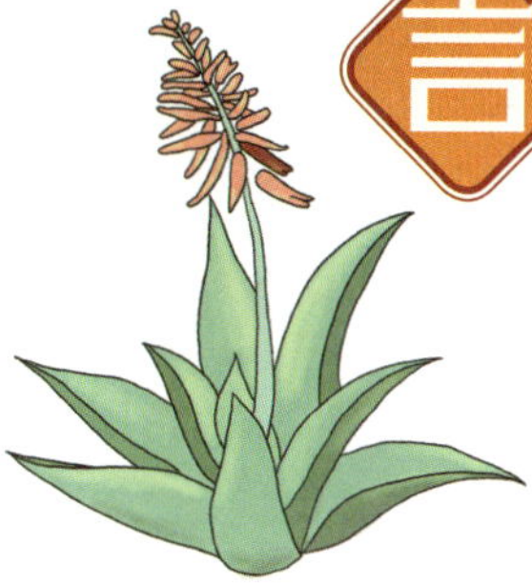

中医药学是中华民族在长期同疾病作斗争的过程中积累的经验和理论知识的总结，也是我国传统文化传承和发展的重要载体。从追求健康体魄的角度出发，为了增强体质、防病于未然，宜从小学习中医药保健及“治未病”的思维和经验；从文化传承、提升修养方面出发，亦有必要让小朋友更早接受承载着祖先智慧的中医药文化的熏陶。

根据小学生的知识水平、兴趣爱好和实践能力特点，我们编撰了《我是中华小药童（上、中、下册）》一书。本书主要介绍了大家较为熟悉的药材，特别是与生活息息相关、药食同源的中药，以引发小朋友的关注和思考。图书内容侧重从历史典故、实践体验两方面出发，带领小读者认识中药的药性、功效及应用，还原中医药最直接的应用属性和实用特色。其间穿插相关的古诗词、灯谜、民俗故事及知识拓展等内容，提升了图书的趣味性和科普性。

本书分上、中、下3册，知识理解难度逐册加大，适合作为小学3～6年级学生的中医药启蒙读本，也可作为社区开展中医药实践活动的参考读物。期待通过阅读、实践、体验、思考等一系列环节的熏陶，更多的小读者更好地了解中医药知识、体会中医药魅力，从而喜欢中医药文化。也恳请各位读者提出宝贵意见，以便我们进一步对本书进行修改、完善。

本书的出版得到广州中医药大学“高等教育‘冲补强’‘双一流’中医药文化传承与创新”项目（2023）、广东省社会科学重点实验室“数字中医药文化研究与传播创新重点实验室”（粤宣发〔2022〕10号）、教育部中医药文化与思想政治教育智慧融合研究与教育实践体验基地（教思政厅函〔2024〕16号）等的资助，东莞松山湖医道中医门诊部有限公司（广州中医药大学国医堂）及郝建军东莞市名中医药专家传承工作室对书中相关中药科普视频的制作给予了支持，广州中医药大学中药学院中药资源学部为药材及饮片的拍摄提供了帮助，广州大学城潭山画馆为本书的绘图工作提供了美术指导，在此一一表示谢忱。

编者

2025年1月

目·录

上册

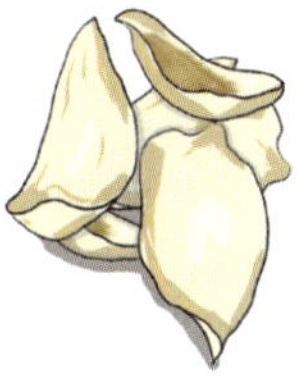

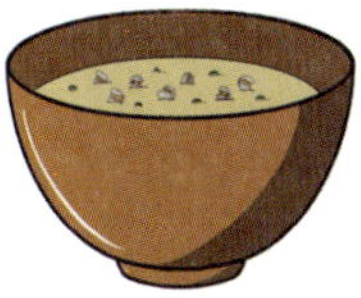

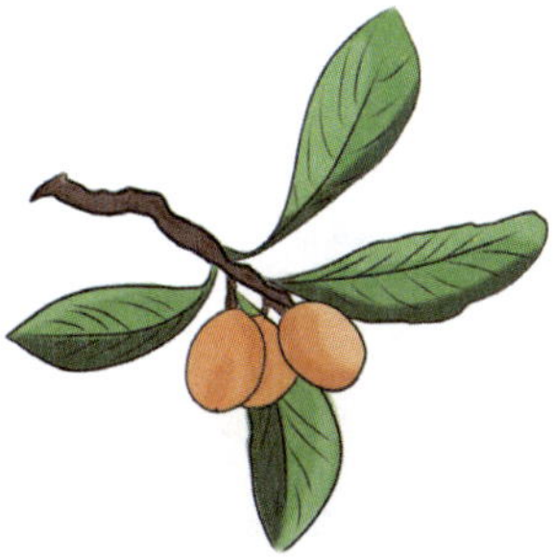

我是中华小药童（上册）

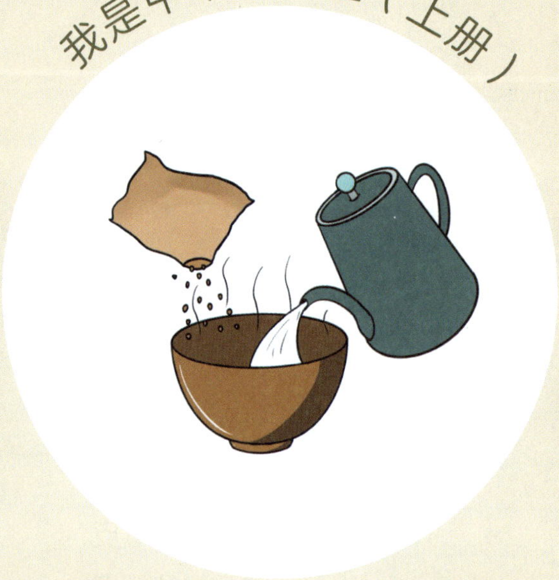

猜猜我是谁？

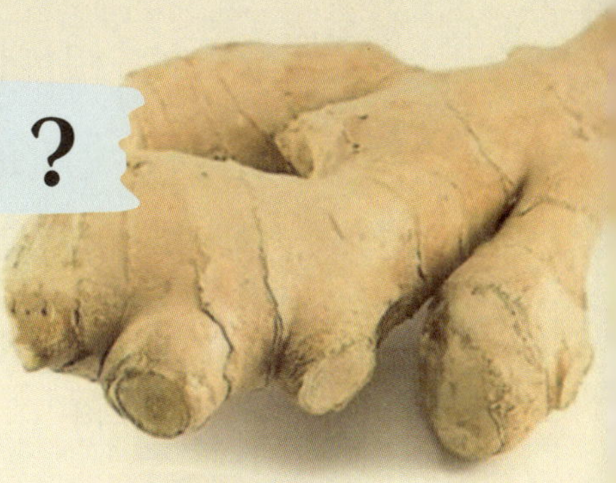

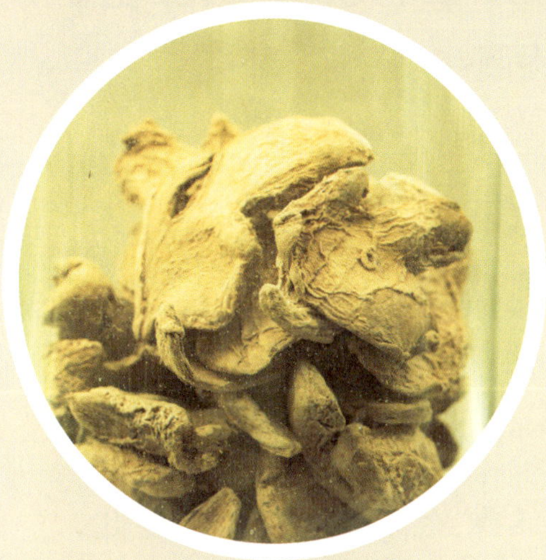

来源

姜科姜属植物姜（*Zingiber officinale* Rosc.）的新鲜根茎。

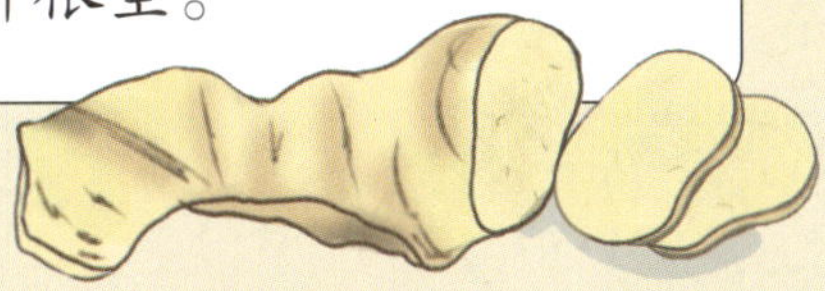

在中药中我们一般切片使用哦！

产地

全国大部分地区均有种植。采挖后，除去须根及泥沙，鲜用。

生姜

中药科普

性味：味辛，性微温

归经：归肺、脾、胃经

功效：解表散寒，温中止呕，温肺止咳，解鱼蟹毒

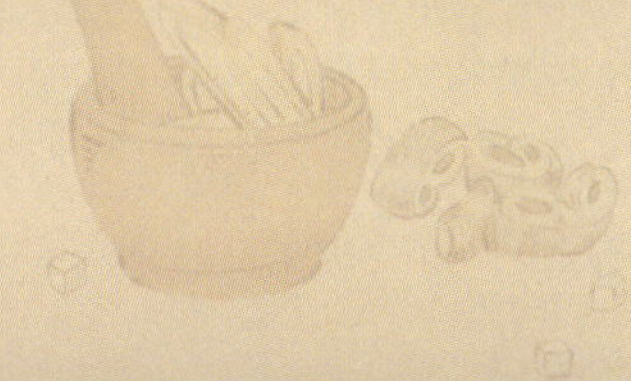

故事引入

相传，我们在日常生活中经常食用的生姜是由“尝百草”的神农发现并命名的。有一次，神农在南山采药，不小心误食了一种毒蘑菇，肚子疼得像刀割一样，吃了药也止不住痛，后来他昏倒在了一棵树下。

过了不知多久，不知道是何原因，神农慢慢地醒了过来。他向四周打量，发现自己昏倒的地方有一丛尖叶青草，散发出浓浓的香气。神农低头闻了闻青草，觉得头昏和胸闷的情况好转了很多，原来是这种草的气味令自己苏醒了过来！于是他将其中一株青草拔了出来，嚼了嚼，只觉得它的块根又香又辣又清凉。过了一会儿，神农的肚子便咕噜噜地响，上过茅房后，他感觉肚子非常舒服，一点都不痛了。

神农想，这种青草有这么强的功效，能让自己起死回生，一定要给它取个好名字。神农姓姜，于是，他便将这种植物称为“生姜”，意指它具有“起死回生”、温暖肠胃的神奇功效。

民间习俗

让我们一起在谚语中体会与姜相关的民间习俗！

1. 冬吃萝卜夏吃姜，不劳医生开药方。
2. 早上三片姜，赛过喝参汤。
3. 三片生姜一根葱，不怕感冒和伤风。

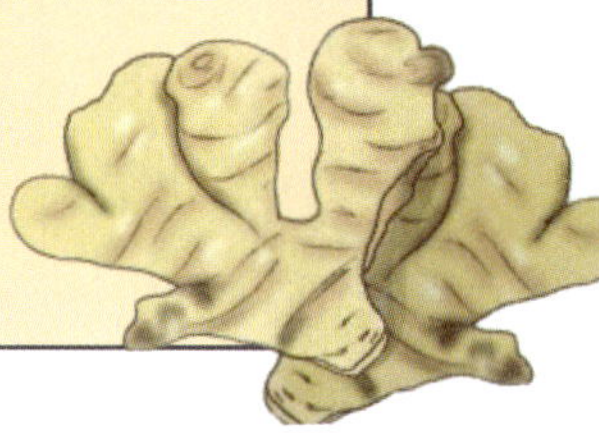

知多一点

中医中的“姜六药”即生姜、煨姜、干姜、炮姜、生姜皮和姜汁，它们的药用功效各不相同，是不是很神奇呢？

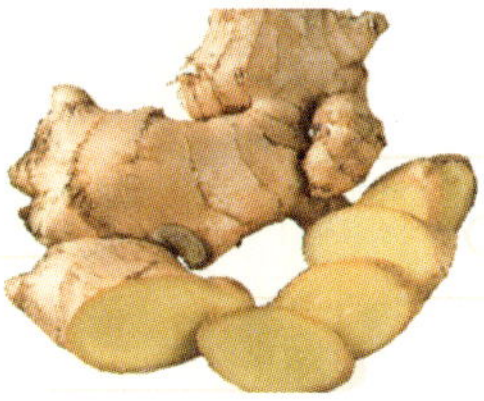

生姜

干姜的制作

将洗净的姜块晒干或低温干燥，即得干姜。

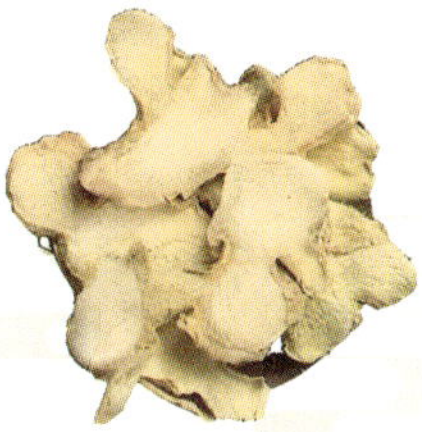

干姜

煨姜的制作

鲜姜用草纸包裹湿润后，置炉火旁，用小火长时间烘至姜外表皮呈焦黄色，内呈黄色，即可得。

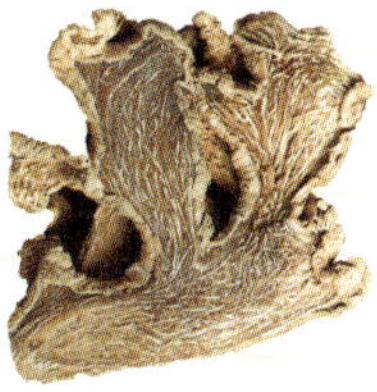

煨姜

炮姜的制作

取干净的干姜，采用砂烫法进行处理。将干姜与热砂同炒，直到干姜表面鼓起且变为棕褐色，即可得。

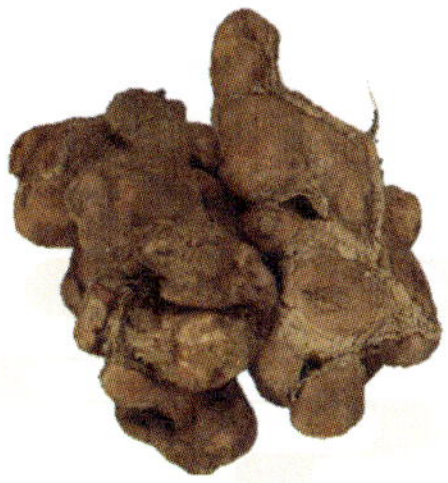

炮姜

课外小实践

大家一起来动手——探究神奇的姜

请小朋友与爸爸妈妈一起查阅资料，共同探究神奇的姜！请根据以下提示，尝试将答案写下来！

1. 闻一闻：生姜的气味是＿＿＿＿＿＿＿＿＿＿
2. 看一看：生姜的颜色是＿＿＿＿＿＿＿＿＿＿

③ 尝一尝：生姜的味道是______________________________

④ 画一画：生姜到底长什么样呢？请在下方空白处画出来。

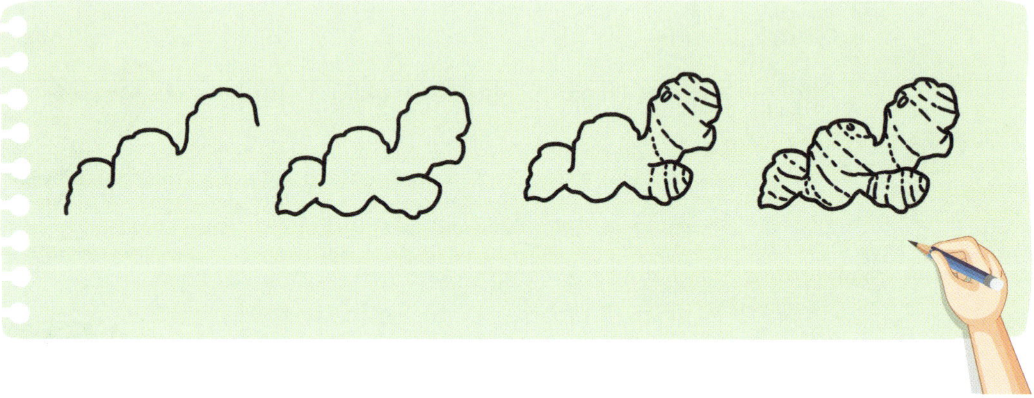

我是生活小能手——制作姜撞奶

动手前准备：全脂鲜牛奶180毫升、生姜10片、白糖6克、碗、榨汁机、过滤纱布、奶锅。

做一做：姜去皮，切块或切片，用榨汁机榨出姜汁（可榨出约12毫升），盛1勺倒入碗里；取180毫升全脂鲜牛奶，微微煮开后，加糖搅拌均匀；将牛奶迅速倒（撞）入盛有姜汁的碗中，倒完后不要搅动或摇晃碗里的牛奶，20秒后就可以凝固成姜撞奶。

尝一尝：姜撞奶是什么味道呢？

请注意：天气寒冷时姜撞奶宜趁热食用；天气炎热时，姜撞奶放凉后便成了一款美味的消暑甜品。

想一想：平时喝牛奶容易闹肚子的人，吃姜撞奶时却不会，这是为什么呢？

葱白

猜猜我是谁？

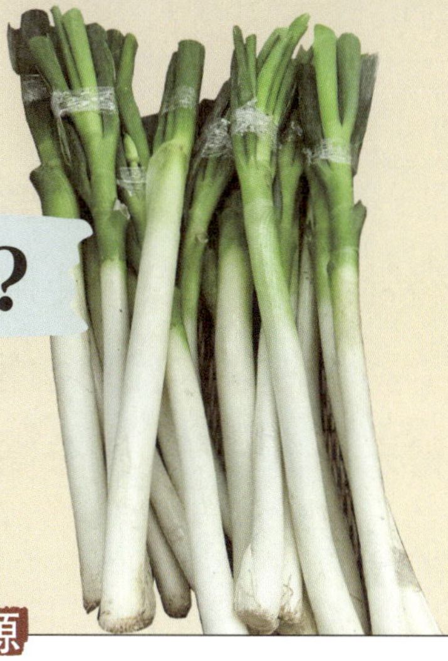

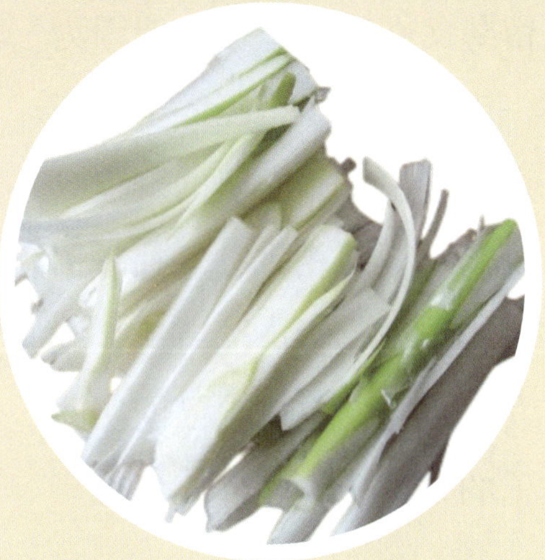

来源

石蒜科葱属植物葱（*Allium fistulosum* L.）近根部的鳞茎。别名葱茎白、葱白头。

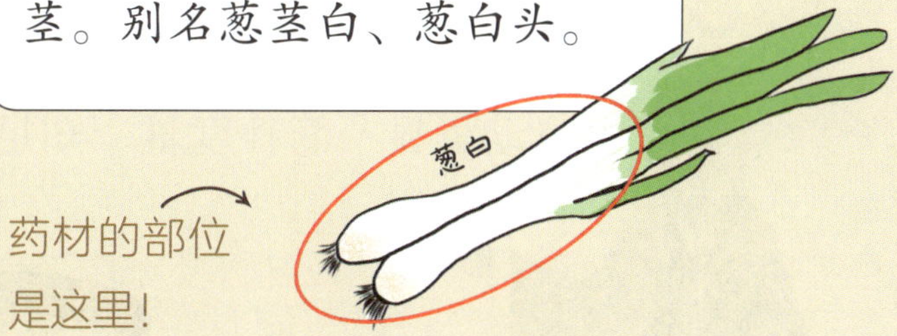

产地

全国各地均有种植，随时可采。采挖后，切去须根及叶，剥去外膜，鲜用。

中药科普

性味：味辛，性温
归经：归肺、胃经
功效：发汗解表，散寒通阳

故事引入

传说，葱是神农尝百草时寻找到的一味良药。由于葱经常在日常烹饪中使用，因而又被称为“和事草”。

相传，宋代理学家朱熹有一日到访女儿家。父亲难得来一趟，女儿十分高兴，便留慈父在家里吃饭，但因为家里实在是太穷了，只拿得出一锅葱汤及半锅麦饭来招待他，女儿觉得十分过意不去。朱熹看出了她心里的窘迫，于是即兴吟诗一首安慰道：“葱汤麦饭两相宜，葱补丹田麦疗饥。莫谓此中滋味薄，前村还有未炊时。”诗毕，欣然用餐离去。朱熹不仅宽解了女儿之怀，也用自己的实际行动彰显了简朴度日、知足常乐的人生态度和传统美德。

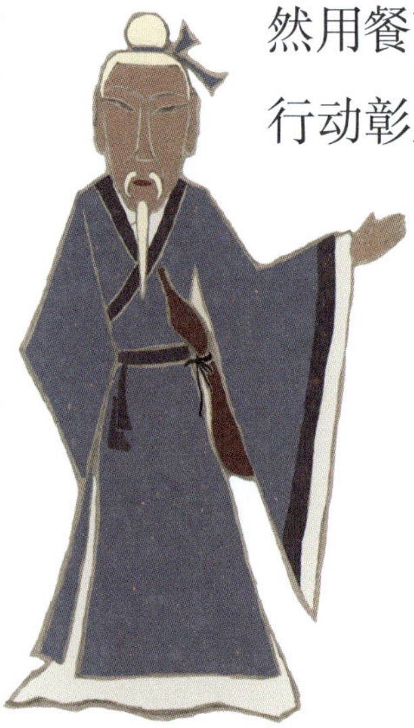

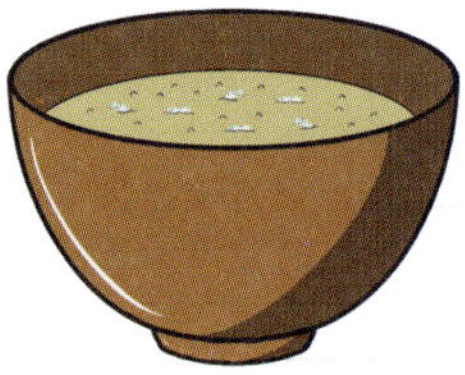

民间习俗

广西合浦等地流传有岁时“食葱聪明”的饮食习俗。每年农历六月十六日晚上，人们会从菜园里摘一点新鲜小葱给小孩子吃，寓意吃后能变得更聪明。

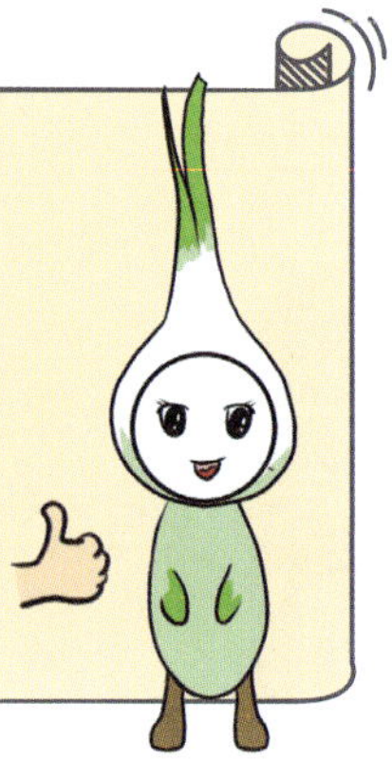

猜一猜

半截白，半截青，
半截实来半截空，
半截在地上，半截在土中。
（打一蔬菜名）

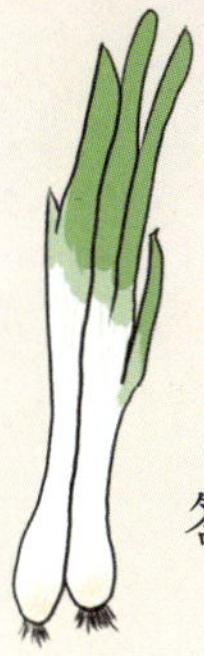

答案：大葱

知多一点

小小葱白大作用！

葱白中含有非常丰富的维生素，包括维生素B_1、维生素B_2、维生素C和维生素A，还含有铁、锌、铜、钙、镁等人体所需的微量元素。此外，葱白中还含有葱蒜素，具有一定的抑菌作用，日常食用对预防疾病也有帮助。

课外小实践

小朋友们，让我们一起探究神奇的葱白！

请根据以下提示，尝试将答案写下来！

1. 闻一闻：葱白的气味是__________
2. 看一看：葱白的颜色是__________
3. 尝一尝：葱白的味道是__________

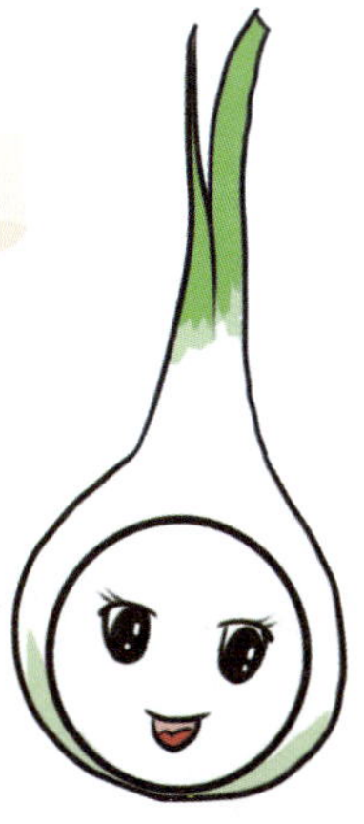

❹ 画一画：葱白到底长什么样呢？请在下方空白处画出来。

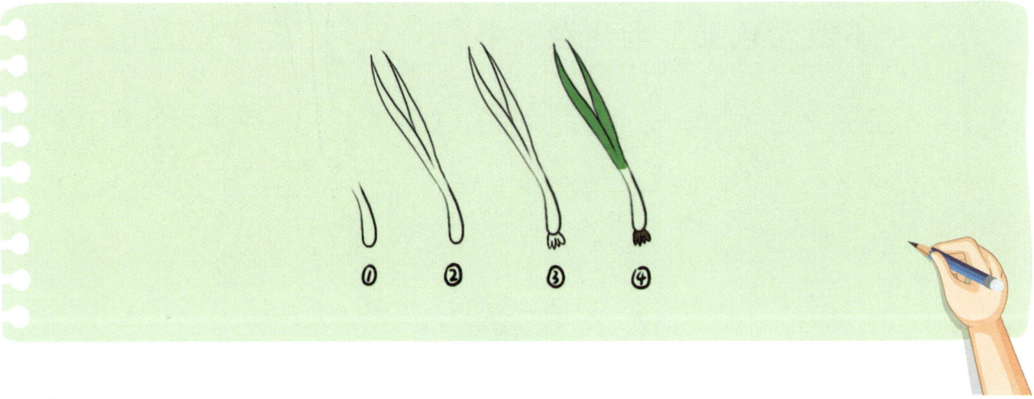

我是生活小能手——葱白煮粥治感冒

动手前准备：大米50克、葱白3段，盐、香油适量。

做一做：将大米淘洗干净，用冷水浸泡1～2个小时。将葱白冲洗干净后，切碎备用。在锅中加入适量清水，倒入泡好并沥干水分的大米，先大火煮，煮开后加入切好的葱白碎，转小火继续熬煮成粥。最后，加入少量食盐，滴入适量香油，调味食用。

尝一尝：葱白煮的粥是什么味道的呢？

请注意：如果感冒或冷天时鼻塞了，可以多喝葱白粥，看看鼻子是不是就不那么堵了。

不过，如果是感到烦躁口渴，就不能食用葱白粥了，要不然会加重症状哦！想一想：这是为什么呢？

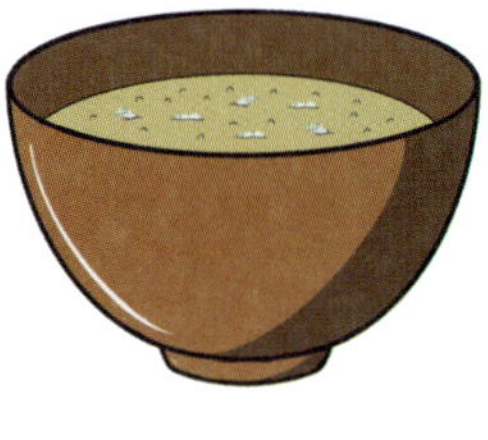

大枣

猜猜我是谁？

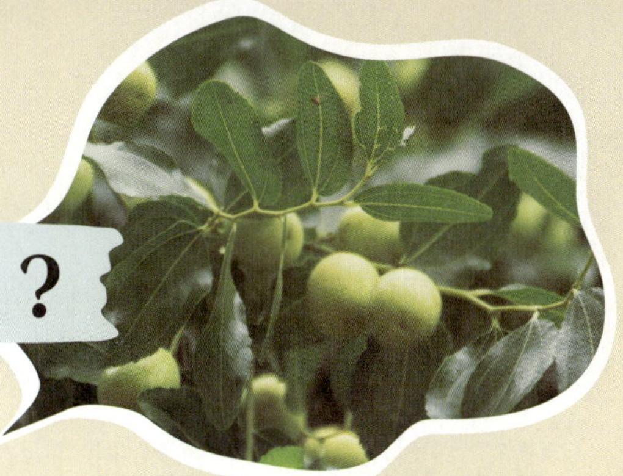

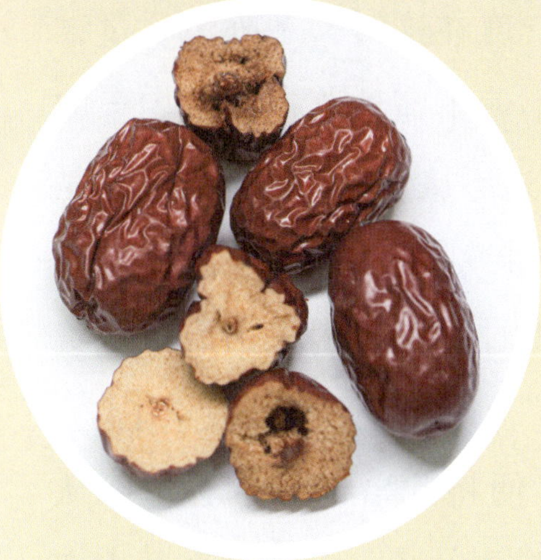

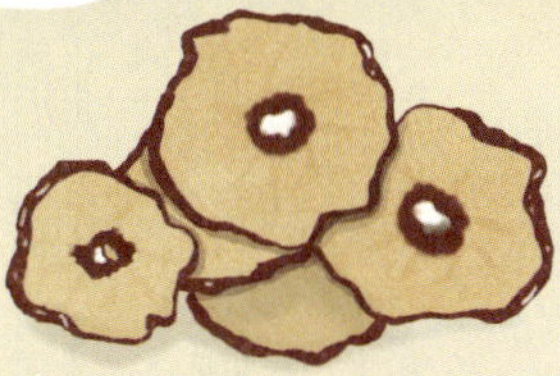

制成药材时是这样子的。

来源

鼠李科枣属植物枣（*Ziziphus jujuba* Mill.）的干燥成熟果实。

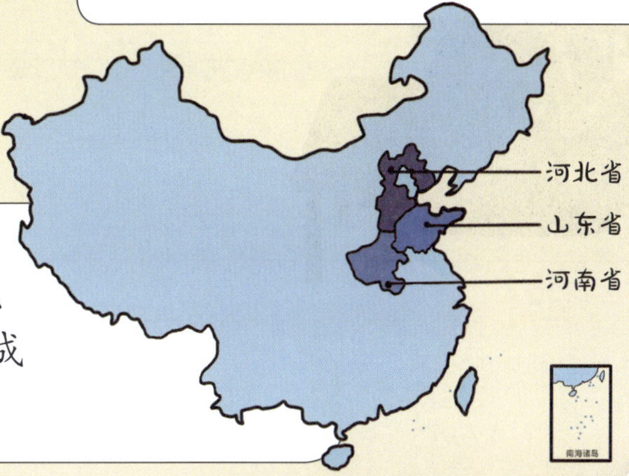

产地

主产于河北省、河南省、山东省等地。秋季果实成熟时采收，晒干。

中药科普

性味：味甘，性温

归经：归脾、胃经

功效：补中益气，养血安神

故事引入

相传，秦始皇有一次外出游猎，返回途中停在一棵枣树下休息。这时，御医为秦始皇端上一碗人参鹿茸大补汤，秦始皇喝了一口后感觉又苦又涩，不由得火气上蹿，举起汤碗就要往地上摔。就在这时，一阵风吹过，树上的一颗大枣被风吹落，不偏不倚地落在了秦始皇的汤碗中。见状，秦始皇心想：这枣从天上掉落下来，这是天意啊。于是他消解了怒气，继续喝起药汤来。不料，他感觉药汤的味道竟然变得甘甜了，喝完药后又觉身体有一股暖意，令人心旷神怡，也不觉得疲惫了。

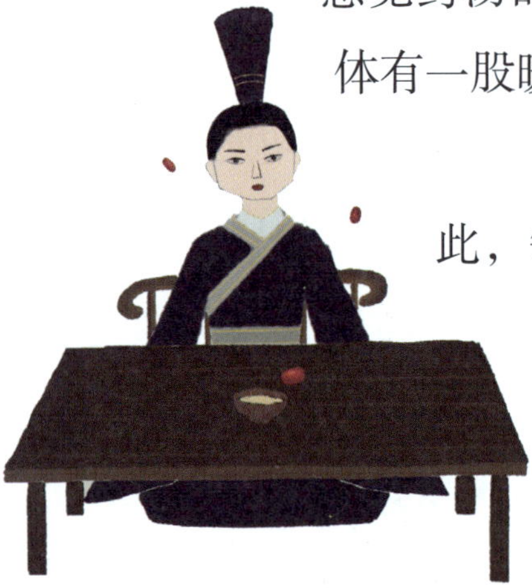

御医看到后，便将此事记在了心里。从此，每次给秦始皇进奉补药，一定会在其中加入大枣。（大家猜到大枣的功效了吗？）

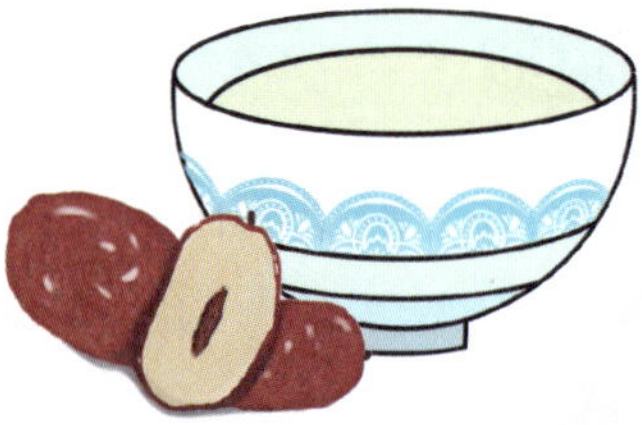

民间习俗

“枣山”是我国北方地区人民在过年时常做的一种面食。取名“枣山”，是因为需要用红枣做配料，将它点缀在面团上面，层层叠叠，再用面花装饰，红白相间，造型美观。此道面食寓意来年步步高升、早些（方言中与“枣山”谐音）发财。

传统文化

秋游原上（节选）

［唐］白居易

新枣未全赤，晚瓜有余馨。
依依田家叟，设此相逢迎。

诗意：新生的枣子青红相间，还未完全熟透，而快要过季的西瓜仍然散发着沁人的香味，好客的主人用它们来招待客人。诗句描绘了秋天原野上瓜、枣成熟结果和农夫热情待客的情景。

清平乐·检校山园书所见（节选）

［宋］辛弃疾

西风梨枣山园，儿童偷把长竿。
莫遣旁人惊去，老夫静处闲看。

词意：西风起，秋天到，山园里的梨、枣等果实都成熟了。一群馋嘴的小孩子手握长竿，偷偷敲打着树上的梨和枣。别让旁人惊扰了他们，我这老夫自己在一旁静静观察，甚是有趣。词中描绘了一幅生趣盎然的生活景象。

猜一猜

红红干巴果，皮薄皱褶（zhě）褶（zhě）。
核硬两头尖，果肉味甘甜。

（打一药材名）

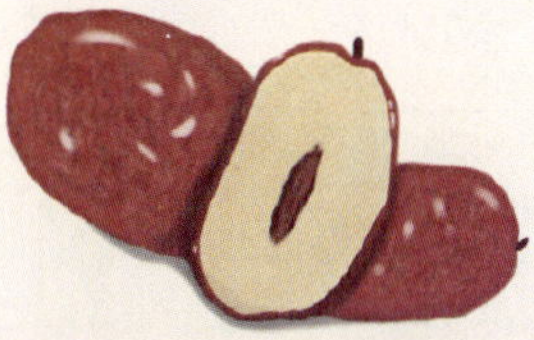

答案：大枣

知多一点

神奇大枣营养多

大枣中富含蛋白质、脂肪、糖类、胡萝卜素、B族维生素、维生素C及磷、钙、铁等成分。大枣中维生素C的含量十分丰富，在果品中名列前茅。食用大枣可以使我们脸色更红润、精力更充沛。

课外小实践

我是生活小能手——制作暖暖玫瑰红枣茶

大枣含有那么多的营养物质，我们可以尝试泡杯暖暖的红枣玫瑰茶给妈妈喝，让妈妈变得更漂亮。

动手前准备：玫瑰花干5朵、红枣3颗，适量的黄糖，杯子。

做一做：将红枣洗干净去核，与玫瑰花、黄糖一起放入杯中。加入开水泡一泡，等到水温不烫时，再请妈妈品尝。

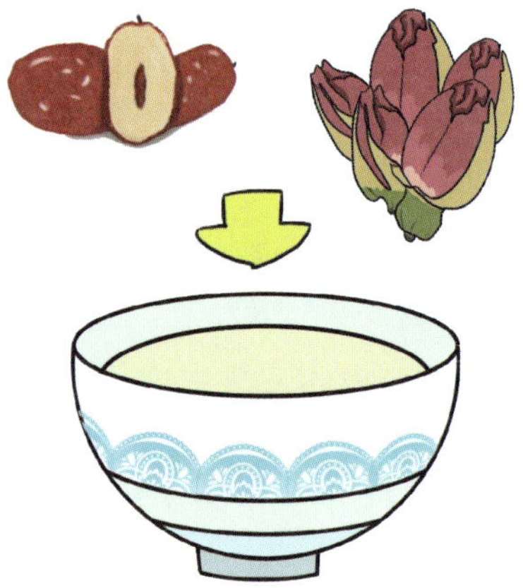

蜂蜜

猜猜我是谁？

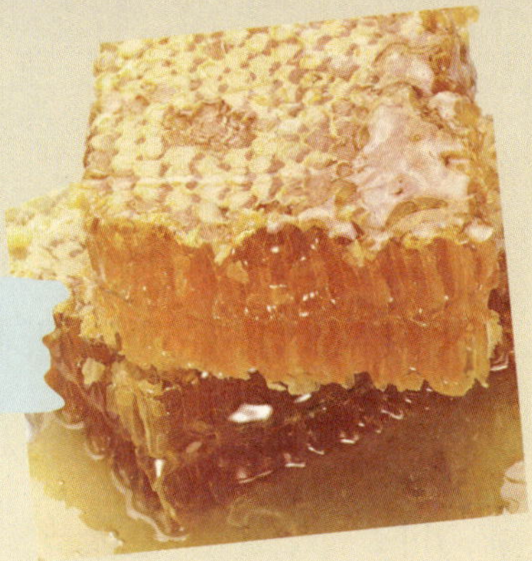

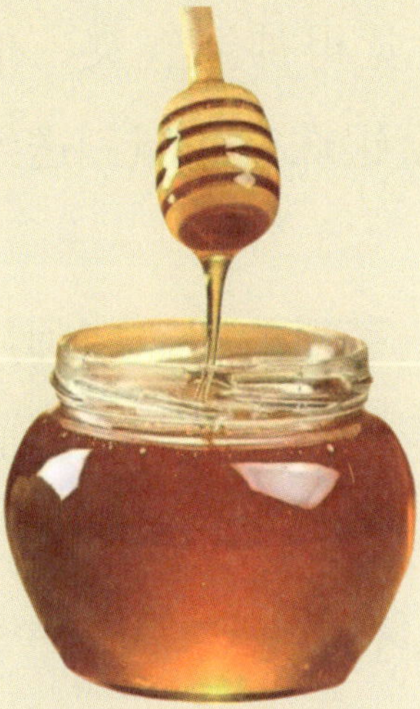

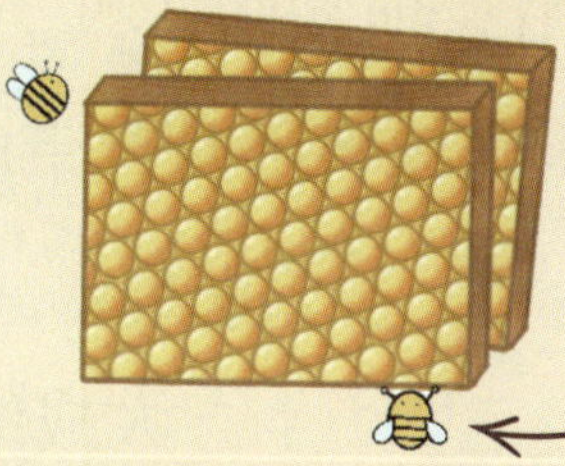

嗡嗡嗡，我是勤劳的小蜜蜂，我正在努力工作中！

来源

蜜蜂科蜜蜂属动物中华蜜蜂（*Apis cerana* Fabr.）或意大利蜜蜂（*Apis mellifera* L.）所酿的蜜糖。别名有石蜜、石饴、食蜜、蜜、白蜜、白沙等。

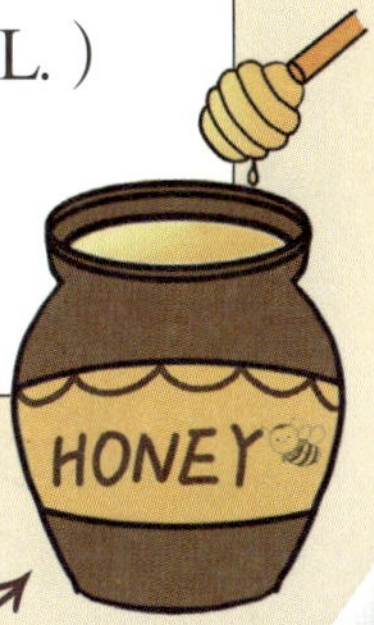

蜂蜜也是一味中药哦！

产地

我国大部分地区均有养殖蜜蜂，各地都有产蜂蜜。

中药科普

性味：味甘，性平

归经：归肺、脾、大肠经

功效：补中润燥，止痛解毒，外用生肌敛疮

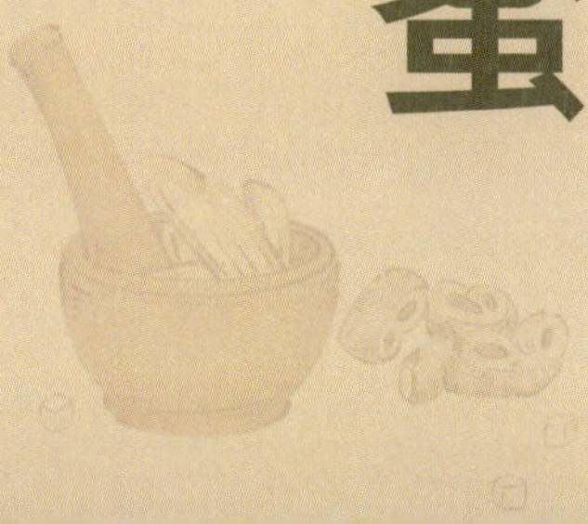

故事引入

两千多年前，在刘邦和项羽争夺天下的时候，徐州是一代枭雄项羽所建立的西楚国的都城。项羽曾经率领军队与刘邦于九里山前大战，在人困马乏、饥渴难耐之时，从山上走来一个牧童，用一只羊角盛满野蜂蜜，敬献给项羽饮用。项羽喝了蜂蜜后顿时觉得神清气爽，他很是高兴，于是便将随身携带的镶满金银珠宝的佩剑送给了牧童。

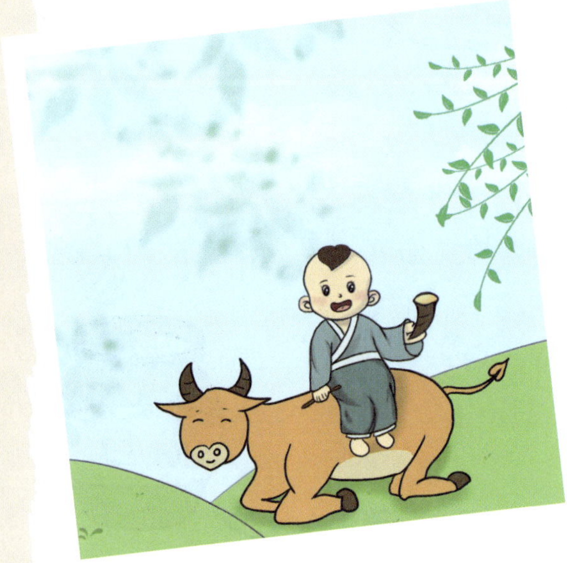

大战结束后，军师范增让厨师用面粉制作出羊角形的点心，并在里面灌入蜂蜜和麦芽糖，此后这便成了楚王宫里一道有名的点心。

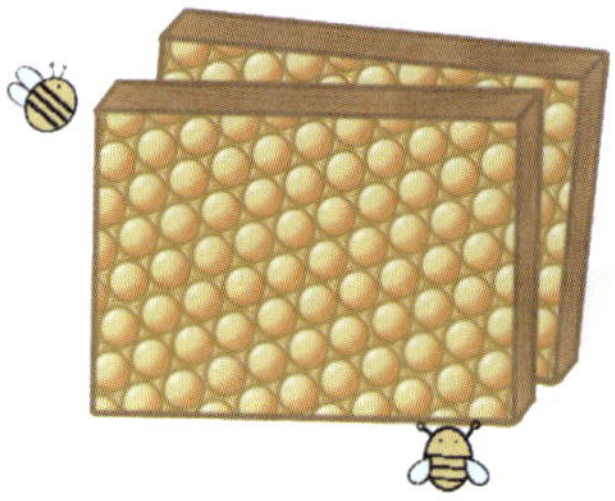

猜一猜

团结劳动是模范，
全家住在格子间。
常到花丛去工作，
造出产品比糖甜。
（打一动物名）

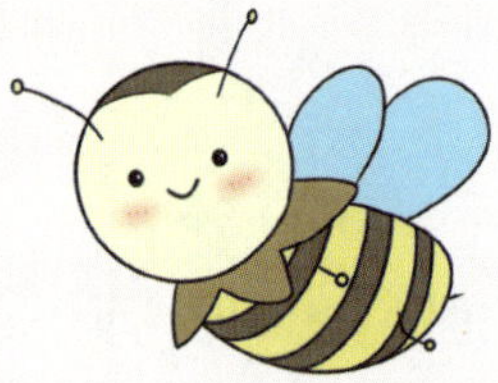

答案：蜜蜂

知多一点

蜂蜜的药用原理

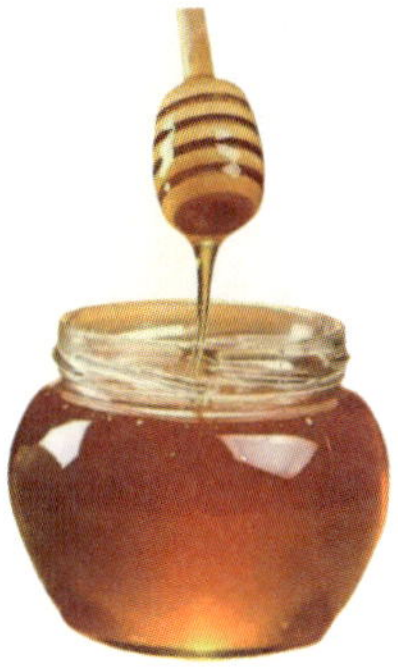

蜂蜜中含有丰富的果糖及葡萄糖，适当摄入能够补充身体所需的糖分。蜂蜜中还富含矿物质，比如钙、铁等。蜂蜜能够补充身体所需的多种营养，对维持身体代谢有一定的帮助。

蜂蜜还具有一定的润肠通便作用，能够促进肠胃蠕动，对预防便秘有一定的效果。但是不可以一次性吃太多蜂蜜，也不可以一次性喝太多蜂蜜水，否则肚子会不舒服。

鉴别蜂蜜的真假

第一，看光泽和黏(nián)度。纯蜂蜜由于含有丰富的营养物质，因而透明度略差。蜂蜜黏度较大，晃动蜜瓶后静止时，挂在瓶壁上的蜂蜜液体会缓缓流下。

第二，尝味道。纯蜂蜜会散发出独特的花香气味，并且口感绵软细腻。而掺假的蜂蜜蜜味淡，闻起来有人工香精的味道或刺鼻的气味。

第三，拉“蜜丝”。纯蜂蜜通常可以拉出细而透亮的“蜜丝”，可以用牙签搅起一团蜂蜜向外拉伸，蜜丝断开后会自动回缩。若不能拉出蜜丝，则可能掺杂了其他物质。

课外小实践

我是生活小能手——制作柠檬蜂蜜水

小朋友，你知道吗？秋天时来一碗温热的柠檬蜂蜜水，对身体再好不过啦！柠檬蜂蜜水不仅可以防止皮肤干燥，还能帮助通便。调制一杯柠檬蜂蜜水给长辈喝，他们还会很开心噢！

动手前准备：柠檬片3片、蜂蜜少许，适量热水，杯子、勺子。

做一做：将柠檬片放到杯子里，加入温开水和少许蜂蜜，用勺子慢慢搅动，一杯酸中带甜的柠檬蜂蜜水就做好啦！

尝一尝：柠檬蜂蜜水的味道是怎样的呢？

想一想：柠檬蜂蜜水适合家里哪些人喝呢？

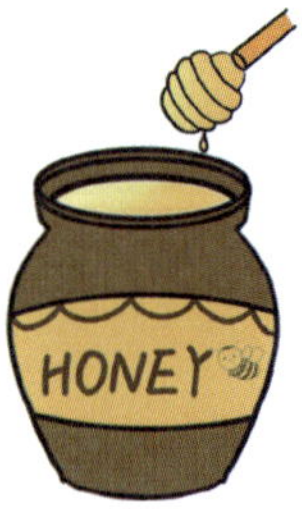

大家一起来动手——制作蜂蜜萝卜止咳水

小朋友们，如果你的身边有人咳嗽，可以尝试给他做一杯蜂蜜萝卜止咳水喝哦！

动手前准备：白萝卜、蜂蜜、保鲜膜、温水（水温不超过60℃为宜）。

做一做：将白萝卜洗干净，切成小丁，加入两勺蜂蜜，用小勺子搅拌均匀，盖上保鲜膜。静置4个小时后，萝卜会脱水，蜂蜜会变成糖浆状。取两小勺汁水放在水杯里，再加适量热水搅拌均匀，趁温热时候喝了有一定的止咳效果。

尝一尝：蜂蜜萝卜止咳水的味道是怎样的呢？要注意，泡蜂蜜的时候水温不宜过高。

试一试：秋天特别干燥时，咽喉容易又干又痒。这时不妨喝一杯蜂蜜萝卜止咳水，看一看它能否缓解咽喉的不适吧。

菊花

猜猜我是谁？

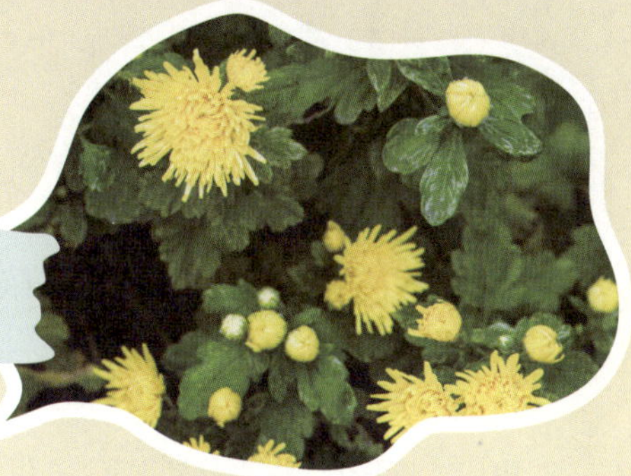

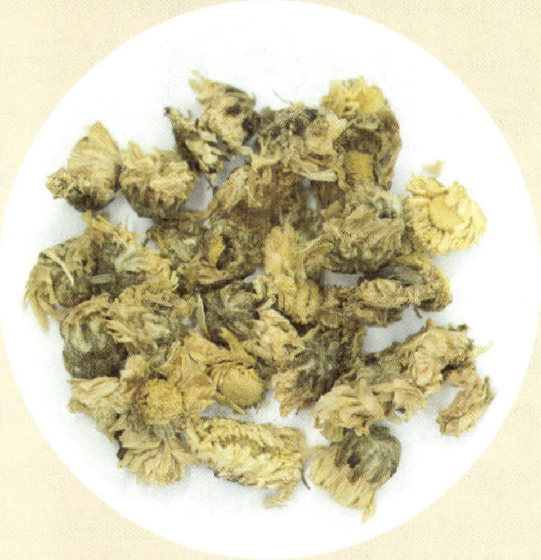

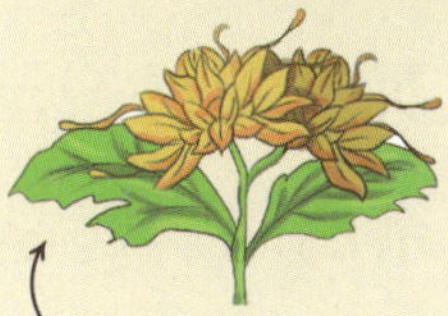

人们在夏天和秋天时常会喝用我泡的茶水哦！

这是我成为药材时的样子。

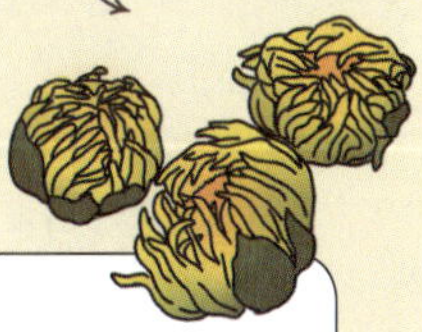

来源

菊科菊属植物菊（*Chrysanthemum morifolium* Ramat.）的干燥头状花序。

产地

主产于浙江、安徽、四川等地。9—11月花盛开时分批采收，阴干或焙干，或熏、蒸后晒干。生用。

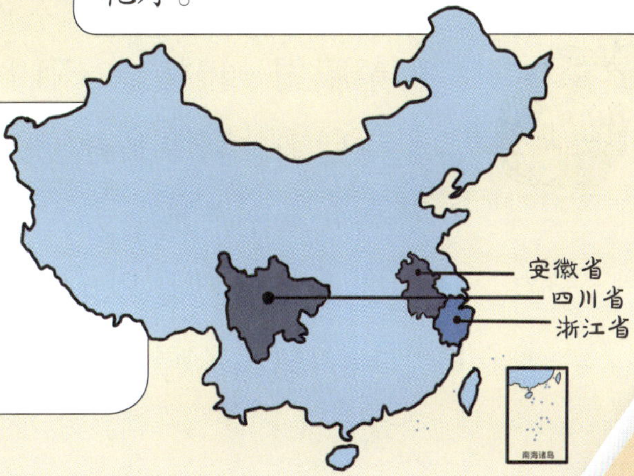

中药科普

性味：味甘、苦，性微寒
归经：归肺、肝经
功效：散风清热，平肝明目，解毒消肿

故事引入

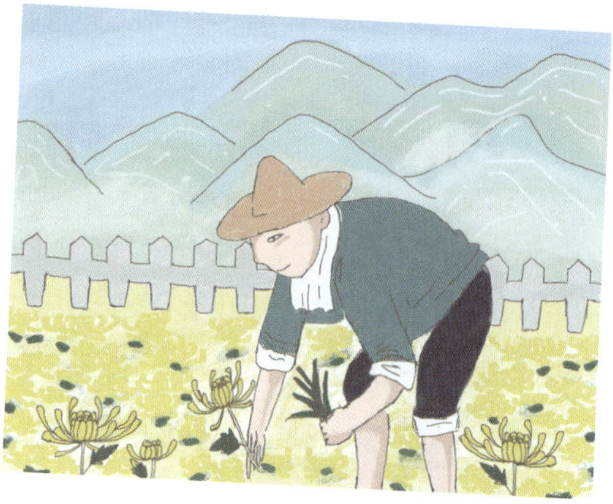

很久以前，有一个名叫阿牛的农民，他的母亲罹患眼疾，双目失明。阿牛十分孝顺，他四处求医买药为母亲治病，但母亲的眼病还是没有好转。

一天晚上，阿牛梦见一位漂亮的姑娘。姑娘对他说：“天花荡那里有一株白色的菊花，能治疗眼疾。九月初九那天会开花。”到了九月初九这天，阿牛历尽千辛万苦，终于将白菊花丛采挖了回来。阿牛把菊花种在自己家旁边，之后，他每天都用摘得的白菊花煎汤给母亲服用。慢慢地，阿牛母亲的眼睛竟复明了。

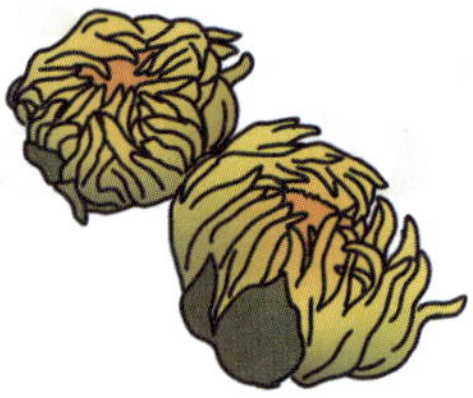

后来，阿牛又种了更多的菊花。到了第二年九月初九重阳节那一天，一朵朵芬芳四溢的白菊花盛开，他把菊花送给了很多也患有眼疾的穷苦百姓，他们也都用阿牛种的菊花治好了眼疾。

民间习俗

重阳节一般为农历九月初九，此时恰逢菊花盛开，早在魏晋时期古人就有在这个时节饮酒、登高、赏菊、佩戴茱萸（zhū yú）的习俗。

猜一猜

不畏霜寒意志坚，
四位君子列其中。
每逢九月重阳时，
枝头抱香显英姿。

（打一花卉名）

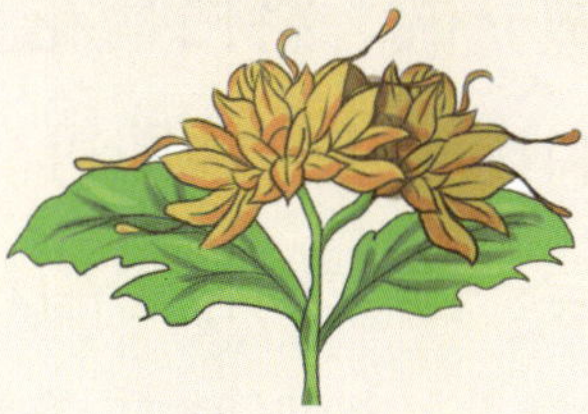

答案：菊花

知多一点

菊花的成分及药用种类

菊花中含有菊苷(gān)、腺嘌呤、氨基酸、胆碱、水苏碱、小檗(bò)碱、黄酮类、菊色素、维生素和其他微量元素等物质，可对抗病原体，增强毛细血管的抵抗力等；其中的类黄酮物质已经被证实具有清除自由基的功能，并且在抗氧化、延缓衰老等方面成效显著。

常用的药用菊花包括亳(bó)菊、滁(chú)菊、贡菊、杭菊和怀菊，它们因产地不同而得名，均气清香、味甘、微苦，在我国有较长的医用历史。

课外小实践

我是生活小能手——制作枸杞子菊花茶

将清香的菊花与红彤彤的枸杞子结合起来泡茶饮用，不仅色泽诱人，口感宜人，还具有一定的保健功效。给工作了一天的爸爸、妈妈分别端上一杯枸杞子菊花茶，能够帮助他们缓解疲劳，明亮眼睛，是向父母表达关爱的一种简单却十分温馨的方式。

动手前准备：白菊花6克、枸杞子10克、黄糖适量。

做一做：将白菊花、枸杞子和黄糖放入杯中，用沸水冲泡，加盖焖10～15分钟即可。

尝一尝：枸杞子菊花茶是什么味道的呢？

试一试：眼睛疲劳时喝一杯枸杞子菊花茶，是不是感觉眼睛会舒服一些呢？

大家一起来动手——制作桑叶菊花粥

桑叶菊花粥，是以桑叶、菊花、粳米为原材料制作而成的一道佳肴。桑叶菊花粥气味清香，能够缓解因上火引起的眼睛发红或口渴烦躁等问题。让我们一起来学习如何制作桑叶菊花粥吧！

动手前准备：桑叶5克、菊花5克、粳米1把。

做一做：将洗净的桑叶、菊花和粳米一同放入锅中，加入水后，小火煮至粳米绵软即可，还可以加入糖调制出自己喜欢的口味哦！

尝一尝：桑叶菊花粥的味道怎么样呢？

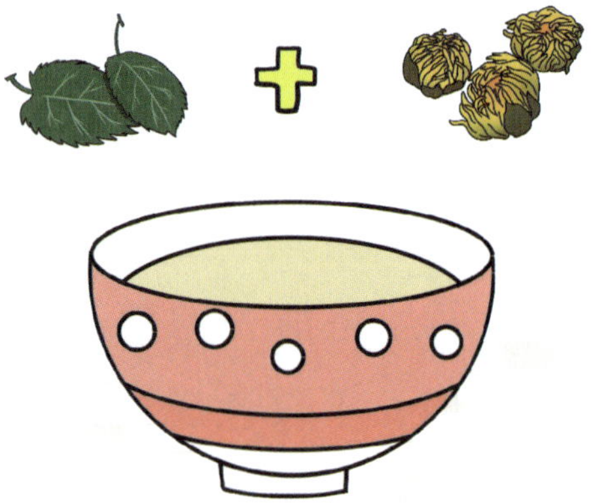

猜猜我是谁？

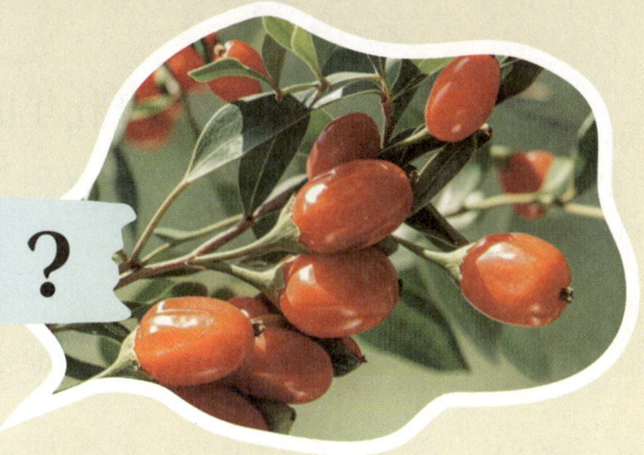

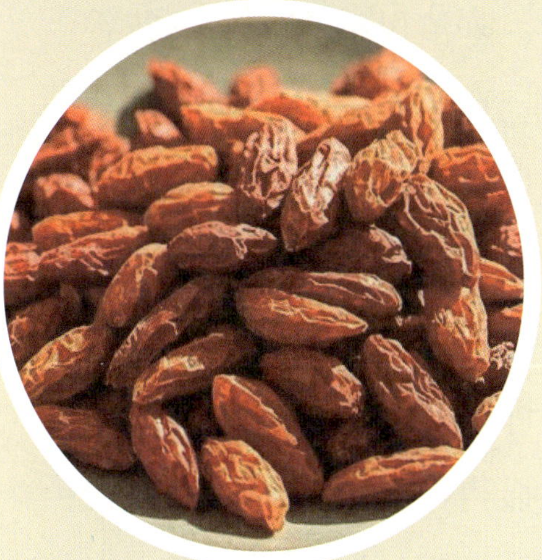

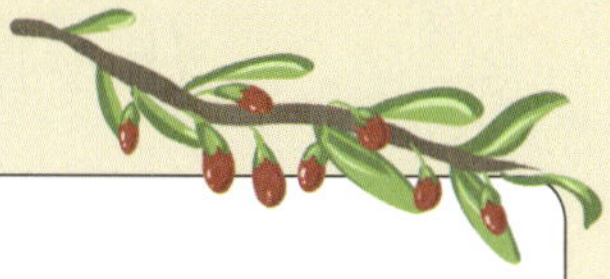

来源

茄科枸杞属植物宁夏枸杞（*Lycium barbarum* L.）的干燥成熟果实。夏、秋二季果实呈红色时采收，热风烘干，除去果梗，或晾至皮皱后，晒干，除去果梗。

产地

主产于我国宁夏回族自治区。内蒙古自治区、新疆维吾尔自治区、甘肃省、陕西省等地也有种植。

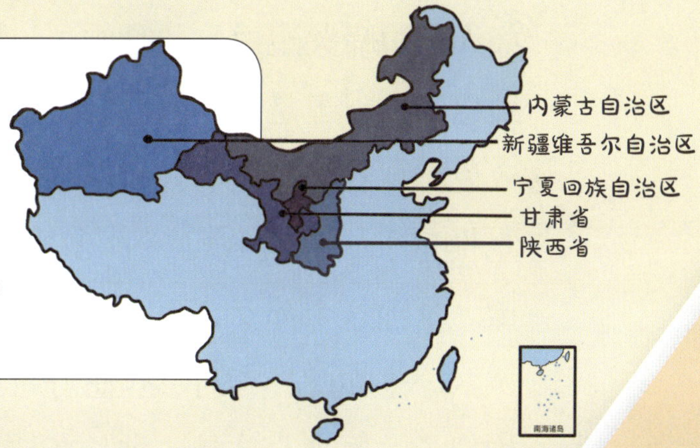

枸杞子

中药科普

性味：味甘，性平
归经：归肝、肾经
功效：滋补肝肾，益精明目

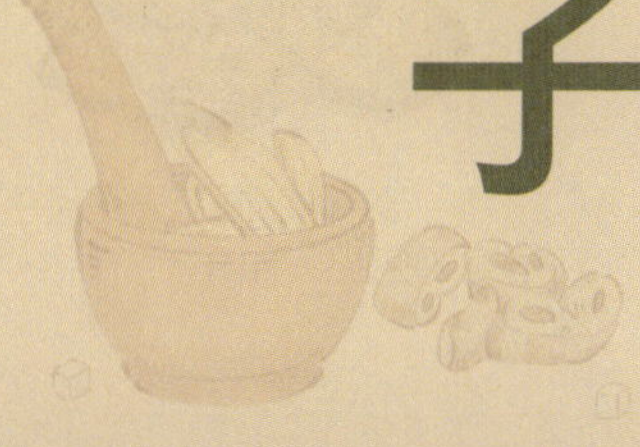

故事引入

一代名医李时珍青壮年时曾一边出诊行医，一边不辞劳苦四处采药，前后积累二十余年，最终写出了不朽医书《本草纲目》。

相传有一天，李时珍来到了一个山庄，只见那里茅屋整洁，溪流绕村，草木繁盛，一阵清风拂来，鸟语花香，让人心旷神怡。李时珍正想走到溪水边打一壶水，却隐约听到了嘤嘤嘤的哭声。他心里一惊，循声望去，只见远处跑来两个妇人，在前的看着苍老一点，在后的显得年轻几分。在后的手里执着荆条，边追边呵斥前面的人。路遇不平，李时珍不由得走上前去评理："且慢，一个年轻人怎么可以呵斥长者呢？"不料显得年轻一点的妇人却说："先生有所不知，我正在管教孙女呢！"显得年老一点的妇人也边啼哭边说："是的……她是我祖母……"李时珍疑惑不已，于是便询问她们责打事由。显得年轻一点的妇人说："我们村庄的人为了强身健体，人人从小每天都要吃枸杞子，你看我已一百多岁，仍然身体健康，精神抖擞。唯独这个孙女，不听劝告，怎么也不肯吃……"

原来如此！李时珍顿感好奇，便让两个妇人带他去找枸杞子。原来，这是一种长在枝条上的红色小果，李时珍摘了品尝，只觉清香甘甜，生津解渴，犹如仙果。于是他便将这神奇的枸杞子记录下来，叩谢妇人，欣然离去。

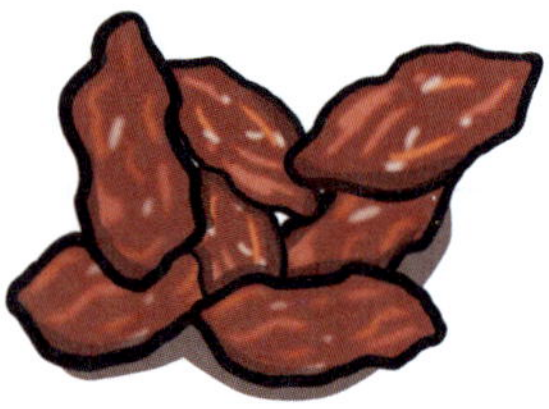

传统文化

尝枸杞

［宋］杨万里

芥花菘(sōng)菡(hàn)饯(jiàn)春忙，夜吠仙苗喜晚尝。
味抱土膏甘复脆，气含风露咽犹香。
作齑(jī)淡著微施酪，芼(mào)茗临时莫过汤。
却忆荆溪古城上，翠条红乳摘盈箱。

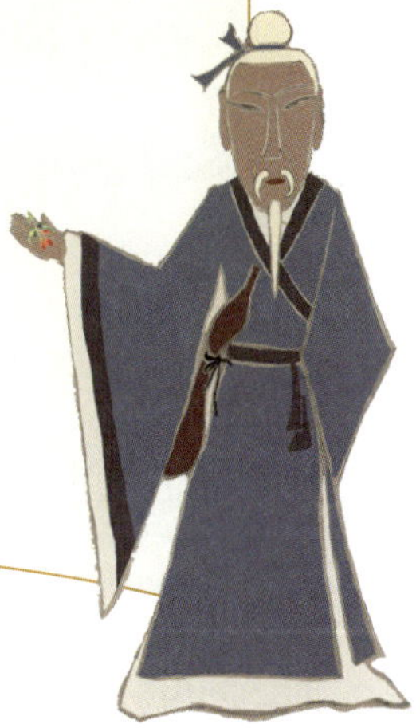

猜一猜

远看像颗红珠子，
近看皱着红脸皮。
虽说样儿小又小，
泡水来喝身体好。
（打一植物名）

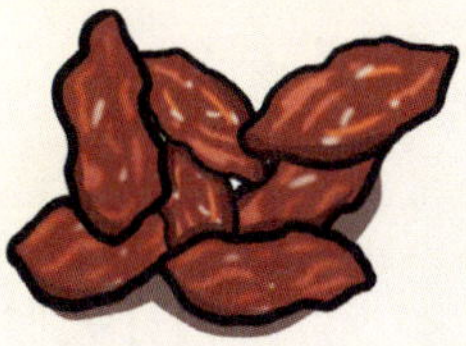

答案：枸杞子

知多一点

如何挑选优质的枸杞子？

枸杞子中含有丰富的维生素C、棕榈酸、亚油酸和甜菜碱，每100克枸杞子中约含有58毫克维生素C。那么，日常生活中如何挑选优质的枸杞子呢？一般可以从以下几个方面进行观察：

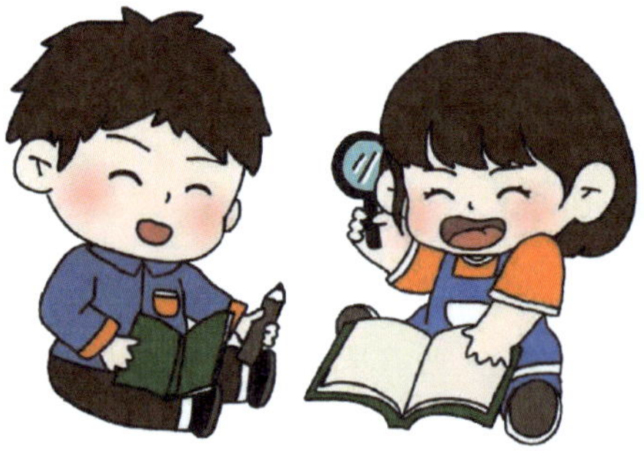

外观和颜色：优质的枸杞子通常呈暗红色，而不是鲜红色。如果蒂处的小白点也变成了红色的，那么它可能被染过色；如果枸杞子蒂处的颜色呈深褐色，那么它可能被硫黄熏制过。

颗粒大小和形状：优质枸杞子的颗粒应该是大小均匀的。

完整度和干燥程度：高品质的枸杞子颗粒完整，没有开裂或破碎的现象。如果枸杞子摸上去发软，则可能不新鲜了。

气味：优质的枸杞子没有特殊的气味。如果闻到刺鼻的气味，则说明枸杞子质量不好或者被硫黄熏过。

口感：优质的枸杞子咀嚼时味道甘甜不苦，且籽较少。

泡水试验：将枸杞子放入水中浸泡一段时间，如果枸杞子能够迅速下沉并保持干净的水色，说明其质量佳。

课外小实践

我是生活小能手——制作银耳枸杞子汤

用美味又有营养的枸杞子配银耳制作银耳枸杞子汤，适合一家人在干燥的时节里多食用。

动手前准备：银耳30克、枸杞子15克、黄糖适量。

做一做：将银耳泡发后撕成小碎块，与枸杞子一同放入锅中，加适量清水，小火熬煮约3个小时至银耳熟烂，然后加入适量黄糖调味，待糖溶解后搅拌均匀即成。

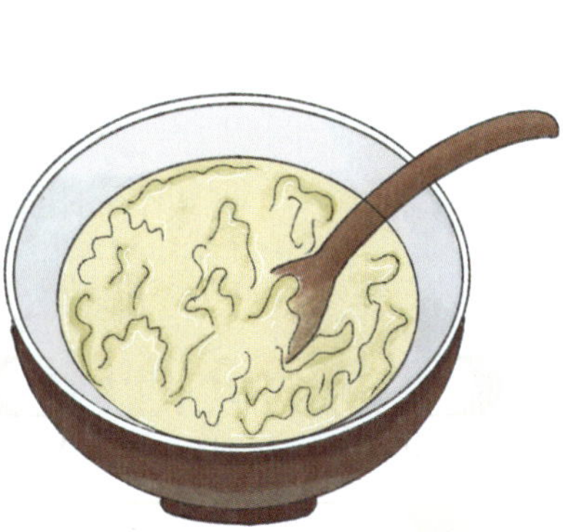

想一想：为什么喝了银耳枸杞子汤就不容易干咳、口渴，皮肤也变得没那么干燥了呢？

莲子

猜猜我是谁？

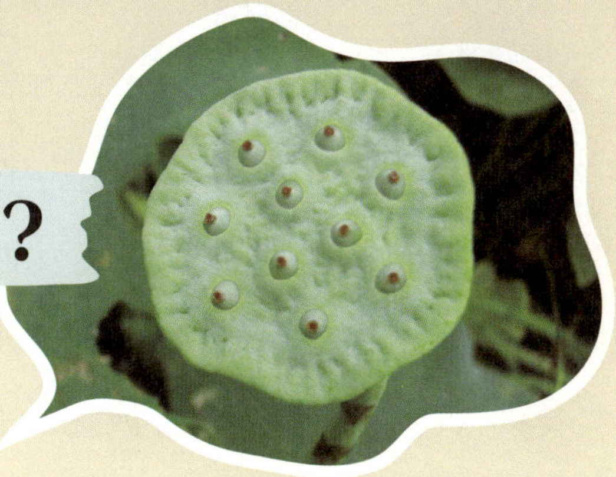

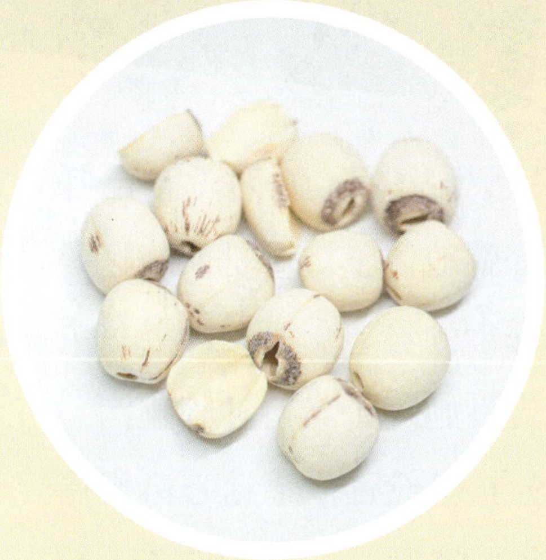

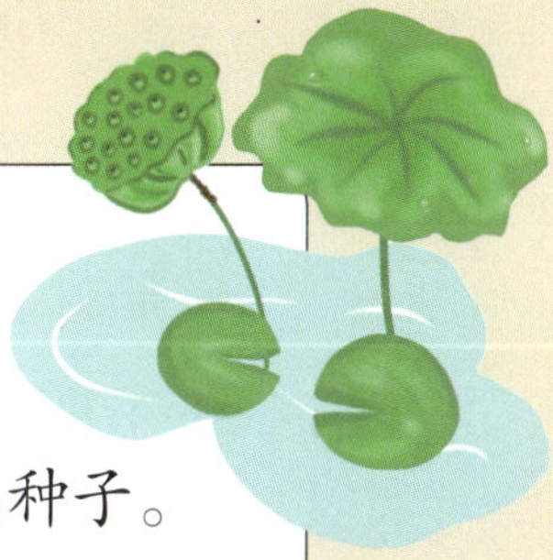

来源

莲科莲属植物莲（*Nelumbo nucifera* Gaertn.）的干燥成熟种子。

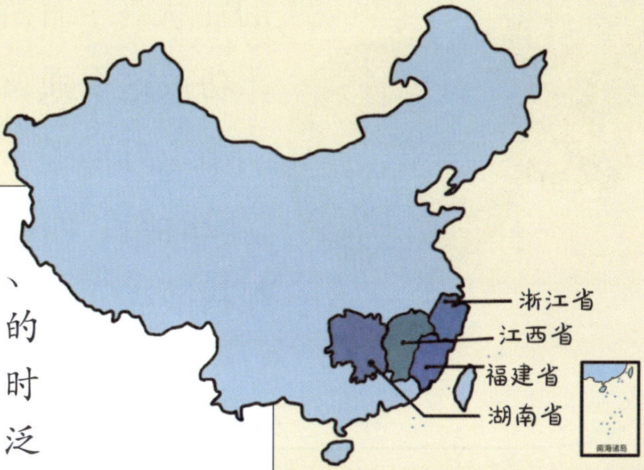

产地

主产于湖南省、福建省、江西省、浙江省等地的池、沼、湖、塘中，同时在我国南北各地也有广泛栽培。

中药科普

性味：味甘、涩，性平

归经：归脾、肾、心经

功效：补脾止泻，止带，益肾涩精，养心安神

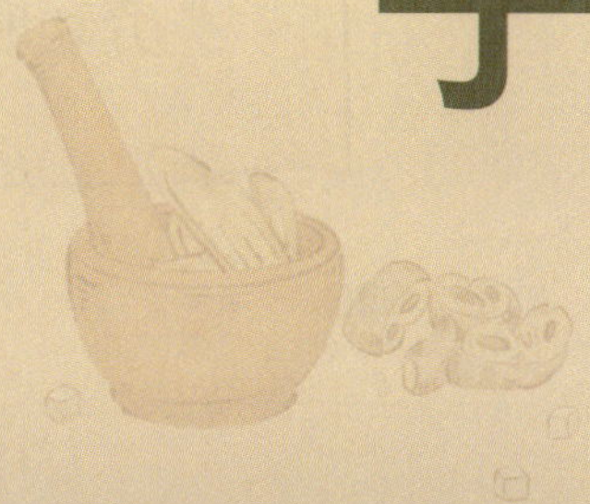

故事引入

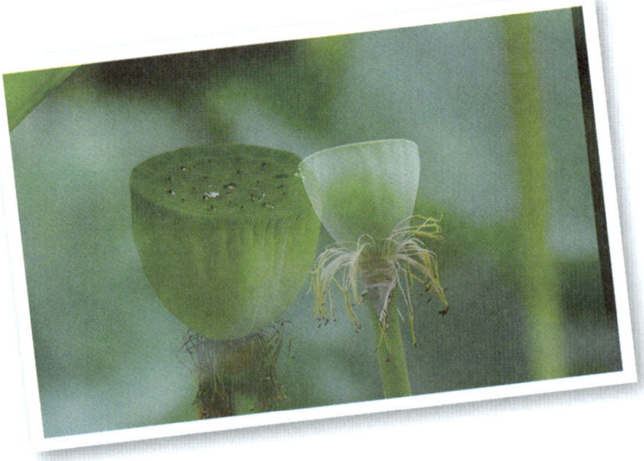

相传，越王勾践为了完成复国大业，将美女西施献给了吴王。西施忍辱负重，在范蠡(lǐ)的护送下前往吴国。

途中路过嘉兴时，西施突然生病了，她感觉自己呼吸急促，心痛难忍，一行人只好就地休整。可是西施这一病好长时间都不见好转，大家都十分着急。有一天，一个丫鬟给西施奉上了一个莲蓬，告诉她莲子具有补脾止泻、养心安神的功效。西施吃了莲子后，感觉心口疼痛的症状终于有所缓解了。范蠡见莲子的功效这么强，开心极了，便又找来许多上好的莲子送给西施食用。过了一段时间，西施终于痊愈，一行人最终顺利抵达吴国。

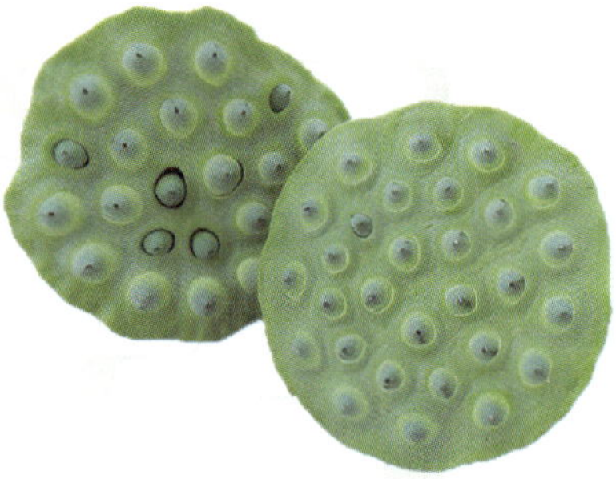

民间习俗

江南采莲习俗

自古以来，江南地区湖泊、池塘众多，这里的水域种植了大量的莲花。到了夏秋时节，人们在这些水域泛舟采莲，在歌声和欢笑里享受这一快乐的劳动时刻。

采莲节的由来

采莲节又称为观莲节，是我国民间传统节日之一，尤其流行于水乡泽国的江南地区。采莲节通常在农历六月二十四日举行，这一天被视为莲花的生日。古时到了这一日，文人雅士会聚集在一起赏荷、饮酒、吟诗，而普通民众则会邀请亲朋一同荡舟湖上，享受美食和团聚时刻。

猜一猜

白胖小姑娘，
藏在绿房房。
姐妹十几个，
心里绿又苦。

（打一食物名）

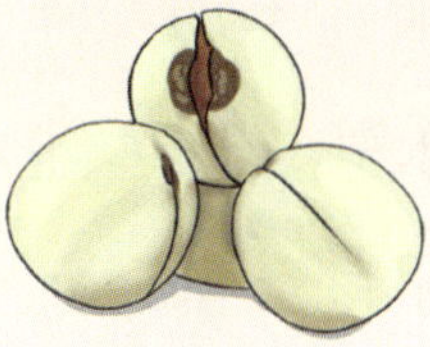

答案：莲子

知多一点

做莲子羹时为什么要去掉莲子芯?

莲子芯为成熟莲子种仁内的绿色胚芽，有“清心火”的作用，可以缓解烦躁失眠。民间常用适量的莲子芯冲泡当茶饮，以改善烦躁失眠的症状。

平时做莲子羹(gēng)时为什么要去掉莲子芯呢？这是因为莲子芯中含有莲心碱(jiǎn)、异莲心碱等多种生物碱，味道苦，且吃多了会引发腹痛、腹泻等症状。

课外小实践

大家一起来动手——给莲子去芯

给新鲜莲子去芯比较简单，用手将莲子掰开，便可以看到里面的青绿色胚芽——莲子芯，将其直接取出即可。也可以用牙签将莲子芯从莲子的底部推出来，这样可以使莲子的外观保持完好。

给干莲子去芯则没那么容易了：需要先用水把莲子泡软；接着用小刀在莲子中间横划一圈，掰开莲子壳，取出整颗莲子；再用牙签从莲子中间穿过，带出莲子芯。

我是生活小能手——制作龙眼莲子汤

龙眼莲子汤美味又可口，不妨做给亲爱的妈妈吃，并祝愿妈妈青春永驻，永远健康！

动手前准备：莲子（去芯）20克、芡实20克、薏苡仁20克、龙眼肉8克，蜂蜜少许。

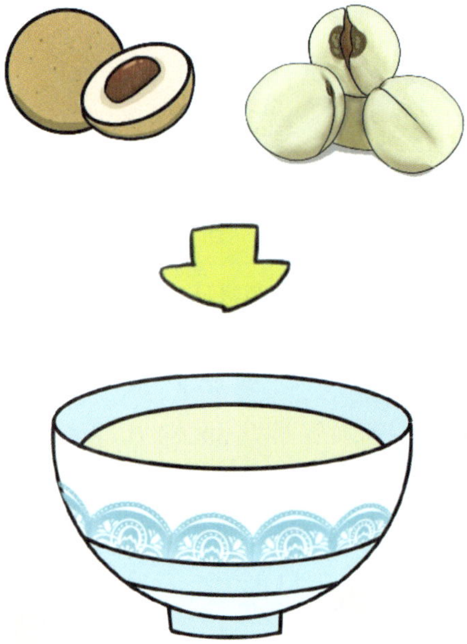

做一做：将上述前4种原料先用水浸泡3个小时，洗净沥干后放入锅中，加水，用大火煮开，再转小火煮1个小时，最后加入蜂蜜调味即成。

尝一尝：龙眼莲子汤的口感如何？

想一想：龙眼莲子汤为什么能够使人脸色变得红润、睡眠质量变得好呢？

猜猜我是谁？

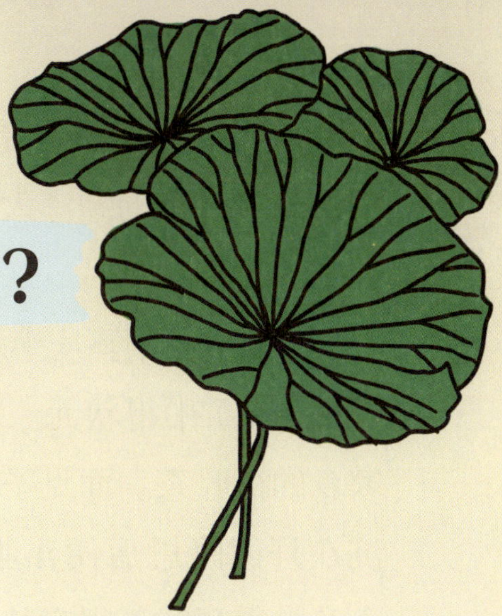

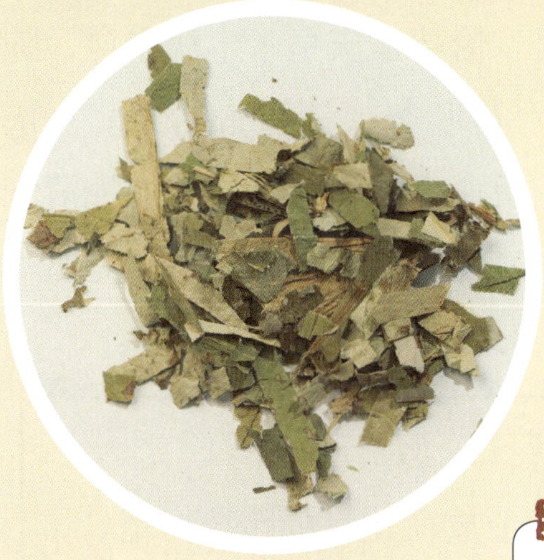

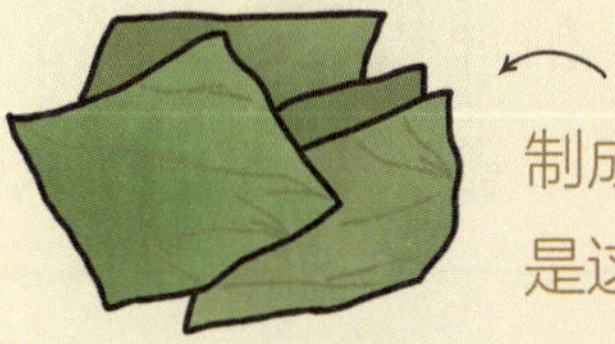

制成药材时是这样的。

来源

莲科莲属植物莲（*Nelumbo nucifera* Gaertn.）的干燥叶。

产地

分布于我国南北各地。夏、秋两季采收，晒至七八成干时，除去叶柄，折成半圆形或折扇形，干燥待用。

中药科普

性味：味苦，性平
归经：归肝、脾、胃经
功效：清暑化湿，升发清阳，凉血止血

荷叶

故事引入

湖北黄冈浠(xī)水县是清朝状元陈沆(hàng)的故里，这里有个望天湖。这里的湖泽大多种有莲藕，并且当地人有饮用荷叶茶的习俗。

陈沆先于清嘉庆十八年（1813）中举，又于嘉庆二十四年（1819）中得状元。相传，陈沆进京上任时携带了一些家乡的荷叶茶。面见圣上时，恰巧嘉庆皇帝生病未愈，陈沆在拜谢隆恩后便斗胆献上荷叶茶，请皇帝品尝。嘉庆皇帝觉得荷叶茶很有特色，便命人冲泡，饮后觉得神清气爽，精神状态也变好了许多。连续饮用几天后，病竟然痊愈了，嘉庆皇帝龙颜大悦，对荷叶茶赞赏有加。

民间习俗

放荷花灯

我国有些地方有在端午节放荷花灯的传统习俗，也称“放河灯”。放了荷花灯，象征着借河神之力保佑当年风调雨顺、水陆平安。

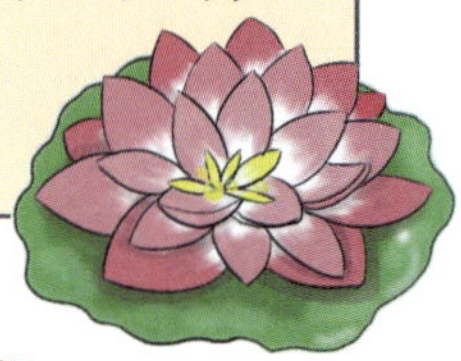

传统文化

小池

［宋］杨万里

泉眼无声惜细流，树阴照水爱晴柔。
小荷才露尖尖角，早有蜻蜓立上头。

晓出净慈寺送林子方

［宋］杨万里

毕竟西湖六月中，风光不与四时同。
接天莲叶无穷碧，映日荷花别样红。

猜一猜

一个小姑娘，生在水中央。
身穿粉红衫，坐在绿船上。
（打一植物名）

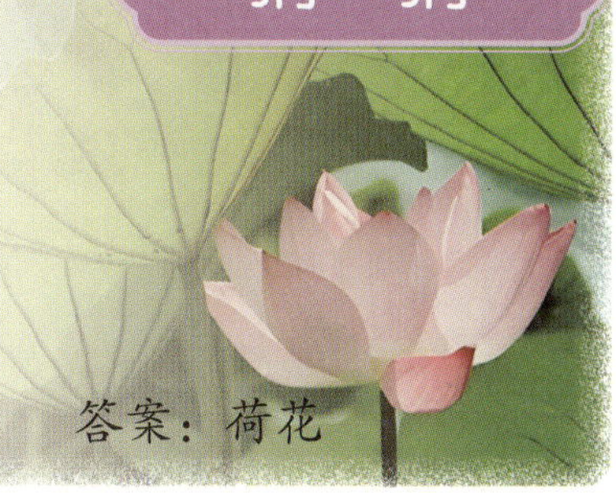

知多一点

荷叶的药用原理

夏日炎炎，容易导致口渴、烦躁、尿黄等症状出现，这是由于身体受到了“暑热”的影响。此时，翠绿的荷叶和西瓜同样具备出色的消暑、清热的功效。因此，夏季在户外待的时间过长时，不妨带上一瓶荷叶茶！

荷叶中主要含有荷叶碱、柠檬酸、苹果酸、葡萄糖酸、草酸、琥珀酸等成分，研究表明荷叶对增强体内代谢、抗氧化、减肥降脂等都有帮助。

荷花与睡莲的区别

荷花属于莲花中的一种，莲花是莲属植物的总称。荷花的花叶高挺出水面生长，而睡莲的花叶多浮在水面上。此外，荷花的叶子表面有绒毛，而睡莲的叶子表面较油亮。荷花的根状茎是人们平时吃的藕，而睡莲更多是观赏性植物，它的茎细小繁茂，不能食用。

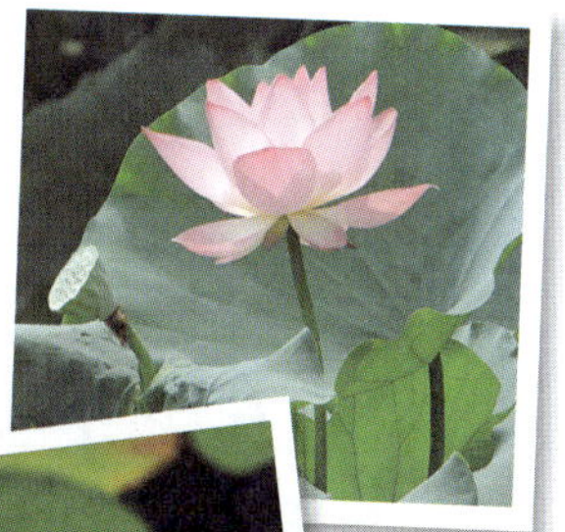

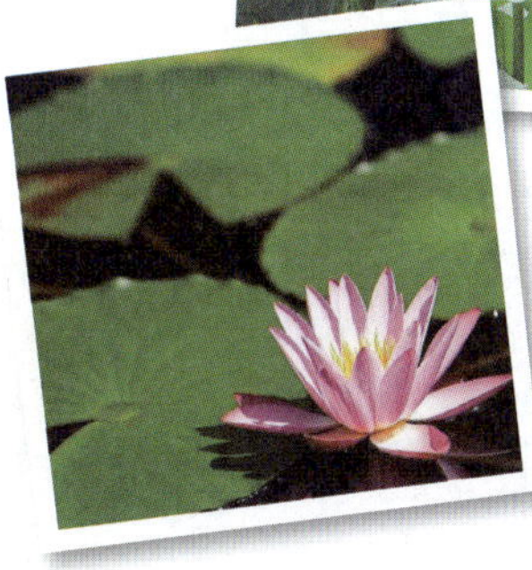

课外小实践

我是生活小能手——制作荷叶祛暑茶

动手前准备：荷叶、茶叶及食用盐均适量。

做一做：将荷叶、茶叶放入杯子中，加入适量热水，最后撒入一点食用盐即可。

尝一尝：夏季时做一杯荷叶祛暑茶，尝尝它是什么味道的。

大家一起来动手——制作荷叶糯米鸡

让我们一起用荷叶来烹制美味的荷叶糯米鸡吧！

动手前准备：荷叶5片、鸡肉1块（200克左右）、板栗5颗、生姜5片、糯米200克，生抽、料酒、蚝油、花椒粉适量，棉线1根。

做一做：首先，将糯米浸泡2个小时左右，洗净沥干，加少量生抽搅拌均匀。将鸡肉切成5块，加入生抽、料酒、蚝油、花椒粉搅拌均匀，静置腌制。荷叶洗净后加清水煮10分钟，捞出后裁剪整齐，浸泡在清水里备用。将板栗煮熟，备用。做好准备工作后，取出适量糯米，在其中夹入腌好的鸡块和板栗，再用荷叶将糯米包好，外用棉线捆扎，使糯米完全被包裹在荷叶中。最后，将其放入锅中，开小火蒸至荷叶颜色变暗，可闻到荷香味时即可取出食用。

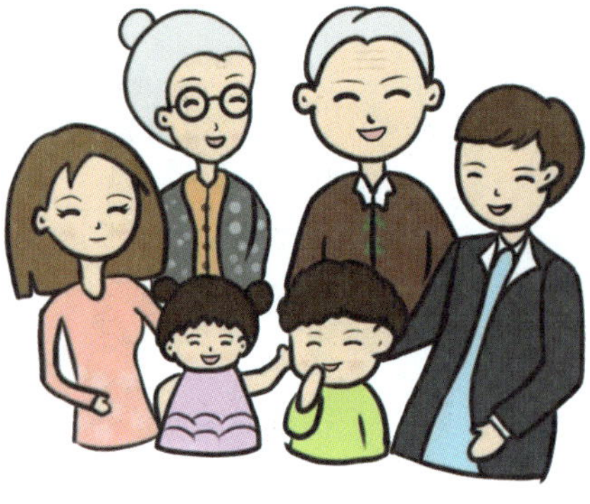

尝一尝：飘着清香的荷叶糯米鸡的味道如何呢？

想一想：广东地区的人们喜欢用荷叶来包裹制作糯米鸡，那么荷叶在其中发挥了什么功效呢？

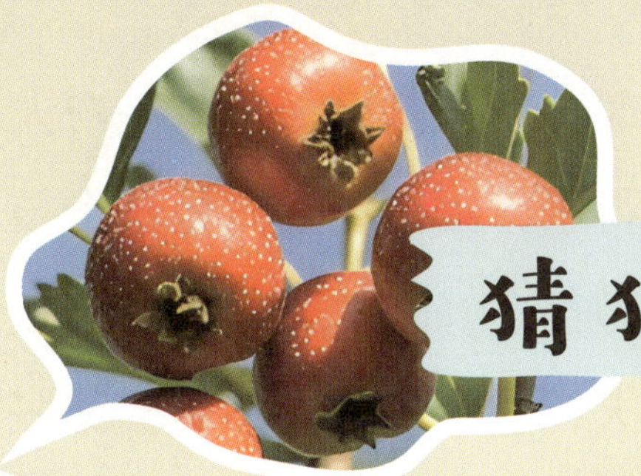

猜猜我是谁？

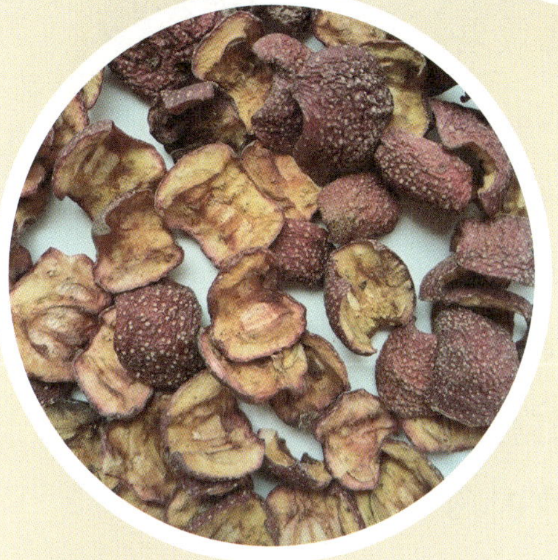

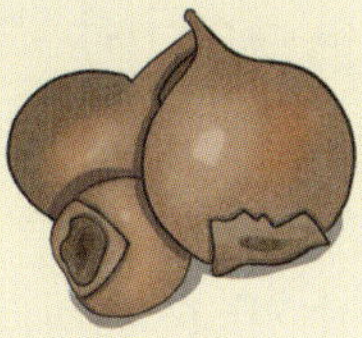

南山楂长这个样子哟！

来源

蔷薇科山楂属植物山里红（*Crataegus pinnatifida* Bge.var.*major* N.E.Br.）或山楂（*Crataegus pinnatifida* Bge.）的干燥成熟果实。

产地

北山楂主产于河南省、山东省、河北省、辽宁省等地，其中山东省的产量大、品质佳，多为栽培品。南山楂主产于江苏省、浙江省、广东省、广西壮族自治区、云南省等地，均为野生。

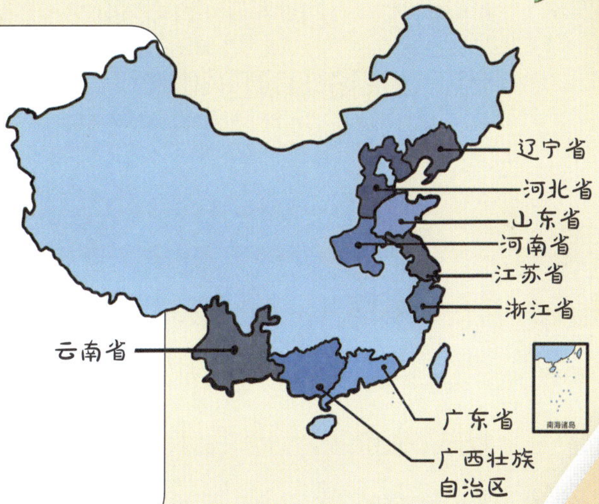

山楂

中药科普

性味：味酸、甘，性微温

归经：归脾、胃、肝经

功效：消食化积，行气散瘀（yū）

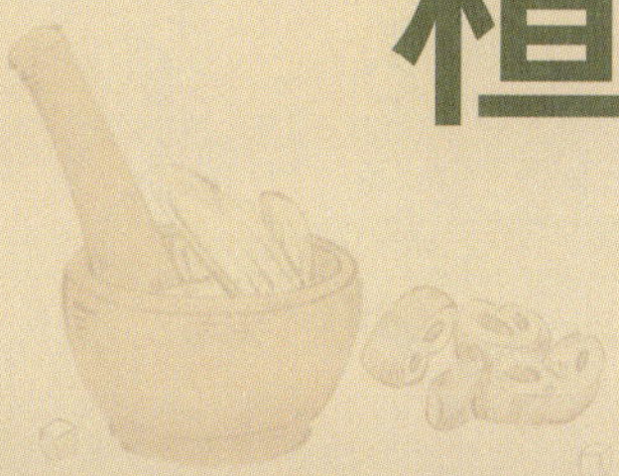

故事引入

相传，李时珍所住的乡村里有一户人家，因为晚年得子，因而格外宠爱这个孩子，经常给他做很多好吃的，并且饭后点心不断。有一天，这个孩子突然肚子又胀又痛，吃不下饭，用药也没什么效果。家人急得团团转，急忙向李时珍求助，李时珍一时也没有好办法。

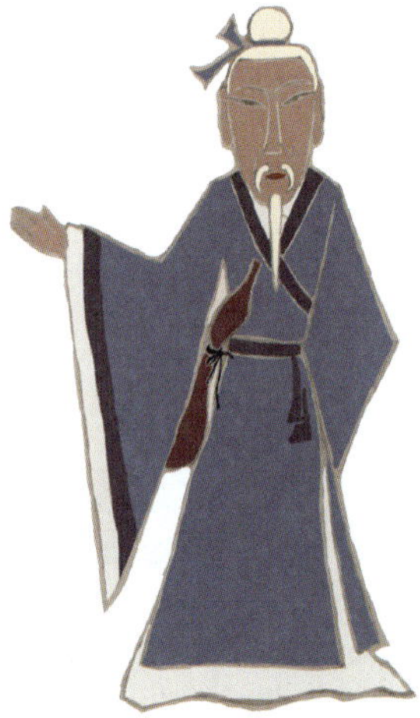

这一天，小孩随母亲上山时发现了一片野果林。只见了果实红黄而圆，颇为好看，摘来吃上一口，只觉甜中带酸，他非常喜欢，一下子吃了好几颗，回到家里后原来腹中胀痛的感觉竟全都消失了。李时珍听说后，找到了那片野果林，发现那种野果原来就是山楂。后来，经过口口相传，人们都知道了山楂有消食、开胃的作用。

历史典故

榅桲（wēn bó）儿，作为一种地道的北京小吃，每到夏季便是老北京人必吃的一道甜点。它又名水晶山楂糕，色泽微红透明呈水晶状，吃起来酸甜可口。相传，慈禧太后当年就特别喜欢吃这一糕点。原来，吃腻了山珍海味的慈禧太后有一日心血来潮，想吃些山楂食品解腻，于是宫人急忙去找当时京城里做山楂冻出名的山楂铺。慈禧太后尝后很喜欢这种水晶山楂糕，并亲自给其取名为“榅桲儿”。

传统文化

农家

［宋］陆游

东舍女乘龙，西家妇梦熊。
翁夸酒重碧，孙爱果初红。
栗烈三冬近，团栾(luán)一笑同。
营生无缪(miù)巧，百事仰天公。

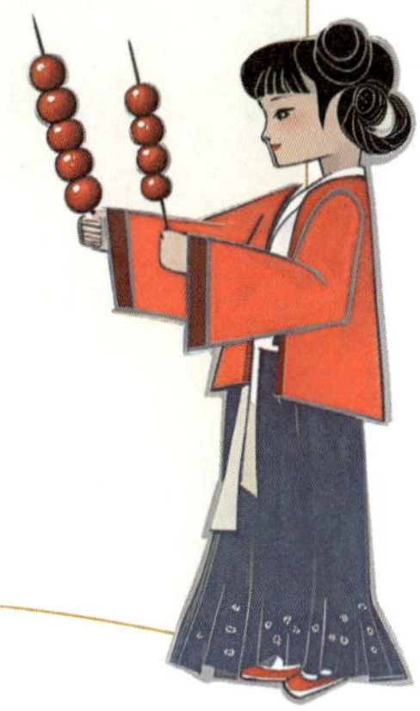

猜一猜

小红果酸溜溜，裹上糖衣甜悠悠。
小朋友吃一吃，强身健体乐呵呵。
（打一水果名）

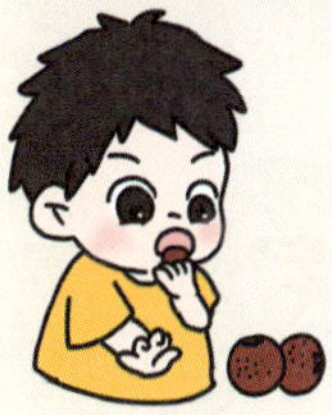

答案：山楂

知多一点

山楂的药用原理

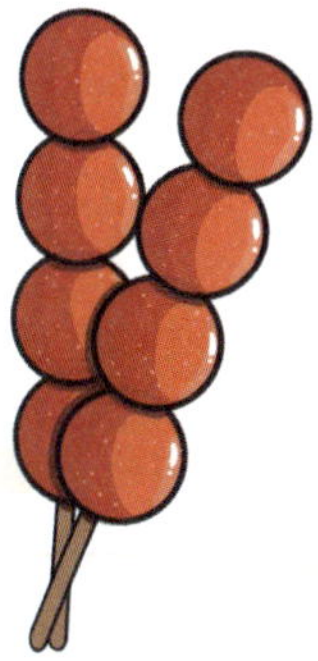

酸酸甜甜的冰糖葫芦是很多小朋友的最爱，作为一种饭后零食，它特别适合胃口小或吃肉多的小朋友，这是因为糖衣里面酸酸的山楂具有开胃、消食的作用。山楂含有多种有机酸，可促进胃液分泌，加速蛋白质消化，从而增进食欲。

但是，小朋友们不可空腹食用新鲜山楂哦！因为空腹吃新鲜山楂，会使胃酸猛增，对胃黏膜造成不良刺激，并使胃胀满、泛酸，甚至引发胃痛。此外，平时容易胃痛的人也要慎吃新鲜山楂哦。

课外小实践

大家一起来动手——制作山楂饮

如果贪嘴肉吃多了，感到肚子胀胀的、难受的时候，可以喝山楂饮哦！

动手前准备：炒山楂片20克、苹果1个、黄糖适量，削皮刀、搅拌机。

做一做：将炒山楂片去籽，苹果切成小块，全部放入锅里加水煮15分钟，按口味加入适量黄糖，放凉滤渣后即可饮用。

试一试：喝完山楂饮，油腻饱胀的不适感是不是缓解了呢？

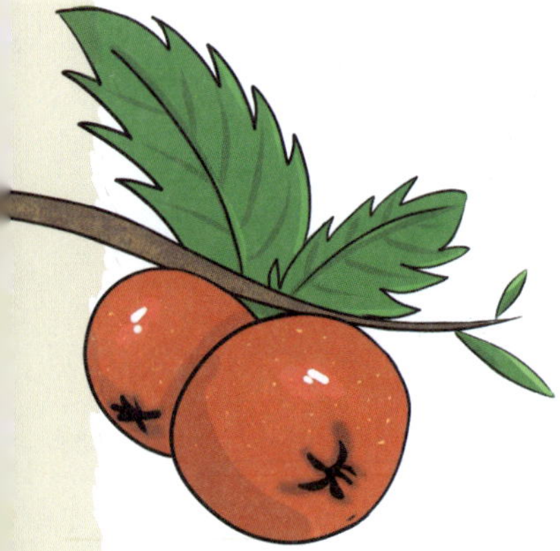

我是生活小能手——炮制山楂

用作中药的山楂通常要经过炮制，让我们一起看看如何炮制山楂吧！

炒山楂：取净山楂100克，置于炒制容器内，用中火加热，炒至颜色变深，取出放凉。

焦山楂：取净山楂100克，置于炒制容器内，用中火加热，炒至外表呈焦褐色、内部呈焦黄色，取出放凉。

山楂炭：取净山楂100克，置于炒制容器内，用猛火加热，炒至表面呈焦黑色、内部呈焦褐色，取出放凉。

查一查：三种山楂炮制品的用途分别是什么？有什么不同呢？

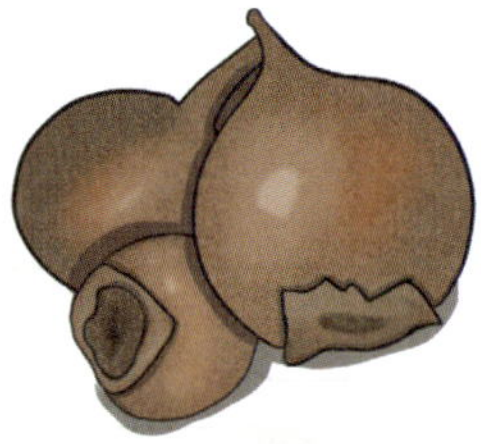

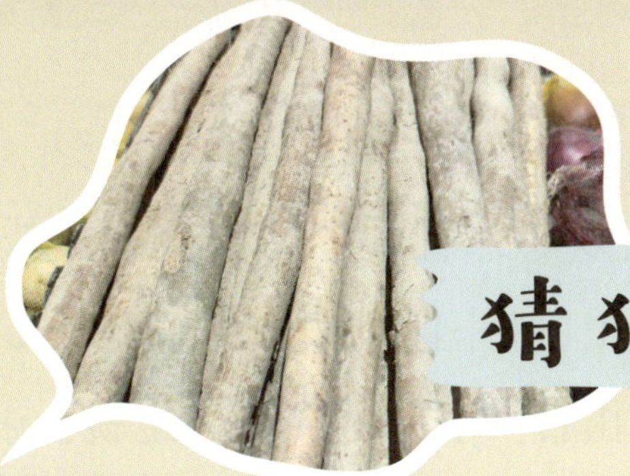

猜猜我是谁？

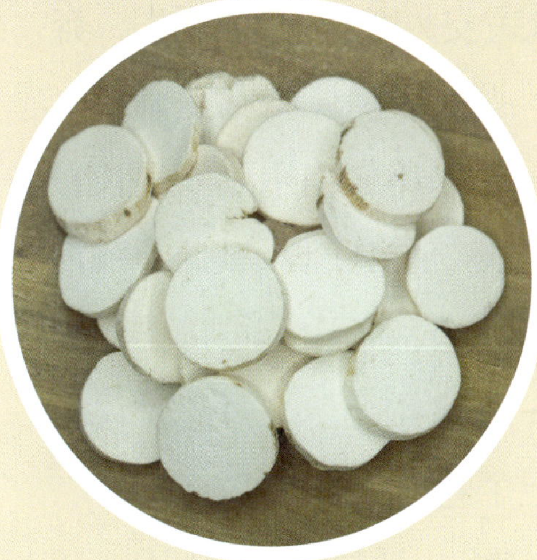

来源

shǔ yù
薯蓣科薯蓣属植物薯蓣（*Dioscorea opposita* Thunb.）的干燥根茎。

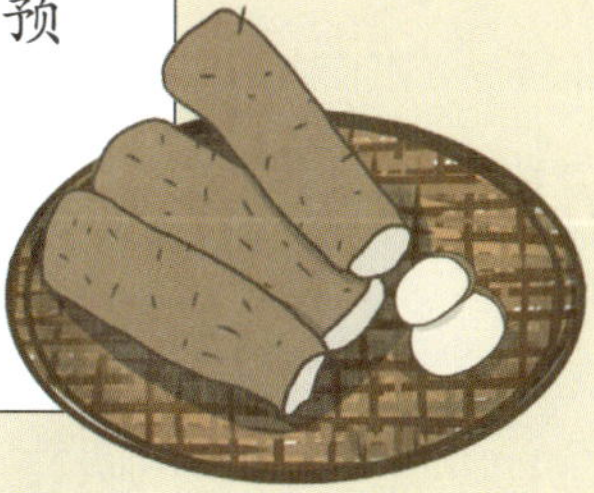

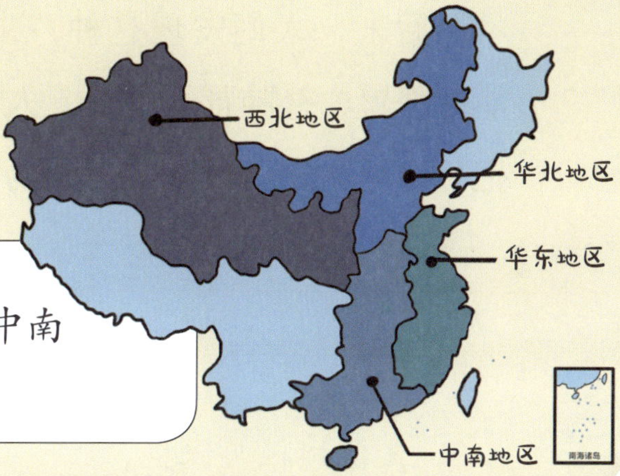

产地

主产于我国华北、华东、中南和西北地区。

山药

中药科普

性味：味甘，性平
归经：归脾、肺、肾经
功效：补脾养胃，生津益肺，补肾涩精

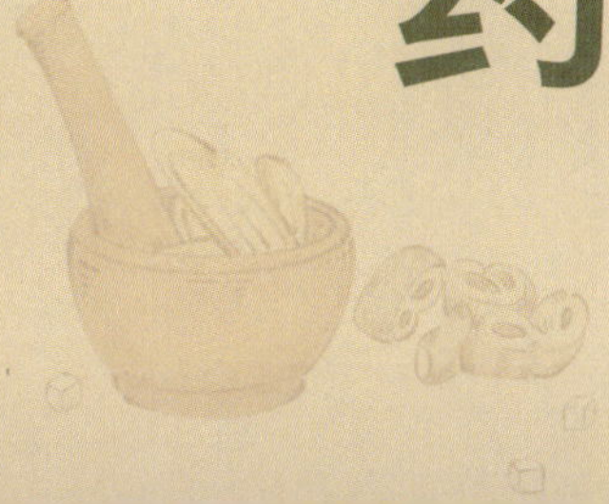

故事引入

相传很久以前，有两个国家交战。战败的弱国军队逃进了一座大山，强国军队把山层层包围，他们想着山中没有食物，围山日久弱国的人马肯定就会饿死。

一天夜里，山中忽然冲出一支人强马壮的军队，奔袭强国的大营，弱国反败为胜。强国军队觉得很是奇怪，百思不得其解。他们四处探寻，后来得知山中到处生长着一种夏天开白花、根茎略粗的植物，弱国士兵饿急了就挖这种根茎吃，发现这种根茎竟味道香甜，十分可口。弱国士兵高兴之余给它起了个名字——“山遇”，意思是说为缺粮发愁的时候碰巧在山里遇上了它。

后来，人们发现这种“山遇”不但能填饱肚子，还能健脾胃、补肺肾。于是，人们就将它用作药材，后来还把“山遇”之名改成了“山药”。

猜一猜

又像树根又像棍，
根根上面毛一身。
名字听来味道苦，
蒸炒上席香喷喷。

（打一植物名）

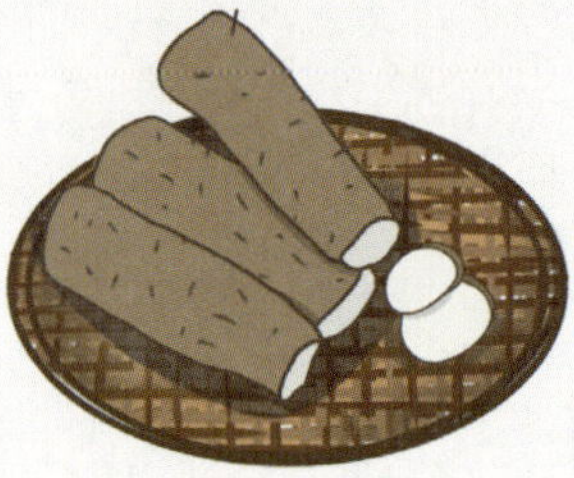

答案：山药

知多一点

山药的成分与产地、种类

山药属于药食两用植物，含有蛋白质、维生素、氨基酸及多种微量元素，同时还含有一定的淀粉、皂苷、黏液质及胆碱，营养比较丰富。

山药以质坚实、粉性足、色洁白者为佳。主产于河南，一般以河南博爱、沁阳、武陟(zhì)、温县等地（古怀庆所属）所产的质量最佳，习称怀山药。用麸(fū)皮炒过的山药片称为“炒山药”，其改善脾胃功能的作用更为明显。

山药名字的由来

山药名字的由来颇为有趣。相传它原名薯蓣(yù)，因唐代宗名李豫(yù)，“蓣”“豫”同音，为避帝讳，改称薯药。没想到到了宋代，有一个皇帝宋英宗名赵曙(shǔ)，“薯”“曙”同音，又要避帝讳，索性改称山药，从此便沿用至今。

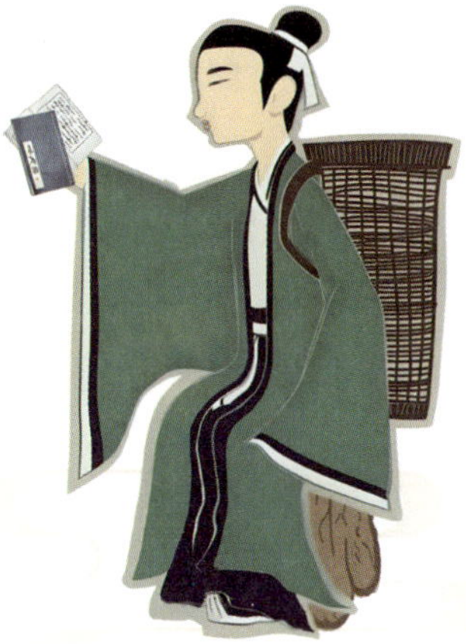

课外小实践

我是生活小能手——制作薯蓣丸

动手前准备： 山药片150克、大枣150克、蜂蜜150克、茯苓25克、白术30克、人参35克、当归50克。

做一做：

❶ 将山药片、茯苓、白术、人参、当归放进破壁机内打成粉。（小朋友使用器材时，需要向大人求助哦！）

❷ 大枣加水煮20分钟，放凉，剥皮，去核。放入小锅里用小火加热（如果锅中太干可以加点开水），一边用勺把枣压成泥。炒干水分后加入蜂蜜继续翻炒至较浓稠状（注意不要糊了），然后调至最小火，加入打好的药粉，搅拌均匀。

❸ 放凉后开始搓丸，大约5克一个，搓100个左右（按早晚各食用一粒计算，总共50天的量），搓好后放入冰箱中保存。

想一想：哪种体质的长辈服用薯蓣丸效果更好？

试一试：把薯蓣丸压成小薄片烤干，看看它会不会成为美味的零食。

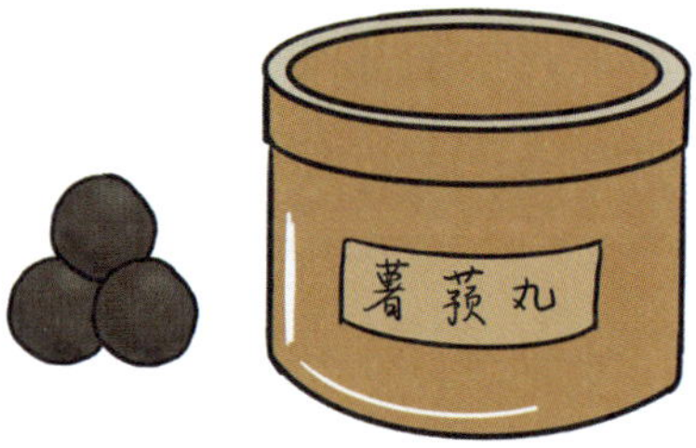

大家一起来动手——炮制山药

山药由于具有丰富的药效，在中医中广泛应用。除了使用经过简单处理的野生山药外，中医还经常使用经过各种炮制的山药。让我们一起看看如何炮制山药吧！

炒山药：将净山药片用小火炒至微黄色，取出放凉。

麸炒山药：先加热麦麸皮，等冒烟后放入山药片，搅拌炒至山药片呈黄色后取出，筛去焦麸皮后放凉。

土炒山药：先炒热灶心土（一种用柴草或木柴熏烧后凝结在炉内壁上的土块），再放入山药片拌炒，直至其表面挂上土色后取出，筛去土粉，留山药片放凉。

米炒山药：在热锅内加热净山药片和米，炒至米呈黄色后取出，筛去米粒，留下山药片放凉。

查一查：山药为什么有不同的炮制品呢？它们分别有什么用途？

薏苡仁

猜猜我是谁？

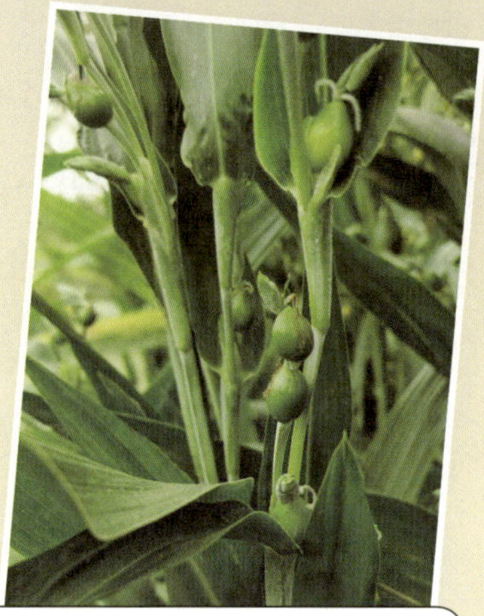

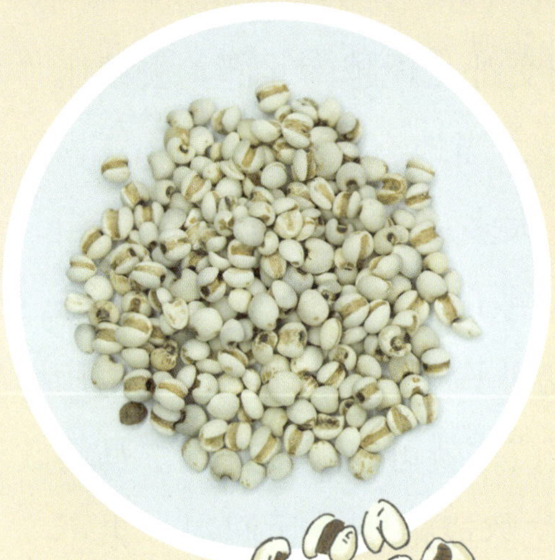

来源

禾本科薏(yì)苡(yǐ)属植物薏苡［*Coix lacryma-jobi* L.*var.mayuen*（Roman.）Stapf］的干燥成熟种仁。

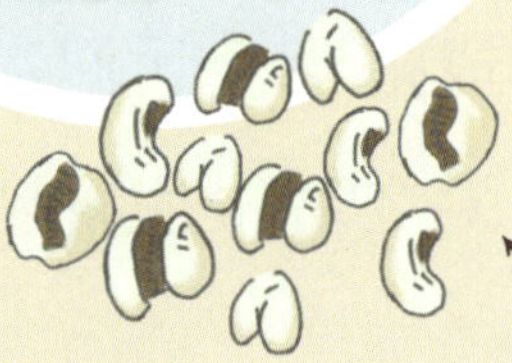

制成药材时是这样子的。

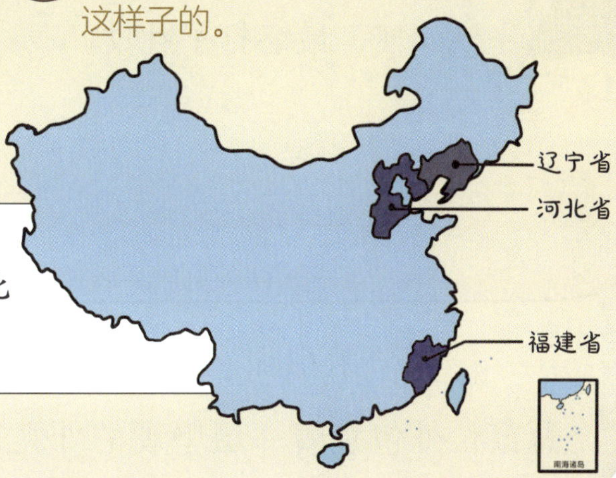

产地

主产于福建省、河北省、辽宁省等地。

中药科普

性味：味甘、淡，性凉

归经：归脾、胃、肺经

功效：利水渗湿，健脾止泻，除痹(bì)，排脓(nóng)，解毒散结

故事引入

东汉时期，有一位骁勇善战的将军马援，被人称为伏波将军。他在归顺汉光武帝刘秀之后，率领汉军南征北战，立下了汗马功劳。

有一次，汉光武帝派他到交趾(zhǐ)（现越南北部）去镇压叛乱。交趾这个地方气候潮湿，当地有很严重的瘴(zhàng)气，而马将军带领的士兵大多是北方人，难以适应当地的环境，很多都病倒了，马将军十分着急。一天，有个当地老农找到了将军，告诉他士兵生病是瘴气导致的，吃薏苡仁就可以解毒祛湿。马将军便叫人找来薏苡仁熬成粥给士兵们喝。果不其然，士兵喝了薏苡仁粥之后很快就恢复了元气，最终打了胜仗。

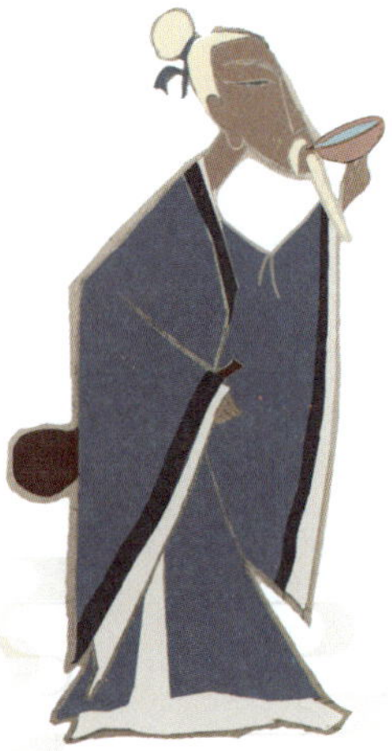

民间习俗

薏苡仁不但可以食用，还可作为饰品佩戴。薏苡仁外包裹着一层坚硬的外壳，多呈白色、灰白色或黑白条纹相间，美丽光滑，油然发亮，被人们称为假玉石。薏苡的种子中间有一道凹槽，方便人们用绳子把一颗颗薏苡仁穿起来做成手链或项链佩戴，可同玉石饰品相媲美，据说还有祛湿、驱瘴之功效。

传统文化

薏苡仁

[宋]陆游

初游唐安饭薏米，
炊成不减雕胡美。
大如芡实白如玉，
滑欲流匙香满屋。

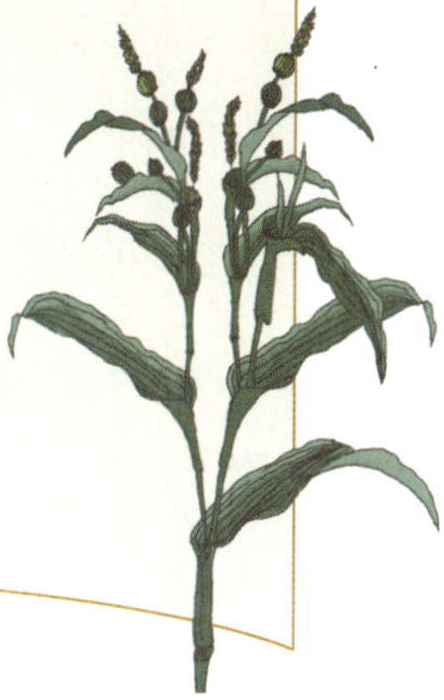

知多一点

辨认薏苡仁

薏苡仁应如何辨认呢？大家都知道薏苡仁圆圆白白的，不过圆圆白白的种仁就是薏苡仁吗？让我们来学习薏苡仁的辨认要点吧！

❶ 外观、气味及口感：长椭球形，表面呈乳白色；捏起来硬硬的，不容易捏碎；摸起来滑滑的；闻起来气味不大，吃起来有点清甜；背面圆凸，腹面有一深沟。

❷ 切面：白色，摸起来能感觉到有一层粉末。

薏苡仁的药用原理

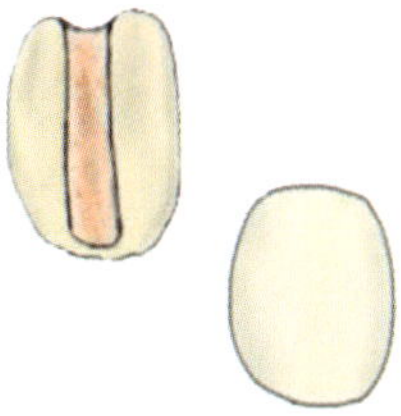

薏苡仁含有薏苡素、维生素E、硒元素、维生素B、铁元素、钙元素、纤维素等物质成分。适量食用薏苡仁，可以提高机体免疫力和抗病能力。

薏苡仁的食用价值

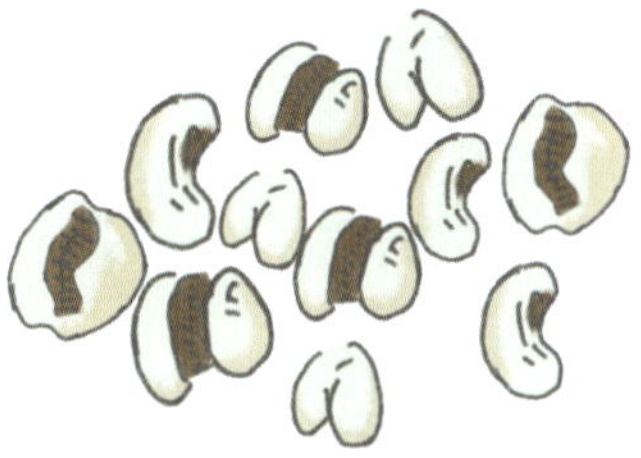

薏苡仁，又称为“薏米”，为禾本科植物薏苡的种仁，生长于温暖潮湿的“十边地”（路边、河边、池塘边等大田之外的小块土地）和山谷溪沟，由于其营养价值很高，被誉为“世界禾本科植物之王”。在欧洲，它被称为“生命健康之禾”；在日本，它被列为防癌食品。其性凉，味甘、淡，如需长期食用，炒黄后再煮食效果更佳。

课外小实践

我是生活小能手——制作薏苡仁绿豆汤

夏天天气湿热，人们容易出现小便色黄、量少的症状，此时薏苡仁绿豆汤是最佳时节饮品，能够消暑、解渴、解闷，促进排尿。

动手前准备：薏苡仁100克、绿豆100克，黄糖适量。

做一做：

❶ 薏苡仁洗净，放在清水中浸泡1个小时后捞出。把泡好的薏苡仁放入锅中，加入适量清水（水需盖过薏苡仁），煮约60分钟便可取出。

❷ 绿豆洗净，浸泡约1个小时后捞出。将其倒入锅中，再加入10杯水，煮至绿豆裂开。接着放入薏苡仁一起煮，直到绿豆和薏苡仁全部熟烂。

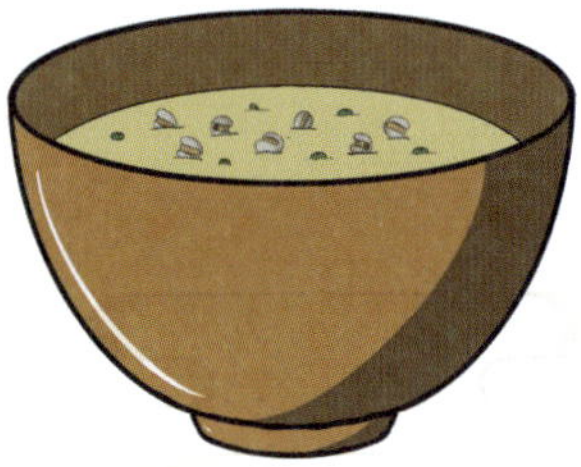

❸ 加入适量黄糖调味，拌匀即可食用。

试一试：请大家尝尝薏苡仁绿豆汤的味道，并记录食用后的体验。

核桃仁

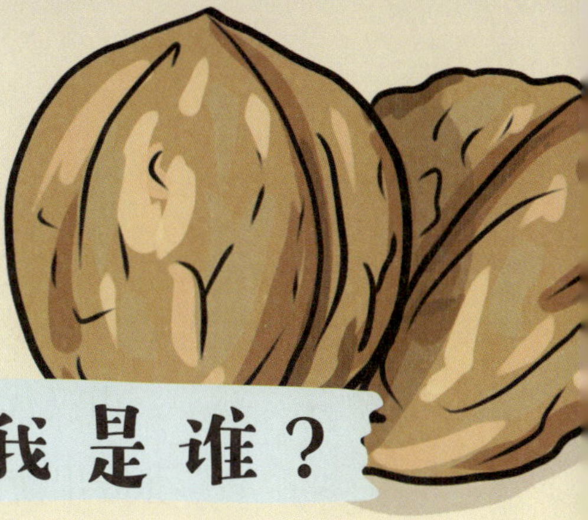

猜猜我是谁？

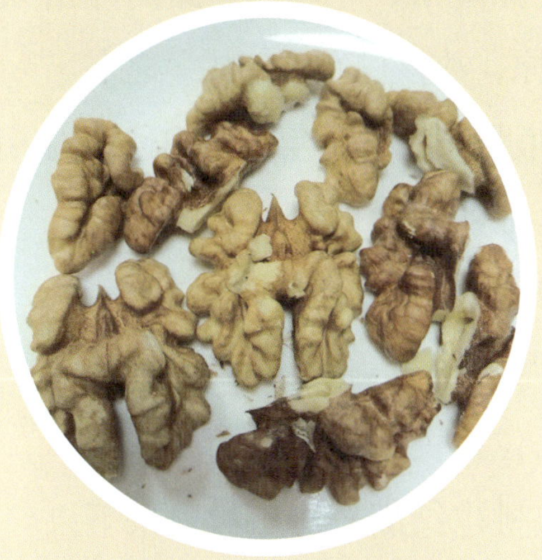

来源

胡桃科胡桃属植物胡桃（*Juglans regia* L.）干燥成熟种子。别名虾蟆、胡桃穰(ráng)、胡桃肉、胡桃仁。

我的内心是这样子的。

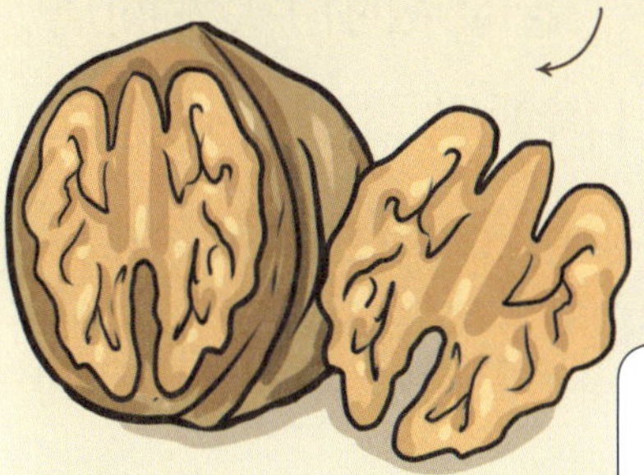

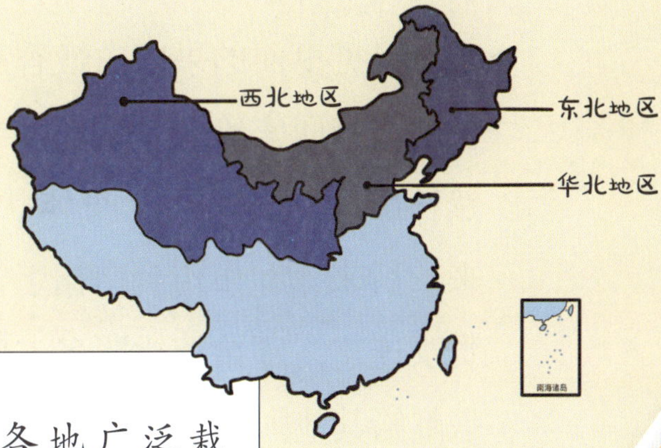

产地

全国各地广泛栽培，华北、西北、东北地区尤多。

中药科普

性味：味甘，性温

归经：归肾、肺、大肠经

功效：补肾温肺，纳气定喘，润肠通便

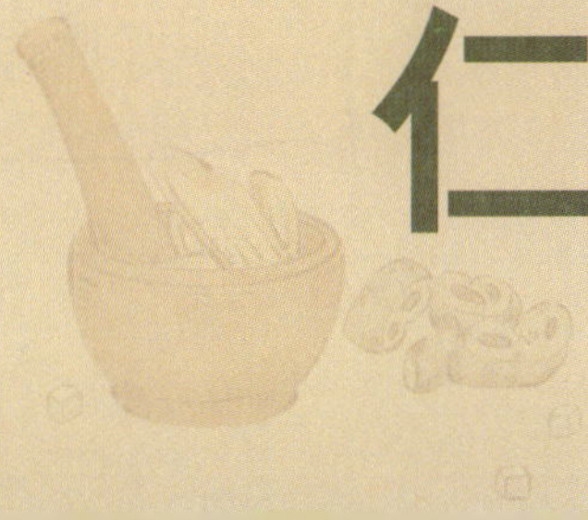

故事引入

核桃，原名胡桃，学名羌桃，又名长寿果、万岁子。据《名医别录》记载，核桃产自羌胡（古代中国西部和北部），由汉代伟大的外交家、探险家、“丝绸之路的开拓者”张骞出使西域得种移植中原，故核桃有“胡桃”之名。但是后来考古专家在邯郸武安市距今约8 000年的磁山遗址内发现大量已经炭化的核桃壳，证明中原地区也有产核桃。因此，核桃在我国有十分悠久的历史和许多传闻故事。

传说隋唐兴起的时候，西南大理等地发现了一个势力强大的南诏国。南诏国有一位村民在上山采药的时候，发现山中野核桃长势喜人，核桃也结满枝头。村民采下果实，只见里面的果肉白嫩香甜，于是有孝心的他采了一筐核桃，带回家给老母亲吃。半年后，老母亲的白头发间居然长出了黑发，而且身体状况也日渐改善，变得强健起来。后来，此事传到南诏王宫，南诏国王亲自吃了核桃，赞叹连连，还给核桃赐名“南诏核桃”，并将其作为珍品敬献给其他国家。

民间习俗

新年到来时，很多地方都有吃核桃的习惯。核桃的“核”字和汉字“合”谐音，寓意家庭和睦、人际关系融洽。核桃也寄托了人们对新一年的美好愿景，祈求家庭团圆、幸福安康。

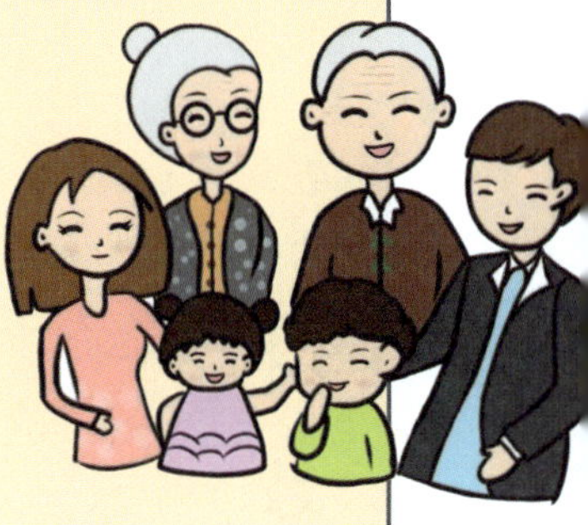

传统文化

咏核桃

［清］爱新觉罗·弘历

掌上旋明月，
时光欲倒流。
周身气血涌，
何年是白头。

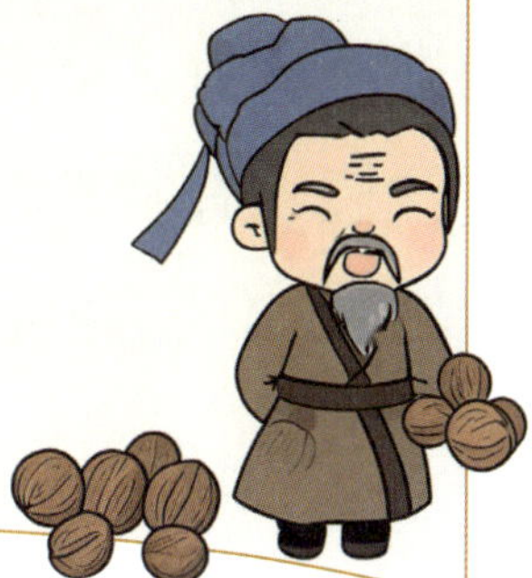

猜一猜

壳儿硬，门板隔，
里面藏个皱脸老婆婆。
（打一坚果名）

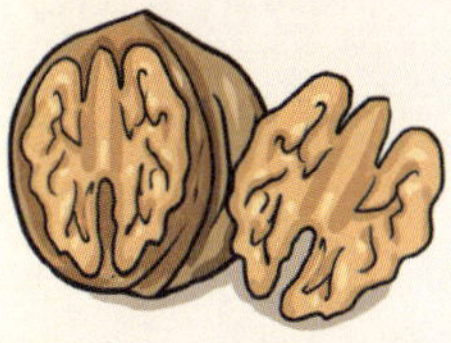

答案：核桃

知多一点

为什么说核桃有补脑的作用？

核桃有健脑的功效，这是因为核桃内含有丰富的磷脂类物质。磷脂是人类大脑的重要组成部分，能够帮助改善记忆力，促进大脑的发育。

核桃仁适合哪些人食用？

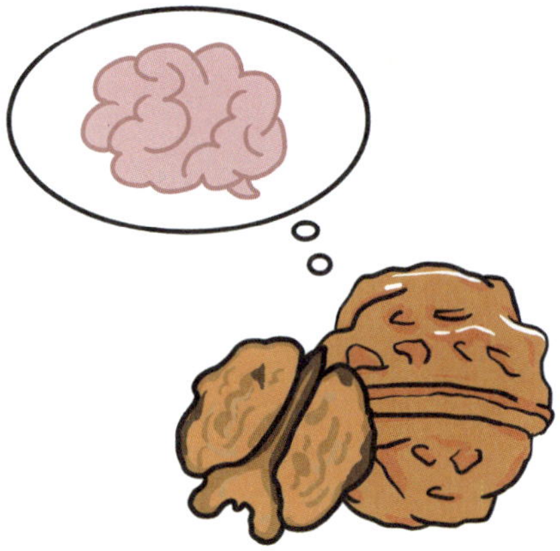

对于正在成长发育的小孩子或长期进行脑力劳动的人来说，每天吃点核桃，有利于促进大脑发育，对学习和工作都有帮助。

课外小实践

我是生活小能手——制作黑芝麻核桃粉

小朋友们知道核桃仁可以做什么吗？看看家里的爷爷奶奶，他们是否有记忆力衰退的情况呢？如果有的话，可以试一试服用黑芝麻核桃粉来改善记忆力衰退的状况哦！

动手前准备：黑芝麻、核桃仁、黑米各100克。

做一做：将以上材料炒熟，放入打粉机（小朋友们使用打粉机时要和家长一起哟）中打成细粉，倒入密闭的罐子中备用。食用前，取适量的黑芝麻核桃粉，冲入开水，快速搅拌均匀，再加入适量蜂蜜或砂糖，调匀后即可饮用。

想一想：黑芝麻核桃粉为什么能帮助人们的头发变得乌黑亮丽呢？

小贴士：黑芝麻、核桃仁均属于高脂食物，吃多了容易引起消化不良、腹胀等问题，可不要贪多哦。

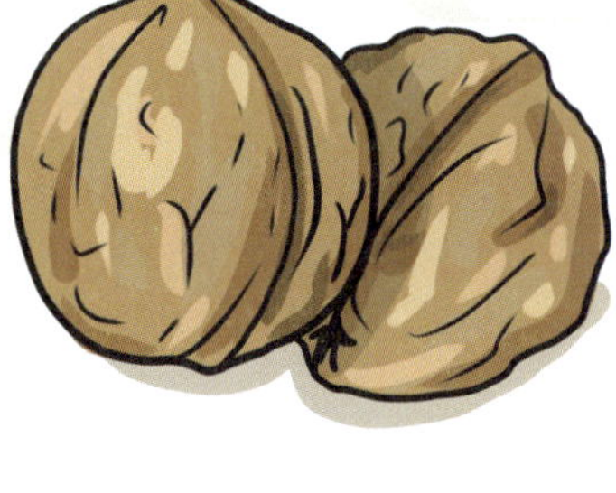

乌梅

猜猜我是谁？

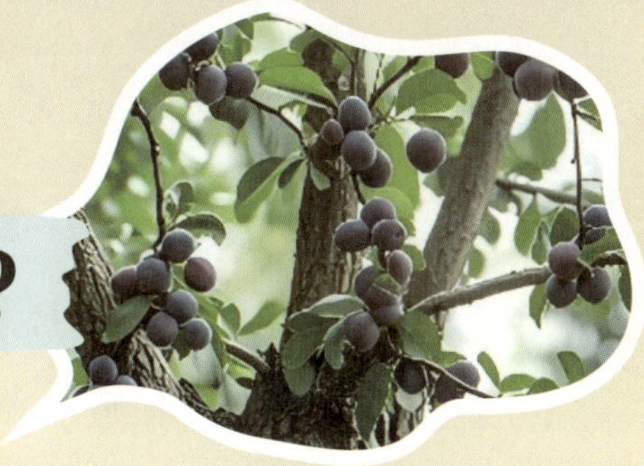

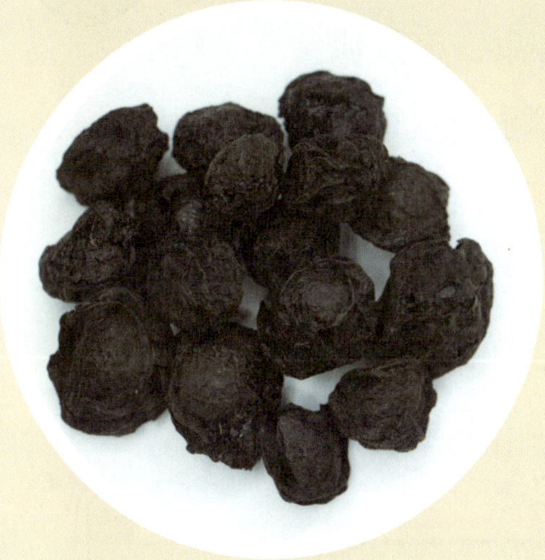

我是由青梅变来的。

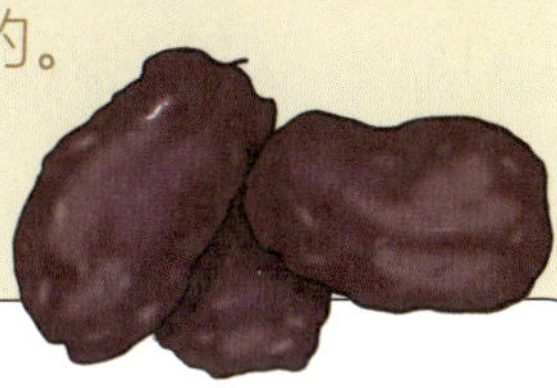

来源

蔷(qiáng)薇(wēi)科李属植物梅［*Prunus mume* (*Sieb.*) Sieb.et Zucc.］的近成熟果实。别名梅实、熏梅、橘梅肉、梅、春梅等。

产地

主产于浙江省、福建省、云南省等地。

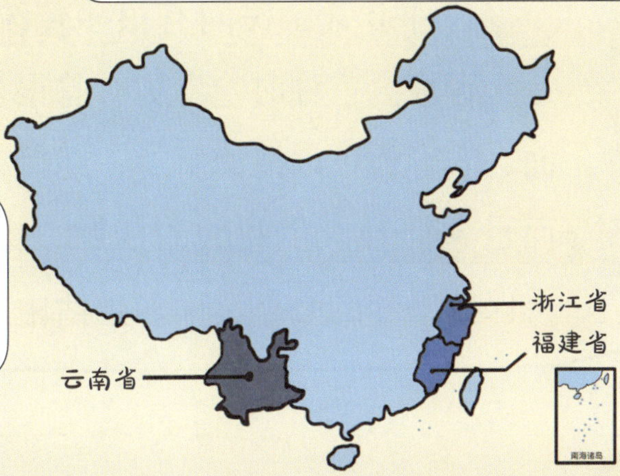

中药科普

性味：味酸、涩，性平

归经：归肝、脾、肺、大肠经

功效：敛(liǎn)肺止咳，涩肠止泻，安蛔止痛，生津止渴

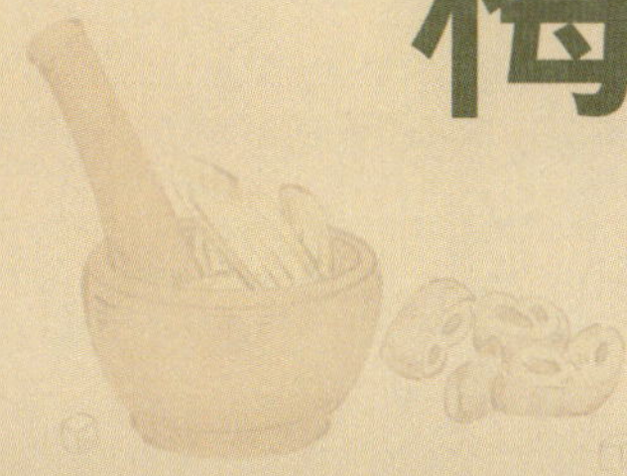

故事引入

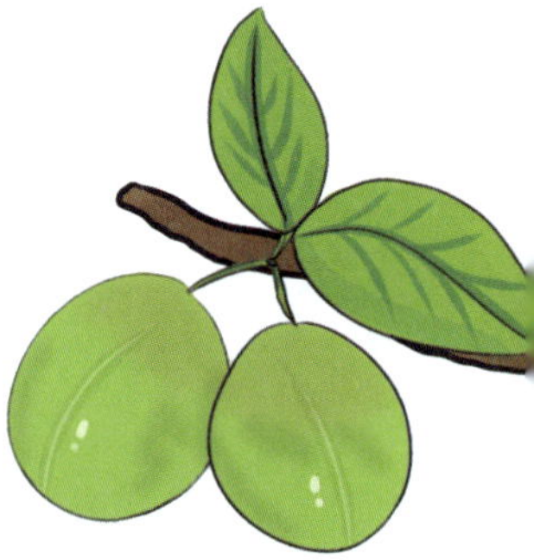

三国时期，有一年夏天，曹操率领大队人马出征。行军途中天气炎热，士兵们四处都寻找不到水源，渴得十分难受，严重影响了军队士气。曹操急在心里，突然他灵机一动，大声叫道：“大家看啊，前面有一大片梅林，梅子很多，甜酸可口，可以解渴。”士兵们听了后个个精神一振，只觉口中生津，便加快了步伐。不久后，大军走出了荒原，找到了水源。这就是大家熟悉的“望梅止渴”的故事。

故事里的“梅”，正是乌梅的原形——青梅。

民间习俗

芒种节气，民间有很多传统习俗，其中之一就是吃青梅。芒种时吃青梅有着很多美好的寓意。一方面，吃青梅可以清凉解暑，迎接盛夏的到来，另一方面也象征着人生的酸甜苦辣，提醒人们在炎热的夏季保持平和的心态，面对生活中的挑战和困难。

传统文化

偶作

［唐］白居易

红杏初生叶，青梅已缀（zhuì）枝。
阑（lán）珊花落后，寂寞酒醒时。
坐闷低眉久，行慵（yōng）举足迟。
少年君莫怪，头白自应知。

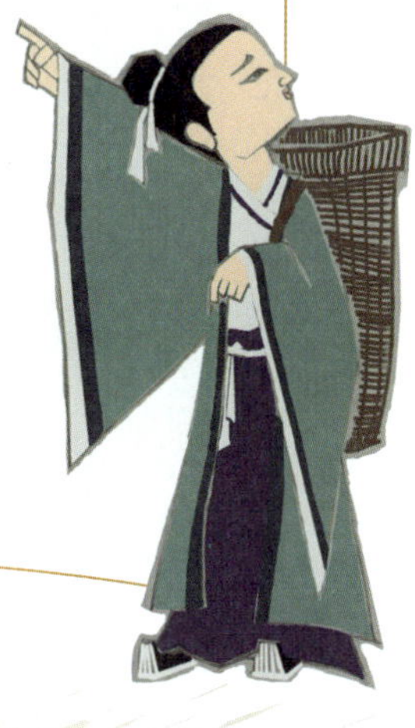

猜一猜

乌梅山楂水中放，

生津止渴送清凉。

（打一食品名）

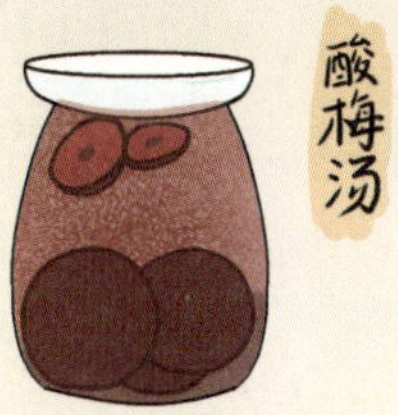

答案：酸梅汤

知多一点

乌梅和青梅之间是什么关系呢？

乌梅是把青梅树近成熟的果实青梅摘下来，经过低温烘干后焖至皱皮，当颜色变黑时就形成的一种药食同源的中药材。

人们通常所说的青梅即是梅树的果实，当它还是鲜果时口感非常酸，在经过加工炮制后食用口感佳。所以，乌梅和青梅其实是不同状态的梅树果实。

大家一起尝一尝：青梅、乌梅的味道分别是什么样子的？

乌梅的药用原理

乌梅里含有柠檬酸，能帮助人体吸收维生素及酵素，还能帮助人们预防疾病和消除疲劳。同时，乌梅还有保护消化系统、改善便秘的功能，乌梅里的苹果酸可以把一定的水分导引到大肠，有利于促进排便。

课外小实践

我是生活小能手——制作酸梅汤

动手前准备：乌梅3枚、炒山楂15克、陈皮5克、桂花1克、甘草3克、冰糖30克。

做一做：将这些材料放在一起煮汤即可，大约煮出3人的分量。

尝一尝：自己亲手做的酸梅汤味道怎么样？

大家一起来动手——制作乌梅三豆饮

小朋友平时若不小心着凉发烧了怎么办？有个应急小方法，可以做乌梅三豆饮喝哦。

动手前准备：乌梅4枚，红豆、黑豆、绿豆各15克，冰糖和水适量。

做一做：将红豆、黑豆、绿豆洗干净，浸泡2个小时后放入锅中，加入清水与乌梅。大火烧开后再调至小火熬煮，直到豆子煮软、煮烂，最后放入冰糖调味即可。可分3次于温热时服用。

小贴士：本方法仅适用于感冒症状轻微（低烧）的小朋友，如果症状严重，小朋友需要及时就医哦！

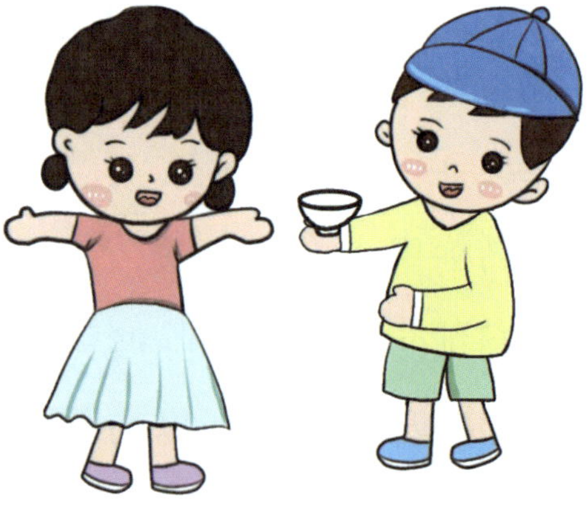

蒲公英

猜猜我是谁？

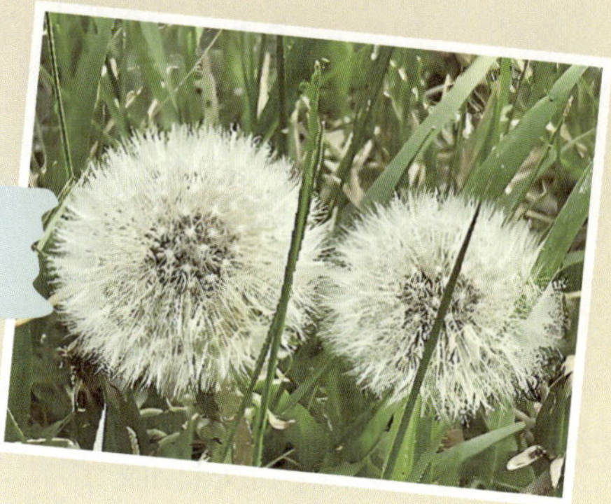

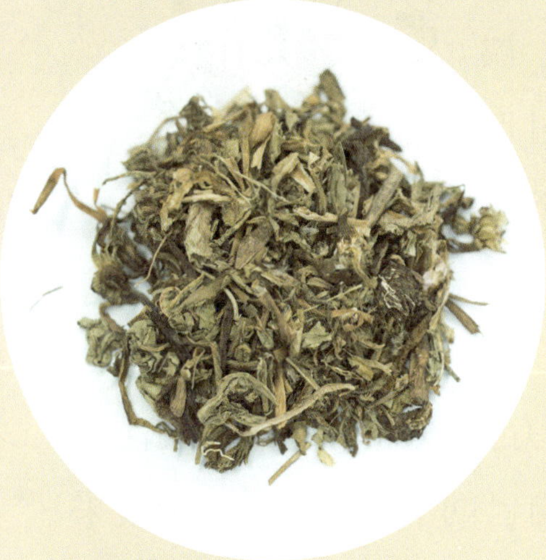

来源

菊科蒲公英属植物蒲公英（*Taraxacum mongolicum* Hand.-Mazz.）、碱地蒲公英（*Taraxacum borealisinense* kitam.）或同属数种植物的干燥全草。别名华花郎、蒲公草、食用蒲公英、尿床草、西洋蒲公英、婆婆丁。

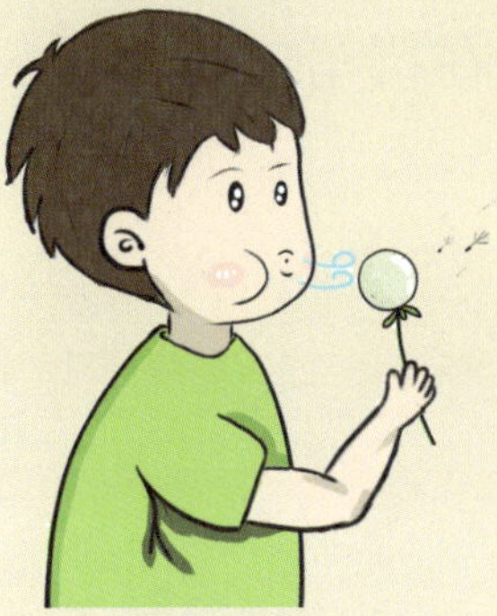

大家是否也有过吹蒲公英种子的经历呢?

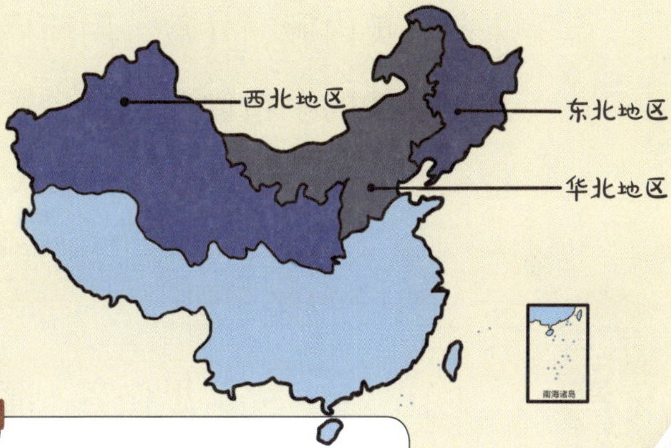

产地

全国各地广泛分布，华北、西北、东北地区尤多。

中药科普

性味：味苦、甘，性寒

归经：归肝、胃经

功效：清热解毒，消肿散结，利尿通淋

故事引入

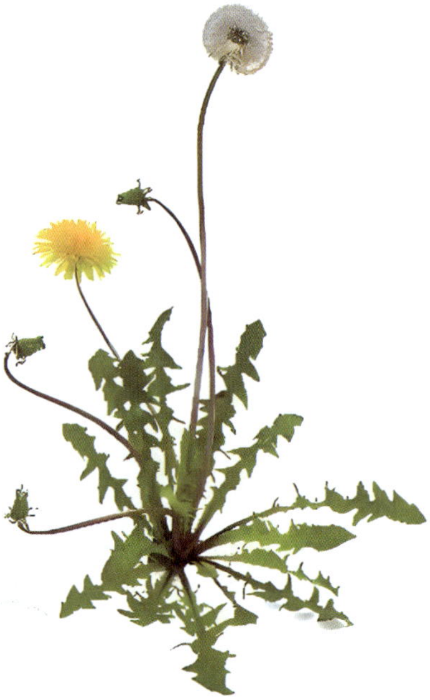

相传被尊为"药王"的唐代医药学家孙思邈(miǎo)有一天在翻弄药草的时候，左手中指不小心触碰到了木刺，被扎破了。不一会儿，被刺破的手指逐渐肿胀起来，而且疼痛难忍。几天过去了，孙思邈的伤处一直没有愈合，疼痛难耐，而且创面一天天扩大。

孙思邈想到自己在为人治疗疔疮时，经常用到蒲公英，不如尝试用蒲公英来治疗自己的手伤。于是，他便采来蒲公英内服、外敷，用药后感到疼痛很快减轻了。没过几天，他的手指创面便愈合了。后来，他在撰写《备急千金要方》时，便将蒲公英加入其中。

传统文化

思佳客·蒲公英

左河水

冷落荒坡艳若霞，无花名分胜名花。
凡夫脚下庸杂贱，智士盘中色味佳。
飘若舞，絮如纱，秋来志趣向天涯。
献身喜作医人药，意外芳名遍万家。

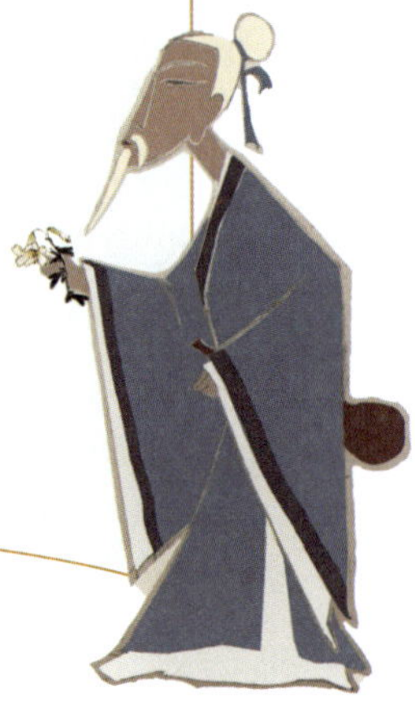

猜一猜

绿叶黄花青杆，
每人一把小伞。
随风传播各地，
生命之火永燃。

（打一植物名）

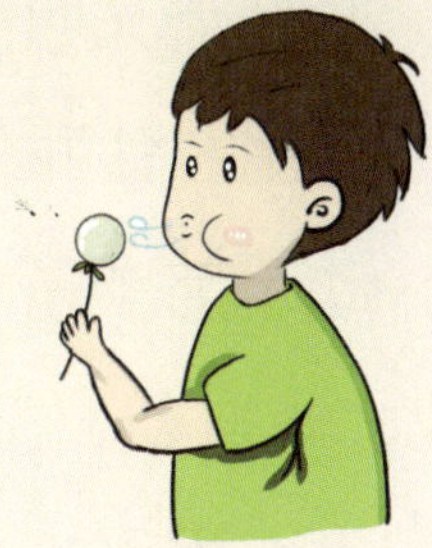

答案：蒲公英

知多一点

小小蒲公英的大用处

生蒲公英富含维生素A、维生素C和钾元素，也含有铁、钙、维生素B_2、维生素B_1、镁、维生素B_6、叶酸及铜等元素。生蒲公英中还含有丰富的水分，每60克生蒲公英叶含有水分约51.6克（占86%）和蛋白质、碳水化合物等物质。2002年，蒲公英被原卫生部归类为药食同源植物，可以生吃、炒食、做汤，药食兼用。

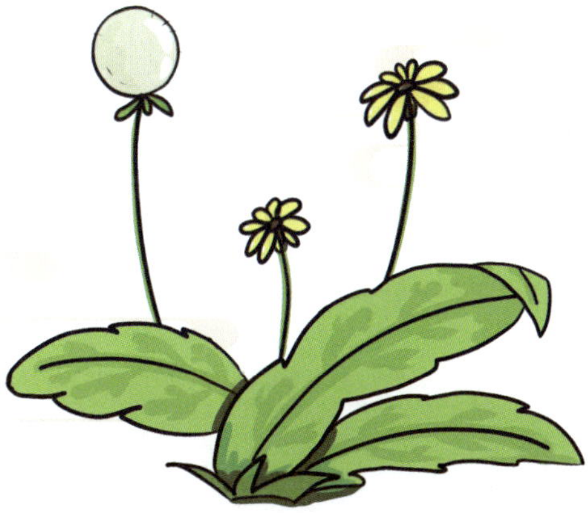

课外小实践

我是生活小能手——制作凉拌蒲公英

蒲公英又叫婆婆丁，生长在山野间，很多人都会采摘凉拌食用。让我们一起看看如何烹制凉拌蒲公英吧。

动手前准备：新鲜蒲公英、凉拌调料若干。

做一做：摘取新鲜蒲公英，清洗干净后放入锅中，用开水烫煮5分钟，捞出，用手挤净水分，再根据个人口味，加上各种调料（比如蒜末、剁辣椒、盐、蚝油、香油、鸡精等）凉拌，美味的凉拌蒲公英就做好啦！要特别注意的是，消化能力差或体弱怕冷的人要慎吃蒲公英。这是因为蒲公英性凉，适合给怕热且容易烦躁、发怒的人食用以“降火”。

大家一起来动手——制作五味消毒散泡澡包

在生活中，还可以用蒲公英制作五味消毒散泡澡包。和爸爸妈妈一起动手制作吧！

动手前准备：金银花10克、连翘10克、紫花地丁10克、蒲公英10克、野菊花10克。

做一做：将上述药材用水煎煮，最好是用砂锅煎。煎好之后把水倒进盆里，先趁热熏，等水凉了再轻轻擦洗身体。可每天晚上睡觉前熏洗一次，每次持续15～20分钟即可。

以上方法适用于皮肤有热毒症状，如局部皮肤出现红肿热痛或长热痱子等的小朋友。

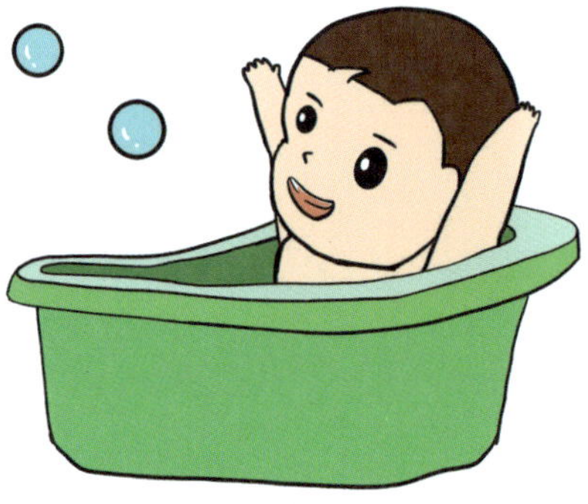

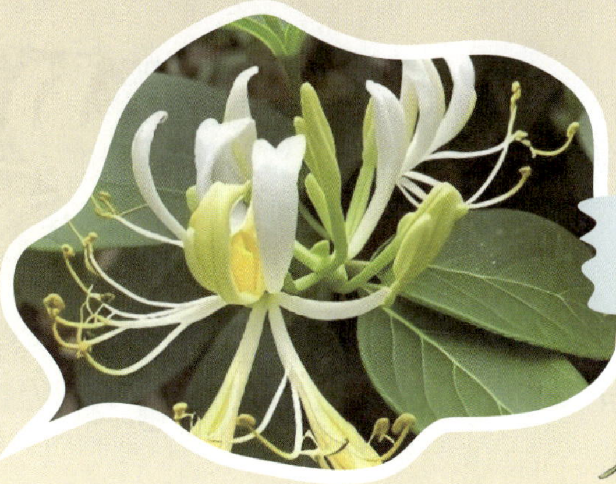

猜猜我是谁？

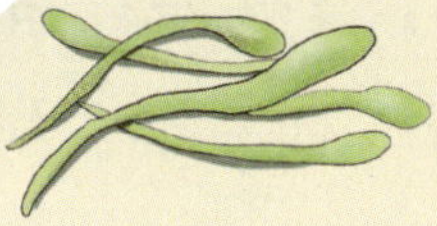

制成药材时是这个样子的。

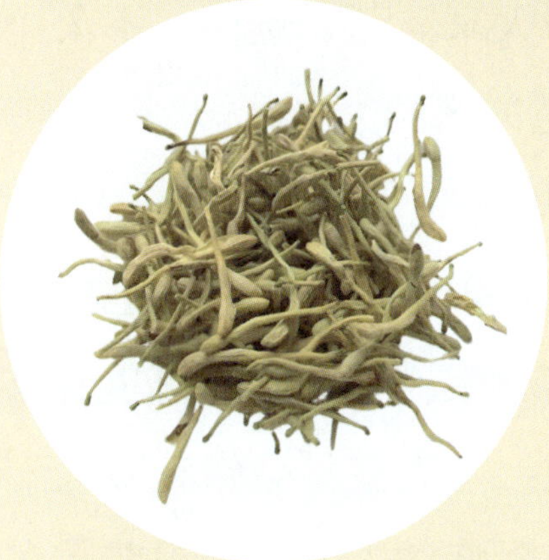

来源

忍冬科忍冬属植物忍冬（*Lonicera japonica* Thunb.）的干燥花蕾或初开的花。夏初花开放前采收，干燥。

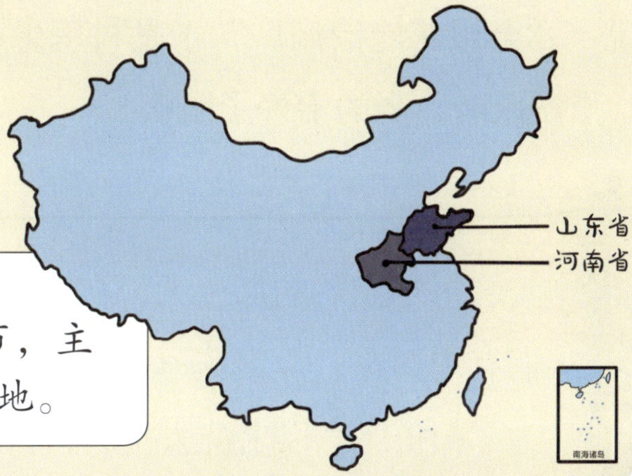

产地

我国南北各地均有分布，主产于河南省、山东省等地。

金银花

中药科普

性味：味甘，性寒

归经：归肺、胃经

功效：清热解毒，疏散风热

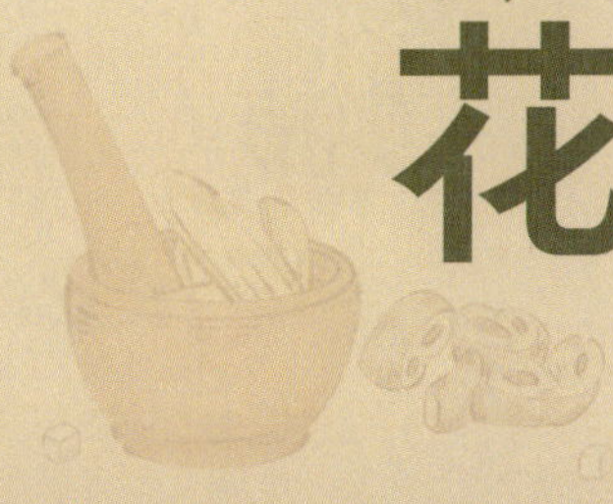

故事引入

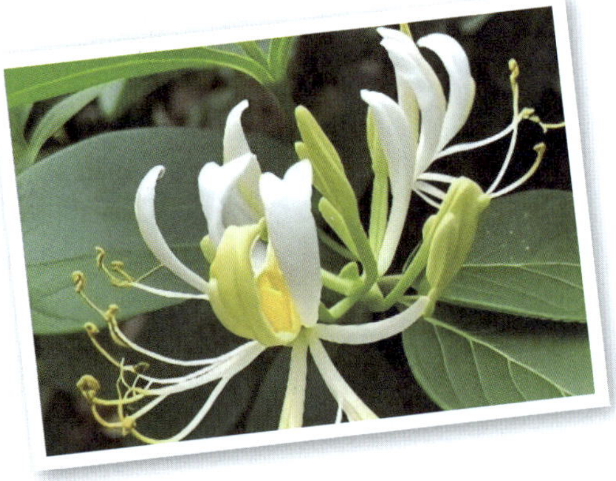

很久以前，有个美丽的姑娘，名叫“金银花”，她心地善良，因为自幼学习了一些医术，于是她经常为百姓诊病配药。有一年，村子闹瘟疫，金银花便把自家的药方献了出来，为大家熬药、送药。不久后，瘟疫得到了控制，金银花姑娘成了远近闻名的大夫。

金银花去世后，人们为了报答她的恩情，便把她埋葬在了风景最好的地方。后来，她的坟上长出了许多金黄色和银白色的花朵，大家常常去她的坟上锄草、浇水、施肥。有一次，村里有人患上了眼疾，就在大家束手无策的时候，有人梦见金银花对大家说：“金银花能治病。”于是村里患有眼疾的人便用金银花熬水、熏洗眼睛，真的治好了眼疾。

民间习俗

每年立冬的那一天，在河南、江苏、浙江一带人们有用菊花、金银花、各种香草煎汤沐浴的习俗，称为“扫疥”，以求洗去疾病，祈愿身体健康过冬。

传统文化

余杭

［宋］范成大

春晚山花各静芳，从教红紫送韶(sháo)光。

忍冬清馥(fù)蔷薇酽(yàn)，薰(xūn)满千村万落香。

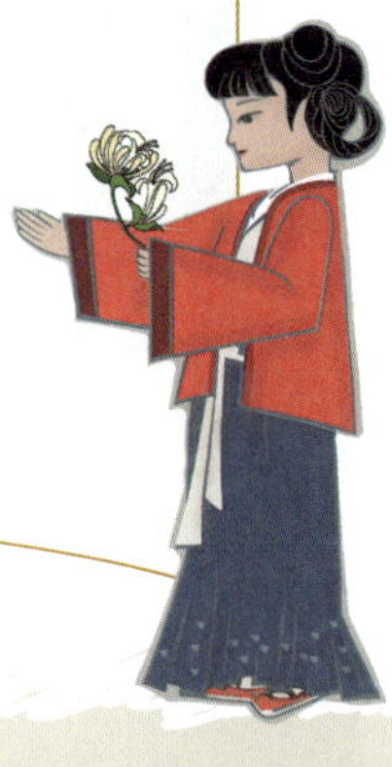

历史典故

宋代《夷坚志·再补》一书中记载，崇宁年间，苏州天平山白云寺中的五个和尚在山上采到了一朵很大的蘑菇，觉得喜获山珍，摘回去后便煮了吃。不料，食后到了夜间却出现了腹痛、呕吐、躁烦等症状。他们想起寺中有一棵金银花，于是其中三人急忙采金银花叶生食用，遂愈。而另二人不肯食用，最后呕吐至死。

知多一点

金银花的花朵为什么会变色？

金银花花朵的变色和它的传粉息息相关。金银花的花朵刚刚开放的时候，呈白色，这个时候它的花蜜和花粉的含量是最高的。有小昆虫为它传粉之后，花朵就会慢慢地被氧化变为橙黄色，这个时候它的花粉、花蜜的含量也随之减少。

小昆虫可以根据花朵颜色的不同，来判断这朵花有没有被其他小昆虫“访问”过，这样就大大地提高了金银花的传粉效率。

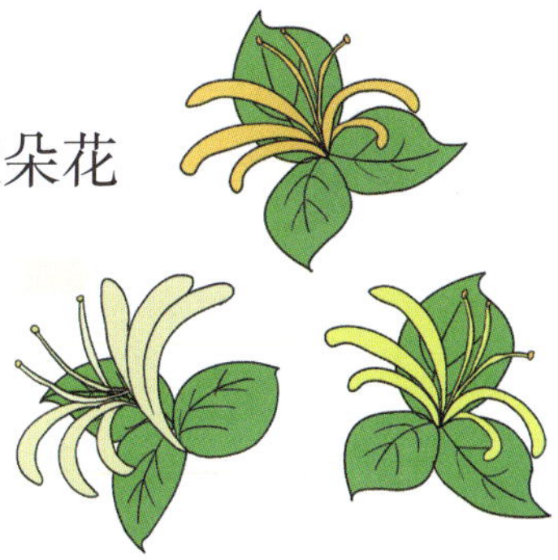

金银花的药用原理

金银花中含有多种单糖和双糖，同时含有柠檬酸、苹果酸、酒石酸等多种有机酸。金银花中还含有多种维生素、矿物质和黄酮类化合物，如芦丁、山棕酚(fēn)、异鼠李素等。这些黄酮类化合物具有良好的抗氧化作用，可保护细胞不受自由基的损伤。此外，金银花中含有绿原酸和异绿原酸，这些是其发挥抗菌作用的主要成分。

课外小实践

我是生活小能手——制作泡澡包

夏天天气炎热，一不小心，身上就可能出现痱子或小疙瘩，这时怎么办呢？我们可以制作金银花蒲公英泡澡包来泡洗，来看看怎么制作吧！

动手前准备：金银花15克，蒲公英10克，纱布袋1个。

做一做：将金银花和蒲公英装入纱布袋中，系紧，放入锅中，加水煮开，放凉后的水可用于洗涤痱子和小疙瘩。

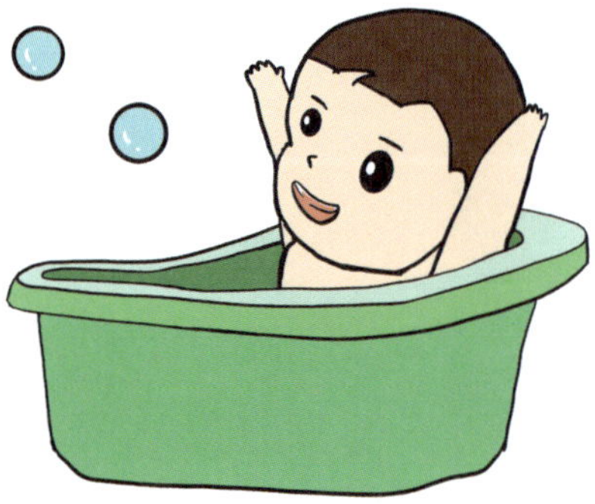

试一试：如果夏天后背长了小疙瘩，不妨试一试制作金银花蒲公英泡澡包来泡澡哦。

大家一起来动手——制作金银花露

动手前准备：干金银花5克、生甘草2克，适量清水，适量冰糖或蜂蜜。

做一做：将金银花和水一起放入锅中，煮沸5分钟后关火，然后将煮好的金银花水盖上盖子焖泡10分钟。泡好后，捞起金银花，去除药渣。最后加入适量的冰糖或蜂蜜，搅拌均匀即可饮用。

试一试：若不小心“上火”了，芳香甘甜的金银花露是否能够缓解咽喉热痛呢？

枇杷叶

猜猜我是谁？

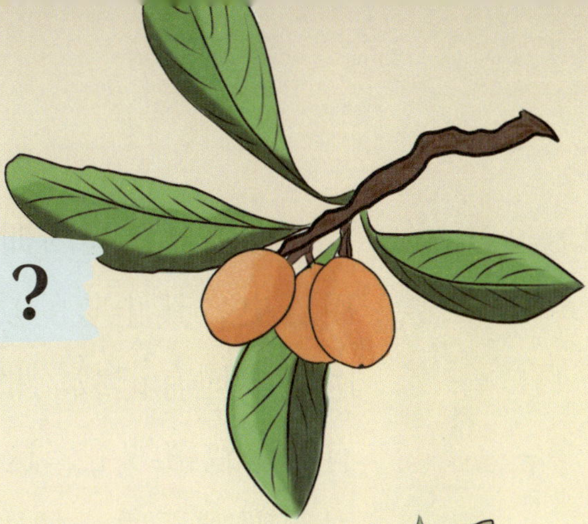

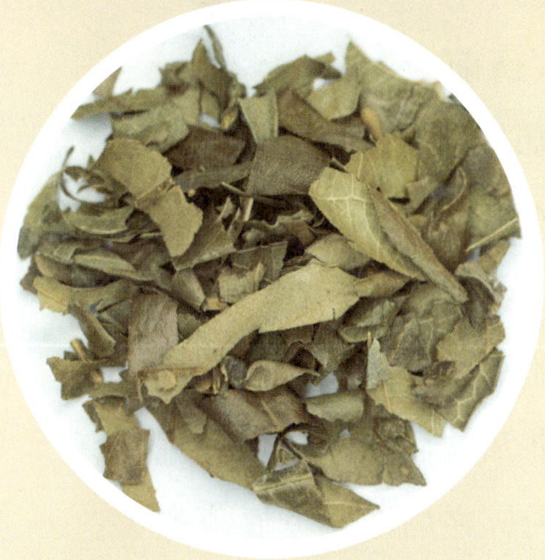

制成药材时是
这个样子的。

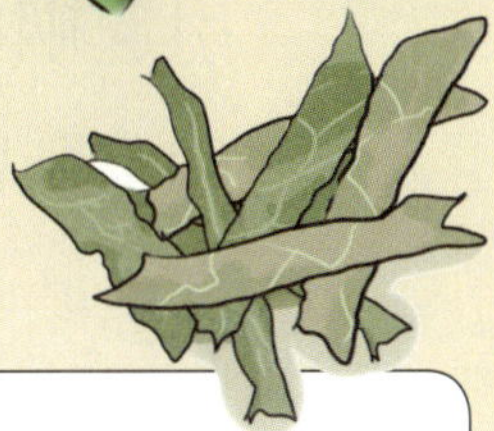

来源

蔷薇科枇杷属植物枇杷［*Eriobotrya japonica* (Thunb.) Lindl.］的干燥叶。

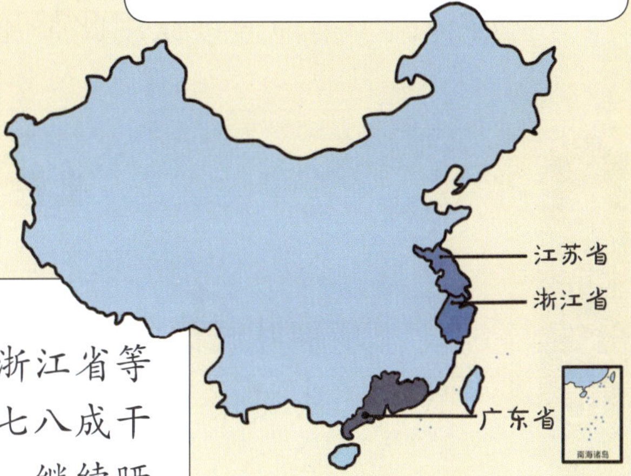

产地

主产于广东省、江苏省、浙江省等地。全年均可采收，晒至七八成干时，刷去绒毛，扎成小把，继续晒干。切丝，生用或蜜炙用。

中药科普

性味：味苦、微辛，性微寒

归经：归肺、胃经

功效：清肺止咳，降逆止呕

故事引入

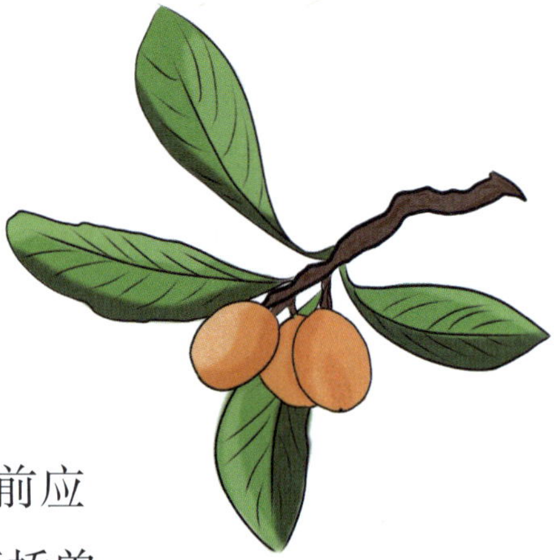

枇杷叶在我国拥有悠久的药用历史，其止咳的功效在古代医书中均有记载。枇杷叶背面有一层致密绒毛，这些绒毛容易引起咽喉不适，加剧咳嗽，入药前应用毛刷刷除。相传清代文学家郑板桥曾偶患咳嗽，病情反复不能彻底痊愈。某日，他在庭院里闲步，发现院内种植的枇杷树枝叶翠绿。恰在此时，平常饮用的茶叶也刚好用完，于是他随手摘了几片枇杷叶，抹去叶上的白毛后冲水当茶饮用。谁知饮后咳喘的情况竟稍有好转，于是他连续饮用此茶几天，之后咳疾彻底痊愈了。

传统文化

枇杷

［宋］周必大

琉璃叶底黄金簇，纤手拈来嗅清馥。
可人风味少人知，把尽春风夏作熟。

猜一猜

高高个子身穿青，脸儿金黄笑盈盈。
结果好像中秋月，圆月里面藏星星。
（打一植物名）

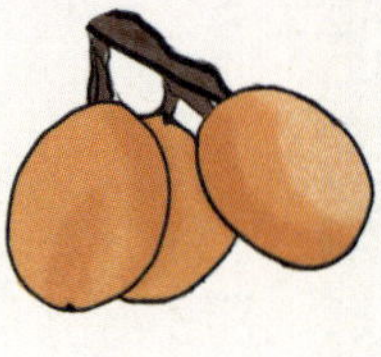

答案：枇杷

知多一点

“枇杷”还是“琵琶”？

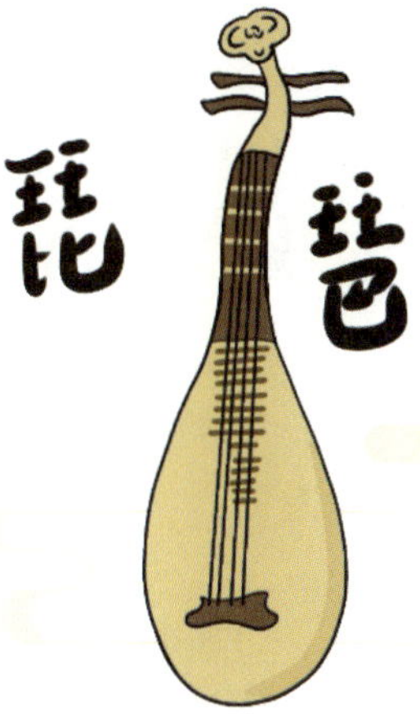

大家乍一听到“Pí Pá”的时候，会联想到什么呢？是水果“枇杷”，还是中国的传统乐器“琵琶”呢？

琵琶本是游牧民族的乐器，秦时传入中原。胡人于马上操之，手势外推为“批”，内收为“把”，故名“琵琶”。也是在这一时期，人们开始把形状类似琵琶的叶子称作“枇杷”。到了东汉末年，“琵琶”专门用作乐器名被确定下来，而“枇杷”则成了我们常吃的金灿灿的小果子的专属名称。此外，因为枇杷和橘子长得相似，人们还把枇杷叫作卢橘。不过它们的味道可是大相径庭，感兴趣的小朋友可以去尝尝分辨一下哦！

课外小实践

我是生活小能手——制作蜜炙枇杷叶水

动手前准备：枇杷叶丝、甘草、桔梗、蜂蜜适量。

做一做：

❶ 取枇杷叶丝，加入炼熟的蜂蜜和适量开水，搅拌均匀，焖一会儿，放入锅内用小火炒至不黏手，取出放凉即可。

❷ 将蜜炙枇杷叶和甘草、桔梗一起放入锅中，加入清水，煮开后即可饮用。

尝一尝：用蜜炙枇杷叶煮水，可以在秋冬干燥的时候治疗咽喉肿痛。它是什么味道的呢？请尝一尝后和小朋友们一起分享。

猜猜我是谁？

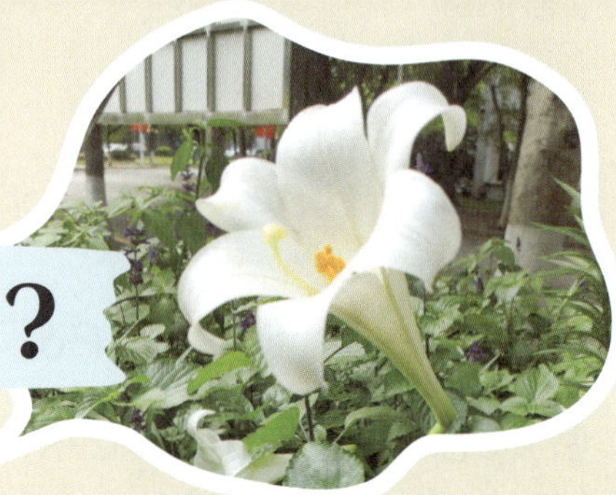

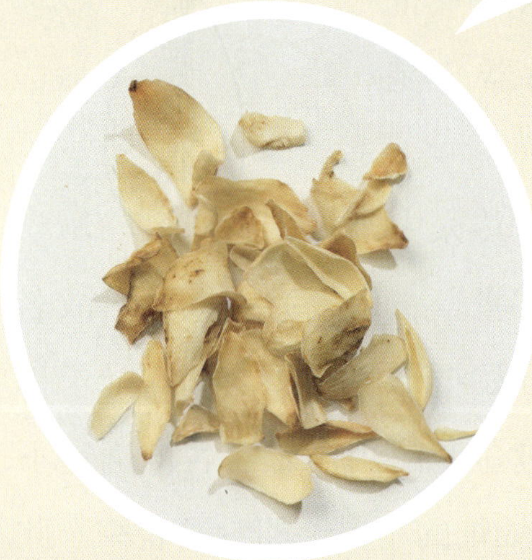

制成药材时是这个样子的。

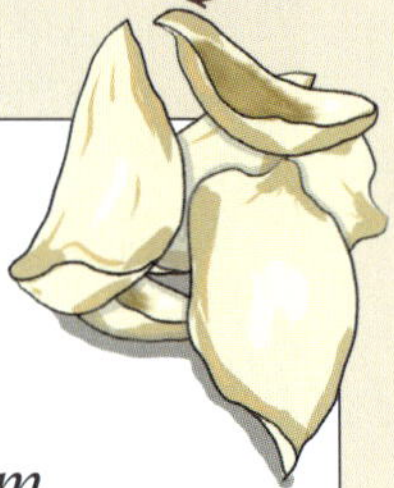

来源

百合科百合属植物卷丹（*Lilium lancifolium* Thunb.）、百合（*Lilium brownii* F.E.Brown var.*viridulum* Baker）或细叶百合（*Lilium pumilum* DC.）的干燥肉质鳞叶。

产地

全国大部分地区均有产，以湖南省、浙江省的产量为多。秋季采挖，洗净，剥取鳞叶，置沸水中略烫，干燥，生用或蜜炙用。

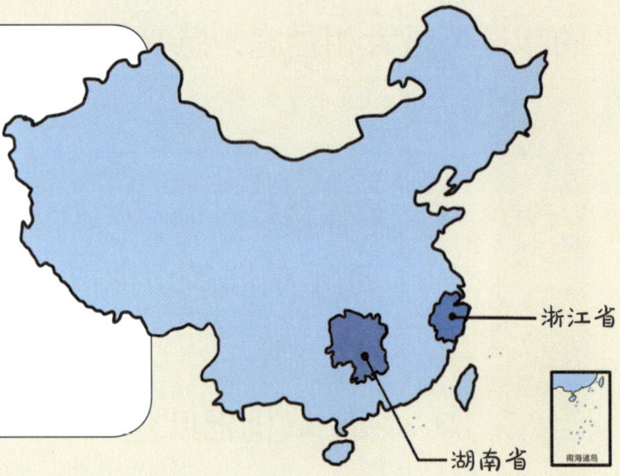

百合

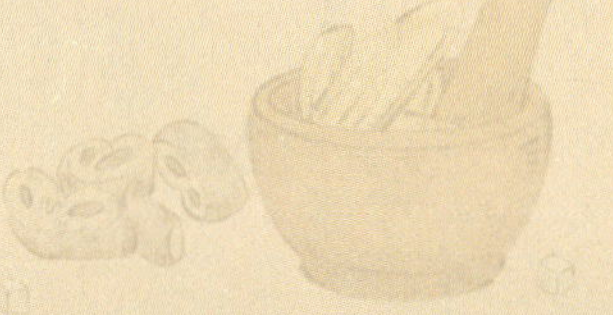

中药科普

性味：味甘，性寒

归经：归肺、心经

功效：养阴润肺，清心安神

故事引入

相传，古时候有一伙海盗兴风作浪，洗劫了一个渔村，并将妇孺老幼挟持到了一个孤岛上，想让他们在那里自生自灭。小岛上食物稀少，一日日过去，大家都饿得瘦骨嶙峋(lín xún)，最后不得不连草根也挖出来吃了。一天，他们挖到了一种形似大蒜的鳞茎，洗干净并煮熟后，发现不仅味道不错，还能让久咳不止的老人缓解咳嗽，大家都高兴不已。于是，他们把这种植物保护起来，之后都以其来充饥。

后来，有一船采药人路过孤岛，看到了村民们。听闻他们的遭遇后，采药人既同情又好奇，便问道：“这么久了，你们是靠吃什么活下来的呢？”妇女拿出了鳞茎送给采药人。采药人把鳞茎带回岸上试验后，发现这种鳞茎真的具有润肺止咳、清心安神的作用。有人问起这种植物的名字，采药人想到这是妇孺老幼百余人合力找到的，便将其命名为“百合”。

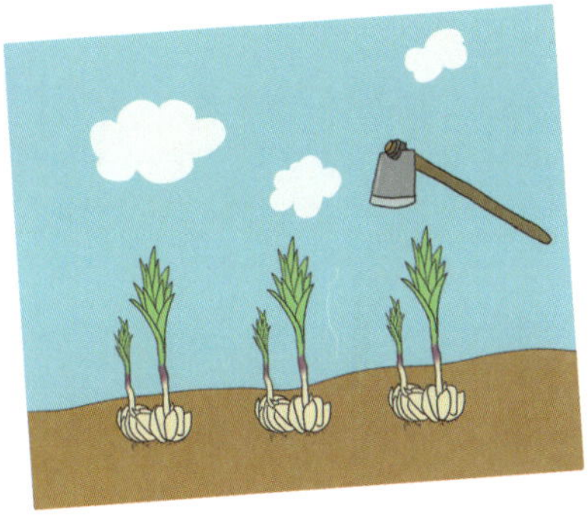

民间习俗

百合的寓意

“百合”有“百事合意”之意，亦即百事如意。

百合的鳞茎瓣(bàn)瓣紧抱，有“百片合成”之意，寓意“百年好合”，象征婚姻美满幸福。

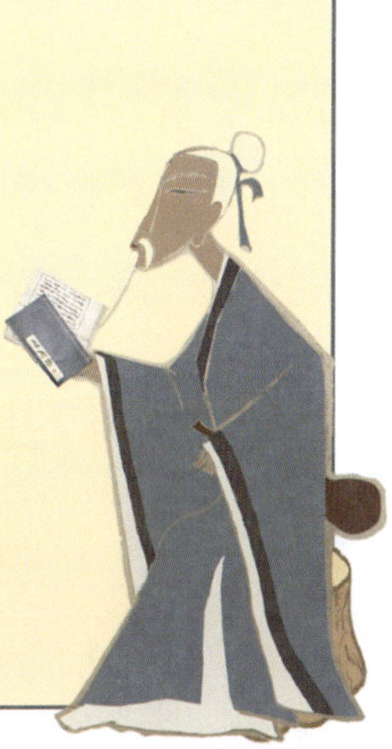

猜一猜

山上连根捉，
山下滚滚落，
剥了九十九层壳，
不曾剥到一块肉。

（打一植物名）

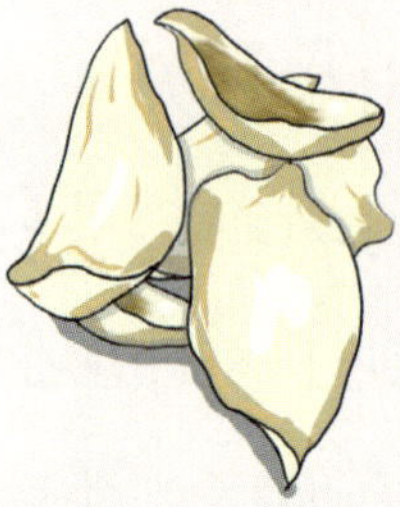

答案：百合

知多一点

食用性百合与观赏性百合的区别

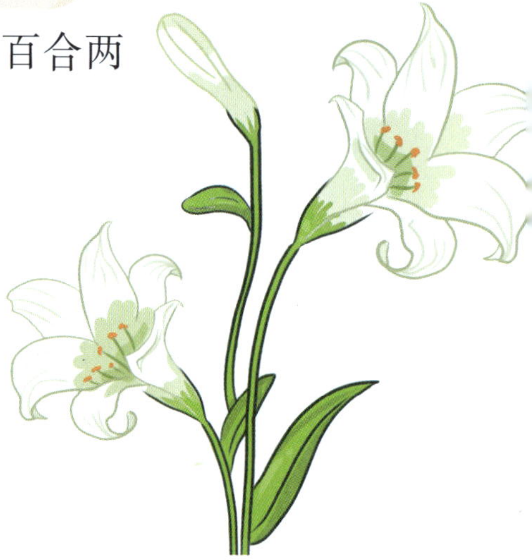

百合有食用性百合和观赏性百合两类，生活中常用的食用性百合有兰州百合、龙牙百合、宜兴百合、川百合等。食用性百合和观赏性百合的不同之处主要在于它们的鳞茎。食用性百合的鳞茎较大，形状较圆；观赏性百合的鳞茎较小，形状呈尖圆态。鳞茎是食用性百合常被利用的部位。由于开花会影响食用性百合的成长，因此，在刚开花时人们就会将其花苞摘掉。而观赏性百合主要是为观赏而生，一般称为百合花，又叫夜合花。

课外小实践

大家一起来动手——制作百合大枣银耳汤

秋冬时节，天干气燥，人们多会煮适应时节的汤羹食用，美味的百合大枣银耳汤就是一例。让我们一起来动手制作吧。

动手前准备：鲜百合150克、大枣5枚、银耳15克、冰糖30克，水适量。

做一做：将干百合用温水泡软，大枣去核后切小丁备用，银耳用水泡软洗净，去硬蒂。接着将三种食材放入锅中一起熬煮，煮到银耳软烂后就可以食用。

尝一尝：美味的百合大枣银耳汤是什么味道的呢？

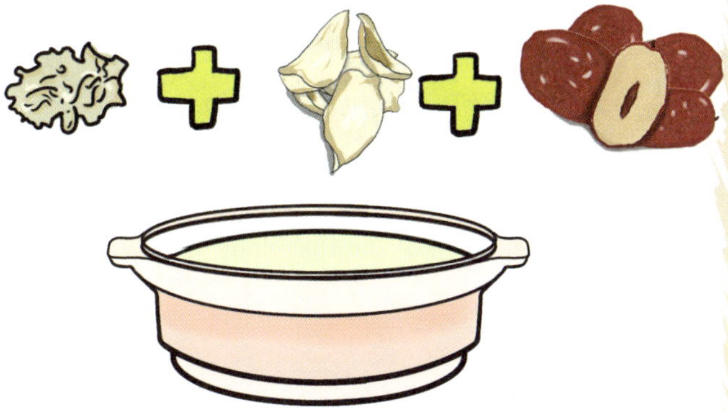

这碗简单的甜汤可以润肺止渴，特别适合在干燥的秋季多食用哦。

我是生活小能手——挑选好百合的秘诀

在挑选百合时，可从以下三个方面入手，选出质量上乘的百合。

百合的色泽。质量好的天然百合干应该是乳黄色的，而表面亮白的百合干多是经过硫黄熏制和漂白的，不宜购买和食用。

百合的气味。质量好的天然百合干有一种清香的甜味，而经过硫黄熏制的百合干闻起来有一种奇怪的酸味。

百合的硬度。可以用手轻掰(bāi)百合干：如果感觉硬且脆，说明百合干的水分含量不高，质量不错；如果掰的时候感觉发软，则说明该百合干水分超标，不是上等百合。

桑椹

猜猜我是谁？

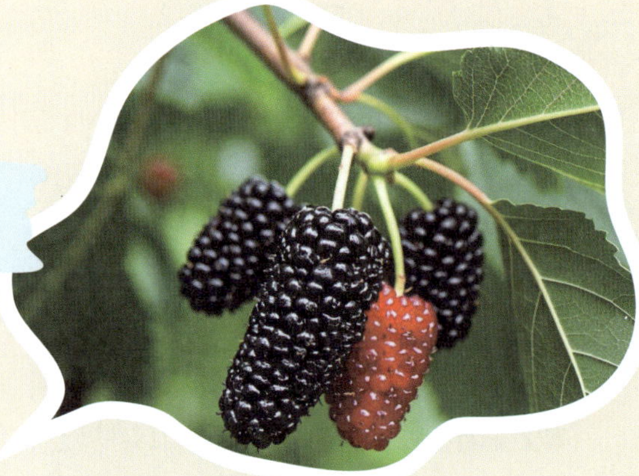

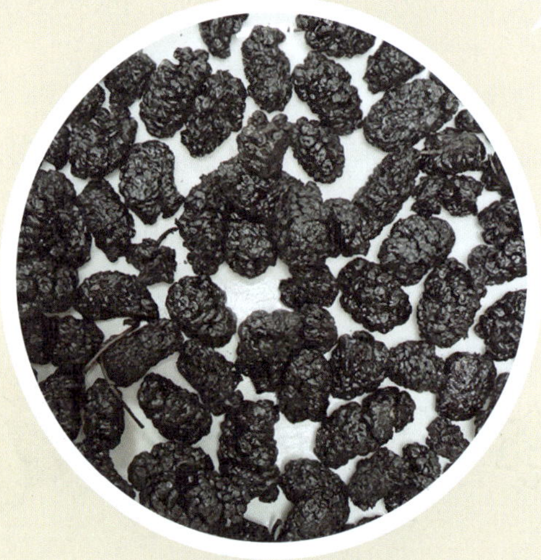

来源

桑科桑属植物桑（*Morus alba* L.）的干燥果穗。最常见的桑椹包括黑桑椹、白桑椹和红桑椹。

产地

广泛分布于全国各地。

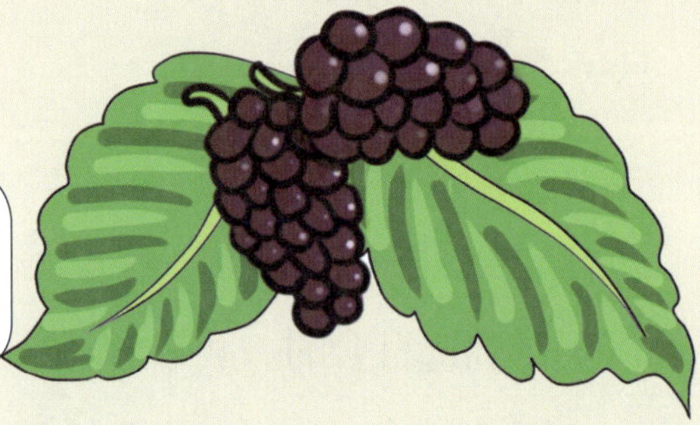

中药科普

性味：味甘、酸，性寒

归经：归心、肝、肾经

功效：滋阴补血，生津润肠

故事引入

西汉末年，战火连绵不休，遍地饥荒，百姓贫苦不堪。那时，有个大孝子，名叫蔡顺，他家中有个卧床的母亲，为了让母亲能吃饱饭，他四处奔波。有一次，蔡顺在一处偏僻的地方意外地发现了一棵桑树，树上结满了桑椹。桑椹有的红有的黑，蔡顺尝了尝，发现红的味道酸涩，黑的则甘甜无比。他喜出望外，赶紧采集起来。这时，赤眉军正好路过，质问蔡顺采桑椹做什么。蔡顺答道："采来果腹，那边黑甜的给母亲吃，这边红涩的给自己吃。"赤眉军一听，敬佩蔡顺是个孝子，又怜悯他们的处境，于是送给了他一只牛腿和两斗白米。

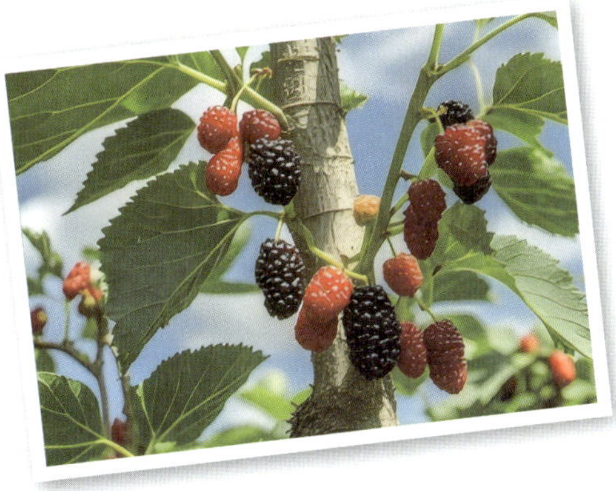

百善孝为先，善亦有善报。在桑椹成熟的时节，不要忘记和家人一起分享桑椹的甘甜哦！

传统文化

春暮

［宋］王迈

云头红上三竿日，
烟际青来数点峰。
桑椹熟时鸠(jiū)唤雨，
麦花黄后燕翻风。

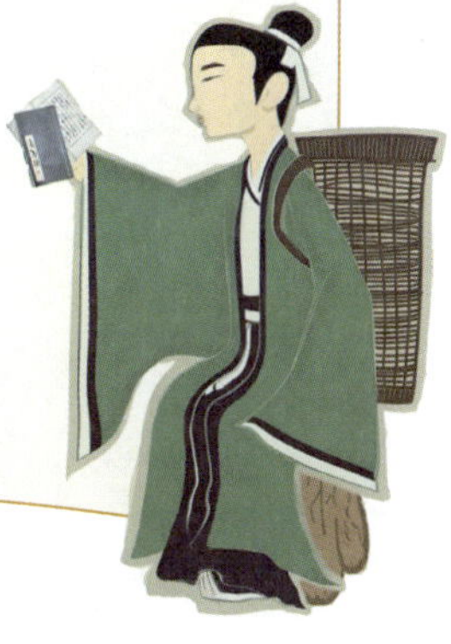

猜一猜

紫红枣儿味多汁，
民间圣果皇帝吃。
（打一水果名）

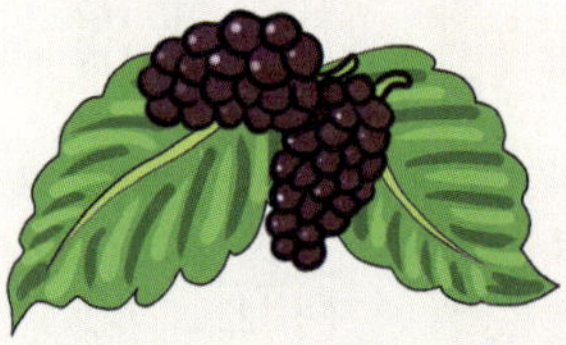

答案：桑椹

知多一点

吃桑椹为什么会被“染色”？

吃过桑椹的人都会发现，每次吃完时手指头和嘴唇都会被染上紫色，这是为什么呢？原来，桑椹的颜色来自果实中的花青素和花色苷，花青素遇水后会溶解，所以吃完桑椹之后，你的嘴巴上就会被染上像桑椹一样的颜色。

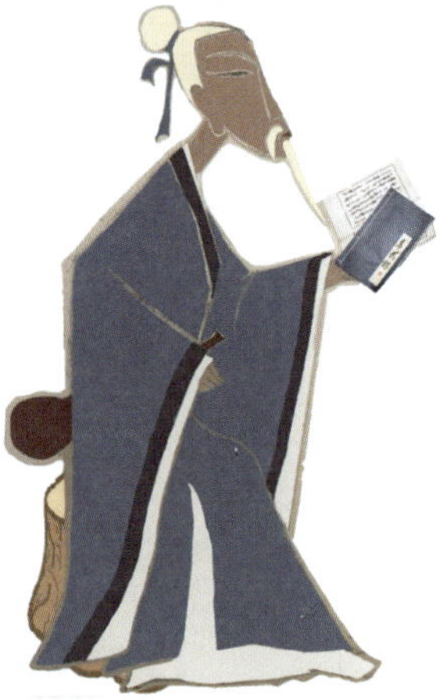

桑椹中含有多种氨基酸及锌、铁、钙、锰等矿物质，还含有胡萝卜素、果糖、葡萄糖、丁二酸果胶、纤维素等成分，其营养价值较高。桑椹入药，始载于唐代《唐本草》。中医认为，桑椹味甘、性寒，有滋阴、补血的功效，适当食用可预防耳聋眼花、须发早白。

课外小实践

我是生活小能手——清洗桑椹小技巧

清洗桑椹时，首先要去掉果柄上多余的叶子，但是果柄一定要留住，不然清洗时虫卵等极易从这里进入果肉中。洗桑椹时，一般先用流动清水冲洗几遍，之后再将其放进淡盐水中浸泡10分钟，最后用清水冲洗干净即可。也可以用面粉水轻轻搓洗桑椹，这样也可以把桑椹清洗干净。

大家一起来动手——制作简单又美味的桑椹果酱

吃不完的桑椹应该怎么处理呢？不妨把它们制成桑椹果酱吧。

动手前准备：桑椹、黄冰糖和麦芽糖适量。

做一做：桑椹洗净后，将其与黄冰糖、麦芽糖一起放入锅中用中火煮开，接着转小火慢慢熬成果酱状态，最后放入密封的玻璃瓶里晾凉。

尝一尝：美味的桑椹果酱是什么味道的？它可以减少白发生长，让奶奶和爷爷的头发变得乌黑呢。

试一试：用眼过多的小朋友可以多喝桑椹汁，可以改善眼睛出现红血丝和视物模糊的状况。小朋友知道这是为什么吗？

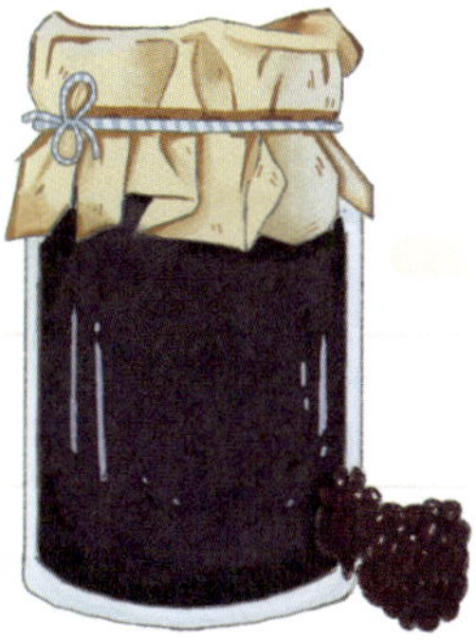

猜猜我是谁？

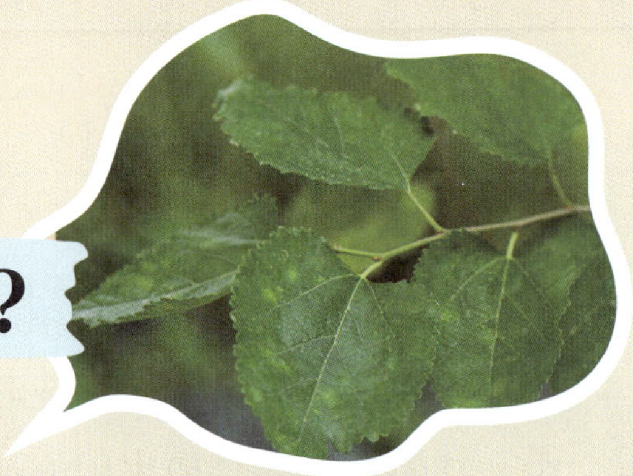

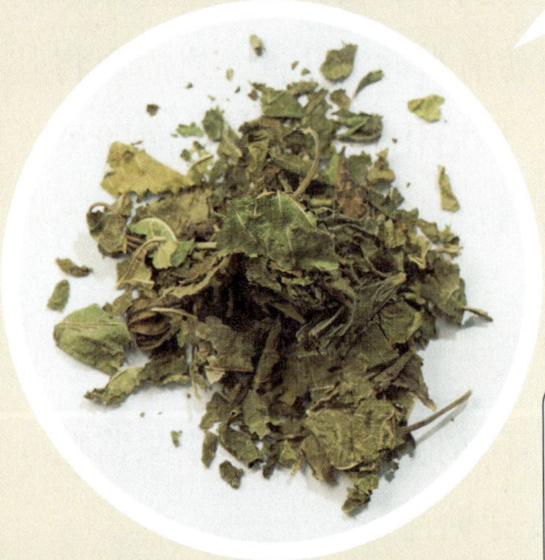

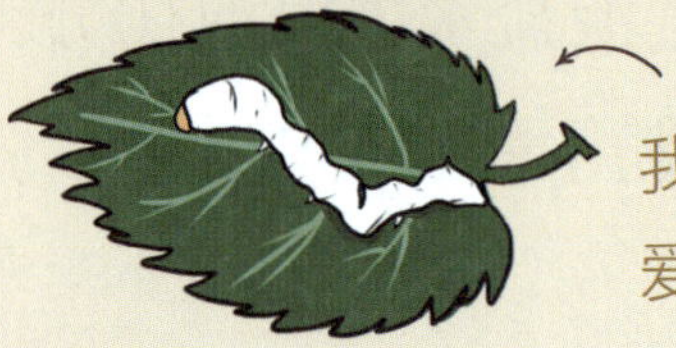

来源

桑科桑属植物桑（*Morus alba* L.）的干燥叶。

产地

我国大部分地区均产，以江南为多。初霜后采收，除去杂质，晒干。生用或蜜炙用。

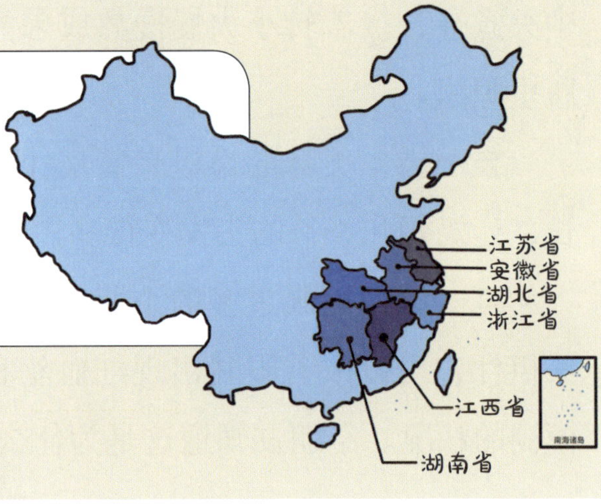

桑叶

中药科普

性味：味甘、苦，性寒

归经：归肺、肝经

功效：疏散风热，清肺润燥，清肝明目

故事引入

相传宋代时，严山寺的一位监寺和尚对药理颇有研究。一天，寺里来了一个游僧，他身体瘦弱，胃口极差，每天晚上一上床入睡就浑身是汗，醒后衣衫尽湿。几十年来他到处求医都没有治愈，听闻严山寺监寺和尚的声名，于是来到这里求医。

监寺和尚了解了游僧的病情后，让他在天刚亮之时跟随自己来到桑树下，趁晨露未干时采摘一把桑叶带回寺中，并叮嘱游僧将桑叶晒干研末后开水冲服。

游僧按照叮嘱服用，连服三日后，原来盗汗的症状逐步缓解，不久竟然痊愈了。此后，桑叶成为一味良药，逐渐被大家知晓。

民间习俗

“霜降撸桑叶，清补正当时。”桑叶又称为霜桑叶，多在霜降后采摘。桑叶富含蛋白质、粗纤维、糖分，还含有人体所需的多种微量元素。

传统文化

农桑立国

四川是桑蚕文化的发源地之一。传说大约在五千年前，蜀人的祖先、第一代古蜀国王“蚕丛”就开始教导人们种桑养蚕。“蚕”一直烙印在蜀人的血脉里，一代代勤劳的百姓和一双双灵巧的手织就了一段华彩灿烂的历史。

知多一点

桑叶的应用

小朋友们一定都知道，桑叶可以用来养蚕，桑树还会结美味的桑椹。不过，很多小朋友可能还不知道，桑叶还可以食用，可用于凉拌、炒菜、泡茶、熬粥、煲汤、制作糕点等，例如凉拌桑叶、桑叶茶、桑叶糕等都是人们喜爱的食物。

桑叶治病入药始于东汉，常作为辛凉解表药用，起到疏风清热、清肝明目、止盗汗之功效。《神农本草经》中有“桑叶除寒热、出汗”的记载。在《本草纲目》中，载桑叶具有消渴、利水、利五脏、通关节、下气、治痛、补损瘀(yū)血的作用，在书中被称作“神仙草”。传统上认为霜桑叶品质更佳，因此中药药典上强调桑叶要“初霜后采收”。

课外小实践

我是生活小能手——制作桑叶薄荷菊花茶

夏季，当小朋友们遇风热感冒出现喉咙红肿的症状时，可以尝试制作桑叶薄荷菊花茶饮用哦！

动手前准备：桑叶7克，菊花、桔梗、薄荷、甘草各3克。

做一做：首先将桑叶、桔梗、甘草一起放入锅中煮20分钟，接着加入菊花和薄荷再煮3分钟即可。

试一试：桑叶薄荷菊花茶有祛风散热的效果。小朋友不妨体验一下，看此茶是否可以缓解燥热和喉咙热痛。

西瓜皮

猜猜我是谁？

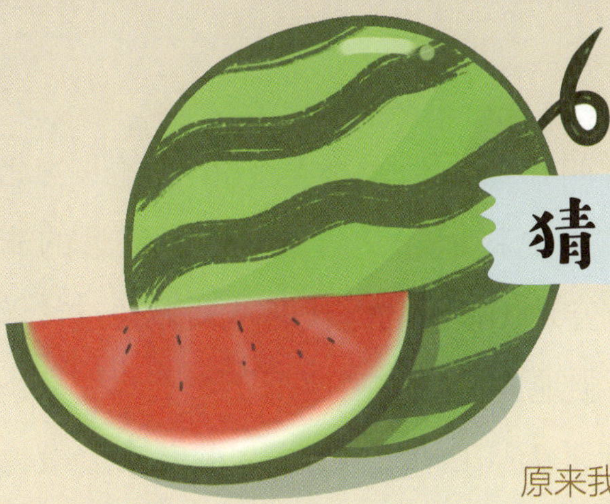

原来我也可以制成中药哦！

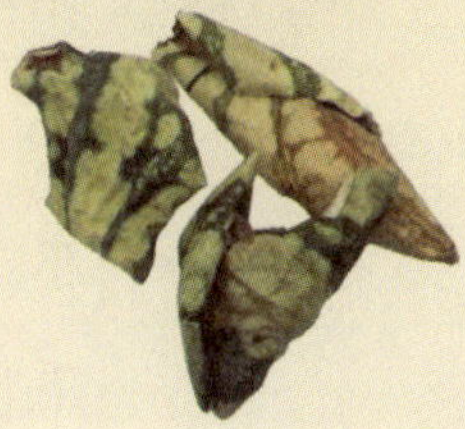

我是这样变成中药的。

来源

葫芦科西瓜属植物西瓜［*Citrullus lanatus* (Thunb.) Matsum.et Nakai］的外层果皮。

产地

全国各地均有栽培。6～8月收集西瓜皮，削去内层柔软部分后晒干。也有将外面的青皮削去，仅取其中的白色部分者。

中药科普

性味：味甘，性凉
归经：归脾、胃经
功效：清热解暑，泻热除烦，利尿

故事引入

为什么西瓜叫作西瓜，而不是冬瓜、南瓜、北瓜或者其他名称呢？据史料记载，西瓜原产于遥远的非洲热带沙漠地区，于公元10世纪的五代时从西域通过“丝绸之路”传入我国新疆地区，故称“西瓜”。

如今，每到夏天，西瓜已经成为水果摊上最抢眼的水果了。西瓜不仅鲜甜多汁，而且价格便宜。不过，西瓜刚刚传入我国时，可是一种十分稀少且昂贵的水果。

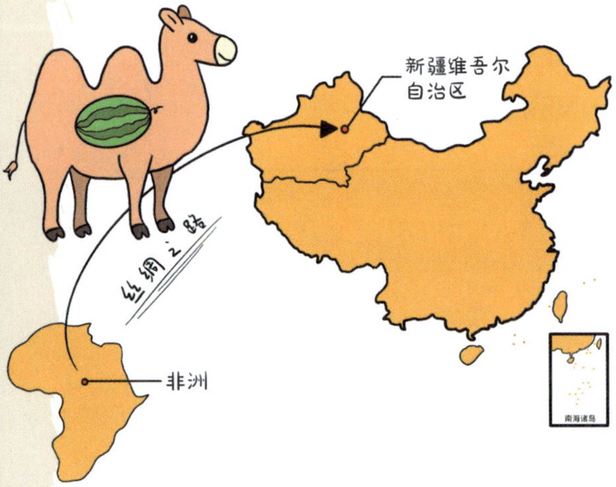

因此，人们为了充分利用昂贵的西瓜的价值，不断研究西瓜瓜瓤(ráng)之外的部分的用处，以求物尽其用。终于，经过无数人的亲身体验和历代名医大家的验证，人们发现西瓜皮也具有神奇的功效——能够帮助人们清热解暑，预防中暑。

传统文化

西瓜

[宋] 顾逢

多处淮乡得，天然碧玉团。
破来肌体莹，嚼(jiáo)处齿牙寒。
清敌炎威退，凉生酒量宽。
东门无此种，雪片簇冰盘。

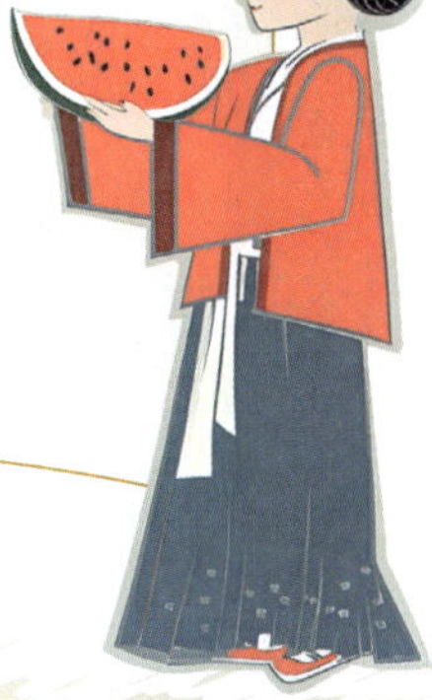

猜一猜

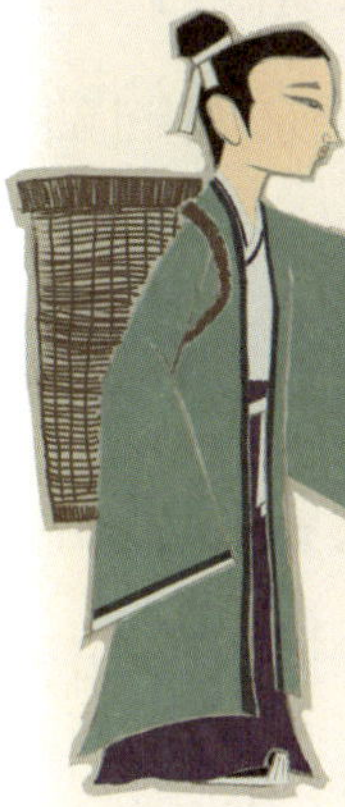

身子似皮球，
浑身长得绿油油。
剖开地皮红水流，
清爽可口赛美酒。
（打一水果名）

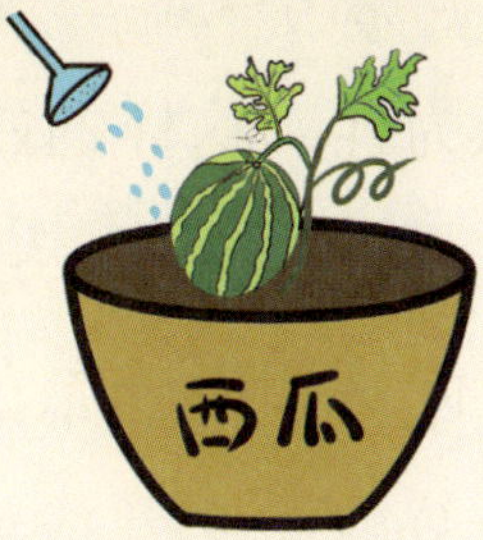

答案：西瓜

知多一点

吃西瓜时要注意什么？

西瓜虽然甜甜的很好吃，但是并不是每个人都适合吃西瓜，比如平常脾胃虚弱的人就不能多吃西瓜。

夏天时，大家都喜欢吃冰冻的西瓜，不过切忌一下子吃得过多哦！因为吃多后容易引起肚子胀痛。如果出现肚子胀痛的症状，可以口含生姜片以缓解。

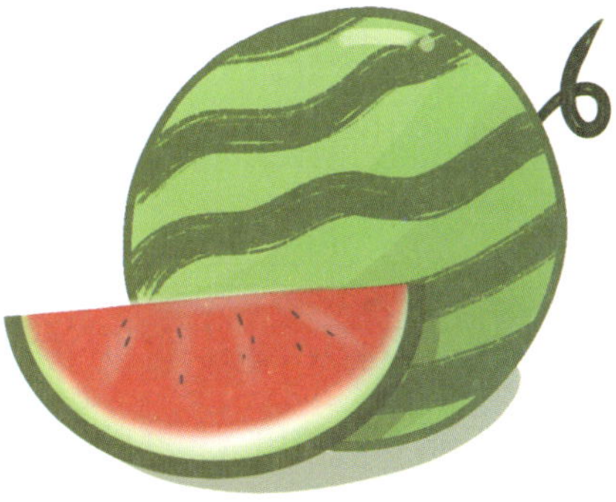

课外小实践

我是生活小能手——挑选美味西瓜

炎炎夏日里，清甜的西瓜是解暑“神器”。不过，怎样才能挑选到一个美味多汁的西瓜呢？小朋友们参考以下三点，去水果店实践一下吧！

看颜色。西瓜在生长周期中颜色会呈现出不同的变化。颜色浅、瓜纹不清晰且相隔间隙小的西瓜，说明它受到的光照少，通常口感不好。一般情况下以深绿色、瓜纹清晰且相隔间隙大的西瓜为佳，这样的西瓜属于成熟瓜，口感甘甜，汁水较多。

看瓜蒂。一般情况下，如果瓜蒂是直的，则这个西瓜不会很好吃。成熟西瓜的瓜蒂多是卷曲的，瓜蒂越卷，它所吸收的营养成分就越多，成熟度也越高，西瓜也就越甘甜。此外，刚采摘的西瓜瓜蒂会呈现绿色，瓜蒂变成黑色的一般是不新鲜的西瓜。

看脐眼。脐眼位于西瓜的瓜底。西瓜和橙子、柚子一样，都是有“公”“母”之分的。一般来说，“母”西瓜要比“公”西瓜甜。通过看脐眼，可以区分西瓜的“公”和“母”：“母”西瓜一般脐眼小，脐眼越小，西瓜越甜。

大家一起来动手——“西瓜皮”，美丽小帮手

西瓜皮除了有清凉解暑的功效外，还可以美白和去痱子。中医认为，西瓜皮具有清热、解毒、利湿的作用。所以，无论是外用还是内服，其对防治因湿热天气而引起的痱子都有一定的效果。外敷时，只需要将新鲜西瓜皮洗净后捣汁，涂抹在身上5～6分钟后，用温水冲洗干净；或直接拿西瓜皮轻轻擦搓10分钟，再用清水冲净。在酷暑时节坚持使用，不仅可防治痱子，还可以让皮肤变得越来越光滑、细腻！

猜猜我是谁？

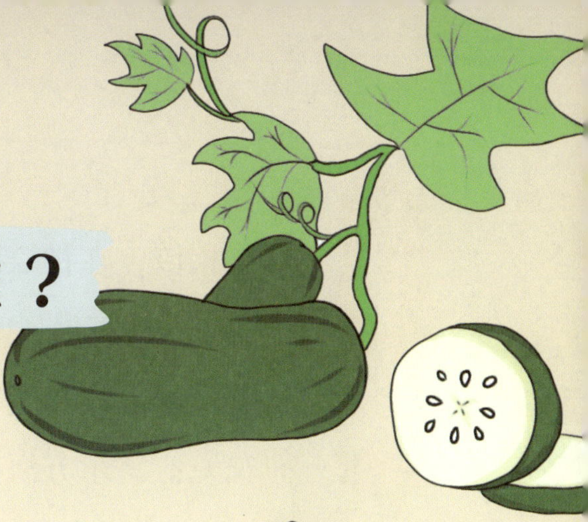

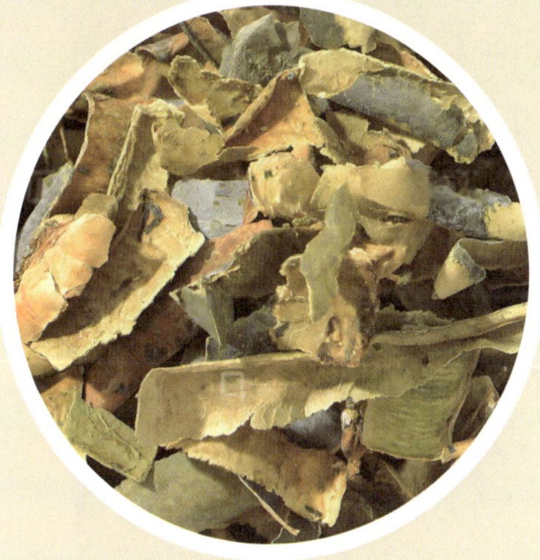

制成药材时是这样的。

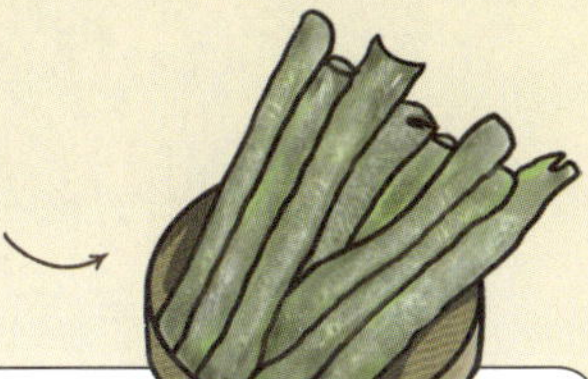

来源

葫芦科冬瓜属植物冬瓜［*Benincasa hispida*（Thunb.）Cogn.］的干燥外层果皮。

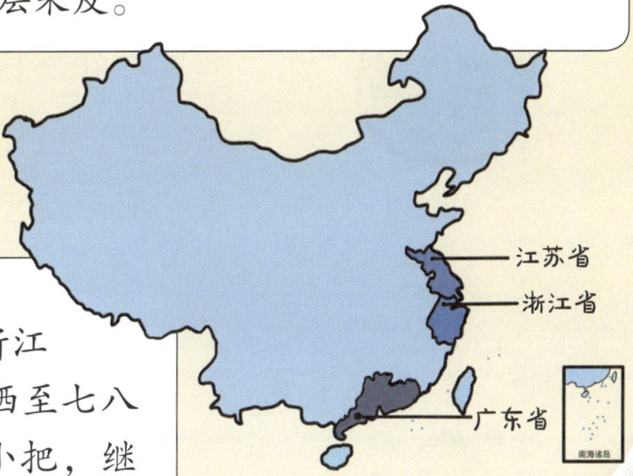

产地

主产于广东省、江苏省、浙江省等地。全年均可采收，晒至七八成干时，刷去绒毛，扎成小把，继续晒干。切丝，生用或蜜炙用。

冬瓜皮

中药科普

性味：味甘，性凉

归经：归脾、小肠经

功效：利水消肿，清热解暑

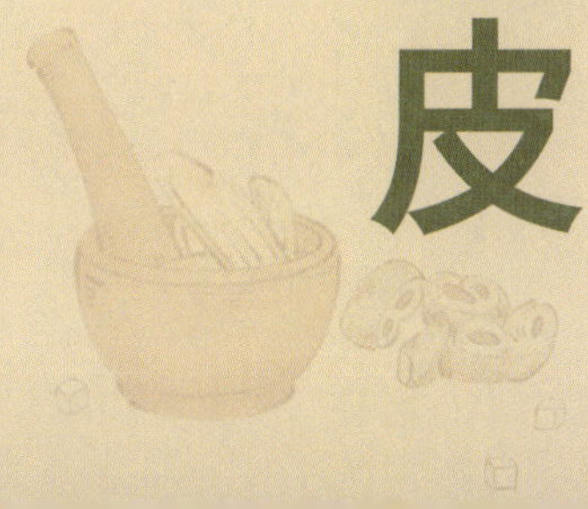

故事引入

相传，在神农时期，我国东南西北各地都种植瓜，并分别命名为东瓜、南瓜、西瓜、北瓜。其他的瓜都到自己的封地安家落户、造福于民了，但东瓜却满心不情愿。它对神农说："东方海风太大，我生活不习惯，结不出好的果子。"神农只好让它另选地方。可是，挑剔的东瓜不是嫌弃西方风沙大，就是认为北方寒冷，又觉得南方炎热，最后还是去了东方。神农看到东瓜回心转意了，便高兴地说："东瓜，东瓜，东方为家。"东瓜为了不丢面子，答道："是'冬天'的'冬'，不是'东方'的'东'，东南西北处处都是我的家。"神农说："冬天本无瓜，但你喜欢叫冬瓜，且愿意四海为家，那你以后就叫'冬瓜'吧。"

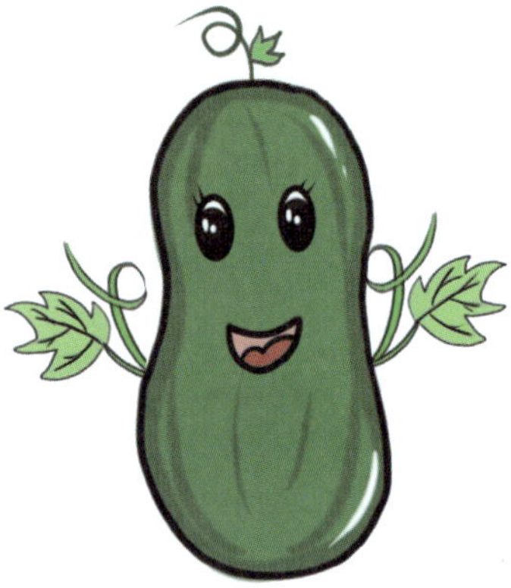

猜一猜

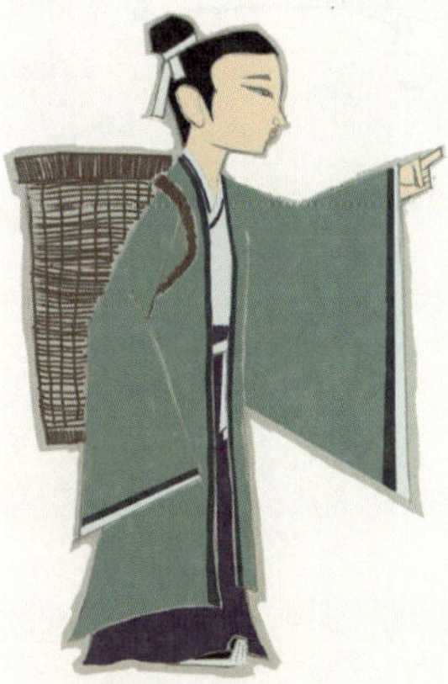

青皮包白肉，
像个大枕头。
莫听名字冷，
热天菜场有。

（打一植物名）

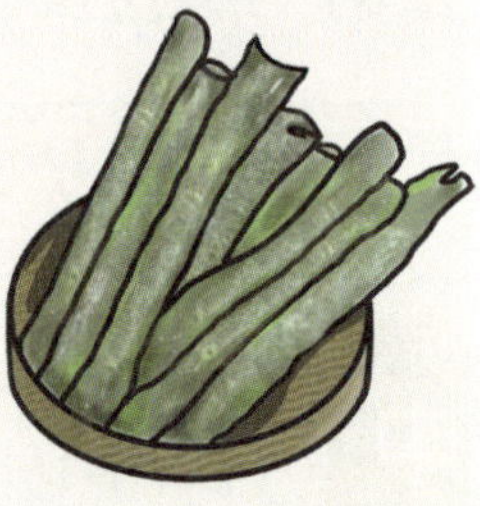

答案：冬瓜

知多一点

冬瓜皮的药用原理

冬瓜皮含有蜡类及树脂类物质、烟酸、胡萝卜素、葡萄糖、果糖、蔗糖、有机酸，还含有维生素B_1、维生素B_2、维生素C。冬瓜皮有利尿、祛湿的作用。如果家人或朋友容易出现水肿的状况，或者夏季尿液颜色较黄的话，不妨多食用冬瓜这种食材制作的美食哦！

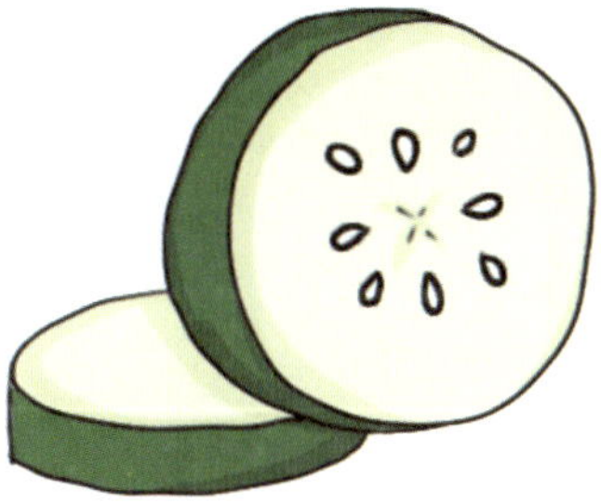

绕口令挑战

种冬瓜

东门童家、门东董家，童、董两家同种冬瓜。童家知道董家冬瓜大，来到董家学种大冬瓜。门东董家懂种冬瓜，来教东门童家种冬瓜。童家、董家都懂种冬瓜，童、董两家的冬瓜比桶大。

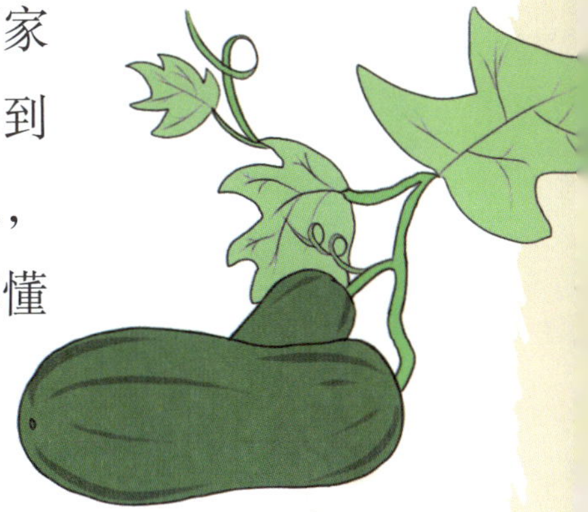

课外小实践

我是生活小能手——制作冬瓜皮糖水

冬瓜除了日常食用外，还可以在夏天时用来做成美味解暑的冬瓜皮糖水。一起来看看怎么做吧！

动手前准备：冬瓜皮、黄冰糖适量。

做一做：把洗净、切块的冬瓜皮和黄冰糖一起放入锅中，加入清水，中火煮半个小时，晾凉后一碗清凉解暑的冬瓜皮糖水就做好啦！

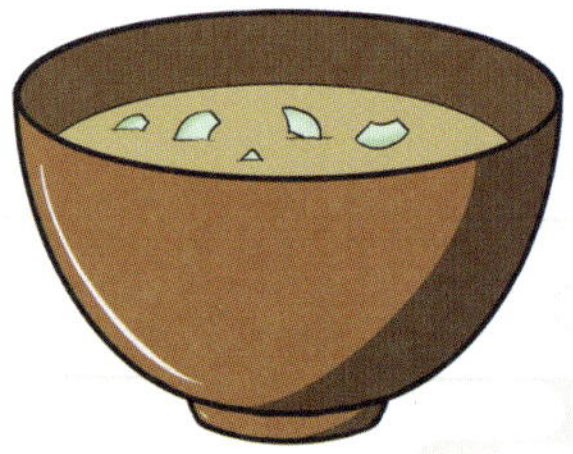

试一试：炎热的夏日里，喝下一碗冬瓜皮糖水，是不是顿时觉得神清气爽呢？赶紧和家人、朋友一起来分享吧！

大家一起来动手——制作冬瓜糖

在以前物资匮乏的时候，冬瓜糖是小朋友们十分喜欢的美食之一，现在则很少见到了。感兴趣的小朋友可以在家长的帮助下，一起试试制作冬瓜糖，简单又好吃！

动手前准备：冬瓜，食用石灰、白糖适量。

做一做：首先，将冬瓜洗净，去皮并去除中间的瓜瓤，切条。将冬瓜条放入食用石灰溶液中，浸泡10个小时以上，接着放入冰箱冷藏至冬瓜条变硬。取出变硬的冬瓜条，用清水冲洗后，放入水中再浸泡24个小时，以彻底泡去冬瓜表面的生石灰粉。接着将泡好的冬瓜条放入锅中，加入清水煮开，捞出晾凉备用。再将冬瓜条放入适合的容器内，根据个人口味加入适量的糖，翻拌均匀，放进冰箱冷藏腌制48个小时以上。将腌好的冬瓜条倒入锅内，大火烧开后转成中小火，把水分熬干。当水分快熬干时，要用铲子将锅内的冬瓜条不停翻炒，以免煳底。关火后继续翻炒，直至冬瓜条外表有一层白色糖粉为止。

至此，好吃的冬瓜糖就制作完成了，小朋友们快去试试吧！

芦荟

猜猜我是谁？

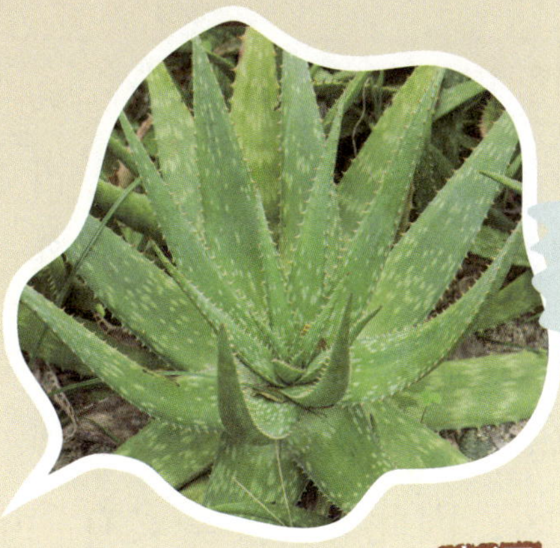

制成药材时是这样子的。

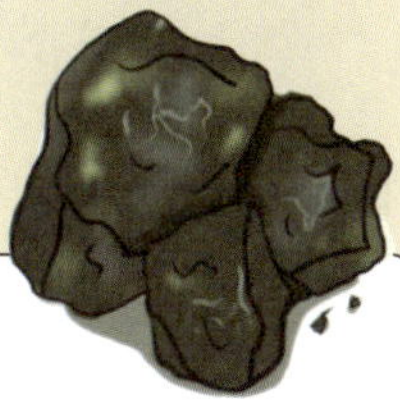

来源

阿福花科芦荟属植物库拉索芦荟［*Aloe vera*(L.) Burm.f.］及好望角芦荟（*Aloe ferox* Miller）的汁液经浓缩后的干燥物。别名卢会、讷(nè)会、象胆、奴会、劳伟。

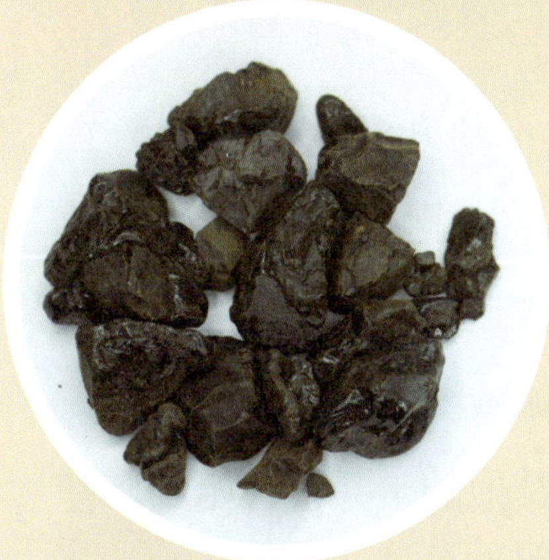

产地

库拉索芦荟主产于非洲北部及南美洲的西印度群岛一带，我国云南省、广东省、广西壮族自治区等地均有栽培，制成药材时称为“老芦荟”，质量较好；好望角芦荟主产于非洲东部地区，制成药材时称为“新芦荟”。

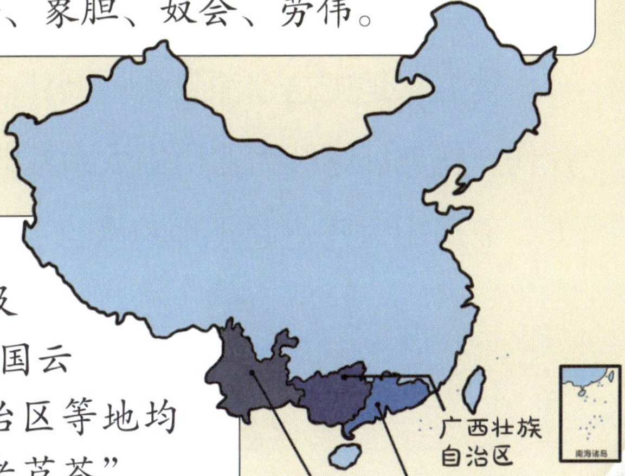

中药科普

性味：味苦，性寒

归经：归肝、胃、大肠经

功效：泻下通便，清肝，杀虫

故事引入

芦荟的前世今生

关于芦荟的记载，最早见于古埃及医书，考古学家还曾经在金字塔中木乃伊膝盖之间的位置发现了芦荟。《新约圣经》中也有记载，人们在埋葬耶稣的时候，将香根芹与芦荟捣烂混合以后涂在其身体上，以保其不腐。而中国最古老的芦荟来自云南元江地区，因此元江芦荟又有“中华芦荟”之称。

相传很久以前，马其顿国王亚历山大不断开疆扩土，对外征战。在东征的时候，很多士兵受伤了，伤口处理不当导致了化脓感染，士兵伤亡惨重。因此，士兵们都在寻找能医治伤口的药物。有一次，有个士兵无意中发现将芦荟涂在伤口处，伤口可以快速愈合，他高兴地把这个消息告诉同伴。于是，其他的士兵也开始用芦荟疗伤，伤愈后继续为亚历山大南征北战。就这样，在芦荟的“帮助”下，亚历山大建立起了地跨欧、亚、非三洲的大帝国。

猜一猜

绿黄色，形状有粗有细，

弯弯的身子两边长满尖刺。

（打一植物名）

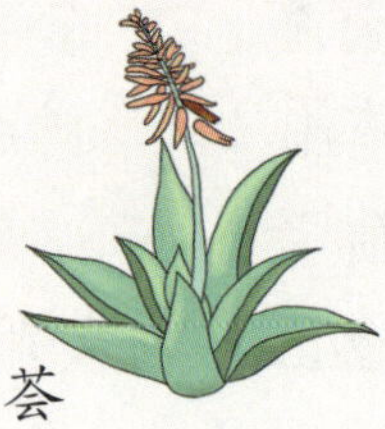

答案：芦荟

知多一点

如何区分药用性芦荟和观赏性芦荟？

芦荟是个宝，既能冷敷(fū)治疗轻度烫伤，又能够食用。很多人会在家里种植芦荟，但是芦荟有几百个品种，而能够入药的只有十几种，能够食用的只有几种，且芦荟吃多了会导致中毒。因此，我们要学会分辨药用性芦荟与观赏性芦荟。

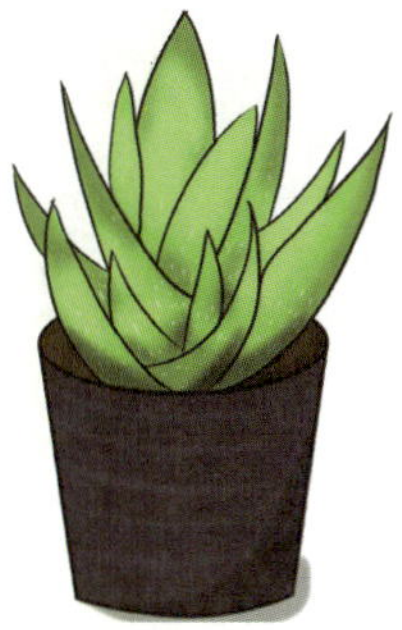

一般来说，观赏性芦荟的表皮肉刺又长又硬，而食用性芦荟的肉刺相对较短，且肉质较软。对可食用的芦荟，一定要去皮再食用。而中药里的芦荟，则是芦荟的汁液经过浓缩后形成的干燥物。

芦荟会开花吗？

观赏芦荟是花叶具备的观赏性植物，因它具有抗辐(fú)射、吸收二氧化碳、净化空气、美化室内环境等优点，所以各个家庭中多有栽种。

那芦荟会开花吗？答案是会的！尽管芦荟开花十分少见，但芦荟是会开花的，只不过必须在温度、湿度和光线都适宜的情况下才会开花，而且一般栽种了三年以上的芦荟才会开花。

课外小实践

我是生活小能手——种植芦荟盆栽

大家喜欢好看又有很多用处的芦荟吗？如果你想拥有一盆属于自己的芦荟，就让我们一起来种植吧！

动手前准备： 芦荟生命力顽强，我们可以去花卉市场或花店买一株带根的小芦荟。

做一做： 将芦荟种在松软的土壤里，每隔两至三天给它浇一次水。一段时间过后，芦荟就会深深扎根，逐渐长大。期待在你的精心照料下，芦荟盆栽茁壮成长吧！

淡竹叶

猜猜我是谁？

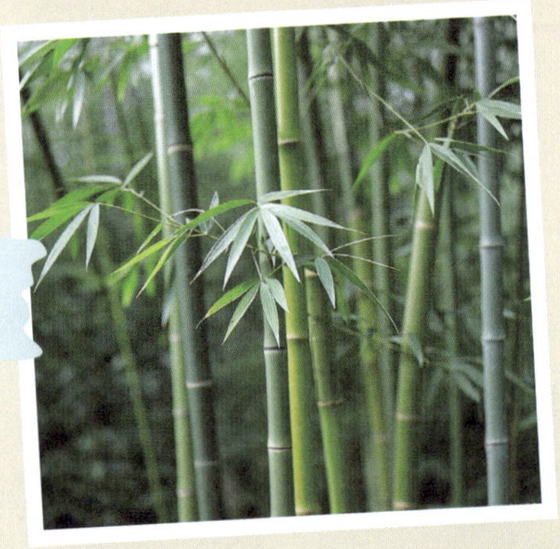

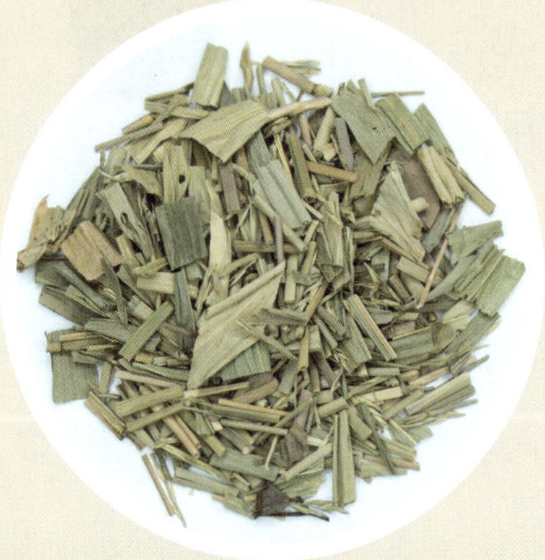

制成药材时是这样的。

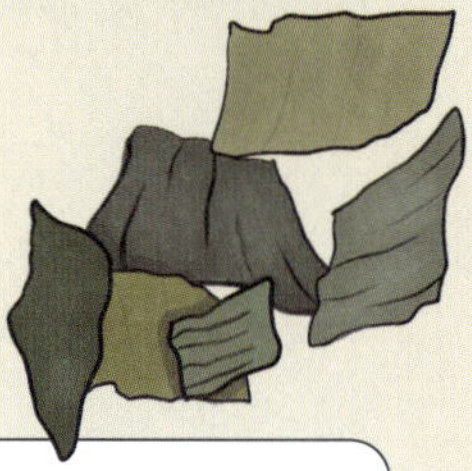

来源

禾本科淡竹叶属植物淡竹叶（*Lophatherum gracile* Brongn.）的干燥茎叶。

产地

分布于山东省、河南省及长江流域以南各地。

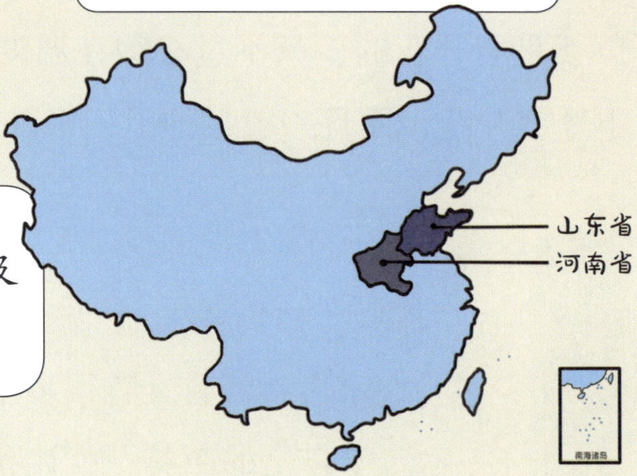

中药科普

性味：味甘、淡，性寒

归经：归心、胃、小肠经

功效：清热除烦，生津，利尿

故事引入

东汉末年，三国纷争。刘备取得汉中后，在诸葛亮的建议下发兵攻打曹操。张飞作为先锋，在半路上和曹操的大将张郃(hé)相遇。为了振奋自家士气，挫伤曹操阵营的军威，张飞便和士兵们到阵前叫战。谁料张郃智勇双全，不仅不理会，还击鼓奏乐饮酒，气得张飞和将士们心急火燎，几日下来又渴又累，还口舌生疮。诸葛亮听说后，命人送来了五十坛酒，还给张飞捎来了几句话。张飞和将士们在阵前一起饮起酒来，张郃看到后以为是战机，于是带兵出战，结果惨遭失败。原来，张飞和将士们喝的不是酒，而是诸葛亮送来的中药汤——竹叶汤。就这样，竹叶汤不仅为众将士们缓解了口舌生疮的症状，还帮助张飞巧妙地击败了张郃。

传统文化

在中国传统文化中，竹子象征宁折不弯、清正廉(lián)洁、高风亮节的君子，深受中国人的喜爱。竹子与梅、兰、菊并称为“花中四君子”，同时还是“岁寒三友”之一。历代无数文人雅客为其提笔写诗，郑板桥也曾书写了一首咏竹的七言绝句，含蓄地表达了自己决不随波逐流的高尚情操。让我们一起来欣赏一下吧！

竹石

［清］郑燮

咬定青山不放松，立根原在破岩中。

千磨万击还坚劲，任尔东西南北风。

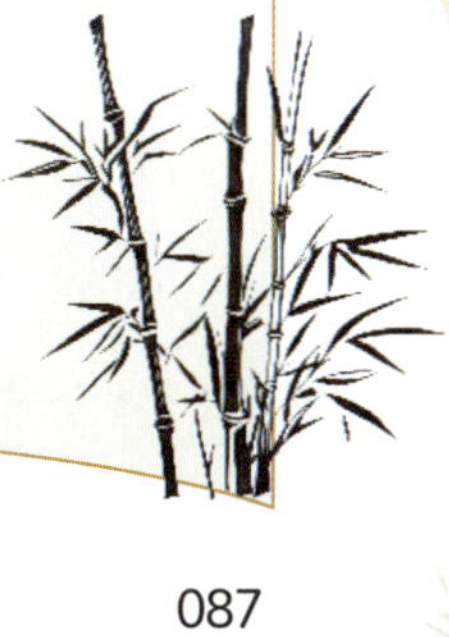

猜一猜

小时层层包，大时节节高。

初生当菜吃，长大做材料。

（打一植物名）

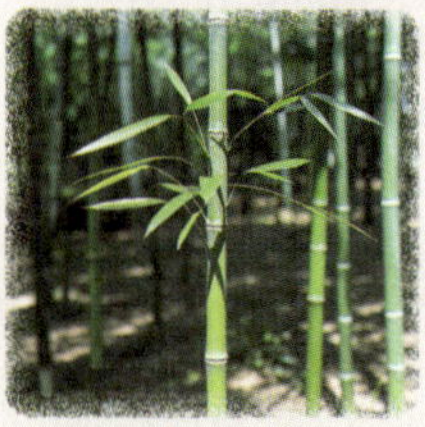

答案：竹子

知多一点

爱画竹子的郑板桥

当说起画竹子时，大家都会想到一个人——郑板桥。每一个画者都有自己爱画、擅画的题材，有的人擅画山水，有的人喜爱画虾，而郑板桥尤爱画竹。

郑板桥的科举考试之路前后历时二十余年，康熙时考秀才，雍正时中举人，乾隆时终得进士，历经三朝，终有所成，传为一时佳话。郑板桥为官一身正气，两袖清风，他就如同自己所爱画的竹子一样，品行高洁。

浑身上下都是宝的竹子

竹子其实浑身上下都是宝。让我们一起来看看：除了竹叶外，竹子还有什么部位能入药呢？

竹茹（rú）：新鲜竹子削去外层皮后刮取得到的第二层薄皮，即是竹茹。竹茹可以清热止呕、涤痰开郁，市面上的“小儿清肺化痰口服液”“小儿止嗽（sòu）糖浆”“清喉利咽颗粒”“消痤（cuó）丸”等药品中均含有竹茹。

竹沥(lì)：将鲜竹去节子后劈开，放置在火上烧烤，两端流出的黄色汁液就是竹沥。竹沥具有清热化痰、镇惊利窍(qiào)的功效。小朋友们可以去药店里找一找，看看可否找到治疗咳嗽痰多的“竹沥口服液”。

竹黄：由竹节孔中所分泌的液汁所凝结成的形状各异的结块，就是竹黄。竹黄具有清热化痰、凉心定惊的功效，在临床上主要用于治疗卒中、抽搐等症状。

课外小实践

我是生活小能手——制作竹叶粥

竹叶除了有如此多的美好象征外，还具有很多实用功能，比如可以用来煮竹叶粥哦。

动手前准备：粳米50克、竹叶5克，水适量。

做一做：首先，将粳米浸泡10分钟，接着沥干水分备用。在锅中加适量清水，放入竹叶煮10分钟，煮出汁水，接着将竹叶捞出。把泡好的粳米放入竹叶汁水中熬煮，煮到米软烂时加入白糖或盐，放凉后即可食用。

试一试：遇到发烧出汗、烦躁口渴时，竹叶粥最能帮助缓解以上症状。这是因为竹叶能除烦定神，而粳米粥既可补充水分又能补充能量，有生津益气之功效。

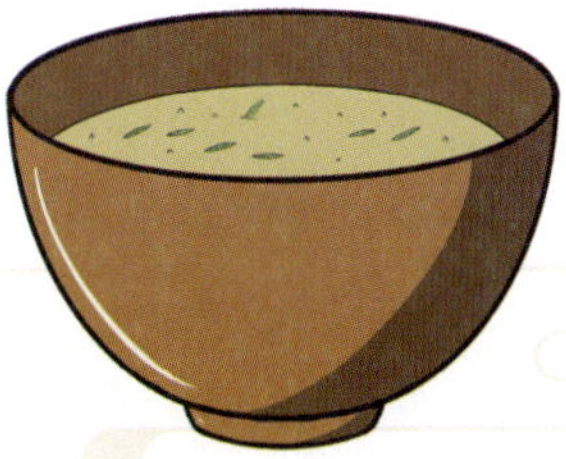

猜猜我是谁？

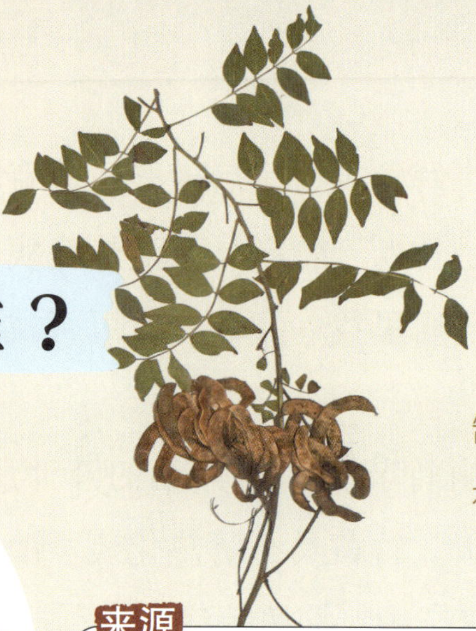

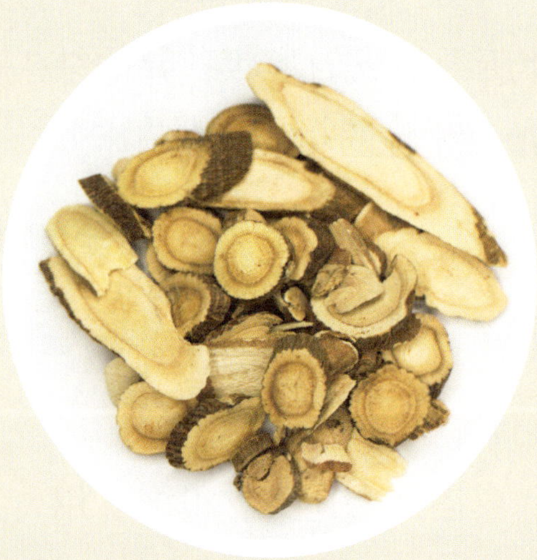

制成药材时是这样的。

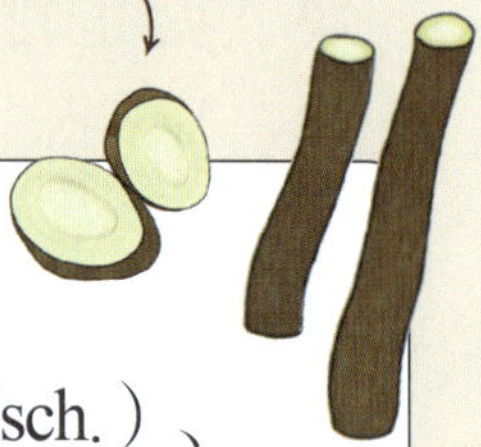

来源

豆科甘草属植物甘草（*Glycyrrhiza uralensis* Fisch.）、胀果甘草（*Glycyrrhiza inflata* Bat.）或光果甘草（*Glycyrrhiza glabra* L.）的干燥根和根茎。

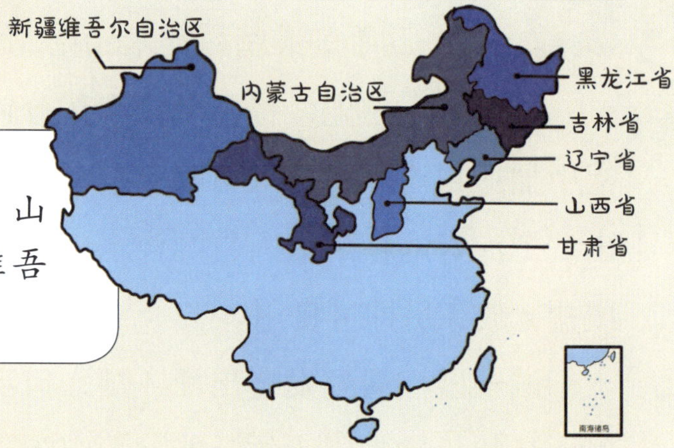

产地

主产于内蒙古自治区、山西省、甘肃省、新疆维吾尔自治区及东北等地。

甘草

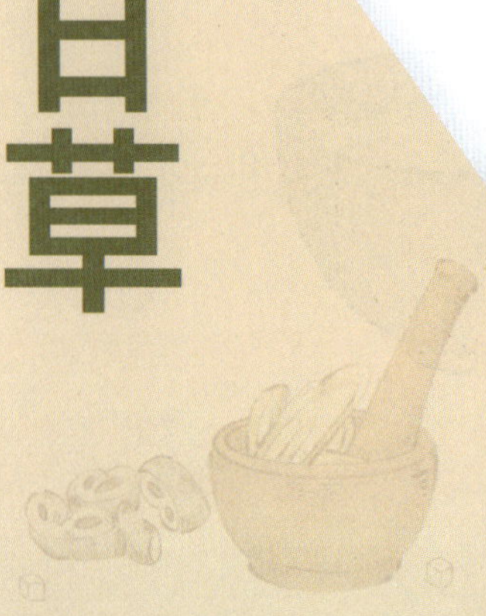

中药科普

性味：味甘，性平

归经：归心、肺、脾、胃经

功效：补脾益气，祛痰止咳，缓急止痛，清热解毒，调和诸药

故事引入

从前，有一位郎中医术高超，十里八乡的病人都来找他看病。有一天，郎中有事外出，他离开不久，家里便来了好几个求医的人。郎中妻子见大家都远道而来，不忍大家跑空，便暗自琢磨（zuó mo）：丈夫平日替人看病，不就是用那些草药嘛。于是，她就把在药柜里找到的干草棍切成小片，用纸包好发给了那些病人。

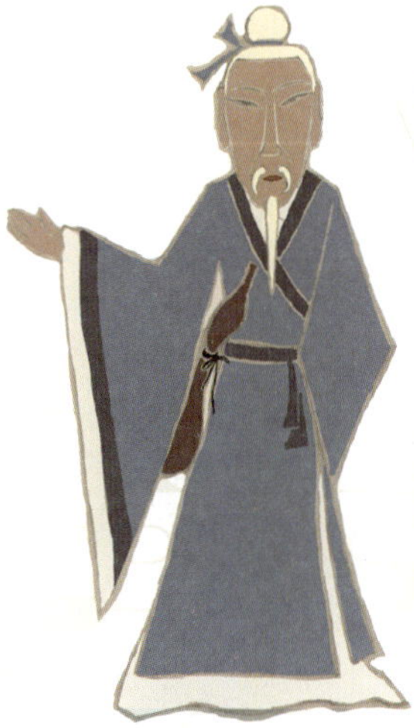

不料，过了些日子，竟有几个病愈的人登门答谢郎中。郎中不明所以，妻子赶忙把他拉到一边，把日前发生的事情小声对他讲述了一番。郎中恍然大悟，急忙询问那几个人的病情，方知他们分别是患了咽喉疼痛、中毒肿胀之类的疾病。此后，郎中便在治疗咽喉肿痛和中毒肿胀时，使用这种“干草”作药。由于该草药味道甘甜，郎中便把它称作“甘草”，并一直沿用至今。

传统文化

偈（jì）

［宋］释法明

资福别无所补，五日一参击鼓。
何曾说妙谈玄，只是粗言直语。
甘草自来甜，黄连依旧苦。
忽若鼻孔辽天，逢人世忌错举。

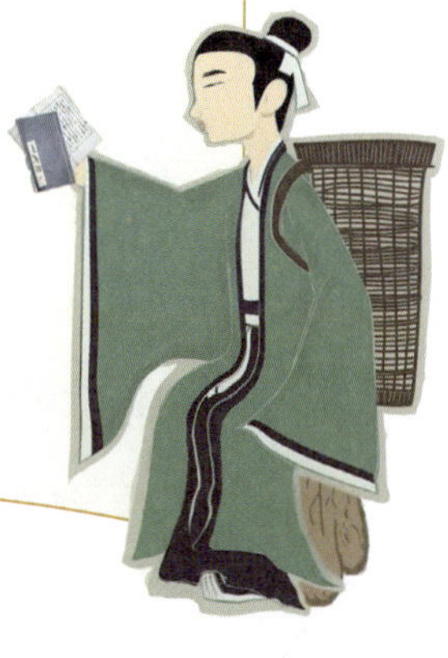

猜一猜

冬盖荒原地，

暑季自萎黄。

苦辣酸甜咸，

宽溪浅水长。

（每句打一中药名）

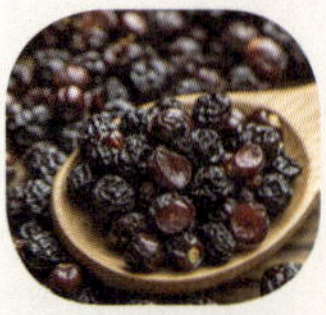
五味子

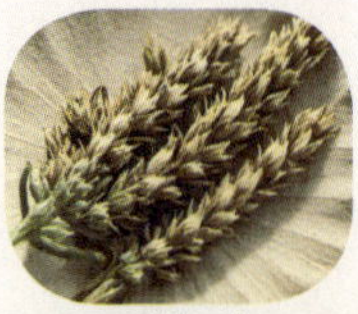
夏枯草

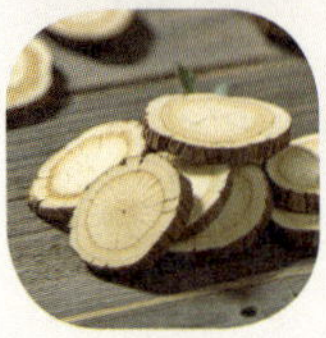
甘草

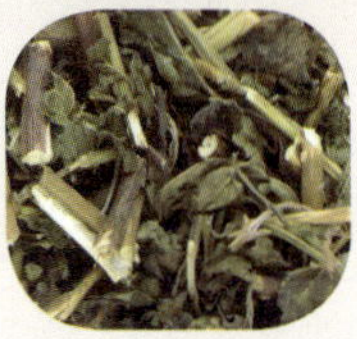
薄荷

答案：甘草、夏枯草、五味子、薄荷

知多一点

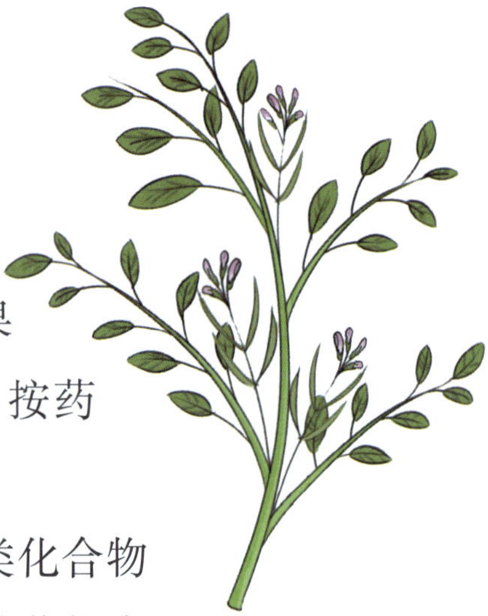

甘草不是草

甘草虽然名中带“草”，但却不是草。它是豆科植物甘草、胀果甘草或光果甘草的干燥根及根茎，按药用部位来分类属于根茎类本草药。

甘草中含有甘草酸、甘草皂苷、黄酮类化合物等。有研究显示，甘草及其相关制剂对多种药物中毒都有比较好的解毒效果，可以降低中毒的死亡率。

中药“国老”——甘草

甘草有解毒、祛痰、止痛、解痉和抗癌等作用，在中医治病处方中用途极为广泛，在古代甚至有“十方九草”的记载。东汉著名医学家张仲景所作《伤寒杂病论》的处方中，60%以上都含有甘草。《本草纲目》中认为："诸药中甘草为君，治七十二种乳石毒，解一千二百种草木毒，调和众药有功，故有'国老'之号。""国老"之称源于南朝医学家陶弘景，他认为"甘草为众药之首，经方少有不用者"，以此来赞叹甘草的地位。现代的实验研究证实，甘草能减少刺激性大或毒性大的化学物质对肝细胞的伤害，从而减轻肝脏受损和身体中毒的程度。

课外小实践

我是生活小能手——制作甘草绿豆煲米饭

甘草可以和大米一起做成生津止渴、清热解毒、祛暑除烦的甘草绿豆煲米饭。一起来看看它的制作方法吧！

动手前准备： 生甘草10克、绿豆30克、大米100克。

做一做： 把生甘草切片，绿豆和大米淘洗干净。把大米、生甘草、绿豆一同放入锅内，如正常煲饭一样，加水煲熟即成。

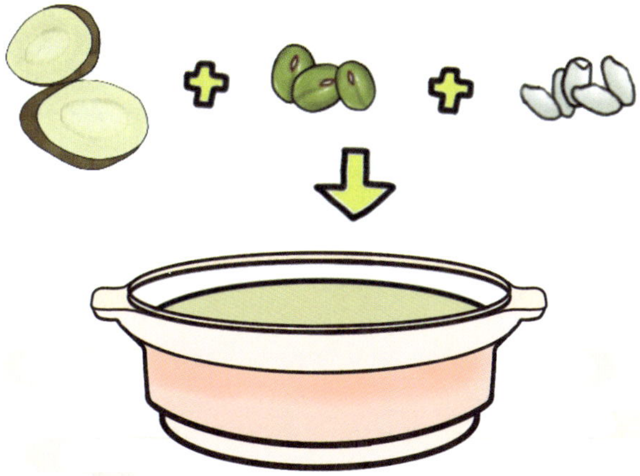

尝一尝： 甘草绿豆煲米饭虽然美味，但脾胃虚弱的人可不能贪吃哦！

想一想： 甘草绿豆煲米饭在哪个季节吃最合适呢？

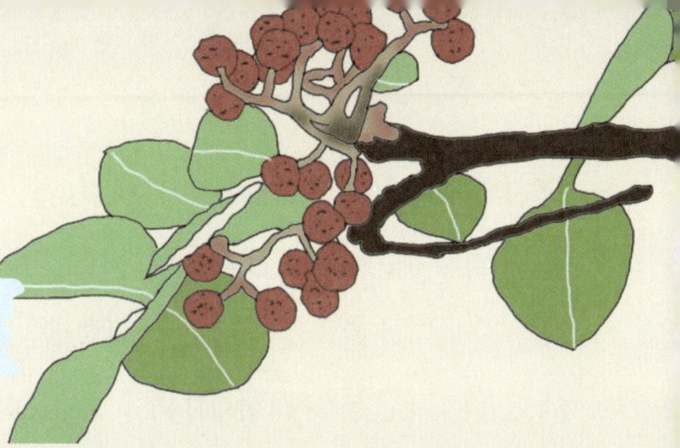

猜猜我是谁？

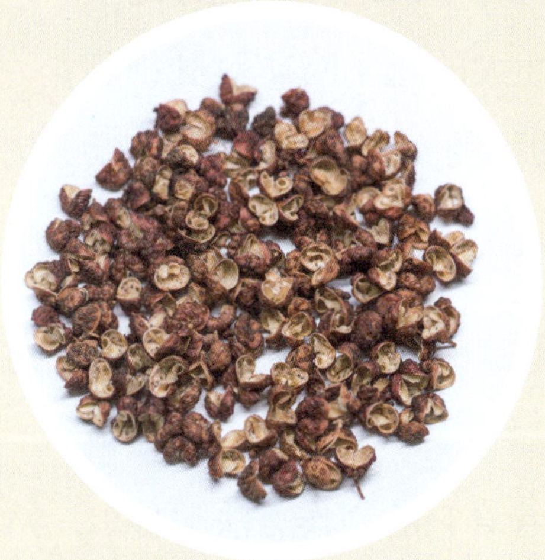

来源

芸香科花椒属植物青花椒（*Zanthoxylum schinifolium* Sieb.et Zucc.）或花椒（*Zanthoxylum bungeanum* Maxim.）的干燥成熟果皮。

制成药材时是这样子的。

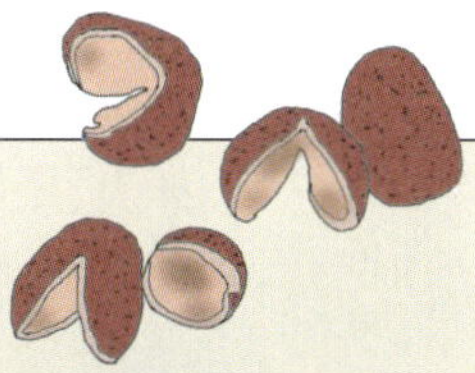

产地

主产于辽宁省、河北省、四川省等地，一般以四川产的为佳。

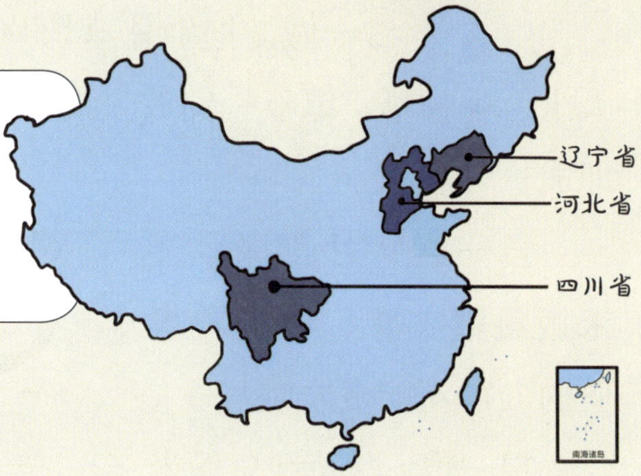

花椒

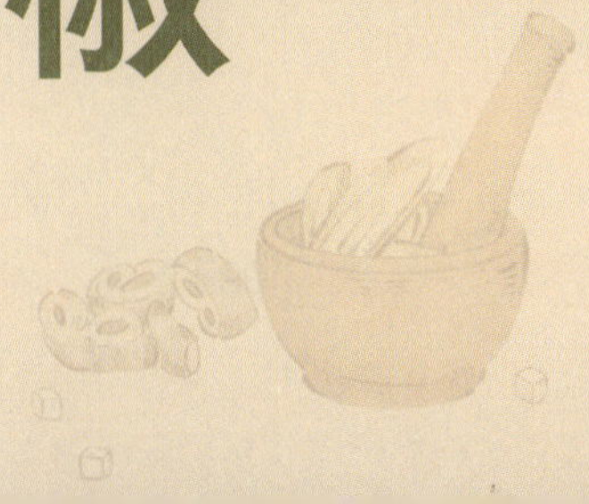

中药科普

性味：味辛，性温

归经：归脾、胃、肾经

功效：温中止痛，杀虫止痒

故事引入

相传很久以前，神农在他的领地巡查，途中感觉饥饿，打算就近去一百姓家里讨碗饭吃。来到一户人家家里，他们热情地招呼神农，很快便准备好了饭菜。神农刚入座，一股芳香醇麻的气味就扑鼻而来，神农边吃边称赞："这是谁煮的饭菜？这么香，里面加的是什么？"房子的主人回答神农："除了我们亲手种的小白菜外，饭菜里还放了一种香料，是我们从山上一棵'宝树'上采回的，将它晒干、磨成细末后就变成提味的好香料了呢！"神农起了兴趣，便决定和他们一起去一探究竟。

第二天，神农在房子的主人的带领下找到了那棵"宝树"。他摘了一粒红红的果实放进嘴里，醇麻味很快便散发开来，向喉咙窜去。他喝了一口水，嘴里的果粒被冲进肚里，不一会儿他便感觉脾胃发热，胃气上冲。神农连连点头，说："这真是棵'宝树'，它不仅能让饭菜变香，还是一种能医病的良药啊！"神农十分高兴，于是取房主夫妻名字中的第一个字"花"和"椒"，给宝树取名为"花椒"。花椒由此得名，一代代流传下来。

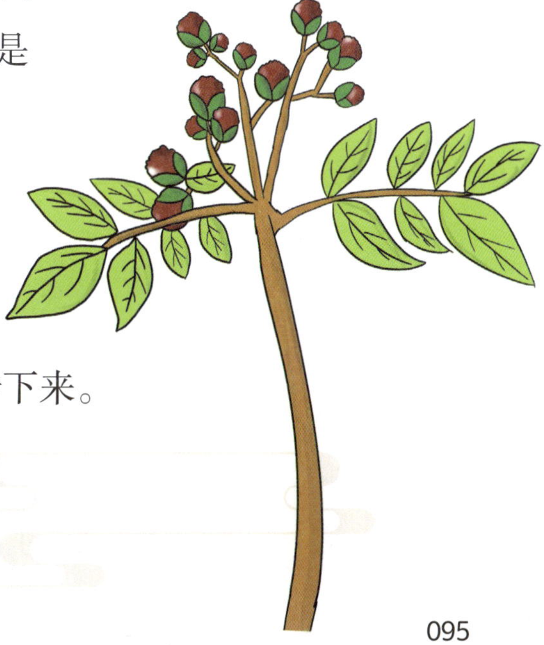

传统文化

花椒

［明］宗林

欣欣笑口向西风，喷出玄珠颗颗同。
采处倒含秋露白，晒时娇映夕阳红。
调浆(jiāng)美著骚经上，涂壁香凝汉殿中。
鼎餗(dǐng sù)也应加此味，莫教姜桂独成功。

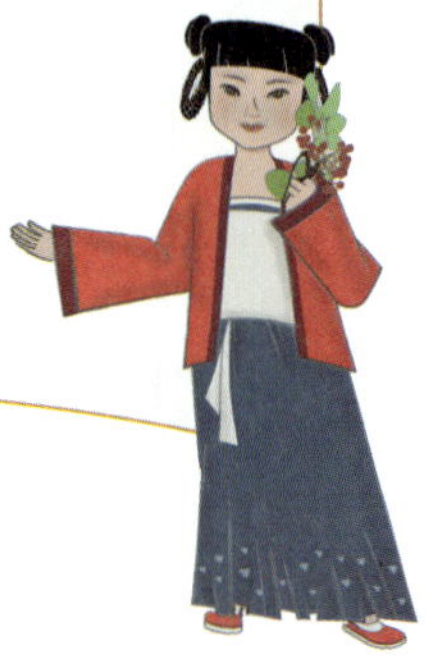

猜一猜

绿珠一簇簇，
长大变红珠。
咧嘴冲你笑，
吐出黑珍珠。

（打一植物名）

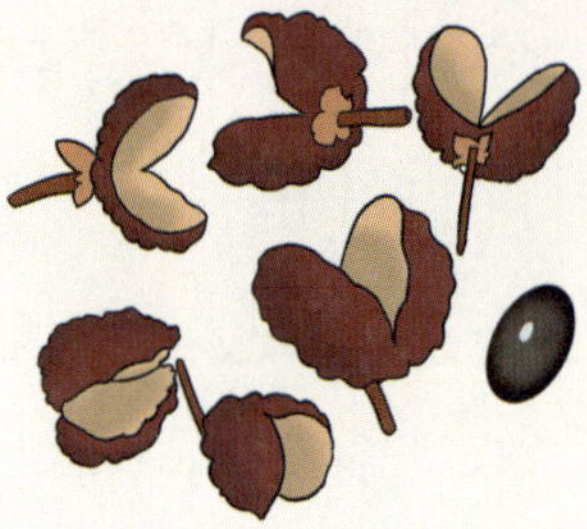

答案：花椒

知多一点

花椒为什么口感是麻麻的？

花椒中所含的活性成分很多，主要成分有挥发油、生物碱、酰胺(xiān àn)、香豆素、木质素和脂肪酸，其他成分还有三萜(tiē)、甾醇(zāi chún)、烃(tīng)类和黄酮苷(gān)类物质等。据研究，酰胺类物质是使花椒产生麻味的主要成分，即花椒麻味素。

花椒——特别的定情信物

由于花椒有很多籽粒，古人便赋予其婚后“多子”的寓意。因此，春秋时青年男女之间有用花椒来作为定情信物的习俗。在《诗经·陈风·东门之枌（fén）》中，便记载了一位男子在舞会上收到一位姑娘所送的一束花椒作为定情物的故事——古人的爱情其实是坦率直白的。因为花椒具有这样的意义，且具有驱寒的功效，因而西汉时皇后的居所被称为椒房殿。

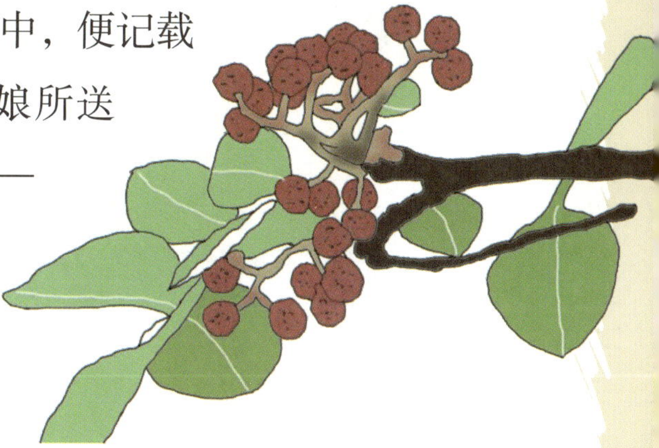

课外小实践

我是生活小能手——制作花椒泡脚包

花椒除了可以作为日常食用的调料外，还可以用来泡脚哦！

动手前准备：花椒和艾草各10克，纱布包一个。

做一做：将花椒、艾草装入备好的纱布包中，用绳系紧密封好，接着加入热水即可。

花椒泡脚包可以重复利用。用它来泡脚，不但可以促进睡眠、祛除寒气，还可以除菌。

试一试：用花椒来泡脚，感觉怎么样？

想一想：冬季天气寒冷时，可以将花椒泡脚包送给哪些人泡脚呢？

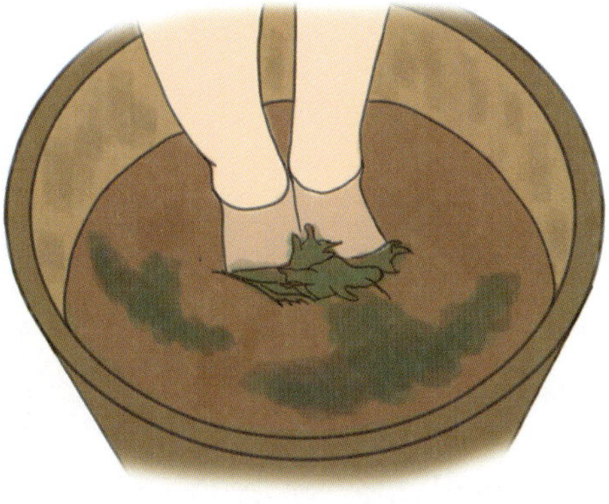

蝉蜕

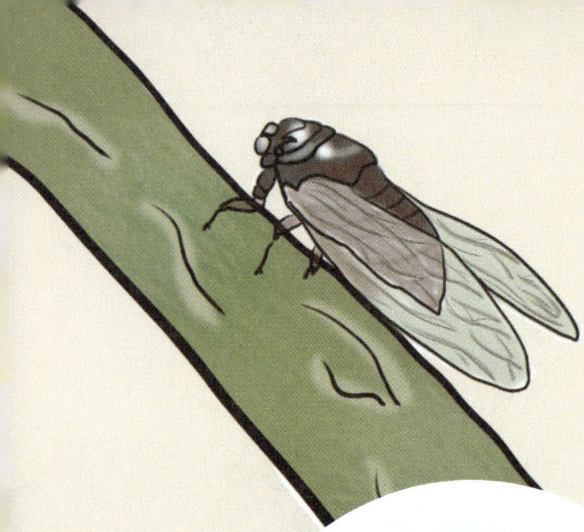

猜猜我是谁？

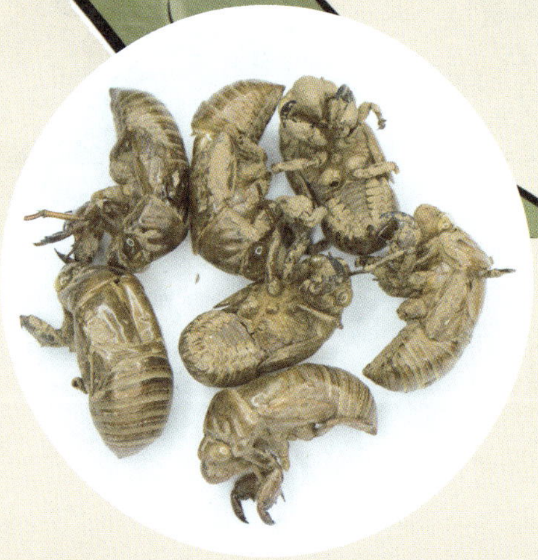

来源

蝉科昆虫黑蚱（*Cryptotympana pustulata* Fabricius）的若虫羽化时脱落的皮壳。

产地

主产于山东、河北、河南、江苏等省，全国大部分地区亦产。栖于柳、榆、槐(huái)、枫、杨等树上。

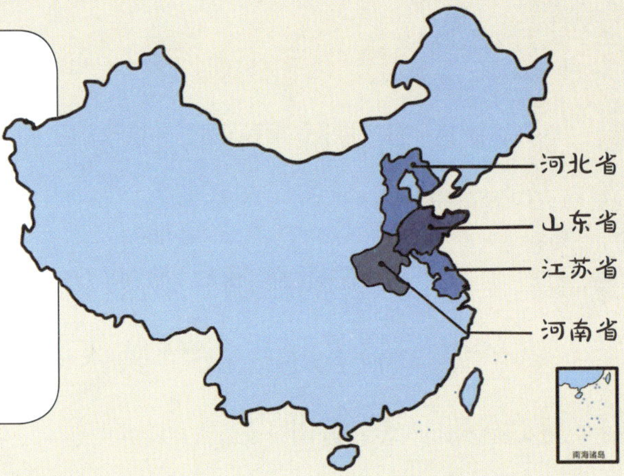

中药科普

性味：味甘，性寒

归经：归肺、肝经

功效：疏散风热，利咽透疹，明目退翳(yì)，息风解痉(jìng)

故事引入

夏夜，月明星稀，一只小蝉钻出了地面，它环顾四周美丽的景色，欢快地叫着。不过，它晚上要完成的大事可不是欣赏美景，而是爬到树上去蜕壳，这是每一只小蝉想要飞翔必须经历的过程。小蝉找到了一棵树，它爬了上去，安静地等待生命的变化。慢慢地，它感觉自己的后背出现了一条裂缝，它缓慢挪动，让身体离开自己的壳。在一番艰难挣扎后，小蝉终于蜕下了壳，它的翅膀也渐渐展开了，它轻轻挥动翅膀，飞向了更高、更远的天空。而它那副小小的“盔甲”，就这样留在了树上，变成了我们所说的“蝉蜕”。

传统文化

画蝉

［唐］戴叔伦

饮露身何洁，吟风韵更长。

斜阳千万树，无处避螳螂。

成语园地

蝉蜕蛇解：出自西汉刘安《淮南子·精神训》：“若此人者，抱素守精，蝉蜕蛇解，游于太清，轻举独往，忽然入冥。”比喻获得解脱而进入一个更高的境界。

金蝉脱壳：出自元代关汉卿《钱大尹智宠谢天香》：“便使尽些伎俩，干愁断我肚肠，觅不的个脱壳金蝉这一个谎。”比喻制造或利用假象脱身，使对方不能及时发觉。

蝉蜕龙变：出自晋夏侯湛《东方朔画赞》序中：“蝉蜕龙变，弃俗登仙。”比喻彻底改变或解脱进入更高境界。

猜一猜

唱歌不用嘴，声音真清脆。

嘴尖像根锥，专吸树枝水。

（打一动物名）

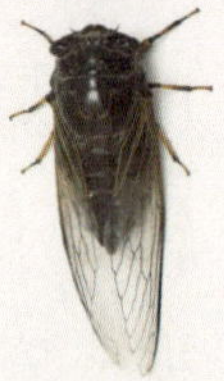

答案：蝉

知多一点

蝉蜕的成分

蝉蜕含有多种水解氨基酸，包括蛋氨酸、天门冬氨酸、谷氨酸等；还含有钙、铝、铁、锰等多种矿物质，以及大量甲壳质及其降解产物壳聚糖等。

“生命短暂”的蝉

自古以来，人们便常用“夏虫不可以语冰”来形容蝉的寿命之短。“夏虫不可以语冰”出自《庄子集释》卷六下《庄子·外篇·秋水》，意思是：如果一种虫子的生命周期只有夏季里的这几个月，那么你跟它说冰是什么东西，它是不会知道的，因为它在自己的生命里从来没有经历过冬天。我们看到的蝉处于成虫阶段，夏天蝉的幼虫从地里爬出地面，蜕壳变为成虫，成虫产卵后就会死亡，而且蝉的身体构造不能抵御低温，所以蝉活不到冬天。

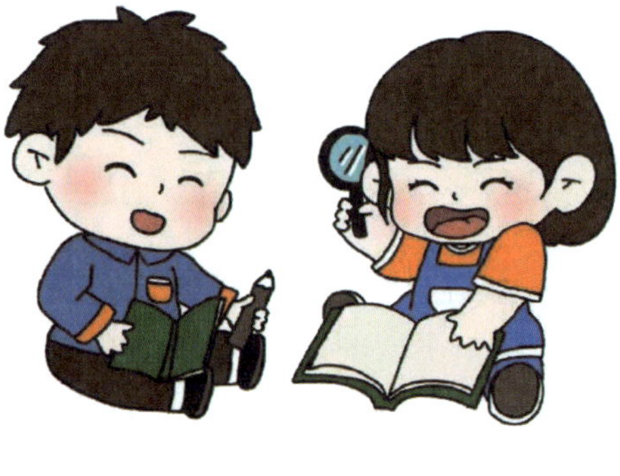

课外小实践

大家一起来动手——寻找蝉蜕

夏季雨后的第二天早上，小朋友们便可以和爸爸妈妈及小伙伴们一起去户外寻找蝉蜕哦。

寻找蝉蜕一般要去郊外树多的地方，因为小蝉最喜欢在那里蜕皮。尤其是在杨树和柳树等树上或其周围的草丛里，只要认真观察，仔细寻找，往往能找到蝉的“盔甲”蝉蜕。去到户外，可以穿上长袖衫、长裤或适量喷洒花露水，以防蚊虫叮咬哦。

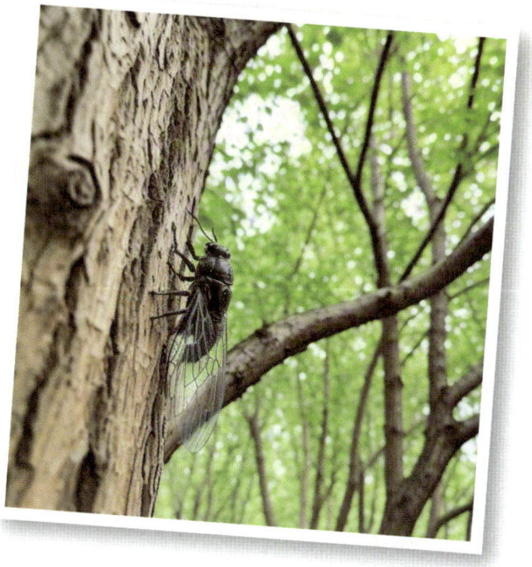

我是生活小能手——制作蝉蜕定惊水

中药蝉蜕有一个特别的用途：中医儿科医生将它和灯心草一同煮水服用，可以缓解小朋友夜晚睡觉时容易惊醒的症状。

动手前准备：蝉蜕3克、灯心草3克。

做一做：将蝉蜕和灯心草放入锅中，加水一同熬煮，煮好晾凉后即可食用。

猜猜我是谁？

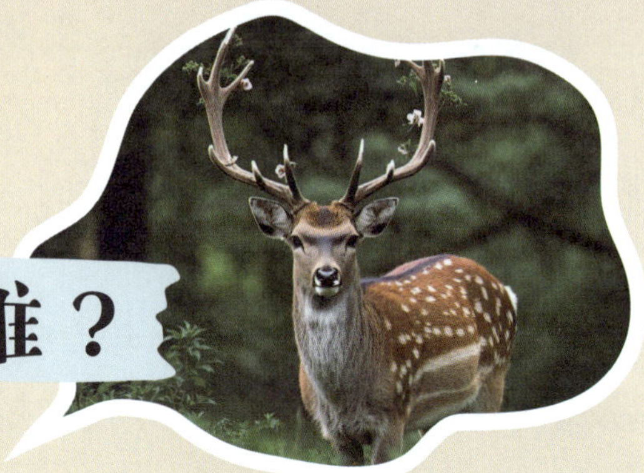

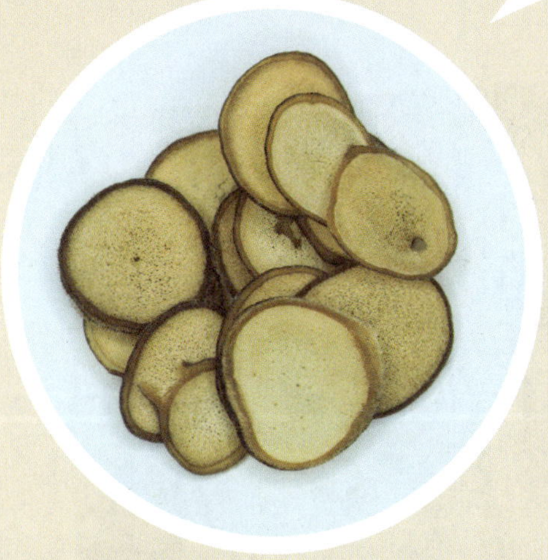

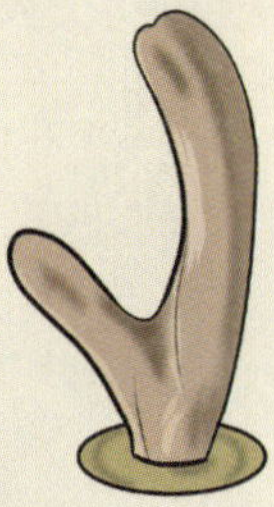

制成药材时是这样的。

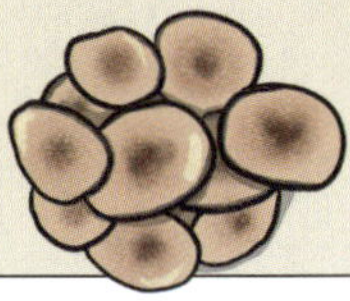

来源

鹿科鹿属动物梅花鹿（*Cervus nippon* Temminck.）或马鹿（*Cervus elaphus* Linnaeus.）等雄鹿头上尚未骨化且带茸毛的幼角，别名斑龙珠。

产地

鹿茸是名贵药材，其中，用于割取鹿茸的梅花鹿主产于吉林省、辽宁省，用于割取鹿茸的马鹿主产于黑龙江省、吉林省、青海省、四川省、新疆维吾尔自治区等地。

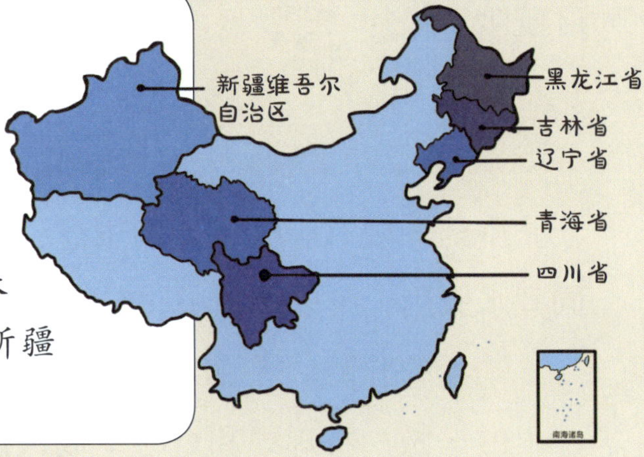

鹿茸

中药科普

性味：味甘、咸，性温

归经：归肾、肝经

功效：补肾阳，益精血，强筋骨，调冲任，托疮毒

故事引入

相传，鹿是玉帝的坐骑（jì），它和玉帝的感情很好。鹿看到天庭里各路神仙都长生不老，十分羡慕，自己也想要长生不老，于是它就去找玉帝帮忙。玉帝说："看在你当我的坐骑这么多年，我虽然不能让你长生不老，但可以延长你的寿命。这已经是对你最大的照顾了，你可千万不要告诉别人。"说完，玉帝将一对龙角送给了鹿。从此以后，鹿的头上便多了一对龙角，寿命也变得更长了。人们知道这一情况后，对鹿头上的角好奇不已。有同样想要长生不老的人偷偷割下一点鹿角食用，发现服用后果真有强身健体、延年益寿的功效。后来，鹿角慢慢地就变成一味中药流传了下来。

猜一猜

头长两棵树，身开白梅花。

四腿细又长，奔跑快如马。

（打一种动物名）

答案：梅花鹿

知多一点

如何区分梅花鹿和马鹿

作为名贵中药材来源的梅花鹿和马鹿，都是珍贵的保护动物，其中，梅花鹿是国家一级保护动物，而马鹿是国家二级保护动物。

那么，梅花鹿和马鹿应该怎么区分呢？梅花鹿是一种中型鹿，而马鹿是仅次于驼鹿的大型鹿。梅花鹿背中央有暗褐色背线，尾短，背面黑色，腹面白色，遍布鲜明的白色梅花斑点，臀斑白色，故称“梅花鹿”。马鹿体形似骏马，身体呈深褐色，背部及两侧有一些白色斑点。

鹿之“五宝”

鹿之“五宝”，指的是鹿身上具有的五种珍贵药材或滋补品，即鹿茸、鹿鞭、鹿胎、鹿皮和鹿筋。

课外小实践

我是生活小能手——鹿茸的使用方法

鹿茸可以用来炖鹿茸汤，这是鹿茸最常见的使用方法之一。炖汤时，将鹿茸和其他配料（如桂皮、生姜、红枣等）一同放入锅中炖煮即可。鹿茸具有较强的滋补功效，一般只适合体质虚弱的人服用，并且需要在中医的指导下服用，不可过量摄入哦。

泡酒是日常生活中鹿茸另一种应用较多的使用方式。将鹿茸放入白酒中浸泡，大约20天后就可以得到浸泡好的鹿茸酒。鹿茸酒可以帮助人们提高免疫力、滋阴补肾、延缓衰老等。鹿茸酒一般只适合老年人饮用，但是同样需要在中医的指导下饮用，一定不能贪多哦。

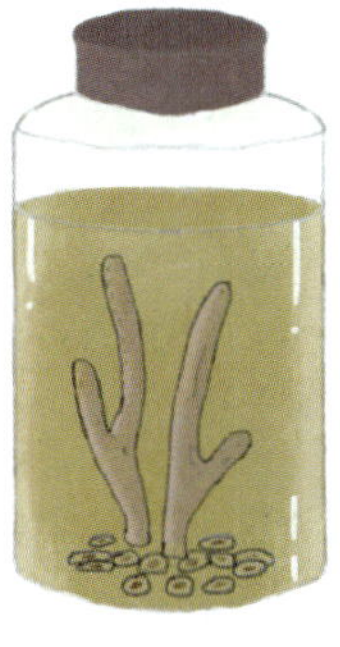

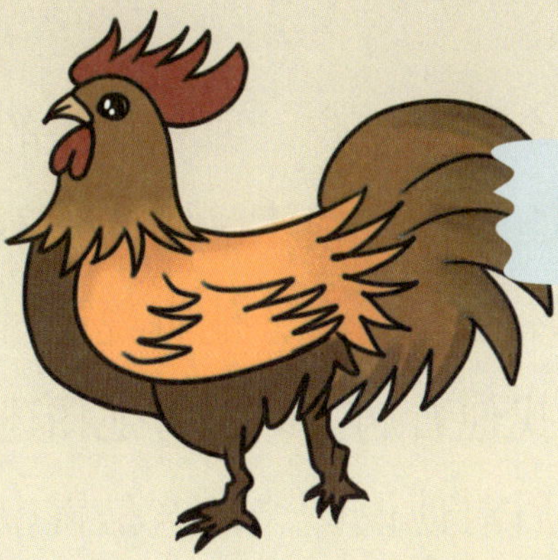

猜猜我是谁？

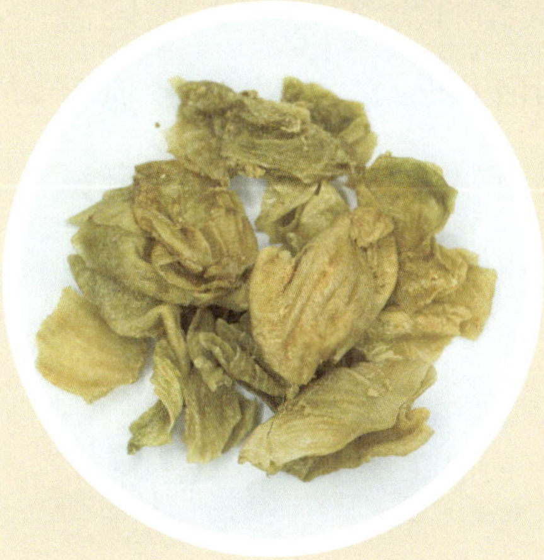

制成药材时
是这样的。

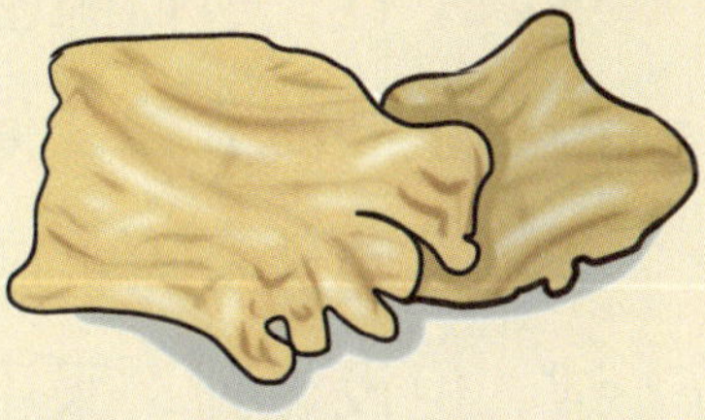

来源

雉(zhì)科原鸡属动物家鸡（*Gallus gallus domesticus* Brisson）的干燥砂囊内壁。鸡宰杀后，取出鸡胗(zhēn)，剥下内壁，洗净，干燥，即可得鸡内金。

鸡内金

中药科普

性味：味甘，性平

归经：归脾、胃、小肠、膀胱经

功效：健胃消食，涩精止遗，
　　　通淋化石

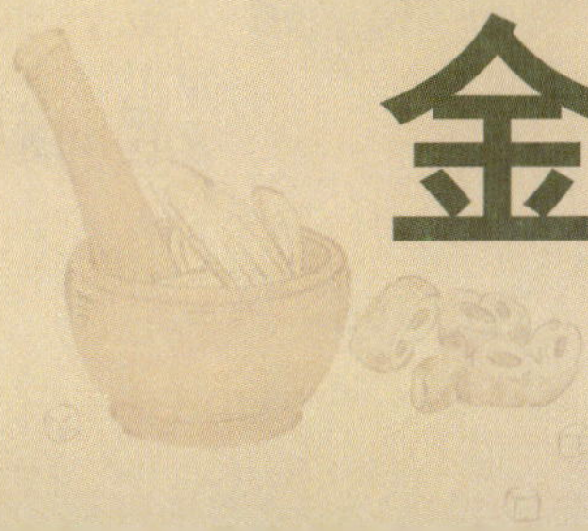

故事引入

相传，古时有一个青壮农户，原是村里的干活能手。有一日醒来，他感觉自己肚子很不舒服，吃不下饭，慢慢地日渐消瘦，他苦恼不已。后来，他听说邻村来了位医术高超的郎中，就跑去找他看病。郎中听他描述了自己的病症，给他把了脉，最后对他说："你这是胃中有积，胃气难以下行，所以阻塞了气机的下降。我给你开个方子，鸡内金一两、生酒曲五钱，你回去按这个方子用药吧。"农户心里狐疑："就这么个简单的方子，这哪儿像药方啊！"他还是决定试一试，但没想到，服用之后很快便药到病除了。他不由得感叹：中医真是奇妙又博大精深啊！

猜一猜

丁酉年预算款。

（打一中药名）

小提示：丁酉年是鸡年。

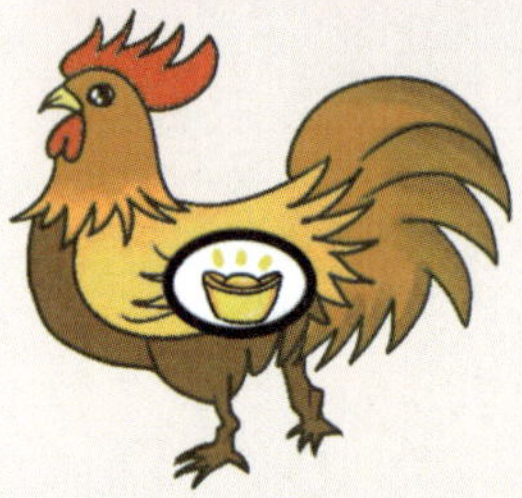

答案：鸡内金

知多一点

鸡内金是怎么来的？

在鸡胃里，有一层金黄色的角质内皮，将它剥离、清洗、晒干后，就成了鸡内金。在中药里，一般使用炒鸡内金，做法是取净鸡内金，将其与热砂一同翻炒至鸡内金鼓起时就完成了。

鸡内金服用小知识

鸡内金能够起到健胃消食的作用，所以在以前医药匮乏的年代，长辈们会让胃口不好的孩子吃鸡内金来消食。不过，食用鸡内金一定要遵医嘱，不能过多服用。

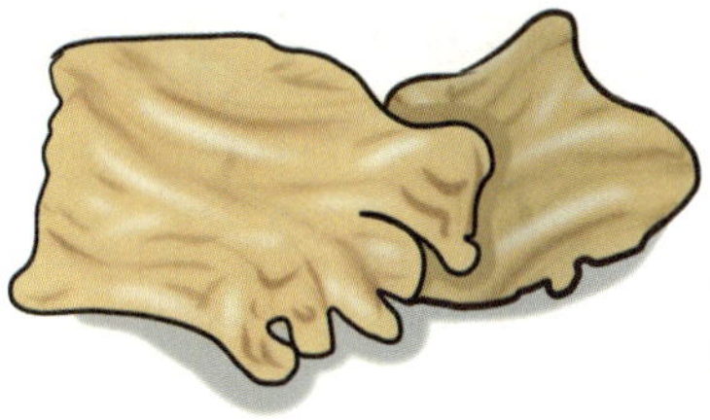

课外小实践

我是生活小能手——制作消食偏方

没想到鸡内金还有这样的功效！让我们再一起来了解一个民间用鸡内金和鸡蛋壳治疗消化不良的偏方吧！

动手前准备：鸡内金、鸡蛋壳。

做一做：准备好鸡内金和鸡蛋壳，洗净晾干，接着将它们一起放入破壁机打碎磨成粉，混合均匀，有助于消化的鸡内金偏方就做好了！服用时可以取一小茶勺粉末，用蜂蜜水送服。

尝一尝：当出现胃酸腹胀等消化不良症状时，不妨试一试这个偏方哦！

猜猜我是谁？

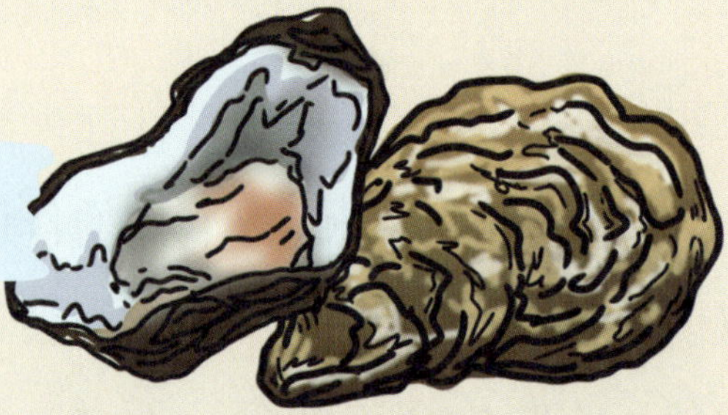

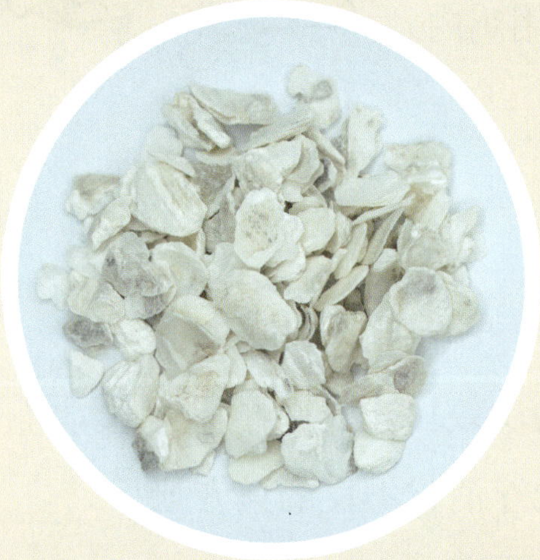

来源

牡(mǔ)蛎(lì)科牡蛎属动物长牡蛎（*Ostrea gigas* Thunberg）、大连湾牡蛎（*Ostrea talienwhanensis* crosse）或近江牡蛎（*Ostear rivularis* Gould）等的贝壳。

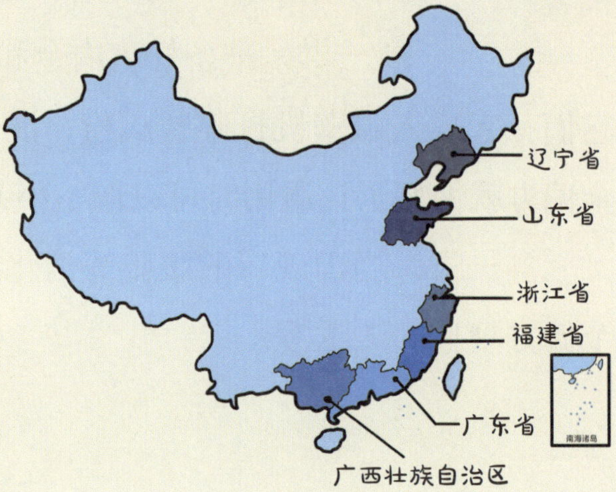

产地

主产于我国沿海一带。

牡蛎

中药科普

性味：味咸，性微寒

归经：归肝、胆、肾经

功效：潜阳补阴，重镇安神，软坚散结，收敛固涩

故事引入

相传很久以前，有一个女孩因家庭变故，流落到了大乳山海边。一天，她因数日饥饿，体力不支，晕倒在了沙滩上。幸运的是，一个善良的渔家小伙子发现了她，并把她带回了家中，从此，两人相依为命生活在一起。一次，小伙子外出打鱼时遇上了风暴，经历九死一生返回岸上，但由此也落下了惊恐害怕的病根，每日都心神不宁。女孩听说吃牡蛎能够治疗此病，便四处寻找牡蛎。当时，要在大乳山海口找到牡蛎不是一件容易的事情。一天，女孩在寻找牡蛎时不慎落入水中，幸好被南海龙王所救。仁慈的龙王听闻了女孩和小伙子的故事，十分感动，便对女孩说："我可以给你许多上好的牡蛎，我把它们就放置在大乳山口附近的海边。不过，我可以帮助小伙子，让他的病得到治疗，但是你必须负责看管牡蛎，以后都不得上岸。"为了能够救治小伙子，女孩毅然同意了。后来，小伙子食用了大乳山口的牡蛎，身体逐渐好转起来。再后来，牡蛎作为一种中药材也慢慢地被人们熟知了。

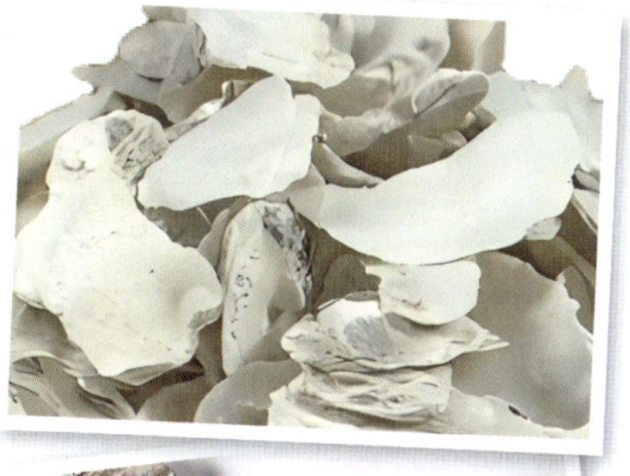

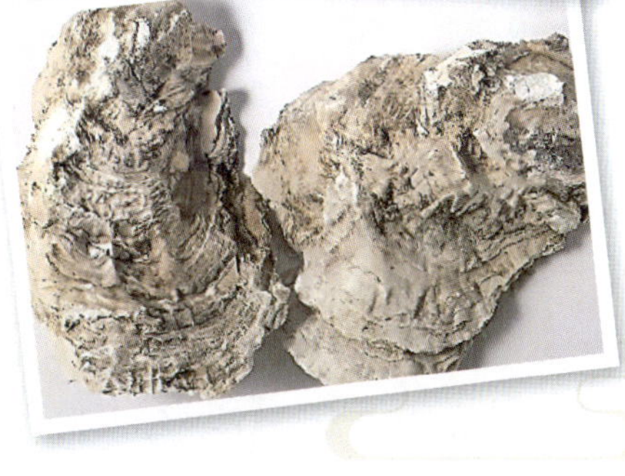

小贴士：上述故事中，小伙子是用生牡蛎入药治好疾病的。药用牡蛎分为生牡蛎和煅牡蛎两种：牡蛎壳洗净、晒干、压碎，即为生牡蛎；将洗净的牡蛎壳放在炉火上高温烤至灰白色，取出放凉、压碎，即得煅牡蛎。同为牡蛎壳，但是两者作为中药可不能混用哦！生牡蛎安神功效更为突出，能助人安睡，使心不慌；煅牡蛎则能改善人体出汗过多的症状。

关于牡蛎的蚝文化

“冬月真珠蚝更多，渔姑争唱打蚝歌。纷纷龙穴洲边去，半湿云鬟（huán）在白波。”这首脍炙（kuài zhì）人口的《打蚝歌》在深圳沙井地区一直流传至今。

“沙井蚝”历史悠久，至今已经有一千多年历史。“养蚝”“蚝宴”……这些延绵数百年的民间风俗，孕育出了岭南独特的“蚝文化”。

北宋时期，沙井便有“插竹养蚝，人工养蛎”的生产习俗。明清时期沙井蚝业迅速发展，这一时期也是沙井“蚝文化”发展较快的阶段，与蚝相关的渔歌、盲歌、打蚝歌、蚝歌小调等都相继出现。一直到今天，逢年过节、庆典祭祀或者开张大吉时，当地人都少不了举办热闹的“蚝宴”。

金鳌山集

［清］齐召南

鳌（áo）山临水一青螺，避寇曾传玉趾过。
牡蛎滩回春后雨，飞龙纛（dào）映夕阳多。
此时万乘唯航海，何日三军更渡河。
野寺仙题诗句在，侍臣谁赋式微歌。

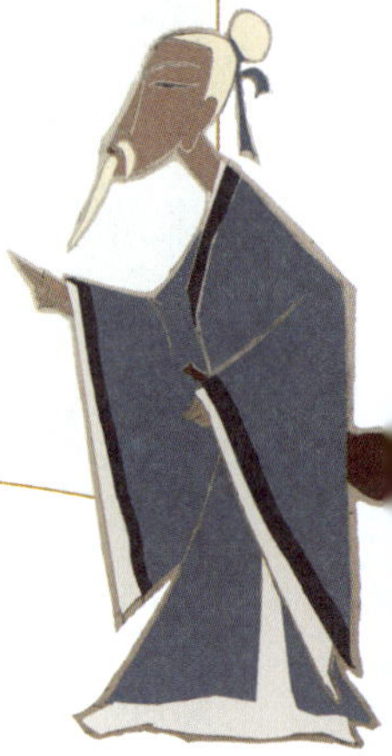

知多一点

浑“身”是宝的牡蛎

牡蛎，别称生蚝（háo），大家对它都不陌生，炎炎夏日里酣畅（hān chàng）淋漓地吃上一打烤生蚝可谓一桩人生美事。生蚝浑“身”上下都是宝：蚝肉可以食用，用于提炼蚝油、提取有益成分等；蚝壳可以用来做蚝苗附着基、水质净化剂、土壤改良剂、动物矿物质营养改良剂等。此外，牡蛎还具有重要的生态价值，能够形成牡蛎礁，可以净化水质、减少赤潮等。

课外小实践

我是生活小能手——制作治虚汗偏方

牡蛎不仅是一种美味的食物，还是民间一味治疗出虚汗偏方中的重要药材，让我们一起来看一看吧！

动手前准备：煅牡蛎壳15克、黄芪10克、浮小麦30克。

做一做：把煅牡蛎壳放在火上烤到脆化，然后敲成小块。将煅牡蛎壳、黄芪、浮小麦一起放进锅里煮1.5个小时，滤去渣后即可食用。注意需要在中医的指导下服用哦！

试一试：冒虚汗是指在安静状态下身体持续出汗，并且很容易怕风和疲倦的症状，是体质虚弱的表现之一。如果出现冒虚汗的症状，可以在中医的指导下坚持服用上述治疗虚汗的偏方，直至出汗症状好转为止。

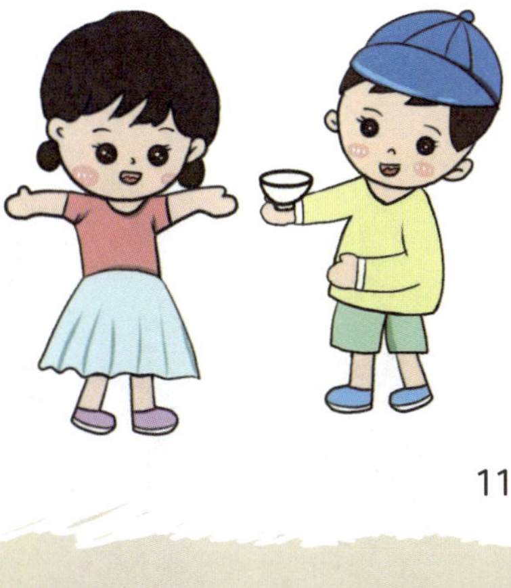

猜猜我是谁？

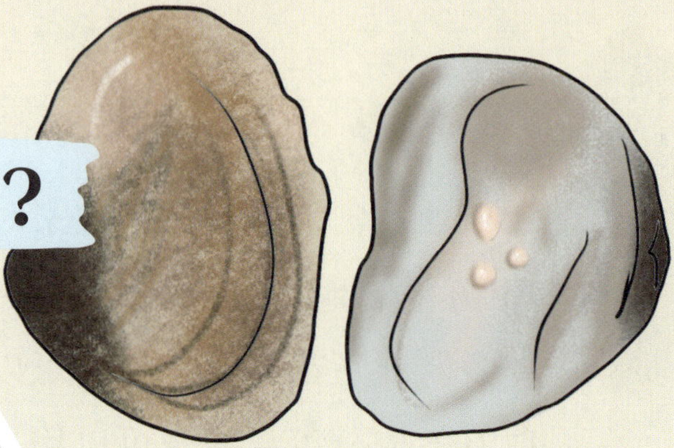

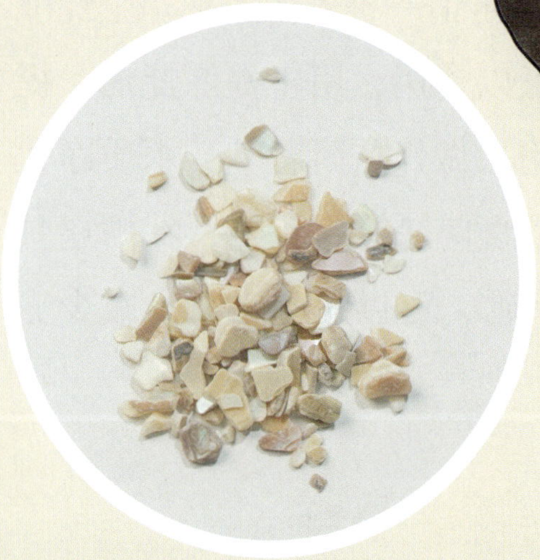

制成药材是这样的。

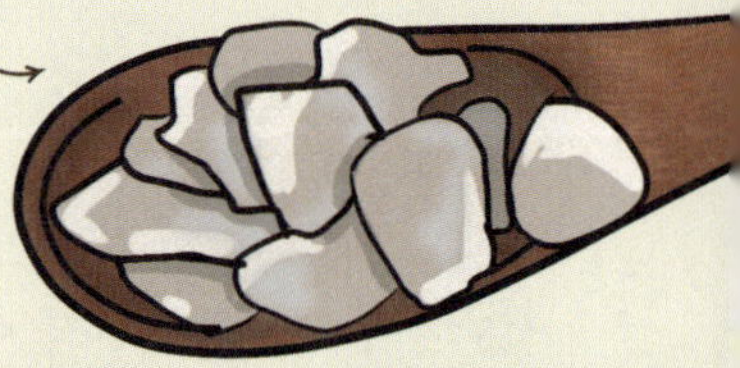

来源

蚌科冠蚌属动物褶纹冠蚌［*Cristaria plicata* (Leach)］、帆蚌属动物三角帆蚌［*Hyriopsis cumingii* (Lea)］或珍珠贝科母贝属动物马氏珍珠贝［*Pteria martensii* (Dunker)］的贝壳。又因为这些蚌类动物能孕育珍珠，所以人们又把它们称为珍珠母，别名有珠牡、珠母、真珠母、明珠母。

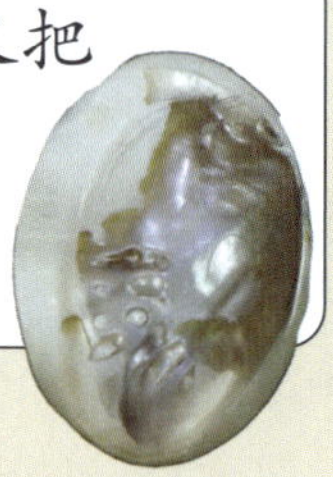

珍珠母

中药科普

性味：味咸，性寒

归经：归肝、心经

功效：平肝潜阳，清肝明目，镇心安神

故事引入

明代，有一个考生名叫成宇，他虽然家境贫寒，但读书十分刻苦。在去参加院试的路途中，他白天赶路，晚上还坚持学习。一天，他借宿在以打鱼为生的渔家，因为之前时常在昏暗的环境下看书，他突然觉得眼前模糊，眼睛疼痛不已。此时，恰好渔夫打鱼归来，带回来了一篓子贝壳。成宇想起《本草图经》中记载，珍珠母有明目消翳(yì)的作用。于是，他向渔夫讨要了一些干净的珍珠母。他把珍珠母放入陶罐内，用火加热，一直煅至酥脆，取出放凉。接着，他将珍珠母打碎，加水继续用火久煮。他连续喝了五次珍珠母汤，眼睛疼痛的症状果真改善了许多。他惊叹道："珍珠母果真有功效，古人诚不欺我！"

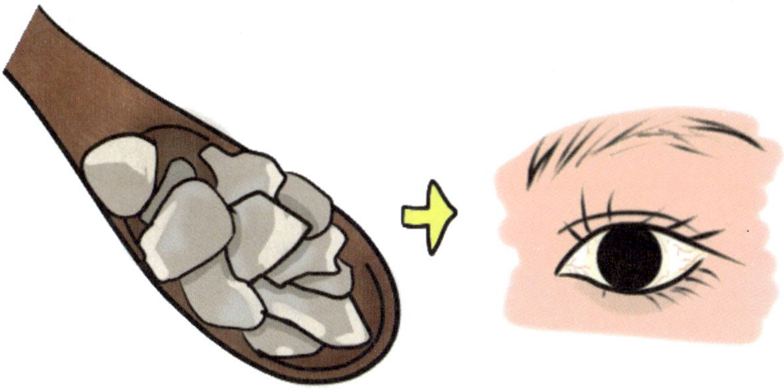

猜一猜

玉诊半部，王朱同辉。

（打一物品名）

答案：珍珠

知多一点

珍珠母的营养成分

珍珠母中含碳酸钙超92%、有机物约5%，营养成分以角壳蛋白为主，还含有铝、铜、铁、镁、钠、锌、磷、钡、硫、氯、钾、硅等多种无机元素。

美容小神器——珍珠粉

珍珠母和珍珠粉都源自珍珠贝类，不过它们在中医和美容领域中的成分、应用及功效却有所不同。珍珠母主要以其整体的贝壳入药，功效偏重于平肝潜阳、镇静安神、收敛生肌等方面；而珍珠粉则是以珍珠研磨而成的细粉，由其制成的面膜或珍珠膏一直是爱美女士皮肤变得白嫩的法宝。

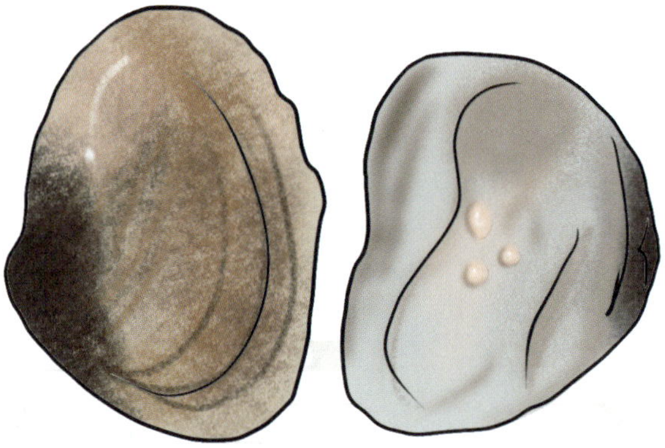

课外小实践

我是生活小能手——制作珍珠母粉面膜

将漂亮的珍珠母磨成粉后，可以用来给妈妈制作面膜呢！让我们一起来试着做一做吧！

动手前准备：珍珠母、蜂蜜、清水。

做一做：把珍珠母打磨成粉（小朋友可以让爸爸协助一起操作研磨机器），接着加入少量清水和蜂蜜调和，就可以作为面膜使用啦！

我是中华小药童

中册

侯少贞　高　洁　汪玉梅◎主编

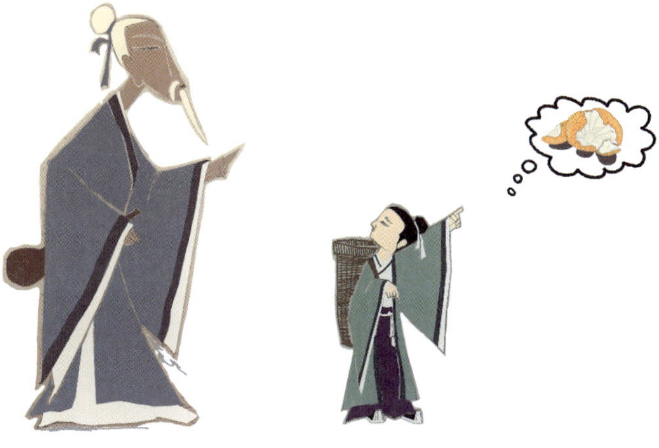

SPM 南方传媒
广东科技出版社
全国优秀出版社
·广州·

图书在版编目（CIP）数据

我是中华小药童 ：上、中、下册 / 侯少贞，高洁，汪玉梅主编. 广州 ：广东科技出版社，2025. 4. -- ISBN 978-7-5359-8394-7

Ⅰ. R2-05

中国国家版本馆 CIP 数据核字第 2024PP3637 号

我是中华小药童（中册）

Wo Shi Zhonghua Xiao Yaotong（Zhong Ce）

出 版 人：严奉强

责任编辑：严　旻　李秋云

装帧设计：友间文化

责任校对：卢晓敏

责任印制：彭海波

出版发行：广东科技出版社

（广州市环市东路水荫路11号　邮政编码：510075）

销售热线：020-37607413

https://www.gdstp.com.cn

E-mail:gdkjbw@nfcb.com.cn

经　　销：广东新华发行集团股份有限公司

印　　刷：广州一龙印刷有限公司

（广州市增城区荔新九路43号1幢自编101房　邮政编码：511340）

规　　格：787 mm × 1092 mm　1/16　印张23　字数460千

版　　次：2025年4月第1版

2025年4月第1次印刷

审 图 号：GS粤（2025）0625号

定　　价：118.00元（全三册）

目录

中册

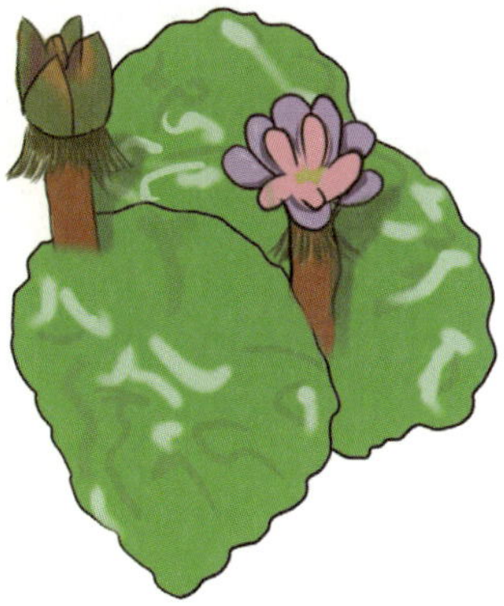

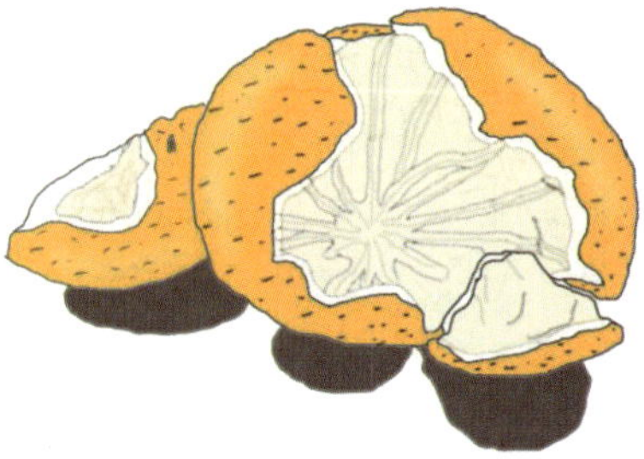

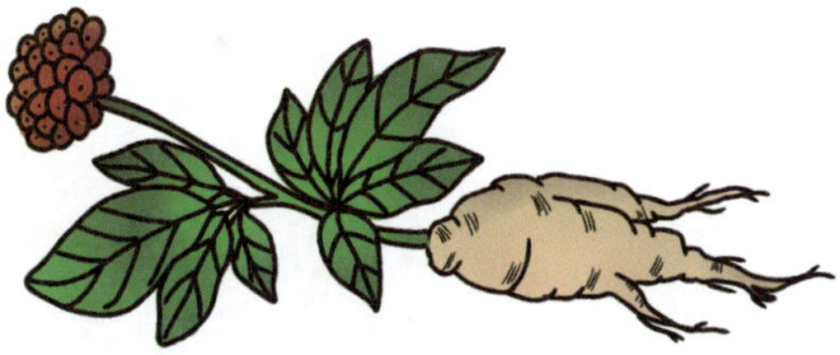

我是中华小药童（中册）

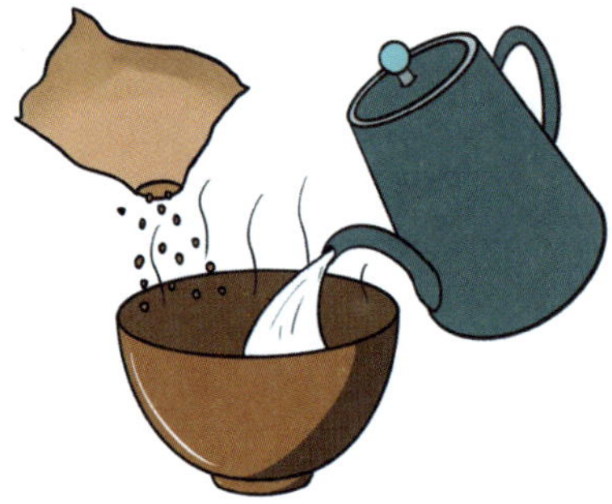

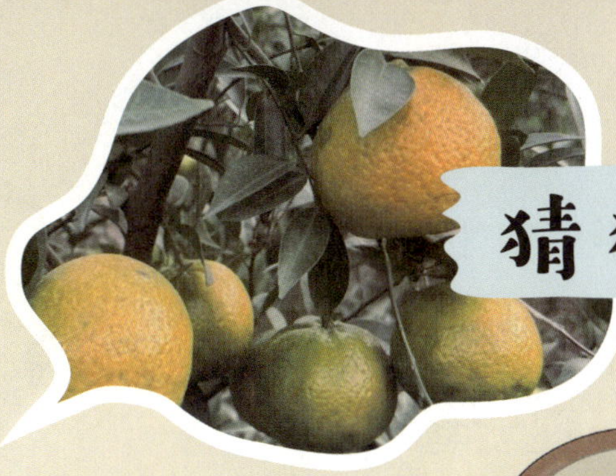

猜猜我是谁？

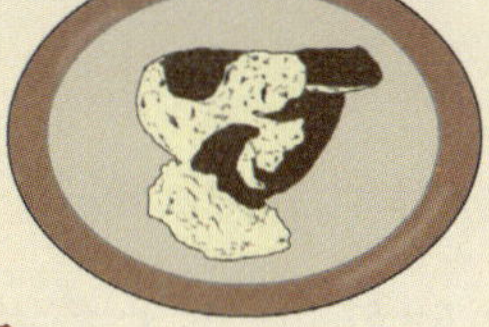

制成药材时是这样的。

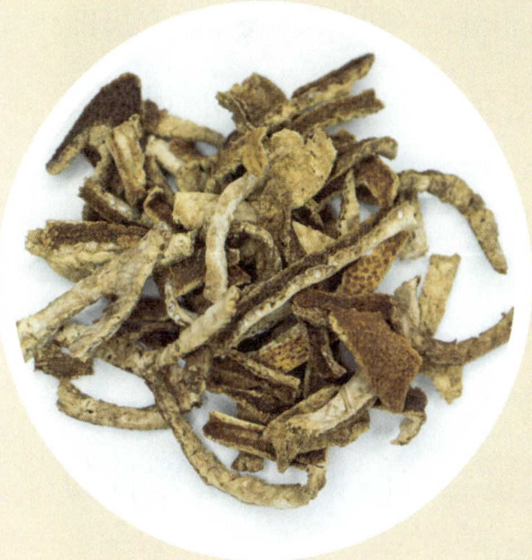

来源

芸香科柑橘属植物柑橘（*Citrus reticulata* Blanco）及其栽培变种的干燥成熟果皮。又称橘皮，有贵老、红皮、黄橘皮、广橘皮、新会皮、柑皮、广陈皮等别名。

产地

其果树栽培于丘陵、低山地带、江河湖泊沿岸或平原，分布于长江以南各地区，主产于广东、福建、四川等省份。

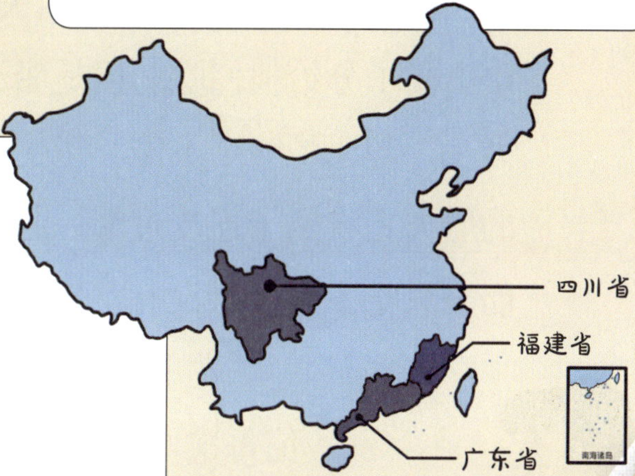

陈皮

中药科普

性味：味辛、苦，性温

归经：归脾、肺经

功效：理气健脾，燥湿化痰

故事引入

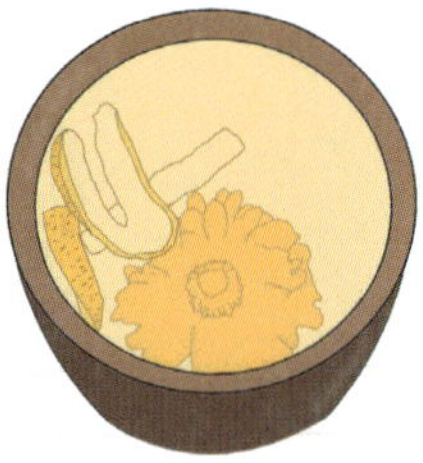

东汉神医华佗常年外出行医治病救人。有一次，他乘船出行，不小心受寒感冒，一直在发热咳嗽，而且口干得厉害，十分想喝水。但在船上哪里找得到治疗感冒的药材？此时，船正好来到三湖地区，华佗便叫船夫靠岸。他看见有人在卖橘子，心想：没有药材，买点橘子吃解渴也好。于是，华佗买了一筐橘子。回到船上，他连皮带瓤一连吃了好几个。到了晚上，华佗觉察咳嗽的症状缓解了。他想起白天吃了不少橘子，便琢磨着："难道橘子能治咳嗽？"

第二天，船上的两个船夫也感冒咳嗽起来，华佗便拿出橘子分给他们吃。但是船夫吃了后，一个不咳嗽了，另一个却还是咳个不停。华佗问了后才知道，原来不咳嗽的船夫是将橘子连皮带瓤一起吃下去的，而还一直咳嗽的船夫只吃了橘瓤，没有吃橘皮。

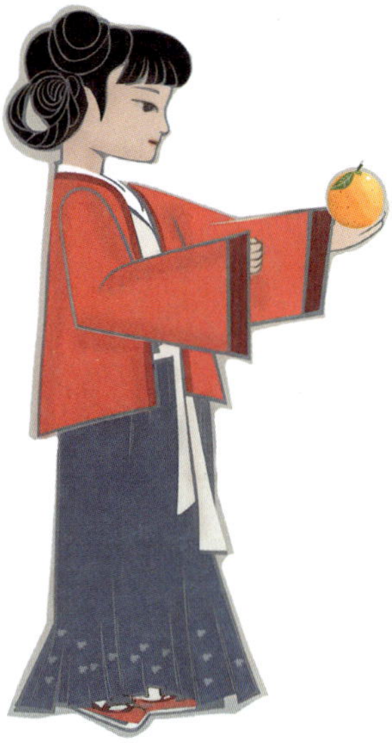

莫非橘皮可以止咳？之后的一路上，华佗每次吃橘子时，都把橘皮留下。数月后，那些橘皮都风干了。正好有人感冒咳嗽来看病，但此时已过橘子结果的时节，华佗便想了个办法，把干橘皮煎水让病人服用。没想到效果非常好，病人很快就不咳嗽了，华佗这才发现"陈"皮比"鲜"皮效果更好，陈皮这味中药材就这样被发现了。

传统文化

关于橘子，有一句俗语："橘生淮南则为橘，生于淮北则为枳。"这句话的意思是橘树生长在淮河以南的地方就是橘树，生长在淮河以北的地方却长成了枳树。比喻环境变了，事物的性质也发生了变化。

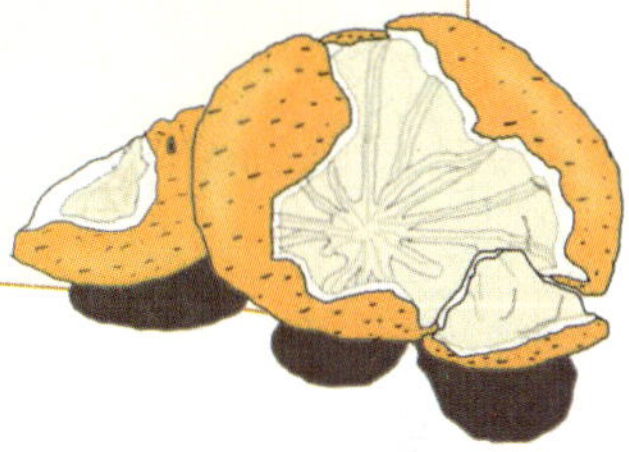

猜一猜

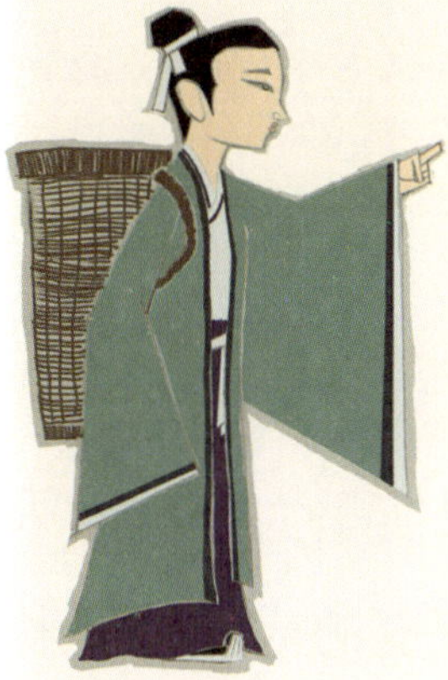

脱下红黄衣，
酸甜各有味，
七个好兄弟，
紧紧抱一起。

（打一水果名）

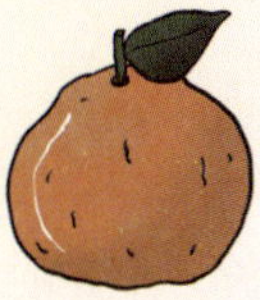

答案：橘子

知多一点

辨别陈皮的年份

一般情况下，鲜皮多用于饮食的调味，而陈皮存放3年即可入药。新会陈皮内囊的颜色会经过白—米白—米黄—棕—红棕—褐棕的变化过程，存放年份越久，陈皮的颜色就越深。

陈皮还有一个特点，就是存放年份越久气味越香。陈皮产生的挥发油种类繁多。随着年份的变化，陈皮的气味会变得越来越内敛，从鲜果时期的浓烈鲜香逐渐转化为陈香，再由陈香逐步转化为药香。

陈皮文化

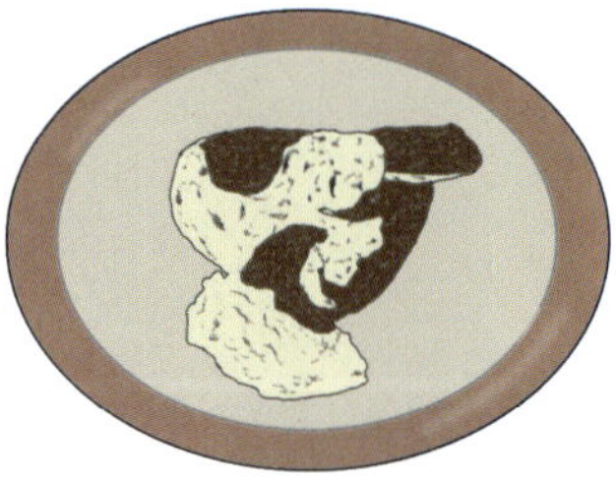

2009年，新会陈皮制作技艺被列入第三批广东省非物质文化遗产名录。新会陈皮有着悠久的药用历史，是广东“道地药材”之一，如今已成为广东新会地区一道独特的文化标志。

新会陈皮古今闻名。自古以来，陈皮就作为食品和药品同时使用，是“药食同源”的佳品，更享有“百年陈皮，千年人参”“一两陈皮一两金”的美誉。

陈皮的分类

新会陈皮，从果实呈青皮时开始采摘，到果实呈大红皮时采摘完毕。依据采摘时间的不同，所采摘果实的果皮的成熟情况和用途也不一样。因此，新会陈皮有青皮、二红皮（或微红皮）、大红皮之分。

农历立秋至寒露时段，在柑果果皮呈深青色、果实还未成熟时采收生产加工而成的陈皮，称为“青皮”。寒露至小雪时段，柑果果皮由青开始转黄时采收加工而成的陈皮，称为“二红皮”。小寒至立冬时段，在柑果基本成熟、果皮呈橙黄色时采收生产加工而成的陈皮，称为“大红皮”。

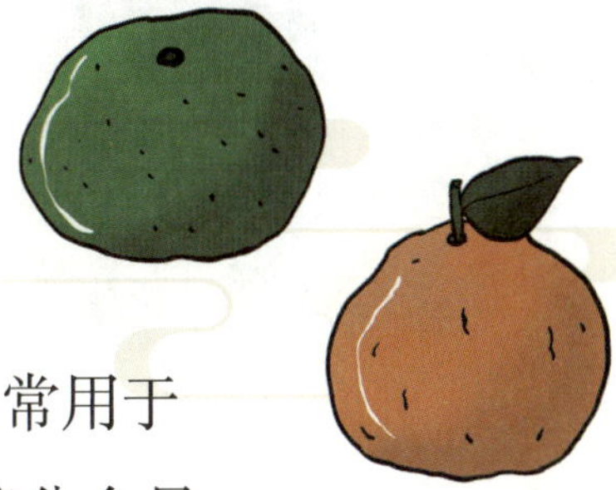

为什么要分不同时期采收来制作不同的陈皮呢？这是因为三种果皮的功效与用途有所不同。青皮所含的挥发油相对较多，柑味最浓厚，气味偏辛苦，耐贮藏，常用于制作青柑普洱茶。大红皮气味辛香甜润，糖分含量较高，易受虫蛀，陈化后香气显著。而二红皮则介于青皮、大红皮两者之间，味辛带苦略甜。

课外小实践

我是生活小能手——制作新会陈皮

动手前准备：选用成熟度合适的新会茶枝柑。

做一做：

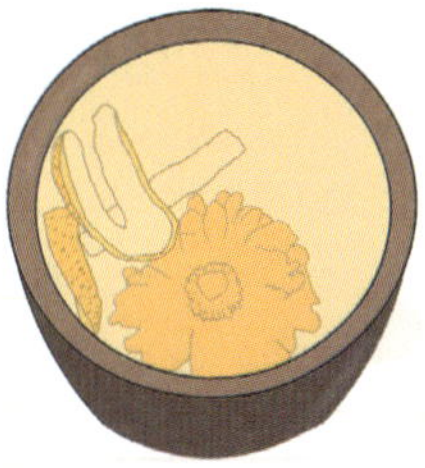

❶ 将新会茶枝柑用盐水浸泡一会儿，再用清水冲洗干净。

❷ 洗净的橘子晾干后，用正三刀法将橘子皮平分为三瓣，白色面向上，放在通风、有阳光的地方充分晾晒。

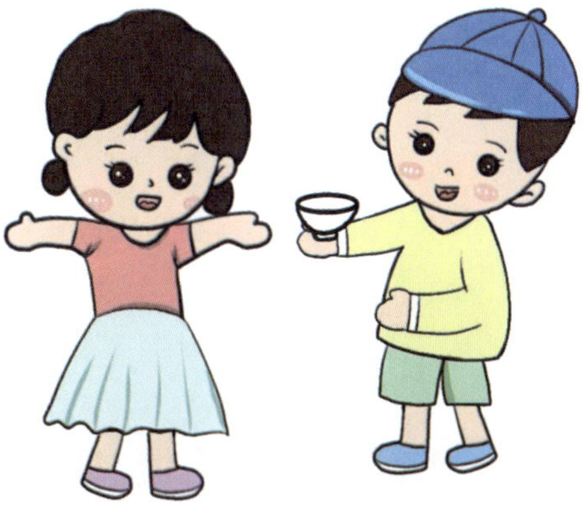

❸ 待橘子皮被完全晒干后，再将其放置在干燥通风处陈化。若用阳光间断式暴晒，可加速橘皮的陈化，药香会更明显。

查一查：邀请朋友或家长一起查阅资料，看看三种陈皮（青皮、二红皮、大红皮）的用途各有什么不同。

苦杏仁

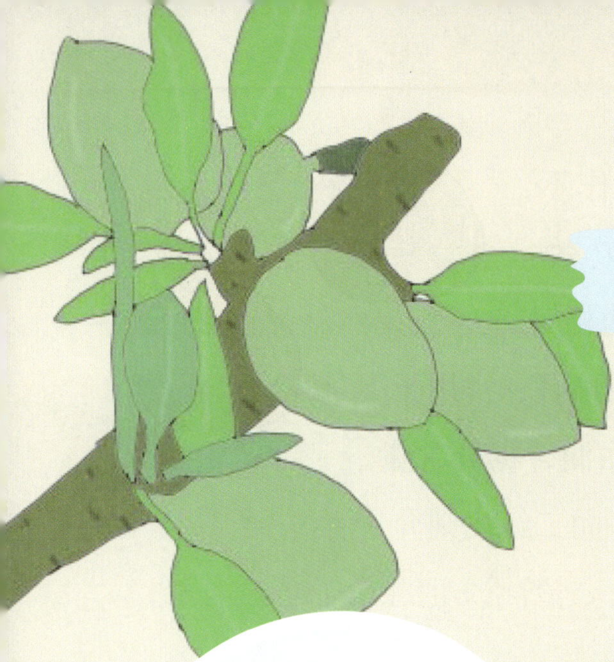

猜猜我是谁？

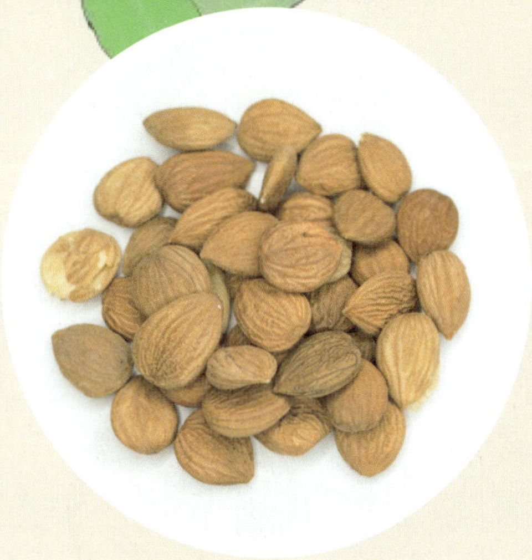

来源

蔷薇科李属植物山杏（*Prunus armeniaca* L.var.*ansu* Maxim.）、西伯利亚杏（*Prunus Sibirica* L.）、东北杏［*Prunus mandshurica* (Maxim.) Koehne］或杏（*Prunus armeniaca* L.）的干燥成熟种子。

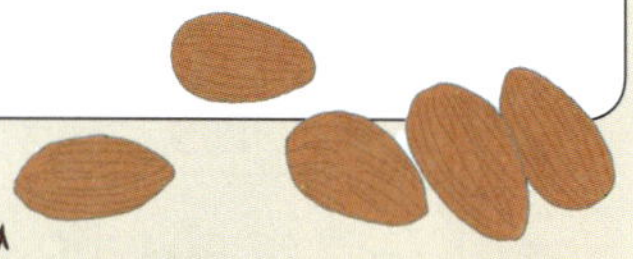

制成药材时是这样的。

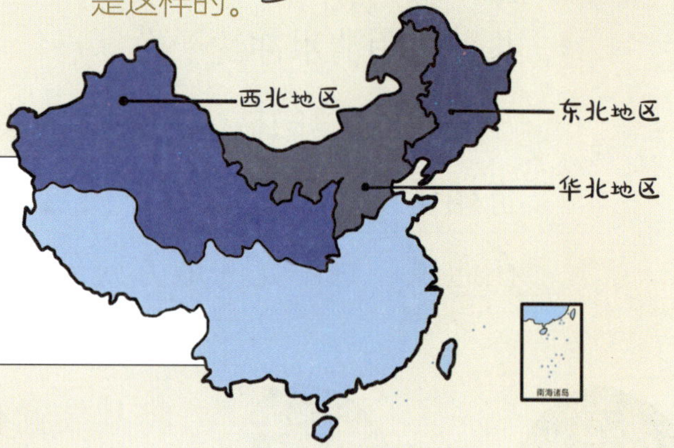

产地

主产于东北、华北、西北等地区。

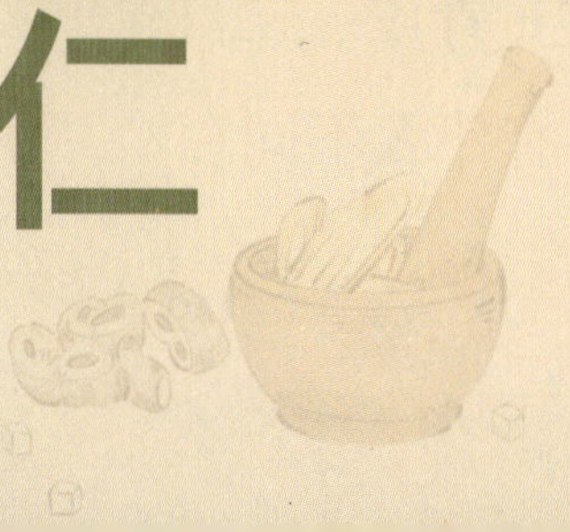

中药科普

性味：味苦，性微温
归经：归肺、大肠经
功效：止咳平喘，润肠通便

故事引入

相传，很久以前有一户人家，家中有一个小儿子，父母都很疼爱他。这个小儿子非常贪吃，有一次他看到家里买来了很多橘子、荔枝，嘴馋的他一口气吃了很多。到了第二天，他的喉咙开始肿痛，时不时咳嗽，肚子疼，而且出现排便困难的症状。

隔壁的老婆婆听说了这个情况，便端来了一碗苦杏仁粥，送给那户人家的小儿子喝。小儿子喝了后，不多久就不咳嗽了，而且也感觉有了便意。老婆婆说，自己的孙子出现相似的情况时，她便会煮苦杏仁粥给他吃。后来，越来越多的人都开始用苦杏仁来治疗咳嗽和便秘等病症了。

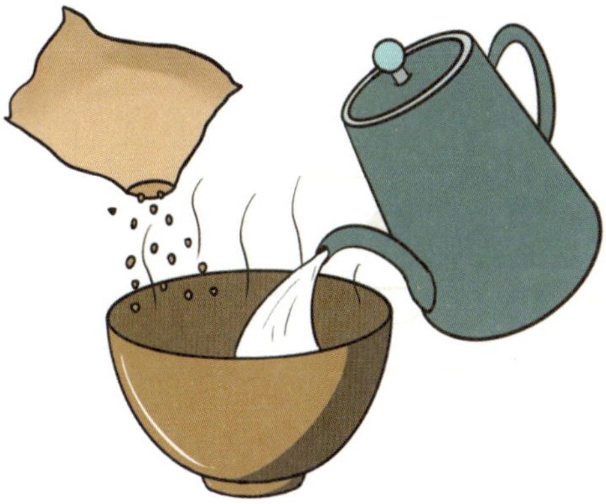

传统文化

春居杂兴二首（其一）

［宋］王禹偁（chēng）

两株桃杏映篱斜，
妆点商山副使家。
何事春风容不得？
和莺吹折数枝花。

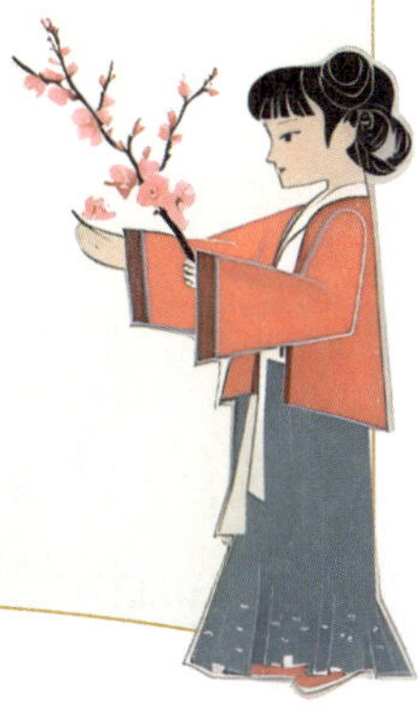

猜一猜

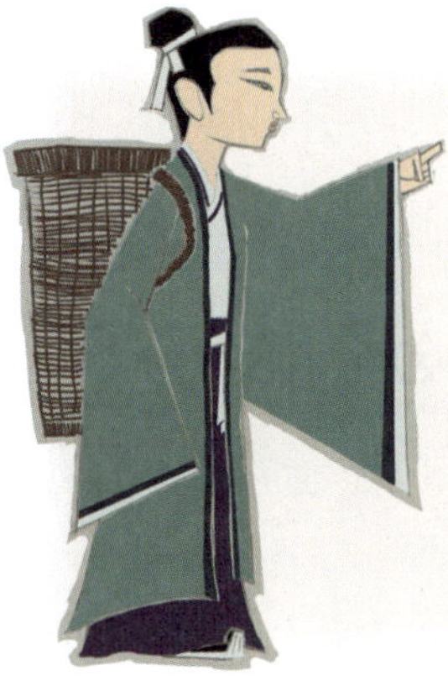

但得枝头错落开。

（打一中药名）

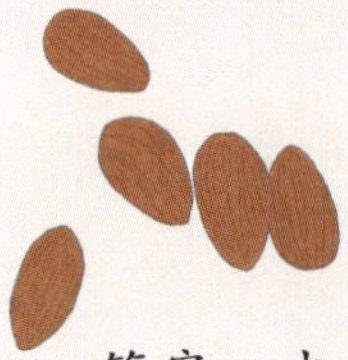

答案：杏仁

知多一点

苦杏仁的成分

苦杏仁含有苦杏仁苷及脂肪油、蛋白质和各种游离氨基酸，还含有苦杏仁酶、绿原酸、肌醇、苯甲醛、芳樟醇等。

食用苦杏仁时要注意，苦杏仁带有少量毒性，苦杏仁苷水解后生成的氢氰酸也具有毒性。所以，苦杏仁不宜过量食用。

杏仁与桃仁的区别

杏仁和桃仁长得很像，但是我们依然可以通过观察它们的外形来分辨。相较而言，桃仁形似椭圆，而杏仁看起来像是心形，一般情况下可从外形上将它们分辨出来。

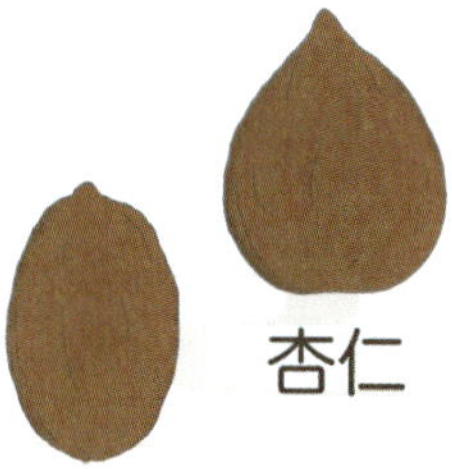

杏仁

桃仁

辨一辨：甜杏仁与苦杏仁

杏仁有甜与苦之分，甜杏仁和苦杏仁长得很相像，我们要怎么进行区分呢？

一般情况下，甜杏仁的个头比苦杏仁的大，皮较厚且表面也较粗糙。因此，仔细观察个头和种皮情况就能进行区分了！

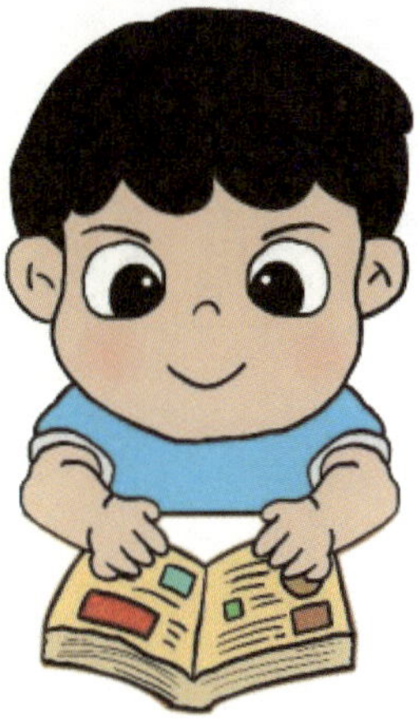

我们的祖先很早就发现杏仁有甜、苦之分，经过漫长的衍化，苦杏仁一般用于入药治疗疾病，而甜杏仁多用作食物供人们品尝。值得注意的是，苦杏仁具有微毒性，需在医生的指导下使用，切忌过量食用。

课外小实践

我是生活小能手——制作美味的杏仁糊

甜杏仁可以食用，美味的杏仁糊是很多人喜欢的甜点。让我们一起来尝试制作杏仁糊吧！

动手前准备：甜杏仁、糯米、水、白砂糖适量。

做一做：首先，把甜杏仁用清水浸泡1个小时后去皮，接着将糯米和甜杏仁一起放入搅拌机中，并加入适量清水打成糊状（小朋友们可以寻求爸爸妈妈的帮助使用搅拌机）。打成糊后再加入适量白砂糖，大火煮开，一碗美味的杏仁糊就做好啦！

查一查：日常生活中作为食物食用的多为甜杏仁，苦杏仁可不宜大量食用。那么，苦杏仁为什么不宜多吃呢？

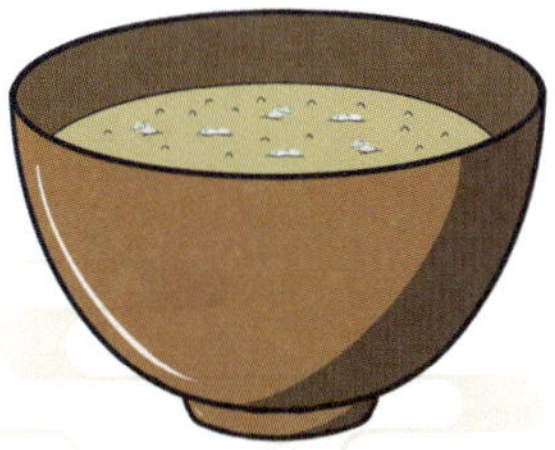

佛手

猜猜我是谁？

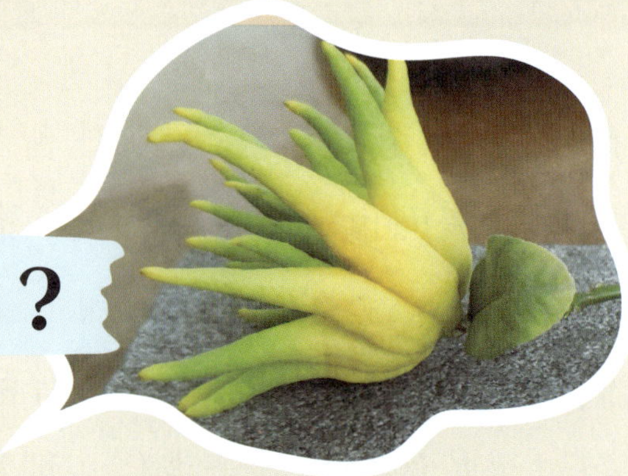

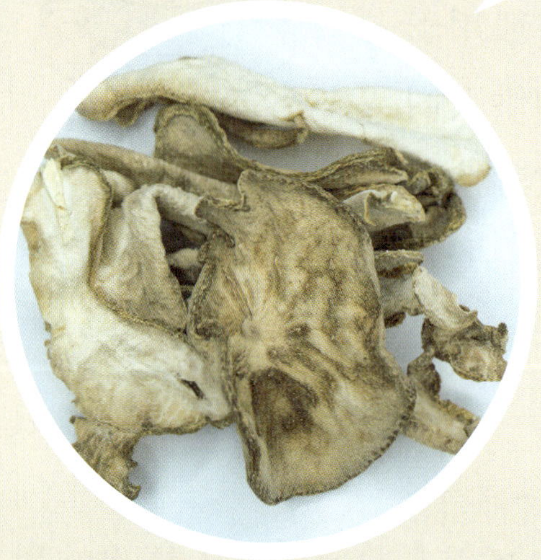

来源

芸香科柑橘属植物佛手（*Citrus medica* L.var.*sarcodactylis* Swingle）的干燥果实。别称广佛手、佛手果、五指柑、佛手柑、蜜罗柑。秋季果实尚未变黄或变黄时采收，纵切成薄片，晒干或低温干燥。

产地

主产于广东、福建、云南、四川等省份。

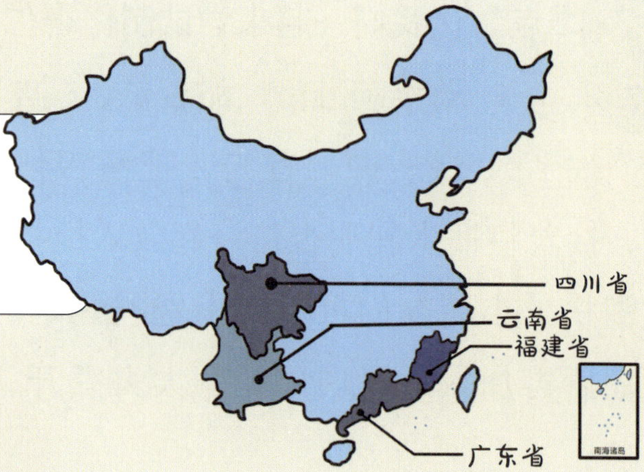

中药科普

性味：味辛、苦、酸，性温

归经：归肝、脾、胃、肺经

功效：疏肝理气，和胃止痛，燥湿化痰

故事引入

很久以前，有母子二人相依为命，住在一处山脚下。母亲年纪渐渐大了，经常感到胸闷喘不上气，肚子也不舒服。孝顺的儿子很是忧愁，他为了给母亲治病，四处求医，但一直没有寻到有效的药材。

有一天晚上，儿子梦见了一位美丽的仙女，仙女赐给了他一只手状的果子，母亲一闻这个果子的香味，病就好了。醒来后，儿子下定决心要找到梦中所见的果子。他翻山越岭，日夜不辞劳苦。这一日，他精疲力尽，跌坐在岩石上喘息流泪。忽然，一只美丽的仙鹤在他的头顶上盘旋。仙鹤一边飞，一边“唱”道：“金华山上有金果，金果能救汝之母。明晚子时山门口，大好时机莫错过。”“唱”完就飞走了。儿子十分高兴，连连感谢仙鸟相助。

第二天午夜，他爬上了金华山。只见眼前金光耀眼，一位美丽的仙子飘然而来，正是他梦中所见的仙女。仙女说：“你的孝心感动了上苍，特让我送给你一只‘天橘’，它可以治你母亲之病。”儿子感激不尽，恳求仙女再赐给他一棵“天橘”苗，他想让其他患者也能得到治疗。仙女感动于他的善良，便将果苗也赐给了他。

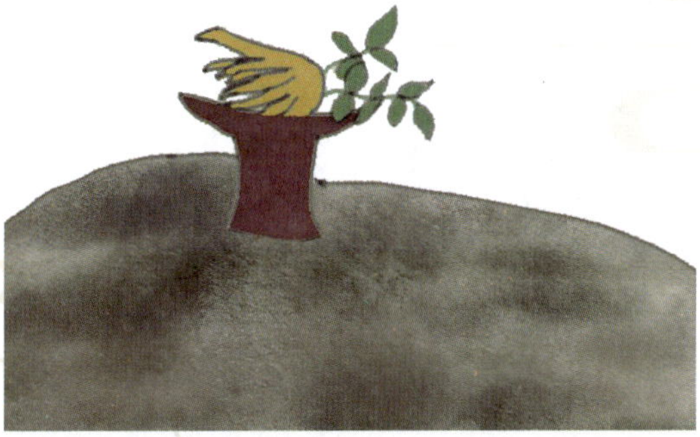

儿子回来后，种下了小苗，后来发现小苗所结的“天橘”形状酷似手掌，细长的果瓣又像手指一样，因此便将这味中药称为“佛手”。

民间习俗

佛手成熟后会散发出浓郁的芳香，放在家中清香扑鼻，是天然的空气清新剂。故自唐代开始，文人雅士便将佛手放在桌上，称为“清供”。

传统文化

佛手柑（其二）

［清］屈大均

玉指纷纷削，香圞（luán）变化来。
仙人双掌合，奇女一拳开。
细卷如花瓣，横垂在镜台。
年年当小雪，黄被乳柑催。

猜一猜

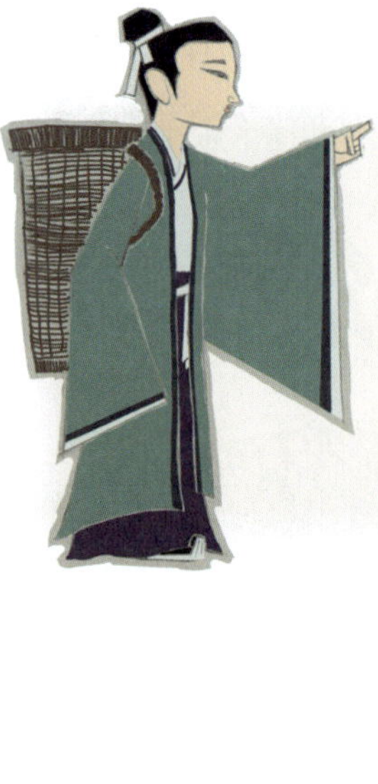

仙人掌。

（打一药用植物名）

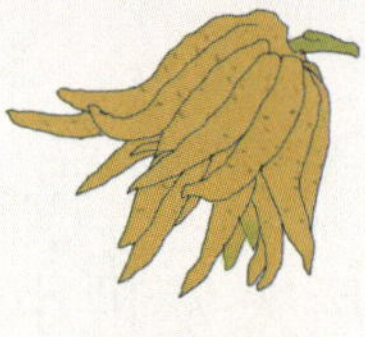

答案：佛手

知多一点

佛手的成分

佛手是一种药食同源的食物，大家在生活中是否也食用过它呢？佛手富含多种活性物质，比如挥发油、黄酮类、多糖类、香豆素类化合物等，其主要成分有佛手内酯、柠檬内酯、橙皮苷、布枯叶苷等。

佛手的食用禁忌

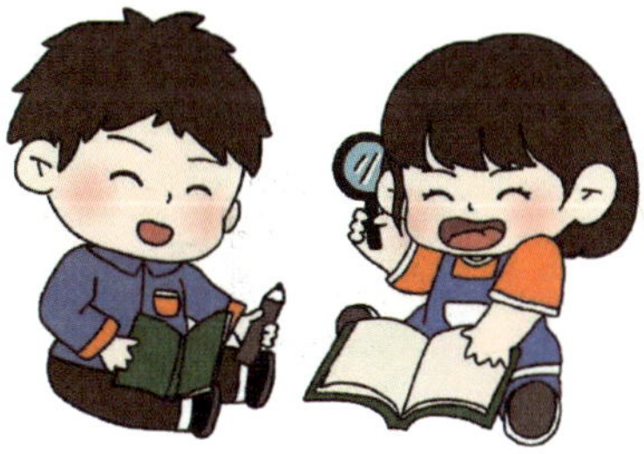

佛手不能和螃蟹等海鲜及白酒等一起食用。若是与上述食物同食，不仅佛手中的营养物质无法被人体完全吸收，甚至会引起一些不良反应，比如出现腹痛、腹泻等消化不良症状，而有些过敏体质者还可能会出现过敏性反应。

课外小实践

我是生活小能手——制作佛手香囊

佛手具有特殊的清香之味，除了食用外，它还可以用来制作佛手香囊。让我们一起来尝试制作吧！

动手前准备：佛手、菖蒲、木香、薄荷及装药材的布袋子。

做一做：将适量的佛手、菖蒲、木香、薄荷等药材装入备好的布袋子里，拉紧袋口，就制成了可随身携带的小香囊，它还可以用来安神助眠哦。

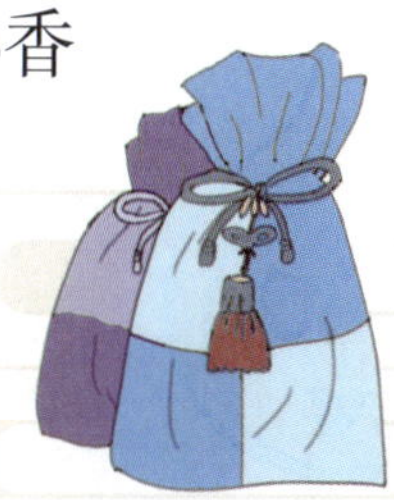

我们可以亲手制作上述香囊，并将其送给自己的爸爸、妈妈、爷爷、奶奶以及亲戚朋友们哦！

猜猜我是谁？

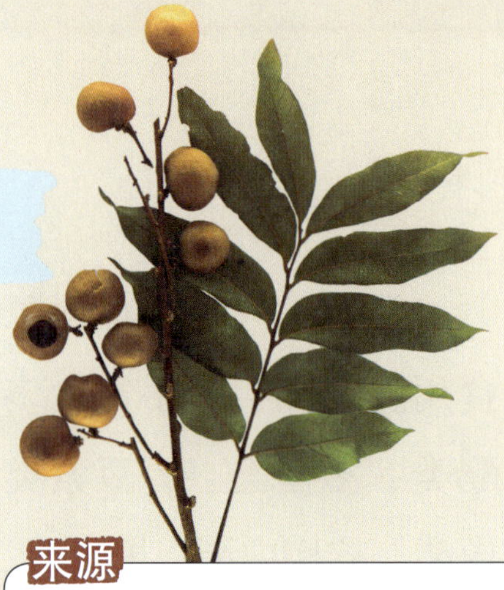

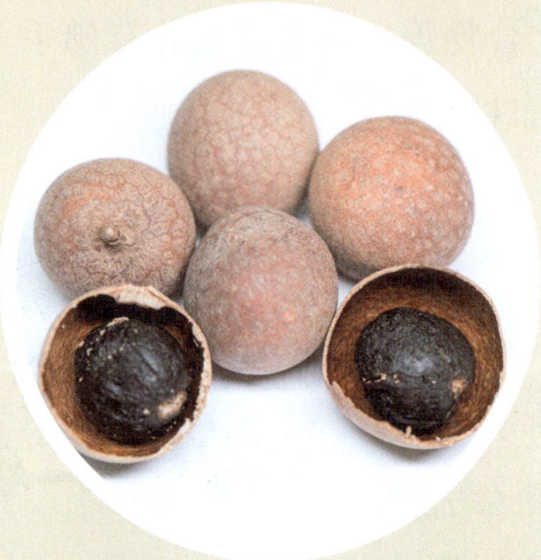

来源

无患子科龙眼属植物龙眼（*Dimocarpus longan* Lour.）的假种皮。又称桂圆肉，有圆眼、龙眼锦、益智、蜜脾、龙目肉、比目肉、荔枝奴、鲛（jiāo）泪、海珠丛、山龙眼、假种皮、三全、三元等别名。

产地

在我国西南部至东南部栽培很广，以福建省最盛，广东省次之，云南省及广西壮族自治区南部亦见。

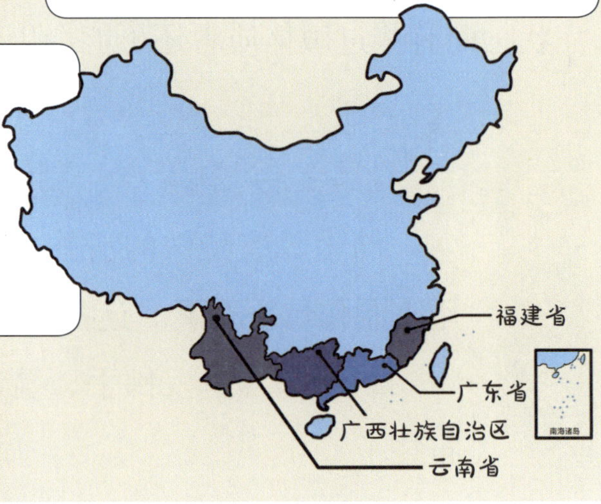

龙眼肉

中药科普

性味：味甘，性温

归经：归脾、心经

功效：补益心脾，养血安神

故事引入

很久以前，江南地区有一个姓钱的员外，年过半百还没有儿子。直到钱员外53岁那年，才终得一位小少爷。晚年得子，家里人都很高兴，于是给小少爷取名钱福禄。小福禄娇生惯养，又瘦又矮，十岁时看上去仍像四五岁孩子的模样。有一次，远房亲戚王夫人来探亲，看到小福禄瘦瘦小小的样子，便对钱员外说："想要小福禄身体强健，一定得吃龙眼肉哇。"钱员外问："'龙眼'是什么呀？"王夫人解释道："龙眼是一种圆圆的水果，宛如龙目，因此被叫作龙眼。在东海边，家家户户都种植龙眼树，人人都吃龙眼肉，据说有强身健体的功效呢！"

后来，钱员外赶紧派人去到东海边采摘龙眼，还将多买的部分晒干制成了桂圆，留待以后再吃。果然，吃了龙眼后小福禄的身体逐渐强壮起来了。

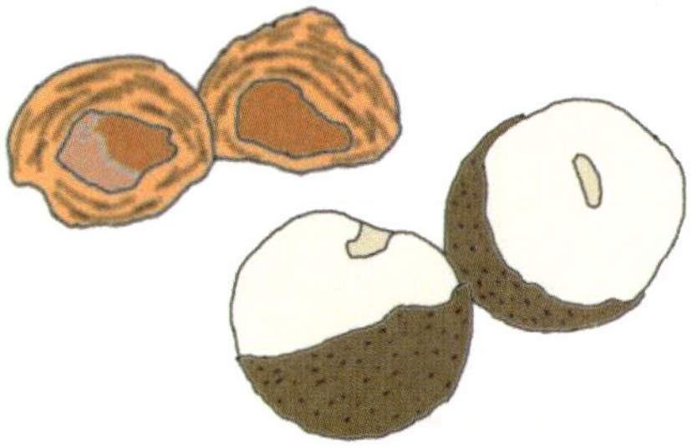

民间习俗

白露为二十四节气之一，是秋天的第三个节气。在福建福州地区，有在白露时吃龙眼的习俗。民间认为，在白露这一天吃龙眼具有补气养身的奇效。

传统文化

代怨别曲（其三）

［清］屈大均

益智为龙眼，蠲（juān）愁是荔枝。

为君空采摘，无路寄相思。

猜一猜

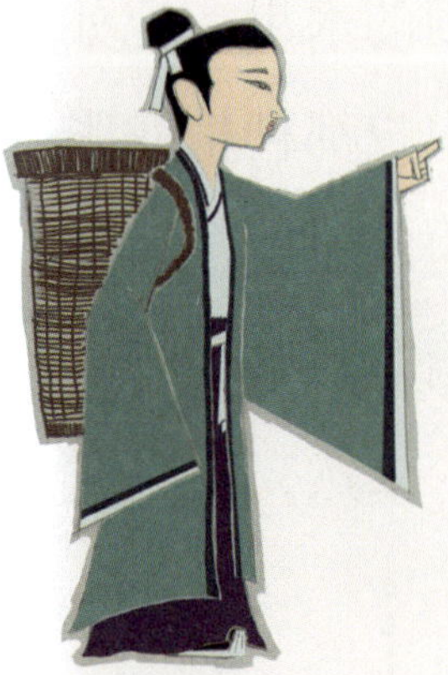

一个小胖子，

藏着黑珠子。

剥开黄身子，

露出白肚子。

（打一水果名）

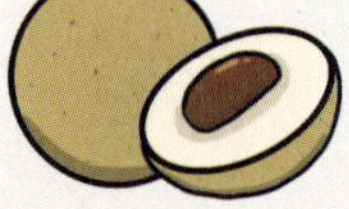

答案：龙眼

知多一点

龙眼的药用原理

龙眼中含有糖、蛋白质和多种维生素等营养成分，尤其是糖分的含量很高，还含有可以被人体直接吸收的葡萄糖。体弱贫血、年老体衰或久病体虚的人经常适量吃些龙眼对身体有补益的效果。

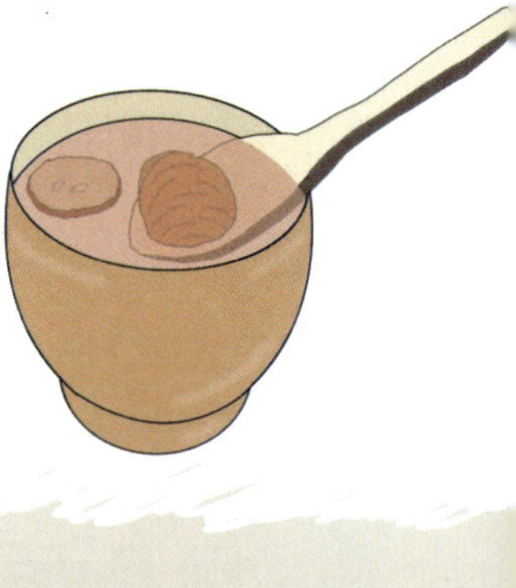

龙眼和桂圆的区别

“龙眼”与“桂圆”其实是同一种水果的不同形态。“龙眼”指的是新鲜的果实，而龙眼带壳带核晒干后叫作“桂圆”；如果去壳去核，只留果肉，则晒干后就叫作“龙眼干”。

课外小实践

我是生活小能手——制作龙眼干

龙眼干是由龙眼肉晒干而成的干品，味道很好，广东人煲鸡汤或泡茶时都很喜欢加入龙眼干。不妨和爸爸妈妈一起来动手制作龙眼干吧！

1. 选取优质龙眼，把枝、叶、梗都摘掉，用水冲洗干净，放入开水中煮2～3分钟。

2. 沥干水分，将龙眼拿到楼顶晾晒。注意，需在晴天且温度较高的天气里才能晒好。龙眼晾晒过程中要不时翻动一下。

3. 大约晾晒25天后，龙眼壳会自动干瘪。这时，可以用牙签将龙眼肉和龙眼壳剥离，将剥出来的龙眼肉装进一个干净的簸箕里，再放在阳台继续晾晒，直到晒至龙眼肉里没有水分的状态为止。

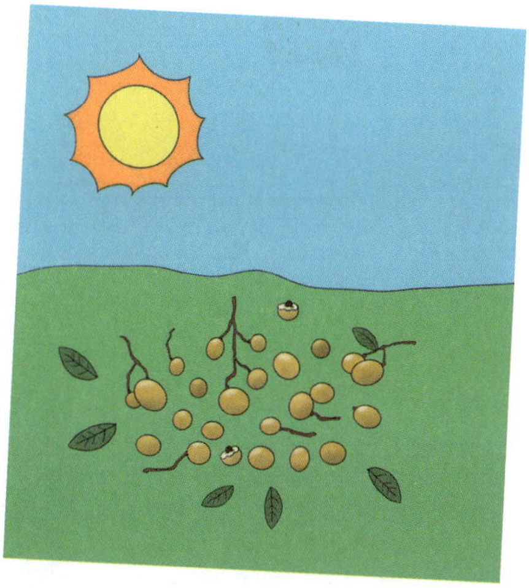

莱菔子

猜猜我是谁？

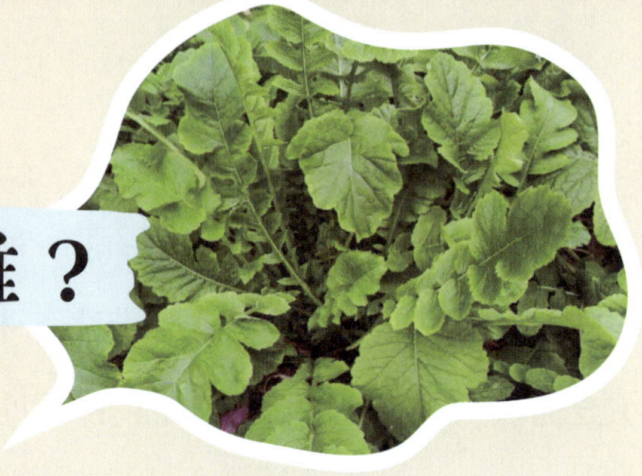

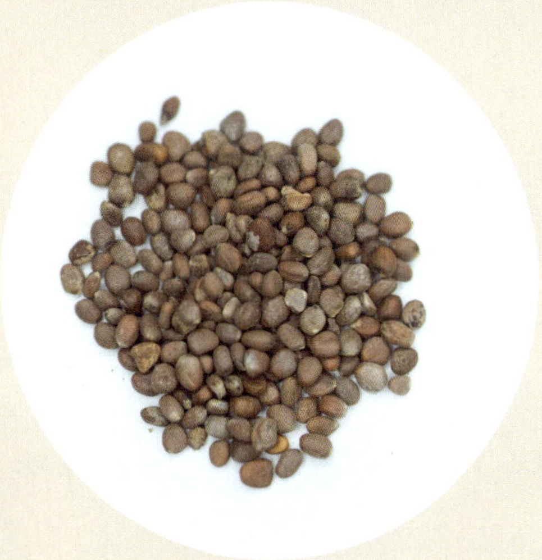

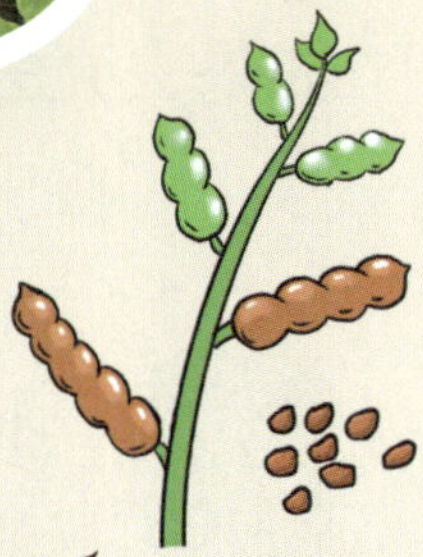

制成药材时是这样的。

来源

十字花科萝卜属植物萝卜（*Raphanus sativus* L.）的干燥成熟种子。夏季果实成熟时采割植株，晒干，搓出种子，除去杂质。生用或炒用，用时捣碎。

产地

全国各地均有生产。

中药科普

性味：味辛、甘，性平

归经：归脾、胃、肺经

功效：消食除胀，降气化痰

故事引入

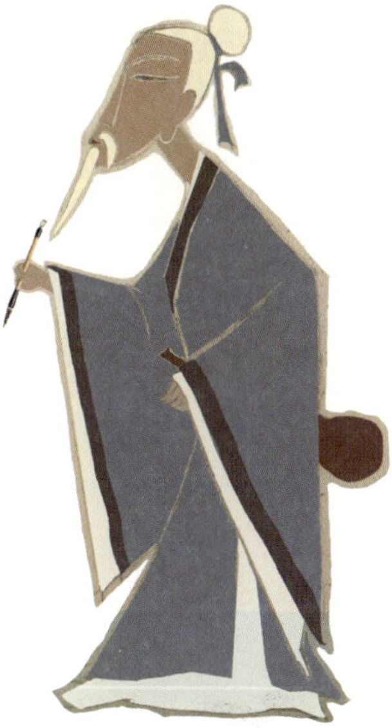

相传，慈禧有一年寿诞时，游园看戏，品尝各种美味佳肴，一时高兴就吃多病倒了。慈禧感觉自己的身体逐渐衰弱，便要求太医每日用上等的人参煎参汤给其进行滋补。慈禧刚开始吃的时候还有功效，但不久后非但没有效果，反而出现了头胀、胸闷、食欲不佳、易怒和流鼻血的症状。太医实在没有办法了，于是只好张贴皇榜，招募贤才给慈禧治病，并称“凡能医好病者，必重赏”。三天后，有位郎中看到了皇榜的内容，细加琢磨，悟出了太后发病的原因。于是他便揭下皇榜，朝皇宫走去。面见慈禧后，郎中从药箱中取出了三钱莱菔子，细研后加面粉用茶水搅拌，做成了小丸子，然后用锦帕包好呈给了太后，称“请太后服用‘小罗汉丸子’”，并嘱咐太后每日服3次，每次1粒。太后服下一丸后，流鼻血立即停止了；服下两丸，肚子就不胀了；服下三丸，就能安心吃饭了。太后大喜，赐给了郎中1个红顶子（是官衔的标志）。从此，“三钱莱菔子，换了个红顶子”的俗语就这样传开了。

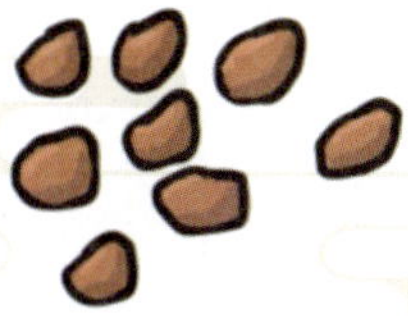

传统文化

蘋(pín)洲莱菔脆甚

［宋］释居简

藕生玉井何曾见，梨属张公不见分。

安得脆琼莱菔子，蘋洲南畔种残云。

猜一猜

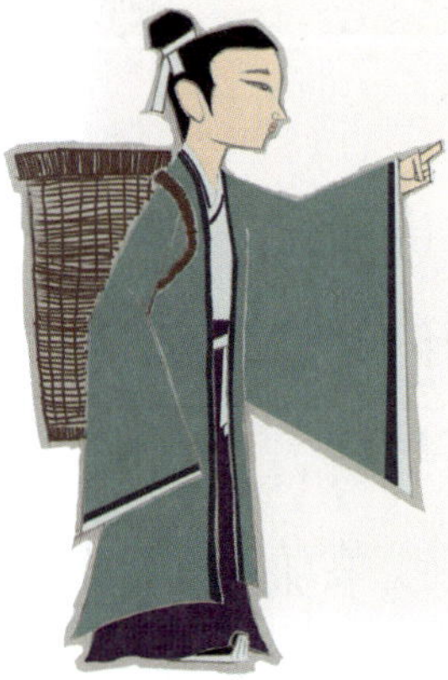

有个小娃娃，爱玩捉迷藏，

身子往土钻，头发绿洋洋。

小兔拔出它，穿着白绿裳。

（打一蔬菜名）

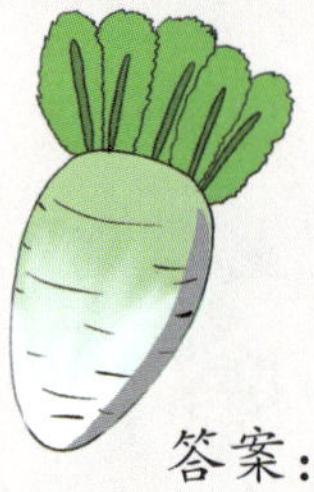

答案：萝卜

知多一点

莱菔子的成分

莱菔子除了含有脂肪油、挥发油和多糖等多种成分外，还含有抗菌物质，其有效成分为莱菔素。

莱菔子的食用禁忌

莱菔子不可与人参同用。

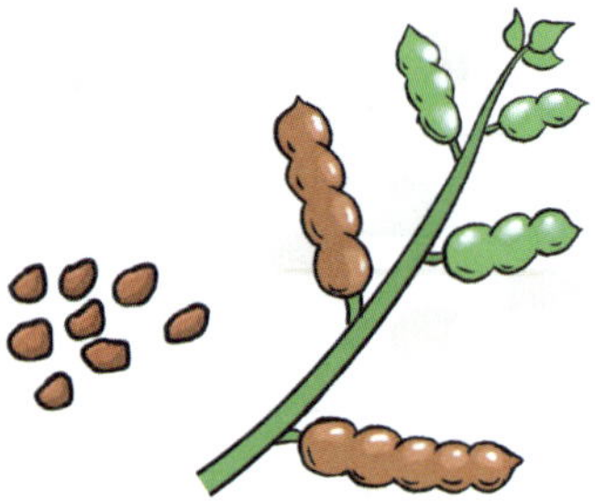

课外小实践

我是生活小能手——制作莱菔子消痰茶

学习了这么多有关莱菔子的知识，让我们一起尝试来做一杯消痰止咳的莱菔子茶吧！如果爷爷、奶奶经常咳嗽有痰，不妨做给他们喝一喝哦。

动手前准备：陈皮、莱菔子、紫苏子各5克。

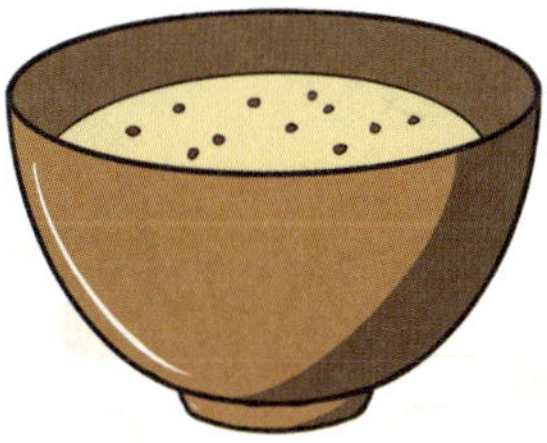

做一做：把莱菔子、紫苏子和陈皮一起放入茶袋，并置于保温杯中，加入适量开水焖泡，过一会儿就可以当茶饮喝啦！

试一试：莱菔子消痰茶是不是帮助爷爷、奶奶缓解了痰多的症状呢？

大家一起做一做——收莱菔子

原来，大名鼎鼎的莱菔子就是萝卜种子。让我们一起来种萝卜，并收莱菔子吧！

动手前准备：萝卜种子、土壤及花盆。

做一做：春天时，将萝卜种子播种在花盆里，需要先松一松土壤，再勤浇水、施肥。等夏秋季萝卜成熟时，采割萝卜的植株，放置在太阳下晒干后，搓出种子，除去泥土、沙子等杂质，再晾晒至干燥，这样我们就可得到莱菔子啦！

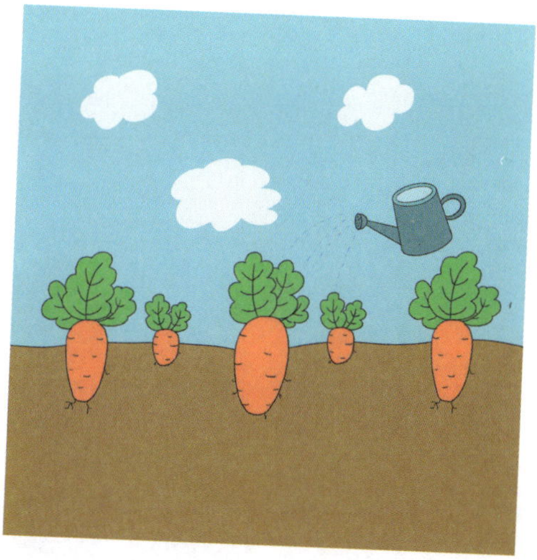

浮小麦

猜猜我是谁？

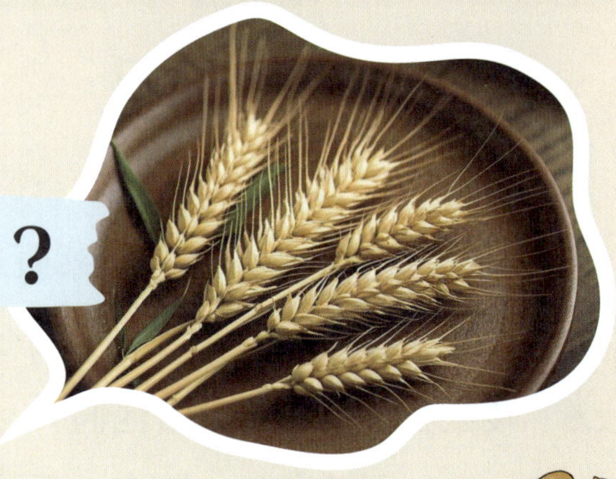

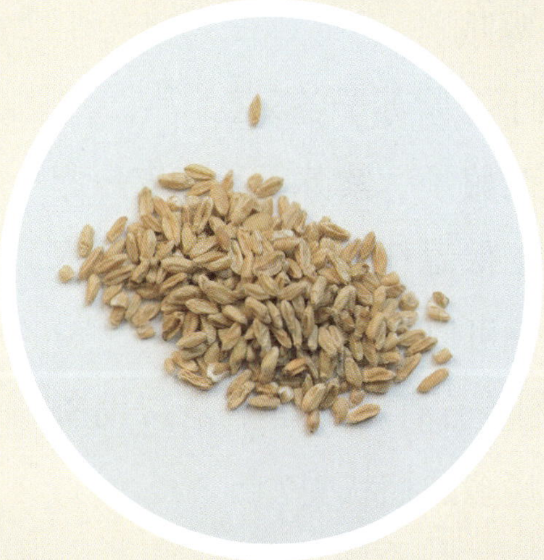

制成药材时
是这样的。

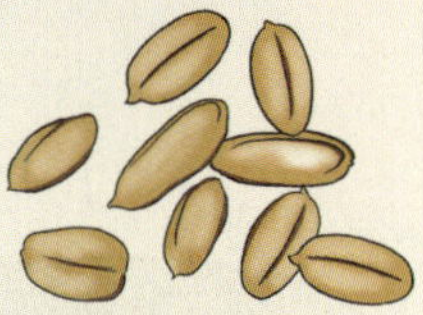

来源

禾本科小麦属植物小麦（*Triticum aestivum* L.）的干燥轻浮瘪(biě)瘦的未成熟果实。

产地

全国产麦地区均有生产。

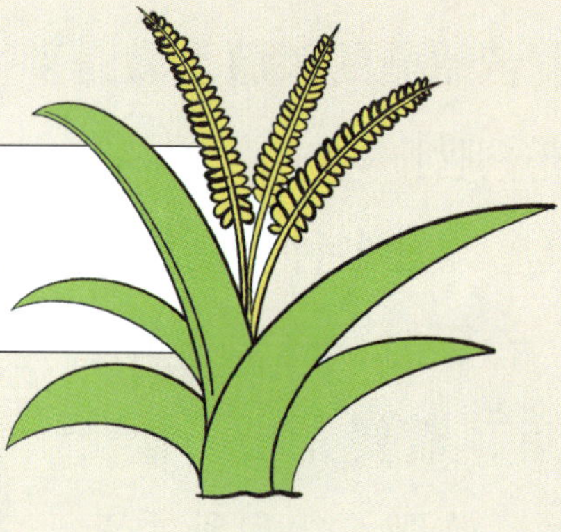

中药科普

性味：味甘，性凉
归经：归心经
功效：除虚热，止汗

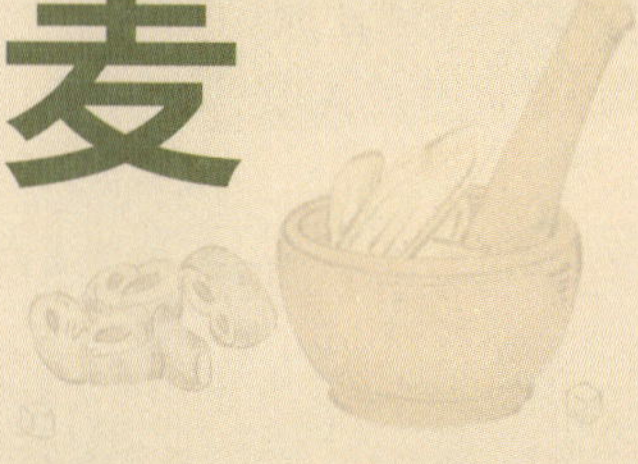

故事引入

宋代太平年间，有位名医叫王怀隐。一天，王怀隐到内屋后院查看晾晒的中药材，却发现了一堆又空又瘪的小麦。他正想询问家丁，忽然来了一位患急症的妇人，王怀隐便先给妇人看病。他把了把那妇人的脉，又仔细问了病情，然后捋着胡须笑道："是脏躁症。"说完，他开出了一个处方，上有甘草、小麦、大枣共三味药。原来，他是想用东汉末年医圣张仲景《金匮要略》中的"甘麦大枣汤"来治疗妇人的精神烦躁症状。病妇临出门时又补充了一句："我还常常夜间出汗，衣衫都湿透了呢。"王怀隐点头答道："嗯，知道了，先治好脏躁症再说吧。"

不久后，那妇人和她的丈夫乐滋滋地来拜谢王怀隐，还说她夜间盗汗的症状也消失了。

王怀隐疑惑不解，自己还未开出治夜间盗汗的药方呢！仔细询问，才知原来那日妇人见王怀隐院子中晒有小麦，于是顺带抓了一把，依照药方煎出药汤服用了，结果治好了疾病。王怀隐惊喜不已，于是将那又空又瘪的小麦收入药柜之中，暂名"浮小麦"，以与另一药柜中的"小麦"进行区分。

后来，王怀隐继续用浮小麦给病人治疗盗汗、虚汗等，果然疗效显著。"浮小麦"一药便如此流行于世，并为历代医家沿用至今。

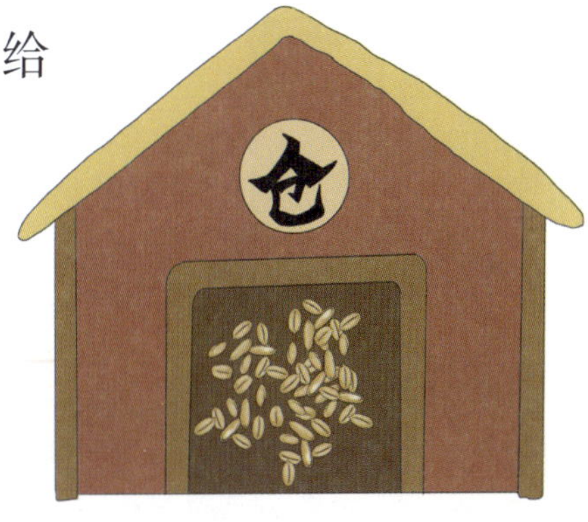

为农

［唐］杜甫

锦里烟尘外，江村八九家。
圆荷浮小叶，细麦落轻花。
卜宅从兹老，为农去国赊（shē）。
远惭勾漏令，不得问丹砂。

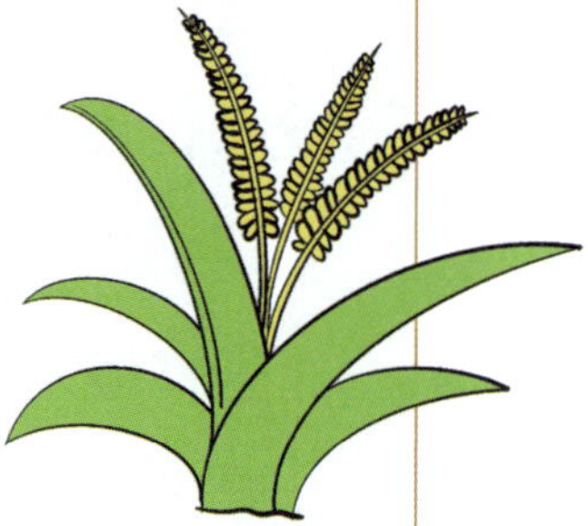

观刈（yì）麦（节选）

［唐］白居易

田家少闲月，五月人倍忙。
夜来南风起，小麦覆陇黄。
妇姑荷箪（dān）食，童稚携壶浆。
相随饷（xiǎng）田去，丁壮在南冈。

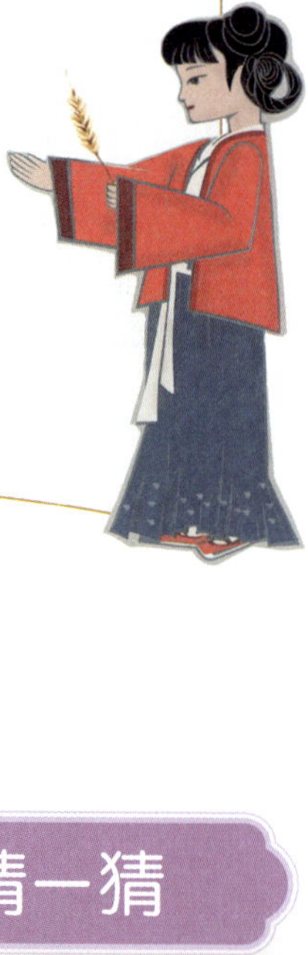

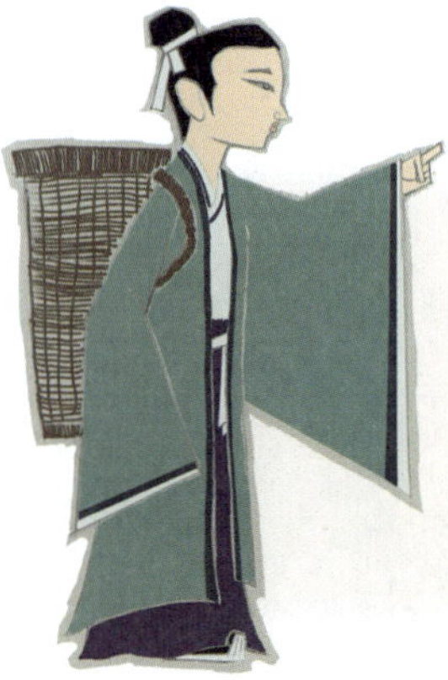

猜一猜

水上庄稼。

（打一中药名）

答案：浮小麦

知多一点

浮小麦的药用原理

浮小麦本身含有蛋白质、糖类、微量元素等多种营养物质，可以治疗虚汗、盗汗等病症，对心神不宁以及失眠症状也有一定的缓解作用。

浮小麦和小麦的区别

浮小麦和小麦两者都来源于小麦的果实。浮小麦是干燥后轻浮瘪瘦的麦粒，而小麦则是颗粒饱满的麦粒。可以将浮小麦看作是发育不良的小麦，将麦粒放到水里，质量好的麦粒会沉到水下，而质量差的麦粒会浮在水面上，后者就是浮小麦，也叫浮水麦。

课外小实践

我是生活小能手——制作浮小麦饮

让我们一起来试试制作浮小麦饮吧！

动手前准备：浮小麦15～30克，红枣10枚。

做一做：将浮小麦与破开的红枣洗净后一同放入砂锅内，加入适量的水，煎汤即可。

想一想：浮小麦饮适合哪些人喝呢？

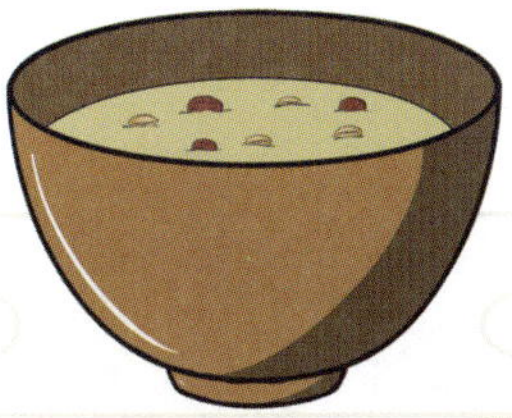

猜猜我是谁？

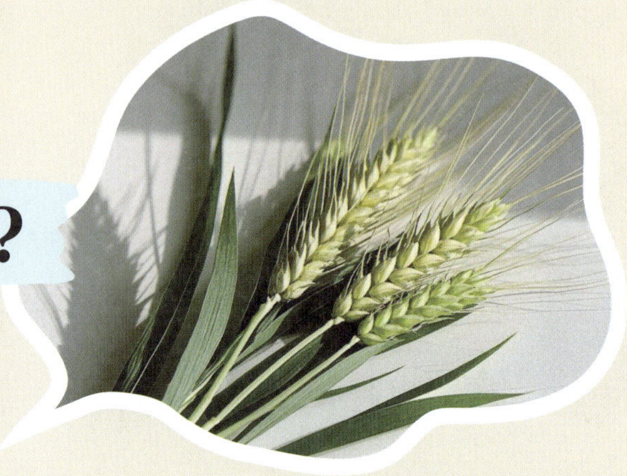

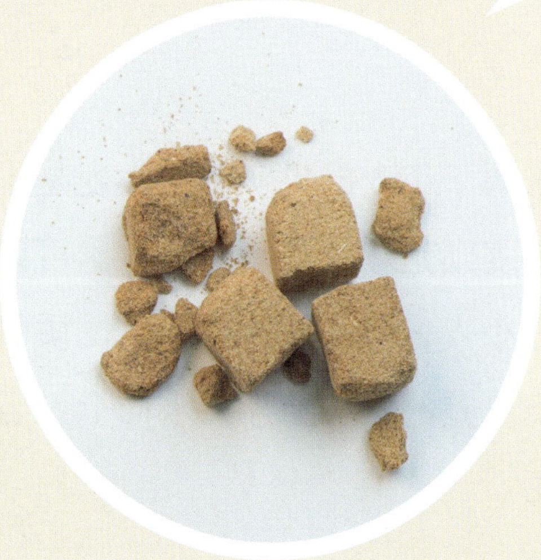

制成药材时
是这样的。

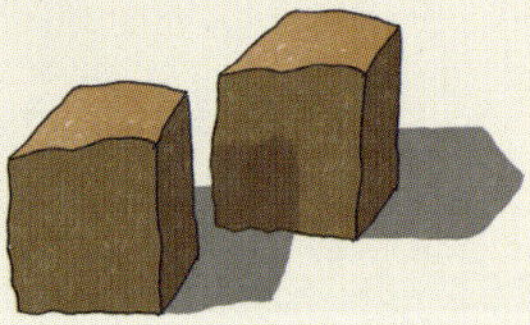

来源

辣蓼（liǎo）、青蒿、杏仁泥、赤小豆、鲜苍耳草加入面粉或麸皮后经发酵成为神曲（*Massa Medicata Fermentata*）制品。

产地

全国各地均有生产，但工艺、规格略有差异。生用或炒用。

神曲

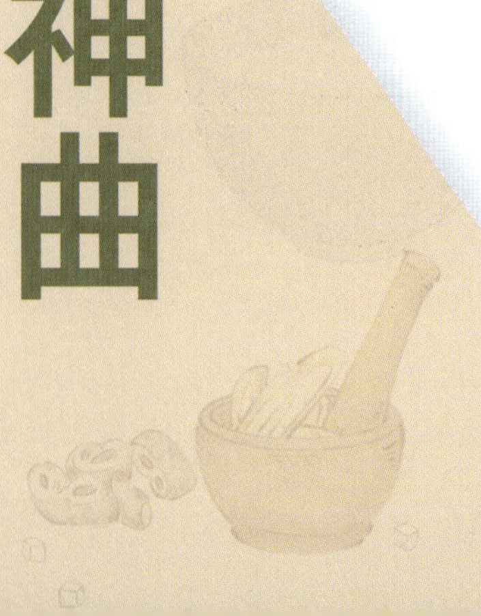

中药科普

性味：味甘、辛，性温
归经：归脾、胃经
功效：消食和胃

故事引入

相传，有一段时间里名医刘义发现自家鸡窝里的鸡蛋经常丢失。为抓住偷蛋贼，他连续几日严密监控鸡窝。一天，他看到一条蛇在夜里爬进鸡窝，吞下了一个鸡蛋，然后爬到高高的树梢上故意坠落下去，腹中的鸡蛋随之破裂。望着那狡猾的大蛇，刘义决定惩罚一下它。于是他用石灰裹着石子做了几枚假蛋，并在假蛋外面涂上了鸡蛋清，将其放在了鸡窝里，然后自己守候在一旁观察。

第二天夜里，他看到那条蛇又爬进了鸡窝里，它将那其中一枚假蛋吞进了肚子里。不一会儿，那条蛇便在地上痛苦地挣扎起来，然后爬进了草丛里，拼命地吞食一种毛茸茸的小草。不多时，那蛇排出了一堆粪便，然后无事般爬走了。见状，刘义心想：这种草一定有神奇的功效，能治消化不良。后来，他以这种草为主要材料，研制出了治疗消化不良的名药，并命名为“神曲”。

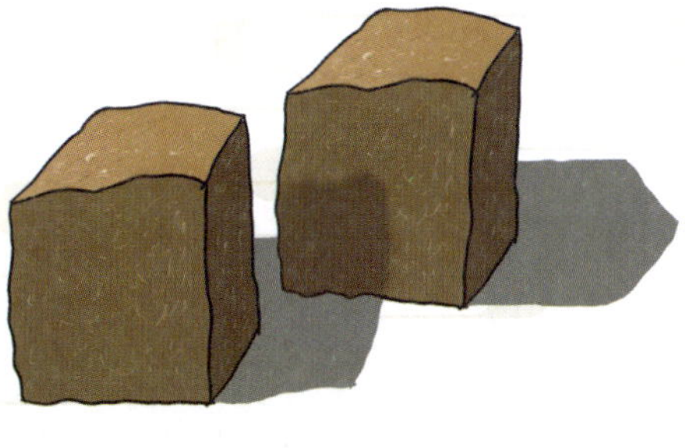

传统文化

神曲又名六神曲，之所以得此名，一是因为它是消食化积的良药，二是因为该药的六种原料对应上古时期六个神仙的名号［分别是青龙（青蒿）、白虎（白面粉）、朱雀（赤小豆）、玄武（苦杏仁）、勾陈（苍耳草）和螣（téng）蛇（辣蓼）］。古代时神曲一般在农历六月初六时制作，有六神会聚的寓意。

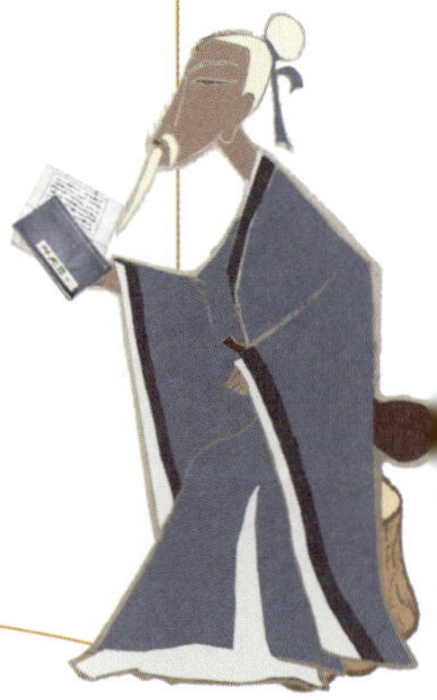

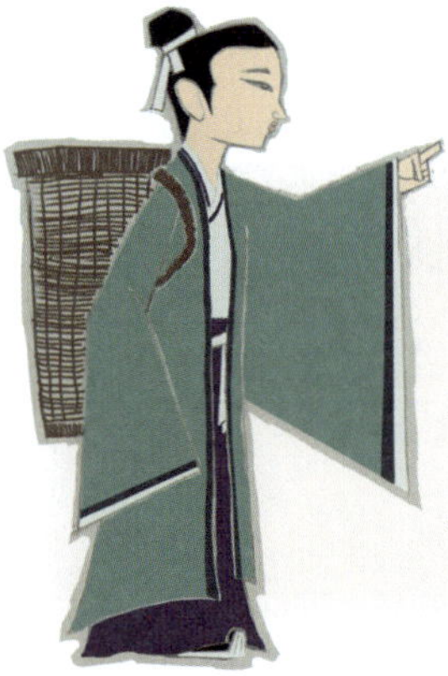

猜一猜

仙人之歌。

（打一中药名）

答案：神曲

知多一点

神曲的营养成分

神曲是一种含有酵母菌、淀粉酶和维生素B复合体的酵母制剂，还含有蛋白质、脂肪等成分，可以增进食欲，让人保持正常的消化功能。

神曲的药用原理

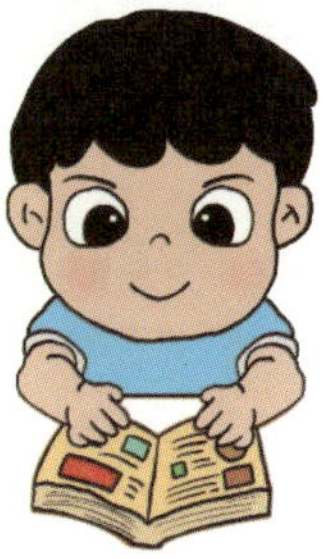

神曲作为一种发酵药材，其携带的大量有益菌能够促进肠道对食物的消化、吸收与排泄，因而具有健脾消食的作用。

课外小实践

大家一起来动手——神曲的加工炮制

了解了上述有关神曲的小知识后，让我们一起来学习如何制作神曲吧！

动手前准备：苦杏仁、赤小豆、面粉、麦、鲜辣蓼、鲜青蒿、鲜苍耳草。

做一做：先将苦杏仁、赤小豆研磨成粗颗粒粉末，再与面粉、麦混匀，另取新鲜的辣蓼、青蒿、苍耳草加水煎煮，过滤后浓缩成清膏，趁热与上述药粉搅拌均匀。保持适当的温度和湿度，待其自然发酵至表面遍生黄白色或灰白色霉衣时，取出切成小块，干燥即成。

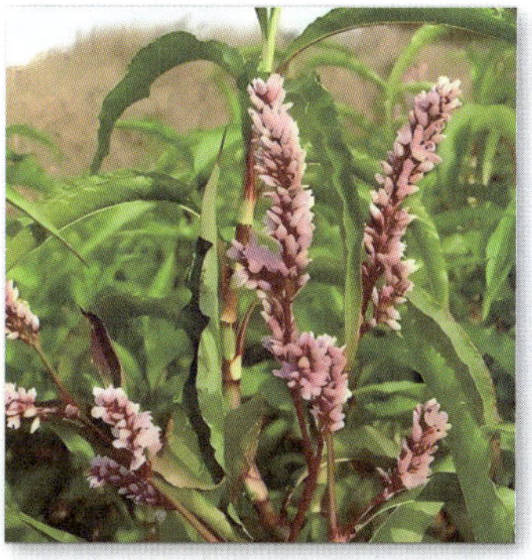

辣蓼

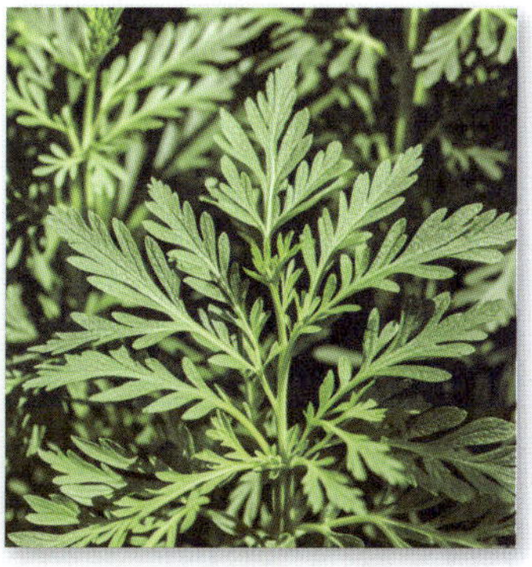

青蒿

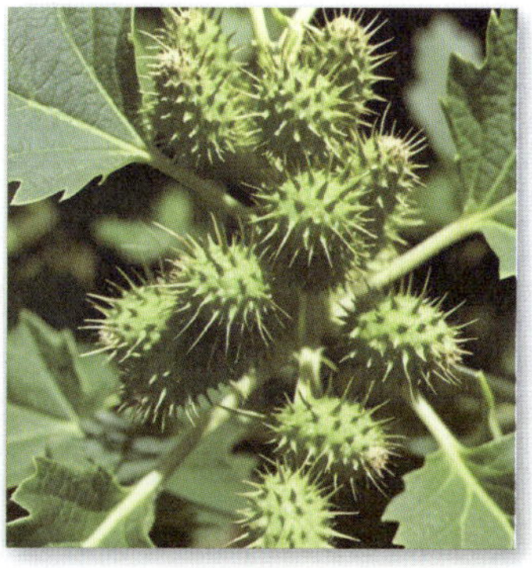

苍耳草

麦芽

猜猜我是谁？

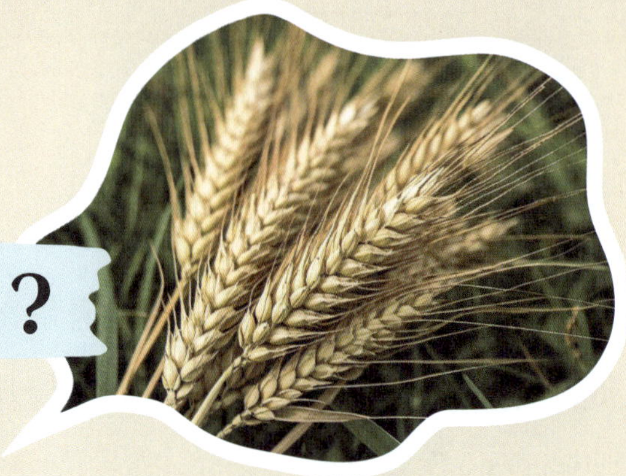

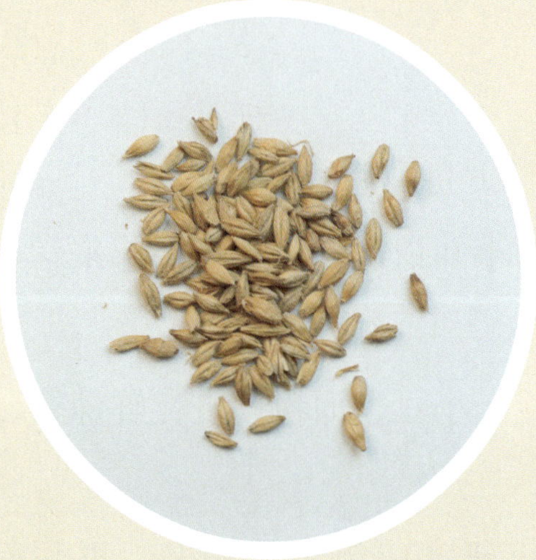

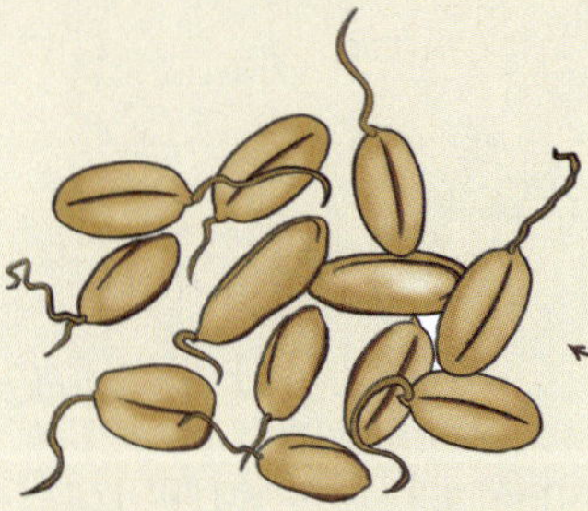

制成药材时是这样的。

来源

禾本科大麦属植物大麦（*Hordeurn vulgare* L.）的成熟果实经发芽干燥后的炮制加工品。

产地

全国大部分地区均产。

中药科普

性味：味甘，性平

归经：归脾、胃经

功效：行气消食，健脾开胃，回乳消胀

故事引入

相传，南宋时高宗赵构的养子赵琢每天养尊处优，不久得了一种怪病，变得不爱吃东西也不爱玩耍，总感觉浑身无力。赵构让御医开些方子为其治病，但都没有治好。

赵构听说民间的许仙医术高超，便召许仙进宫。许仙望闻问切后，开出了一个药方。赵琢依方服药，效果甚好。赵构很是高兴，想留许仙在宫中当御医。但是许仙心系百姓，不愿入朝为官，可他又不敢抗旨，只好找妻子白素贞商量此事。白素贞笑道："你不用急，明天面见圣上时，一切都交给我吧。"

第二天，二人一同在大殿上面见皇帝，白素贞故作为难道："许仙的药虽好，但是味道苦涩，小孩子一定不喜欢服用。草民有一药方，不仅甘甜可口，而且可以经常食用。草民愿献出此方，只求皇子康复后能让草民夫妻还乡。"白素贞献出的药方便是：将成熟大麦用水浸泡约一日，待其生长出黄棕色短芽，以色黄、粒大、饱满、芽完整的麦芽为佳，煎服或研末服用。赵构按照该方命人煎药给赵琢服用，不久赵琢果真痊愈了，并且病症很久都不再发作。赵构大喜，于是赏赐了许仙夫妻许多金银，并让他们还乡。

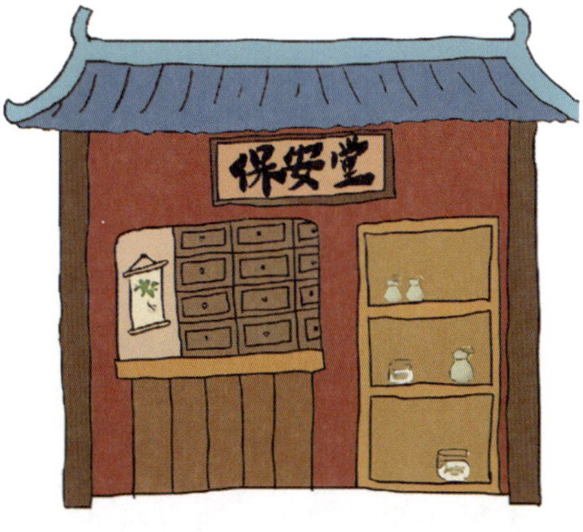

回到家乡后，许仙夫妻俩就用这些金银建了保安堂，为贫苦百姓义诊，力行救死扶伤，被传为佳话。

民间习俗

立夏美食之麦芽塌饼

麦芽塌饼又称“立夏塌饼”，是浙江嘉兴市嘉善县陶庄镇汾湖一带的传统茶点。人们认为吃了麦芽塌饼，便可以使蚕事年年发达，生活年年甜蜜。

传统文化

过平望三首（其一）

［宋］杨万里

小麦田田种，垂杨岸岸栽。
风从平望住，雨傍下塘来。
乱港交穿市，高桥过得桅。
谁言破书箧（qiè），樯取太湖回。

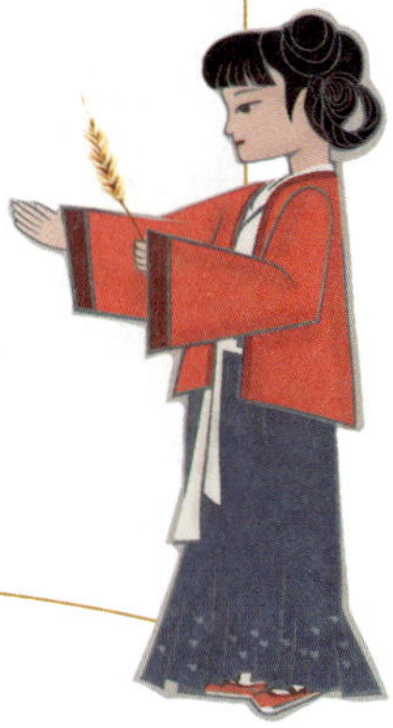

知多一点

麦芽的药用原理

麦芽中含有的淀粉酶可将淀粉分解成麦芽糖与糊精，能够促进胃蛋白酶的分泌，有助于谷物的消化。麦芽还能够减轻因情绪不佳而产生的胸闷感。更有意思的是，麦芽还可以减少乳汁的分泌，即能致“回乳”。

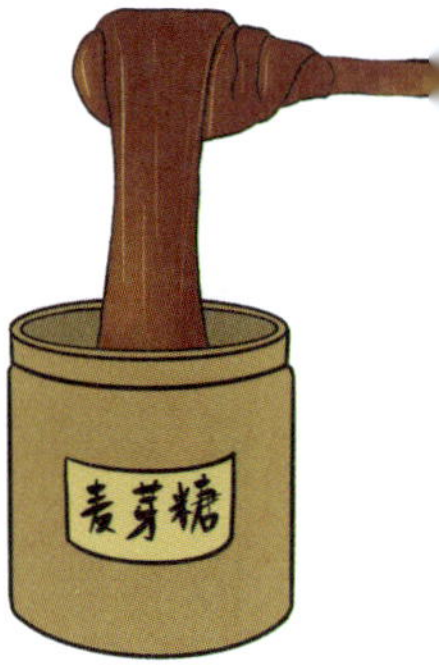

课外小实践

我是生活小能手——如何让麦子发芽？

麦芽是由麦种发芽而成的。让我们一起来看看如何给麦子种子催芽吧！

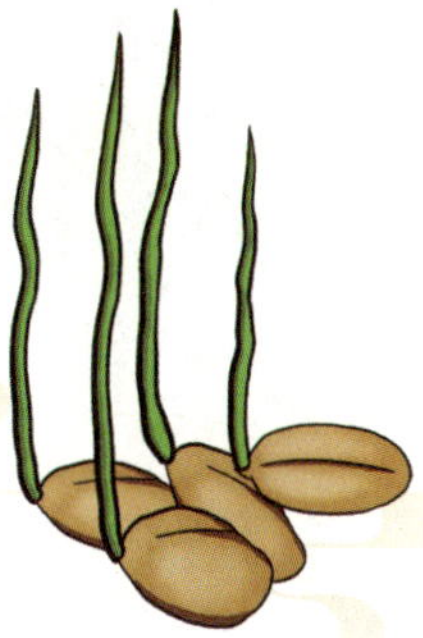

动手前准备：新鲜麦种、纸巾、水、喷壶、育苗盘、育苗盖。

做一做：

❶ 将纸巾喷湿，铺在育苗盘上。

❷ 将新鲜麦种均匀地平铺在纸巾上，再喷一次水，种子不要重叠。

❸ 盖上育苗盖，放在阴凉、通风的地方进行催芽。在栽培过程中每天都要给育苗盘保湿，把其中坏了的种子拣出来。注意不可暴晒。

看一看：仔细观察麦种变成麦芽的过程，并记录下来。

大家一起来动手——制作麦芽糖

动手前准备：麦芽、糯米、熟糯米粉适量，沥水袋1个。

做一做：

把麦芽洗好后，用刀切段。将糯米浸泡后放入电饭锅中煮熟，放凉后装进盘中，加入切碎的麦芽搅拌均匀。接着再倒回电饭锅中，按保温键发酵6个小时。把糯米饭装进沥水袋，挤出里面的汁水。

将汁水放入锅中，大火煮沸后转中火加热，边煮边搅拌，煮至锅里鼓起大气泡时即可关火，此时汁水已熬煮成了糖浆。接着把糖浆倒出来，冷却，拉扯至成型变硬不黏。最后用刀将其敲成小块儿，再撒上熟糯米粉，手工麦芽糖就做好了！

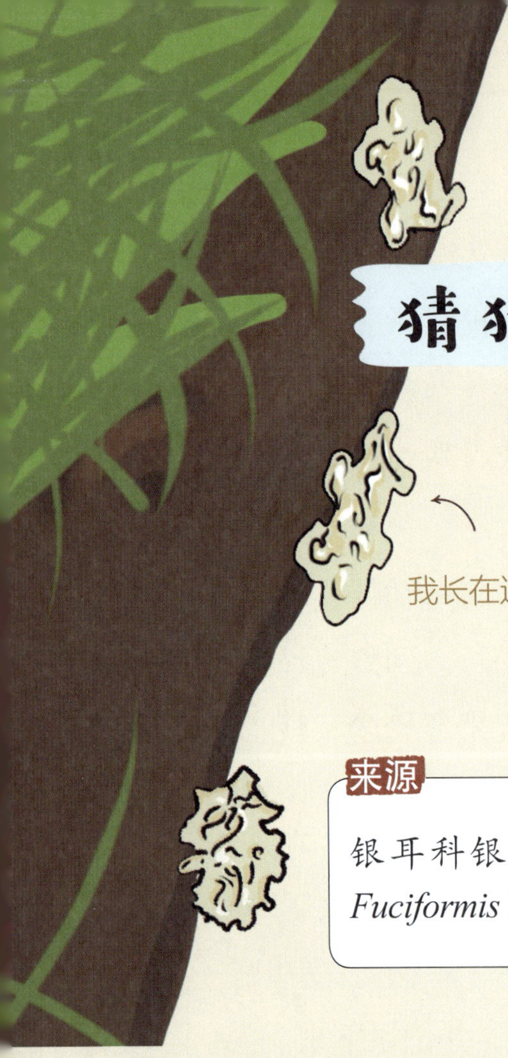

猜猜我是谁？

我长在这里。

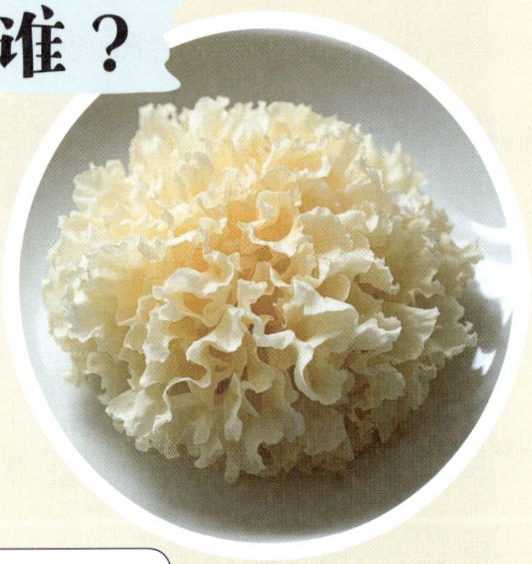

来源

银耳科银耳属真菌（*Tremella Fuciformis* Berk.）的干燥子实体。

产地

产于四川、云南、福建、贵州、安徽等省份。

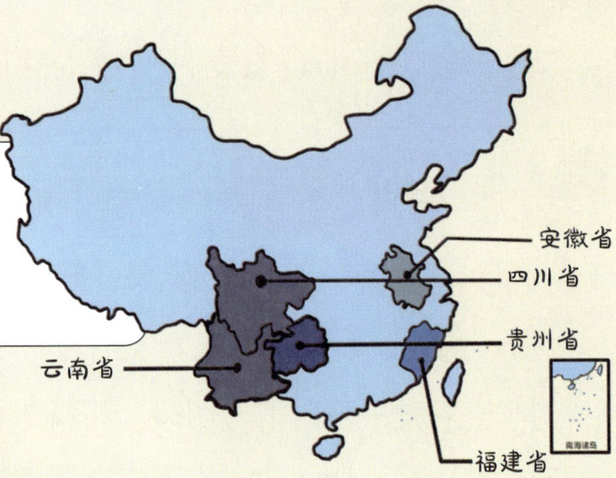

银耳

中药科普

性味：味甘，性平

归经：归肺、胃、肾经

功效：滋阴润肺，养胃生津

故事引入

相传，慈禧有一次外出后回宫突发痢疾，太医拿出了数个方子都无法治愈，大家都焦急不已。一日，有个民间大夫献了一方，建议用银耳熬汤给慈禧服用，不久后慈禧的痢病便好转了。慈禧大喜，大赏这个大夫，并且在病愈后也经常饮用银耳汤。

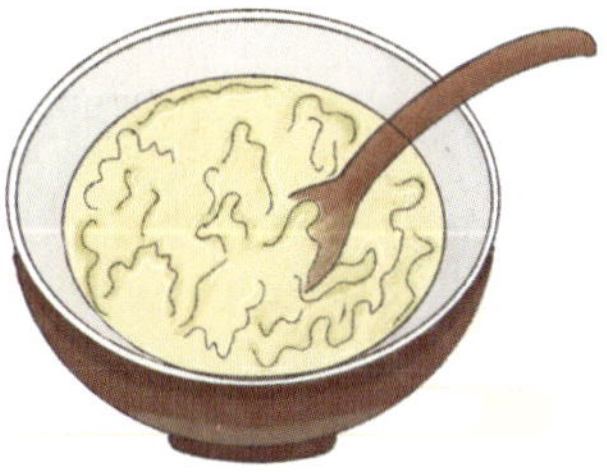

原来银耳还有这样神奇的功效，于是达官贵人们争相食用银耳，并让人到处搜寻各地最好的银耳，进贡给慈禧及皇家贵族。一时间银耳市价飙升，一小匣子银耳竟需要花一二十两银子才能买到，小小的银耳因此风靡一时。

民间习俗

三伏天喝银耳汤

三伏之时天气燥热，此时喝上一碗银耳汤，能够补胃润肺，缓解因气候燥热引起的不适。银耳作为菌中之王，素来有“小燕窝”之称。“入伏陈皮汤，三伏银耳汤”是广为流传的民间习俗。

传统文化

宋代陶谷编写的《清异录》中载：“北方桑上生白耳，名桑鹅，贵有力者咸嗜之，呼五鼎芝。”这里的“桑鹅”和“五鼎芝”指的便是银耳。

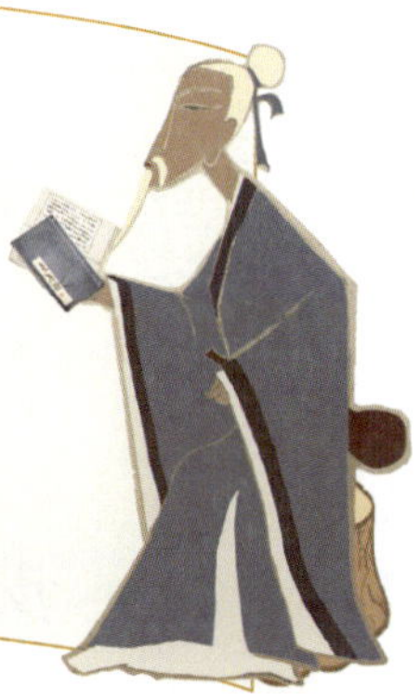

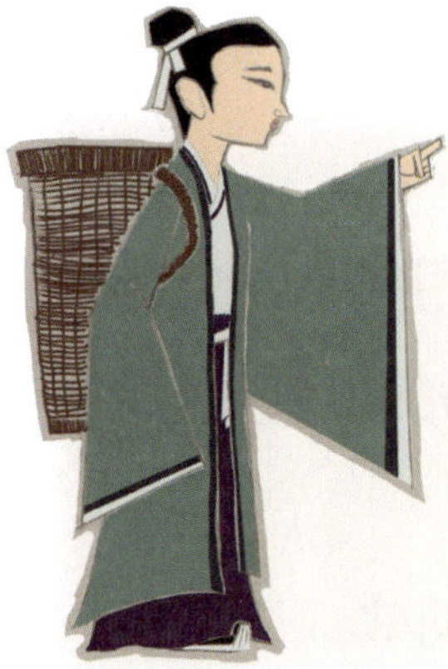

猜一猜

腰缠万贯。

（打一中药名）

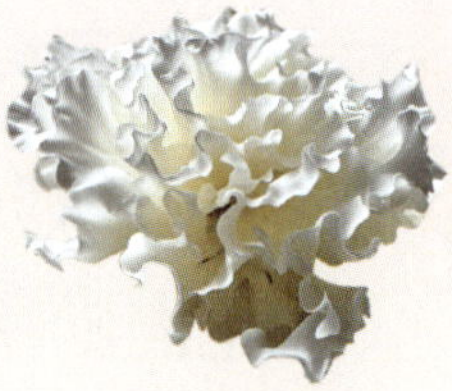

答案：银耳

知多一点

银耳的药用原理

银耳中主要含有银耳多糖及固醇类物质，能够提高免疫调节能力，延缓衰老，同时还具有调节血脂、血糖，抗辐射，保护胃黏膜的作用。每100克银耳干品中含蛋白质19克、膳食纤维30克、钾1.59克，还含有酸性多糖、中性多糖等，其中的银耳多糖可以促进人体对葡萄糖的吸收，且可调节血糖。

课外小实践

我是生活小能手——制作银耳雪梨羹

动手前准备：雪梨3个、银耳1朵、红枣10枚、枸杞子5克、黄冰糖50克。

做一做：

❶ 银耳先用开水泡发，发好后撕碎成小朵。雪梨削皮，切小块。

❷ 把银耳装入砂锅中，放入黄冰糖和洗净的红枣，加入清水，盖上锅盖用大火煮开，煮开后转小火煲3个小时，直至银耳的胶质被煲出，汤成黏稠状即可。

❸ 把雪梨块放入锅中，用勺子翻匀，盖上锅盖继续煲30分钟即成。

想一想：银耳雪梨羹在哪个季节吃最合适呢？

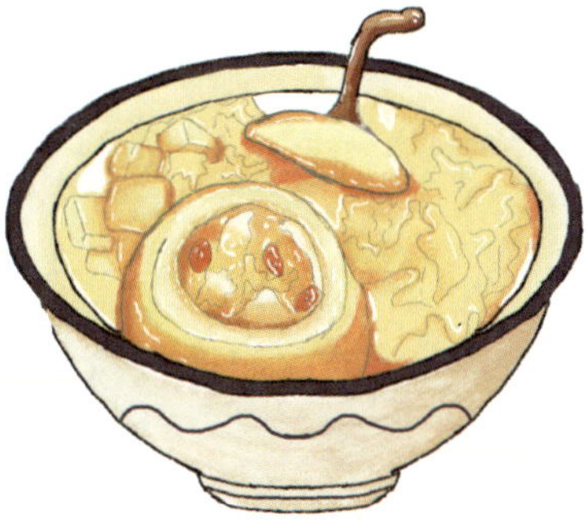

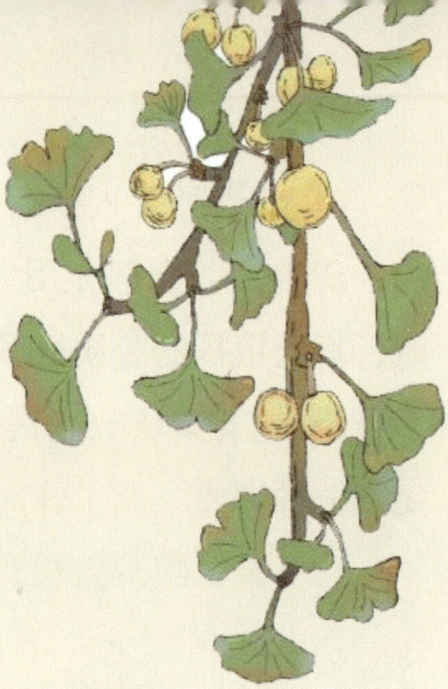

猜猜我是谁？

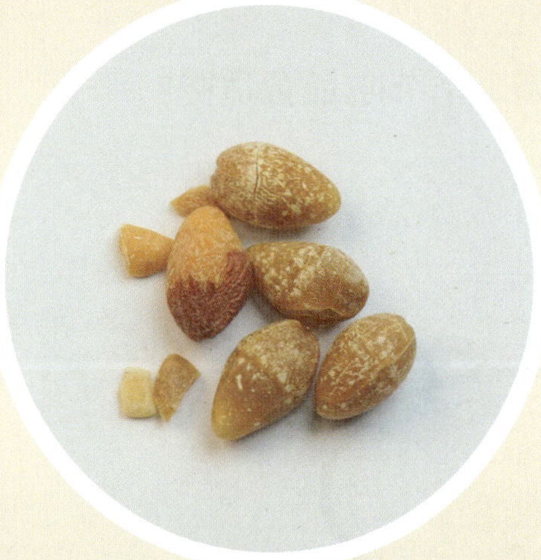

来源

银杏科银杏属植物银杏（*Ginkgo biloba* L.）的干燥成熟种子。

产地

主产于山东省、江苏省、广西壮族自治区、四川省、河南省、湖北省等地。

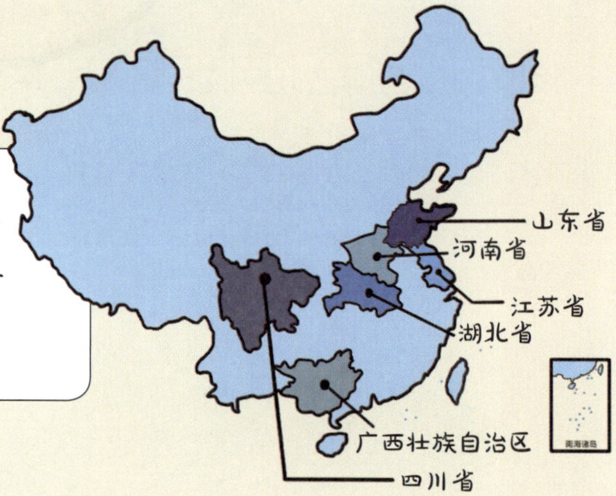

白果

中药科普

性味：味甘、苦、涩，性平
归经：归肺、肾经
功效：敛肺定喘，止带缩尿

故事引入

相传，很久以前有一位穷苦人家的姑娘名叫白果，她12岁时就被送去给财主放羊，受了很多苦。一天，她在山坡上放羊时捡到了一枚奇异的果核，她觉得有趣，便决定把它种在常去放羊的大山里。经过精心照料，不久小果核长成了一棵大树，每年秋天时都结满了黄澄澄的果子。

这一天，白果姑娘赶着羊群又来到了这棵树下。突然，她连续一阵急咳，痰涌咽喉，吐不出又咽不下，一时竟昏迷了过去。这时，从大树上忽然飘下来一位美丽的仙女，手里拿着几颗从树上摘下的果子，取出里面的果核，把果核捻成碎末，一点一点地喂进白果姑娘口中。片刻过后，白果姑娘醒了过来，并且不咳痰了。白果姑娘十分感谢仙女的相助，她想起村中还有像自己一样咳痰淤堵的人，于是赶紧从树上摘下许多果子，带回了村里送给他们。就这样，一棵树结的果子治好了大量的咳喘患者。

为了感谢白果姑娘，人们便把这种果子取名为白果。从此，白果治咳喘的功效连同白果姑娘的故事便世世代代流传了下来。

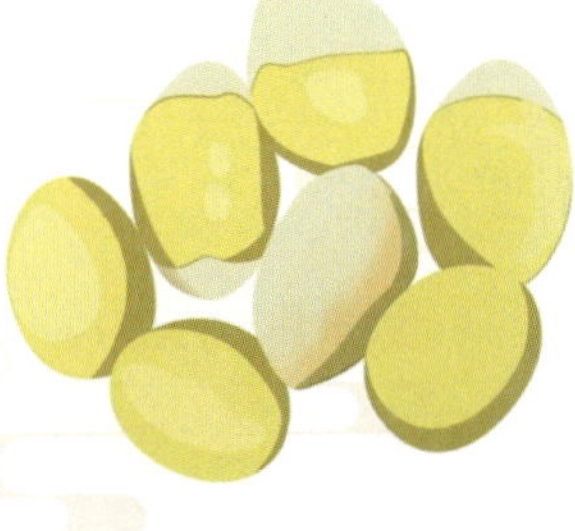

传统文化

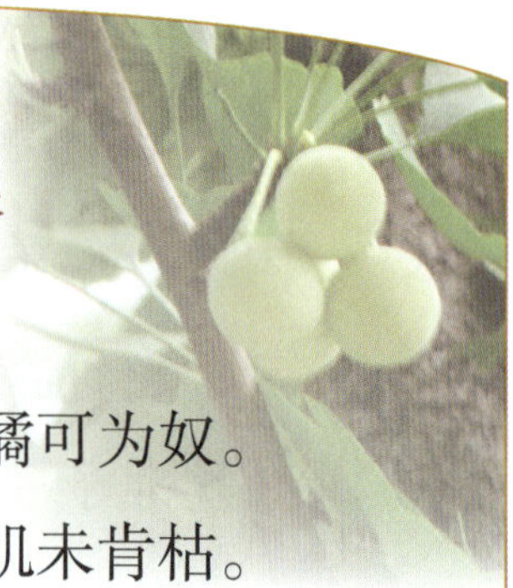

瑞鹧鸪·双银杏

［宋］李清照

风韵雍容未甚都，尊前甘橘可为奴。
谁怜流落江湖上，玉骨冰肌未肯枯。
谁教并蒂连枝摘，醉后明皇倚太真。
居士擘开真有意，要吟风味两家新。

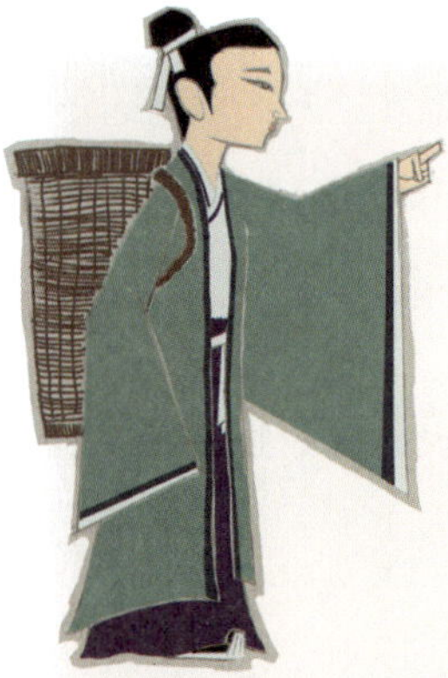

猜一猜

春天绿，秋天黄，
一把小扇可乘凉。
（打一植物名）

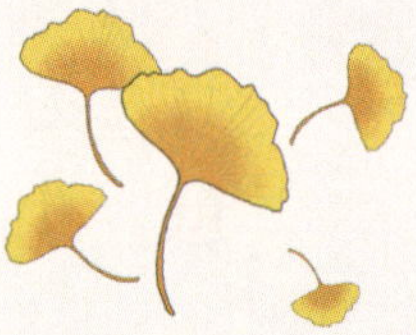

答案：银杏叶

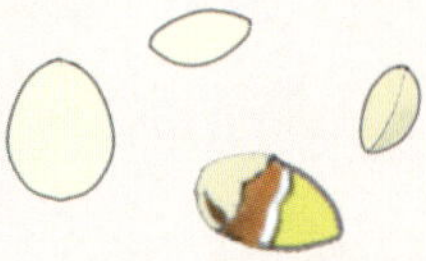

答案：白果

象牙床，红绫被，
绿玉娘子里面睡。
（打一中药名）

知多一点

“药食同源”的佳品——白果

人们常以白果为原料来制作药膳进补或调理身体。作为食用药材，白果可与猪肉、牛肉、羊肉和禽蛋相配，采用炒、蒸、煨、炖、焖、烩、烧等多种方法，制成各种色香味俱全的菜点。在江苏、浙江一带，将白果用盐水烹炒，滋味香醇；用糖水煮熟，略加桂花糖渍，其味更为可口。而在山东地区，则喜用白果果仁、糯米蒸成八宝饭，其味醇正，此外当地还有“诗礼银杏”之说。

不过，白果的芯味苦、有少许毒，食用前需要先把芯去掉。

课外小实践

我是生活小能手——制作白果糖水

广东地区有用白果来做白果糖水的风俗，我们一起来看看它的制作方法吧！

动手前准备：白果、山药、芡实各50克，鲜牛奶250毫升，白砂糖适量。

做一做：将白果剥去壳后切开果肉，去掉中间的芯；将山药和芡实浸泡1个小时。将处理好的白果、山药、芡实一起放入锅中熬煮，煮熟后加入白砂糖和鲜牛奶即可。

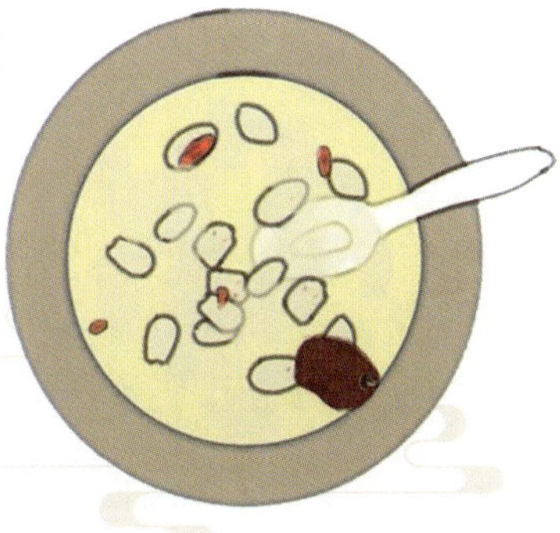

查一查：这道美味又富有营养的糖水，对脾胃和肺都有哪些裨益呢？

麦冬

猜猜我是谁？

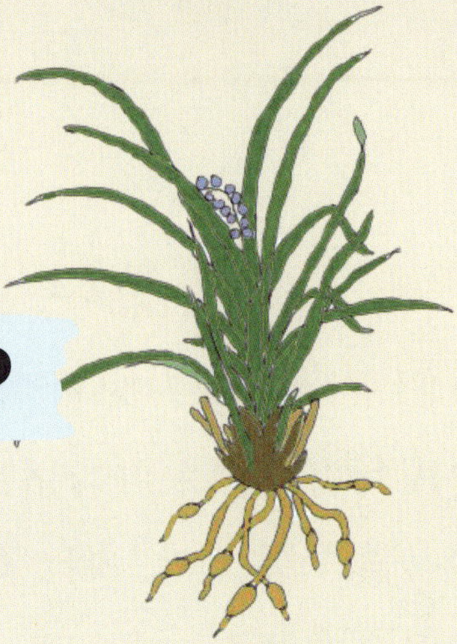

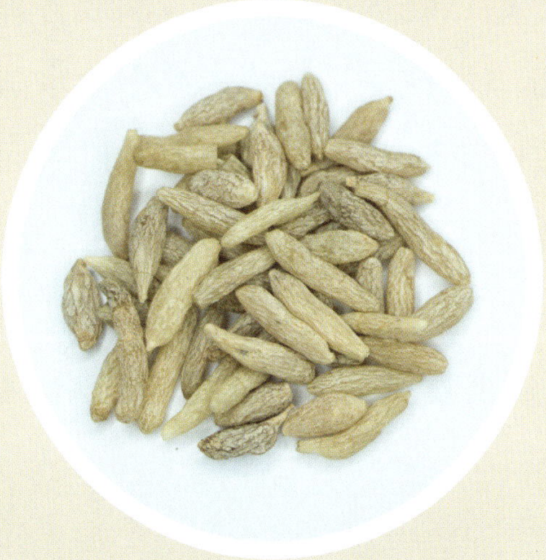

制成药材时是这样的。

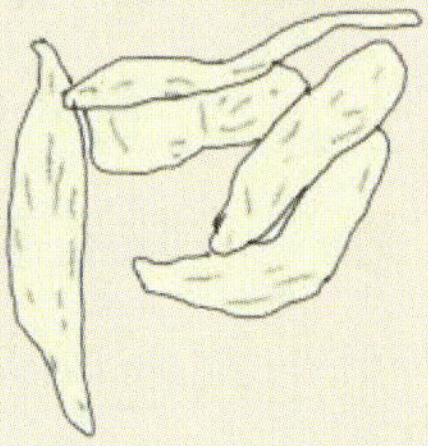

来源

天门冬科沿阶草属植物麦冬［*Ophiopogon japonicus* (L.f.) Ker Gawi.］的干燥块根。

产地

我国大部分地区均有生产，也分布于日本、越南、印度等国。

中药科普

性味：味甘、微苦，性微寒

归经：归心、肺、胃经

功效：养阴生津，润肺清心

故事引入

相传，天冬、麦冬本来是天上的两位仙女。两姐妹性格截然不同，大姐天冬干练爽直，小妹麦冬文静秀气，两人分别喜欢用淡紫色和白色的花朵装扮自己。一天，她们在天上见到人间虚痨热病病魔到处行凶，致使人们面色蜡黄、身体瘦弱、憔悴不堪、咳嗽吐血、口渴便秘，百姓死伤众多。姐妹俩十分同情人间百姓，决心下凡解救。

到了凡间，大姐天冬就在我国东南、西南、河北、山东、甘肃等地的山谷、坡地疏林、灌木丛中生根落户，小妹麦冬则在我国秦岭以南浙江、四川一带的溪边、林下安家落户。姐妹俩出没在偏僻地带为那些被病魔缠身的病人奉献自己，和病魔作斗争。姐妹俩神力强大，竭力驱赶致使肺胃燥热的病魔，大姐神力重在消除火、燥二魔，小妹则主攻心中燥魔。最后，两位仙女合作，斩妖除魔，水火既济，消除了人们的疾病。

传统文化

麦冬古时又称“禹韭”，相传其来历还与治水的大禹相关。大禹治水成功后，命令人们把剩余的粮食倒进河中，河中便长出了一种草，即麦冬，人们称此草为“禹余粮”。不过，现在一般处方上常见的“禹余粮”指的是一种褐铁矿，其主要作用是涩肠止泻、收敛止血，与麦冬的性状、功效完全不同。

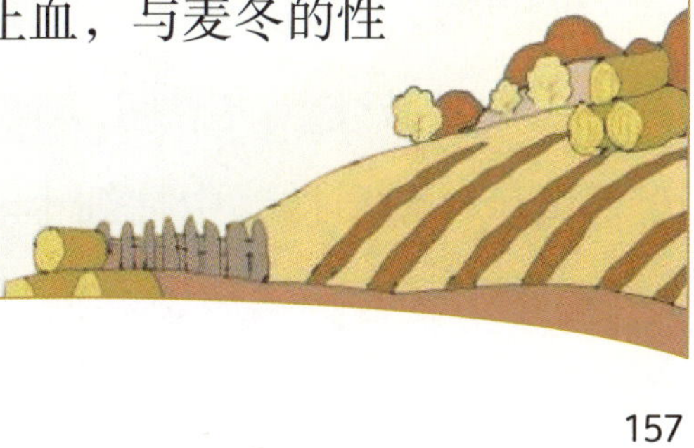

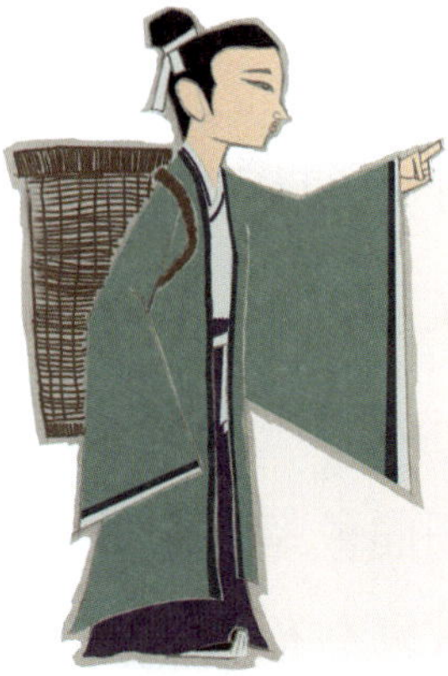

猜一猜

法制麦门冬。

（打一歇后语的后半部分）

答案：空费心

知多一点

麦冬与山麦冬的区别

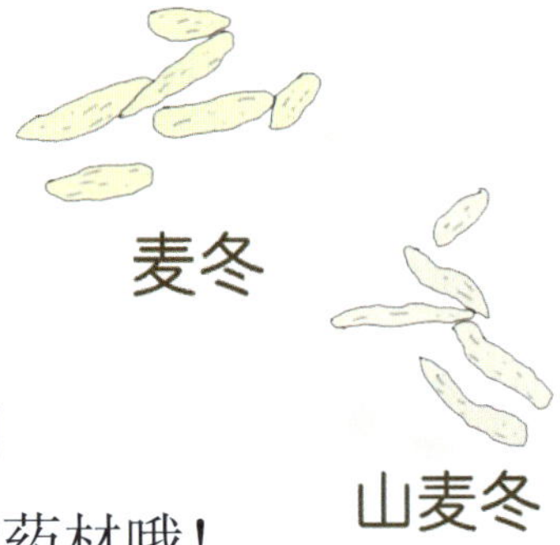

麦冬、麦门冬和山麦冬名字中都含有“麦冬”二字，它们是同一种药材吗？其实，麦冬就是麦门冬，但是麦冬和山麦冬可不是同一种药材哦！让我们一起来看看麦冬和山麦冬的区别吧！

❶ 基源

麦冬：天门冬科植物麦冬的干燥块根。

山麦冬：天门冬科植物湖北麦冬或短葶山麦冬的干燥块根。

❷ 性状

麦门冬：呈纺锤形，两端略尖。表面呈淡黄色或灰黄色，有细纵纹。质柔韧，断面呈黄白色，半透明，中柱细小。气微香，味甘、微苦。

湖北麦冬：呈纺锤形，两端略尖。表面呈淡黄色至棕黄色，具不规则纵皱纹。质柔韧，干后质硬脆，易折断，断面呈淡黄色至棕黄色，角质样，中柱细小。气微，味甜，嚼之发黏。

短葶山麦冬：稍扁，具粗纵纹。味甘、微苦。

课外小实践

我是生活小能手——制作麦冬生脉茶

麦冬可以用来制作生脉茶，用以缓解疲倦乏力、口干渴的症状。

动手前准备：生晒参5克、麦冬5克、五味子2克。

做一做：把上述材料放入杯中，加入热水，焖泡5分钟，一杯生脉茶就做成啦！

试一试：辛苦工作了一天的长辈，喝了这道生脉茶，是不是觉得人没那么疲惫了呢？

大家一起做一做——种植麦冬

麦冬具有养阴生津的功效，大家不妨在日常生活中进行种植，既可收获药材，也可让其作为一种绿植点缀生活呢！麦冬一般用分株繁殖，大家一起来尝试种植吧！

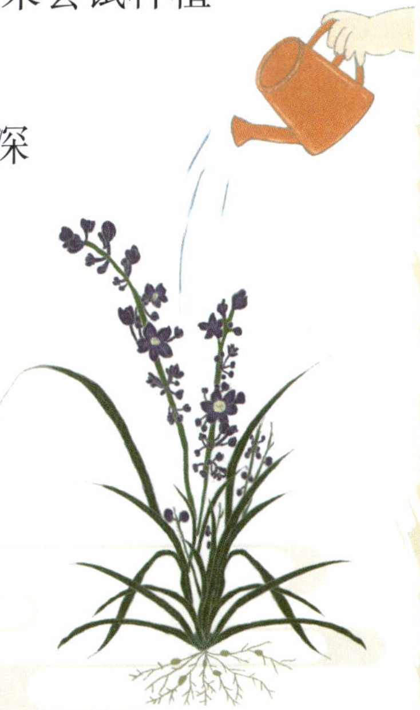

动手前准备：清明前后，选择颜色深绿且枝条健壮的麦冬植株，剪去块根和须根，分成单株。

做一做：把分成单株的麦冬栽种在花盆里。如果气温高，可以每天或隔天浇1次水。

用心呵护，你就可以拥有属于自己的麦冬盆栽了！

芡实

猜猜我是谁？

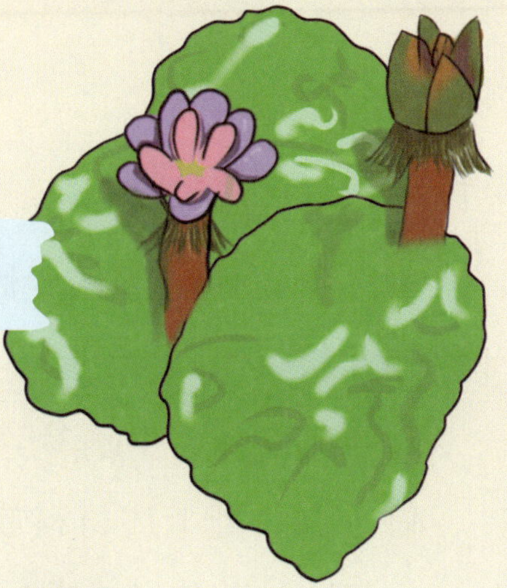

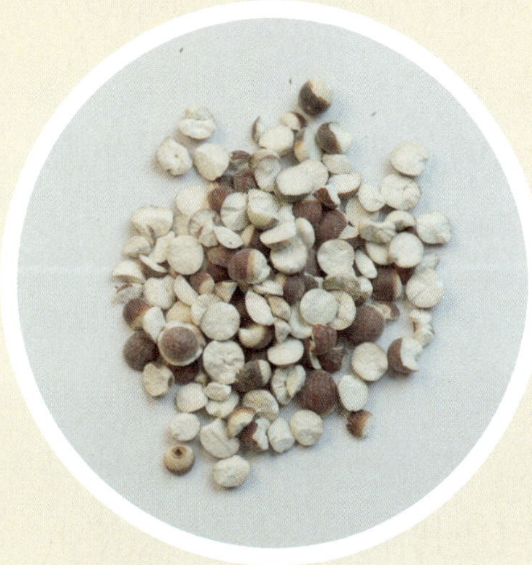

来源

睡莲科芡属植物芡（*Euryale ferox* Salisb.）的干燥成熟种仁。别名卵菱、鸡头实、雁喙实、鸡头、雁头、刀芡实、鸡头果、苏黄、黄实、鸡头苞、鸡咀莲等。

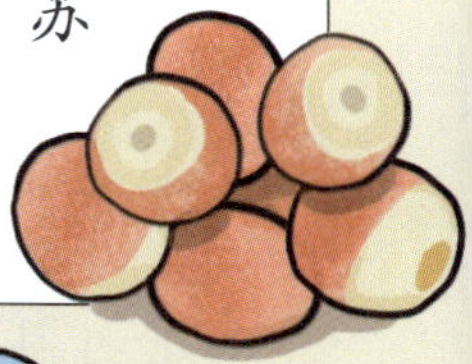

产地

主产于湖南、江西、安徽、山东等省份。生长于池塘、湖沼及水田中。

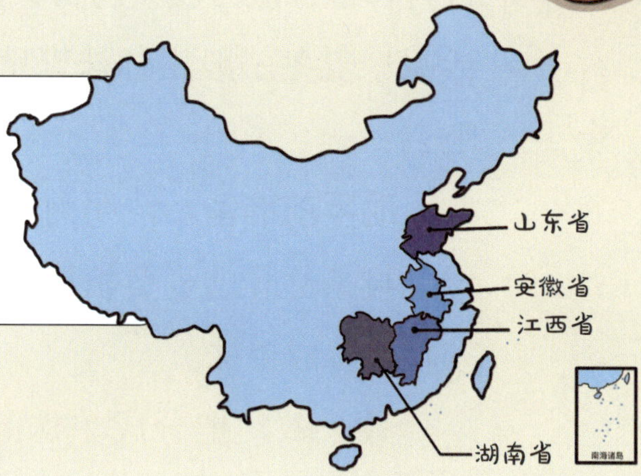

中药科普

性味：味甘、涩，性平

归经：归脾、肾经

功效：益肾固精，健脾止泻，祛湿止带

故事引入

相传很多年前，湘湖地区连年战乱，又遇上洪灾，到了本该收获的季节庄稼却颗粒无收。村里有一个名叫纤纤的妇人，她的家里躺着一位生病的婆婆，家中还有一个四岁的幼子，她每天只能靠在湘湖边挖野菜、捡田螺充饥。

一个下雨天，在挖野菜时，她看到了一只瘦骨嶙峋的兔子身旁有两只奄奄一息的小兔崽。善良的纤纤心生恻隐，把三只瘦弱的兔子带回了自己家，从此三口之家变成了“六口之家”，生活更加艰难了。

这一日，纤纤终于支撑不住生活的重担病倒了。在迷糊之中，她看见大兔子带回了几颗圆圆的、带刺的黑果子。只见大兔子咬开了黑果子的外壳，把里面的白色果肉分给了小兔子吃。纤纤支棱起身子，也学兔子拿起一个来吃，只觉味道甜甜的，还散发出一股淡淡的清香，没想到这不起眼的果子竟这么好吃。纤纤身体好转后，找来了更多这种黑果子，她的儿子与婆婆吃了后精神也都好转起来了。此后，这黑果子便成为他们一家人的主食，帮助他们熬过了那段饥荒日子。

后来，逃荒的人陆陆续续回村里来了。他们看到纤纤一家人气色不错，之前久病不起的婆婆也能坐起来了，心生疑惑，一问才知道事情的缘由。于是，这种带刺的黑果子一时成为大家“争抢”的食物。因为是纤纤发现了果子的功效，人们就将这种果子称为“芡（纤）实”。

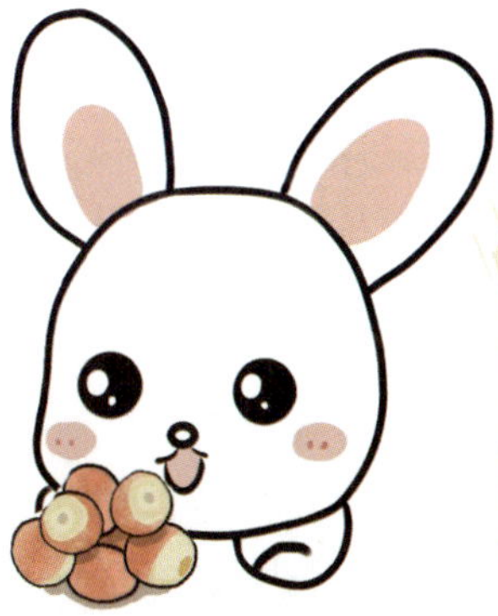

民间习俗

“三伏池塘沸，鸡头美可烹。香囊连锦破，玉指剥珠明。”宋代陶弼曾作《鸡头》，诗中的“鸡头”指的就是芡实。芡实又称鸡头米，在江南一带是“水八仙”（芡实、茭白、莲藕、水芹、慈姑、荸荠、芋艿、菱角）之一。夏日其茎端开紫花，结实如栗球，果实粒粒雪白如玉。

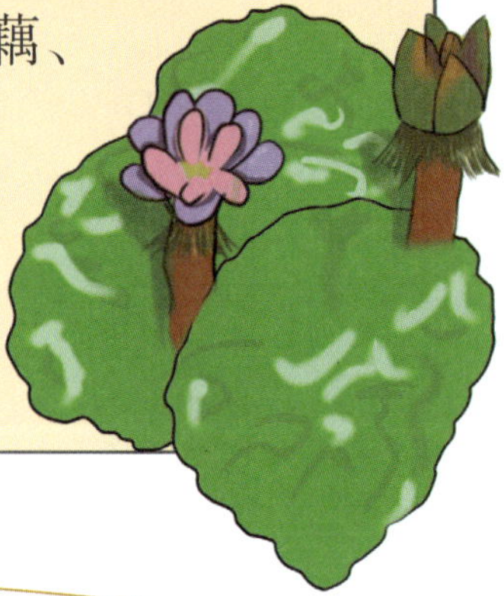

传统文化

芡实

［宋］姜特立

芡实遍芳塘，
明珠截锦囊。
风流熏麝气，
包裹借荷香。

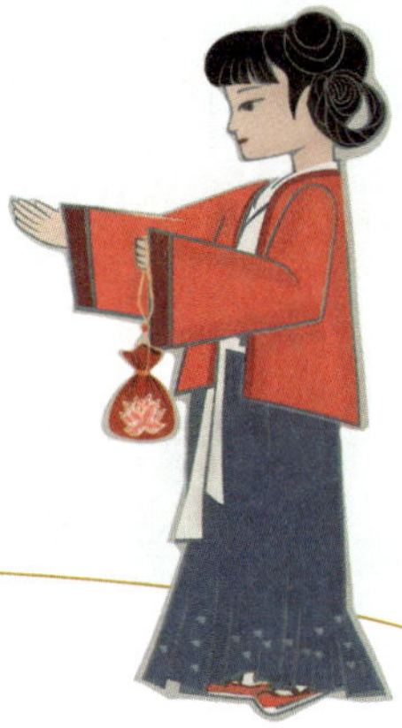

知多一点

“鸡头米”名字的由来

芡实为何又叫“鸡头米”？

芡实被称为鸡头米，与其生长形态有关。在芡实的成熟期，它的果实犹如鸡头一般，而且果实内部充满了种子，种子形状又似米粒，因此被称为“鸡头米”。芡实有健脾止泻等作用，被誉为“水中人参”。

芡实的营养成分

芡实距今已有几千年的种植历史，最初记载于《神农本草经》中。芡实含有淀粉、蛋白质、脂肪、钙、磷、铁、硫胺素、核黄素、尼古酸、抗坏血酸等活性物质，是一种营养价值较高，且具有药食同源特点的种仁。

芡实的祛湿功效

春季湿润多雨，容易使人疲乏、四肢酸胀、胃口欠佳，即出现“湿气重”的表现。此时多食用芡实，可以改善胃口并减少体内的“湿气”，使人脸色白皙润泽，改善春困症状。因此，芡实也有“入春第一米”之称。如果说哪些食材祛湿效果好，那名单上一定有芡实！

课外小实践

我是生活小能手——制作芡实汤

在苏州地区，白露节气后人们常常食用芡实汤来消暑。香甜的芡实汤，入口软糯且带有韧劲，清甜的滋味过后留下满口桂花的余香。让我们一起来学做这道美味佳肴吧！

动手前准备：芡实、黄冰糖、桂花糖。

做一做：水烧开后加入几颗黄冰糖，接着放入新鲜的芡实，再熬煮1分钟便可出锅，出锅后浇上一勺桂花糖。

尝一尝：自己做的芡实汤味道怎么样呢？让长辈们一起来品尝吧！

大家一起来动手——制作芡实山药桂圆粥、芡实排骨汤

芡实既是药材又是食物，特别适合在潮湿的季节里多食用。常见的芡实食疗方有芡实山药桂圆粥和芡实排骨汤。

芡实山药桂圆粥：

动手前准备：芡实、山药、桂圆肉、红枣片各20克，粳米100克。

做一做：将上述材料一起放入锅中，加适量清水煮至呈粥样，一道简单而让人回味无穷的甜品就做成了。

芡实排骨汤：

动手前准备：芡实、山药、白扁豆、生姜各15克，排骨250克。

做一做：将上述食材一起熬成汤，再撒点葱花和盐即可起锅。快将这道香喷喷的美食做给家人品尝吧！

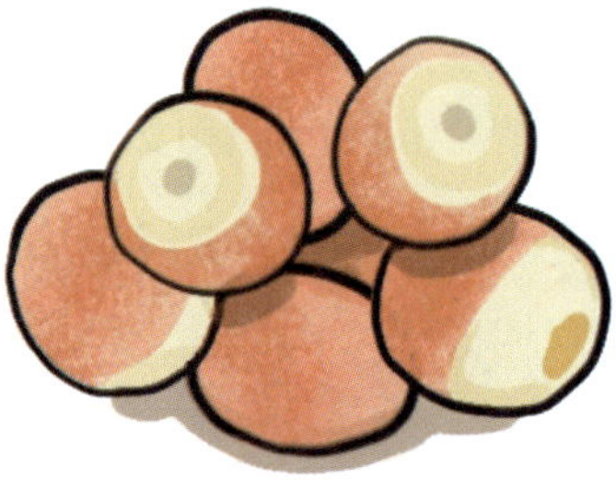

藕节

猜猜我是谁？

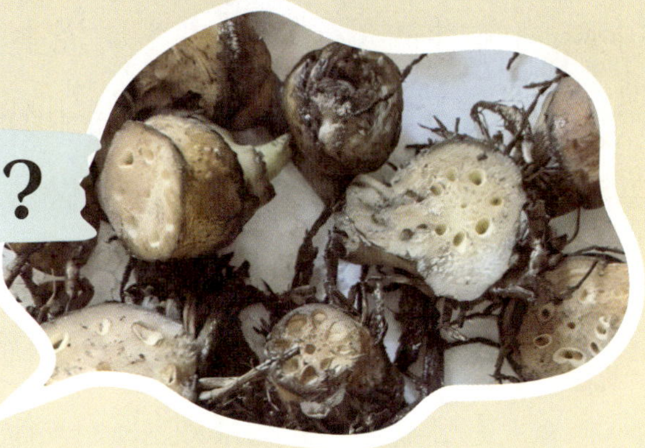

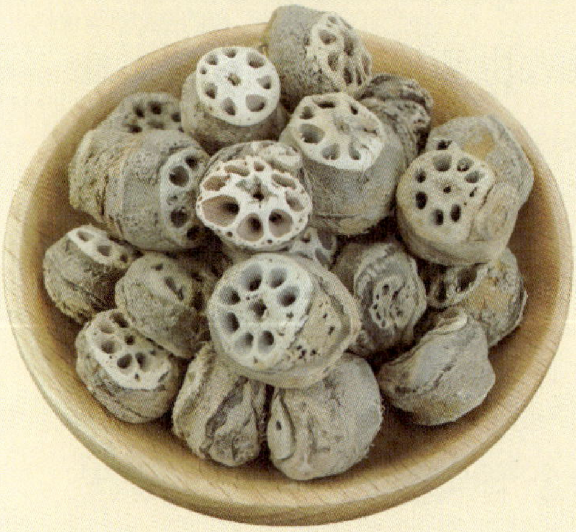

来源

莲科莲属植物莲（*Nelumbo nucifera* Gaertn.）的干燥根茎节部。

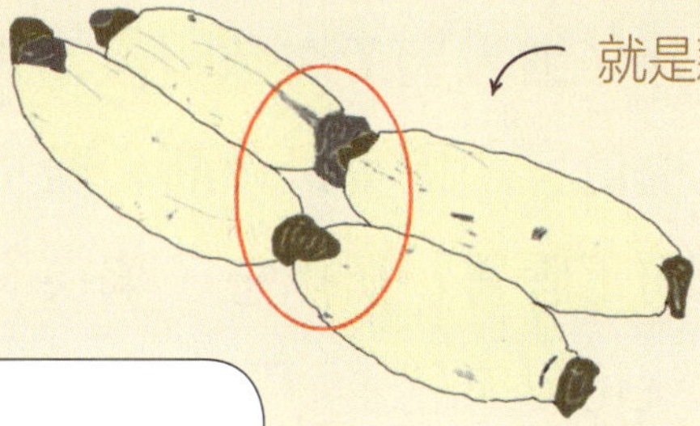

产地

广布于南北各地。生于水泽、池塘湖沼或水田内。野生或栽种。

中药科普

性味：味甘、涩，性平

归经：归肝、肺、胃经

功效：收敛止血，化瘀

故事引入

相传，宋孝宗生活十分奢侈，他听闻湖蟹味道鲜美，便派人每天下湖捉蟹，做成各种美味佳肴供他品尝。可宋孝宗不知，湖蟹虽然美味，但多吃会对肠胃不好。不久，他就开始每日腹泻数次，御医诊断他患了痢疾，开了药方，但一直没有效果。一位心腹大臣知道后十分忧心，决心到民间为宋孝宗寻医问药。

这天，大臣来到一个圩市，见一药坊在贩卖莲藕。奇怪的是，去掉了日常食用的莲藕部分，只留下新鲜藕节，而人们竞争相购买。大臣疑惑地上前询问：“请问药师，大家买藕节是为了做什么？”药师答道：“先生不知，如今痢疾流行，新鲜的藕节可是治疗痢疾的良药啊！”大臣听罢，沉思片刻，便请药师随他回宫。药师仔细为皇帝切脉叩诊，并询问了宋孝宗最近的饮食情况，最后说道：“依小民诊断，陛下是吃了太多湖蟹，而湖蟹性寒，过食伤了脾胃，所以患了痢疾。只要服用新采藕节的汁，过几日陛下就可以康复了。”大臣便命人将藕节捣汁，让宋孝宗喝下。果然，不过几日，宋孝宗就痊愈了。从此，藕节可以治疗痢疾便广为流传。

传统文化

莲藕花叶图

［元］吴师道

玉雪窍玲珑，纷披绿映红。
生生无限意，只在苦心中。

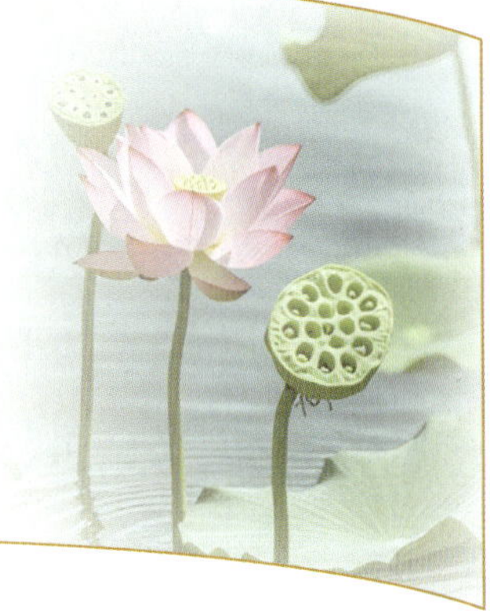

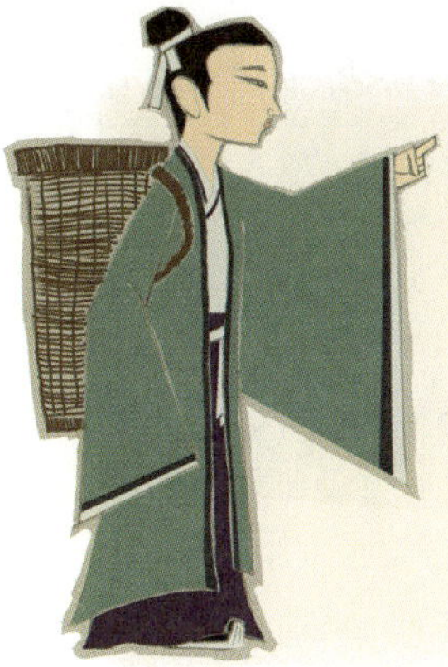

猜一猜

睡莲底下一条龙，

节节肚中满是洞。

（打一植物名）

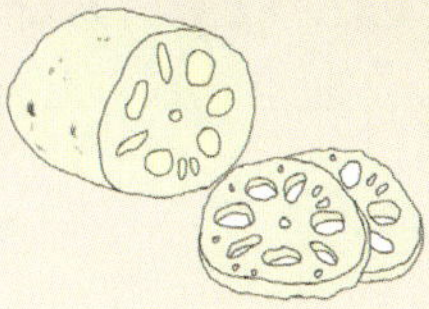

答案：莲藕

知多一点

莲藕和藕节的区别

莲藕和藕节并不是同一部位。藕节是两节莲藕的连接部分，含有天门冬素、鞣质等物质，具有较高的药用价值。

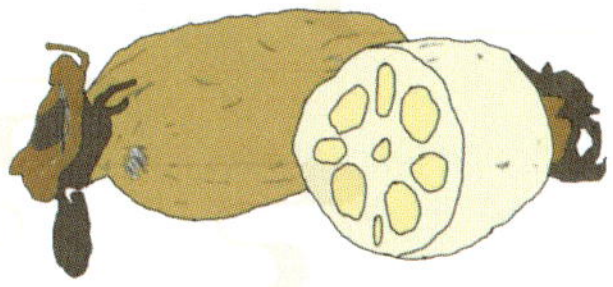

课外小实践

我是生活小能手——制作藕节西洋参解暑提神茶

炎热的夏天里，出汗太多容易引起疲倦口渴，此时用藕节做一杯解暑提神茶最适合不过了。让我们一起来动手制作吧！

动手前准备：藕节、西洋参适量。

做一做：把藕节和西洋参放在水杯里，加入开水，焖泡几分钟后即可。

试一试：夏季里消暑提神的藕节西洋参茶是什么味道的？和小朋友们一起体验分享吧！

猜猜我是谁？

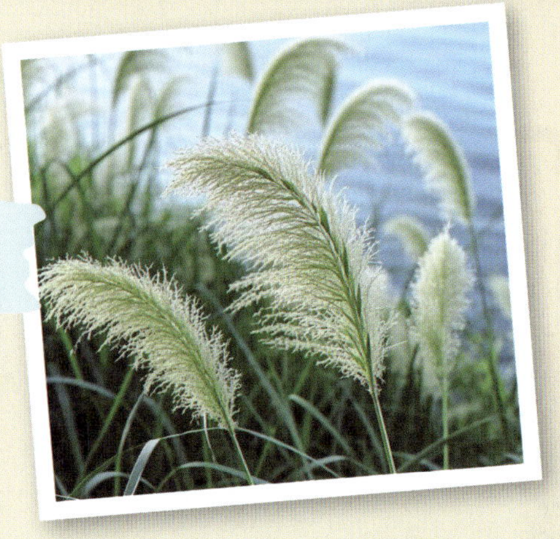

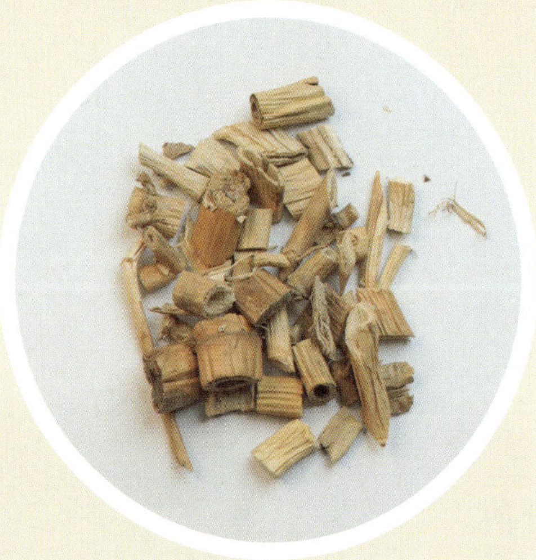

制成药材时
是这样的。

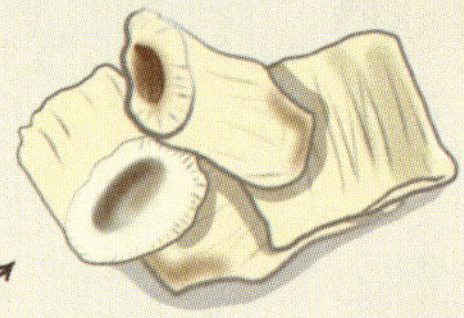

来源

禾本科芦苇属植物芦苇（*Phragmites communis* Trin.）的根茎。

产地

全国大部分地区均产。全年均可采挖，除去芽、须根及膜状叶后鲜用或晒干生用。

芦根

中药科普

性味：味甘，性寒
归经：归肺、胃经
功效：清热泻火，生津止渴，
除烦，止呕，利尿

故事引入

相传，在三国时期，曹操带领军队与刘备打仗，有一次不慎被刘备的军队围困在山沟里，一时间粮食短缺，十分危险。没过两天，便有战士发烧畏冷，并呕出了铁锈色的痰液。曹操心急如焚，让人找来神医华佗，命令他迅速开出药方医治士兵。华佗来到士兵跟前把脉，他根据以往经验开出了很多方子，想了许多办法，尝试了很多种药材，但都没有明显的效果。一天，他在湖边发愁的时候，突然发现湖泊里长了很多芦苇。看着随风飘摇的芦苇，他灵机一动，采来芦苇的根，熬了一大锅药汤分给士兵们喝。

喝了几天后，将士们开始恢复体力，又过了几天，身体便痊愈了。曹操大喜，对这味药材的功效感到很好奇，便问华佗："这是什么药？效果竟这么好。"华佗回答："这味药叫芦根，是一味清肺热、解毒，生津止渴、利尿祛湿的良药。"

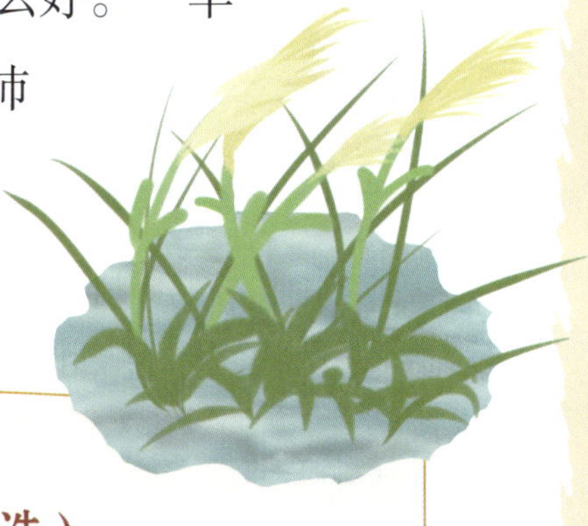

传统文化

晚春田园杂兴（节选）

［宋］范成大

湖莲旧荡藕新翻，小小荷钱没涨痕。

斟(zhēn)酌(zhuó)梅天风浪紧，更从外水种芦根。

先秦诗歌《诗经·蒹葭(jiān jiā)》载："蒹葭苍苍，白露为霜。所谓伊人，在水一方。"这里的"蒹"便是指还没抽穗的荻(dí)，而"葭"指的便是初生的芦苇。芦苇未开花时叫芦，长大后叫苇。而荻和芦苇虽然都是禾本科多年生草本植物，在生境和形态上颇为相似，但二者其实是两种不同的植物。

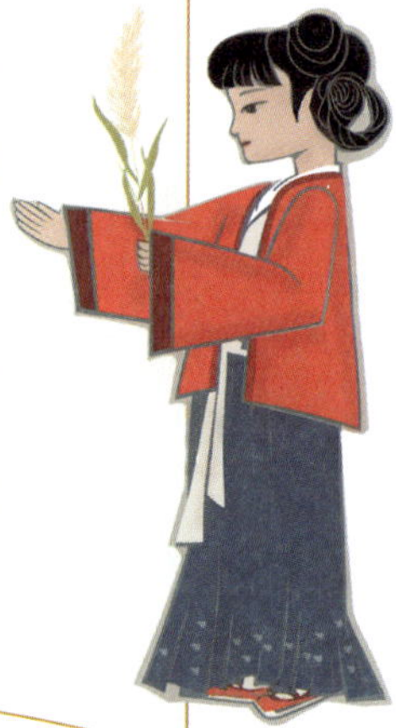

猜一猜

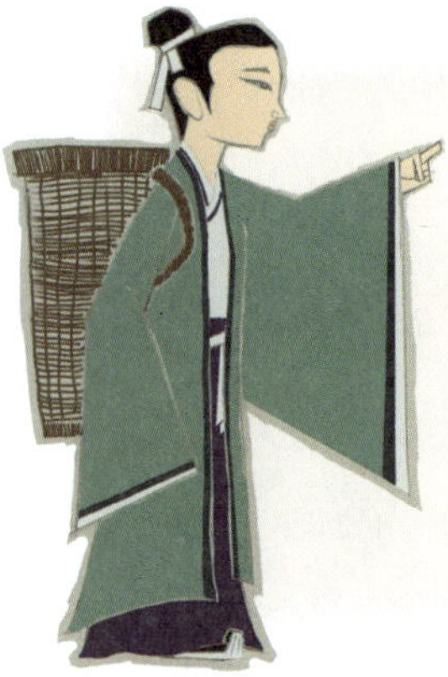

小时青，大时黄，

光长穗子不长粮。

（打一植物名）

答案：芦苇

知多一点

芦根和苇根的区别

小朋友们知道吗，芦根和苇根可不是同一种东西哦。芦根为禾本科植物芦苇的根茎，而苇根是禾本科植物茭笋的干燥根状茎的加工品。芦根含有多种具有免疫活性的多聚糖类化合物，还含有甜菜碱、薏苡素、游离脯氨酸、天门冬酰胺及黄酮类化合物、苜蓿素等成分。芦根看起来朴实无华，其实它具有很高的营养价值！

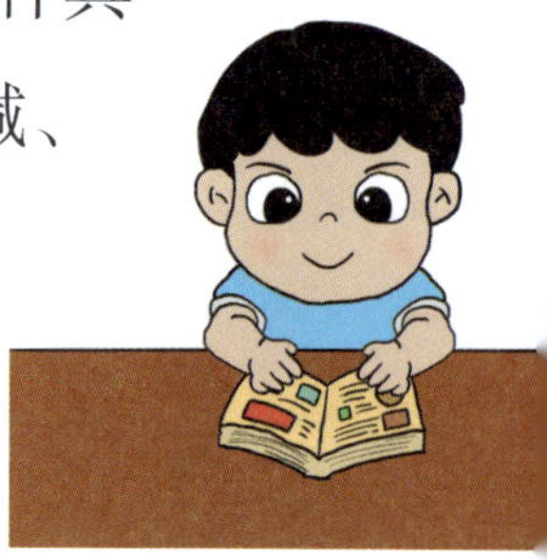

芦苇的应用

芦苇在我国的分布十分广泛，从南到北在水塘路边都随处可见。不过，小朋友们知道吗，小小的芦苇除了有药用价值外，还有其他大作用呢！

❶ 在古代，人们常利用芦苇秆纤维编制苇席，并将其用于搭建房子或临时建筑。用芦苇编成的篱笆叫作芦藩。

❷ 由于芦苇的茎秆呈中空状，人们还用它来制作乐器，用芦苇制成的乐器称为芦管或芦笛。中空的芦苇还可用作吸管，杜甫在《送从弟亚赴河西判官》诗中写道：“黄羊饫(yù)不膻(shān)，芦酒多还醉。”这里的“芦酒”便是以芦苇为吸管，吸取酒水的意思。

❸ 除了茎秆，芦苇的花穗可以制成扫帚。

❹ 芦苇的饲用价值很高，其嫩茎和嫩叶可以作为牛、马等家畜的饲料。

课外小实践

我是生活小能手——制作芦根绿豆汤

炎热的夏天里，一杯芦根绿豆汤具有清热消暑的功效。让我们一起来制作芦根绿豆汤吧！

动手前准备： 芦根、绿豆、黄冰糖、养生壶。

做一做： 将上述材料放入养生壶中，加入清水煮开。接着加入适量黄冰糖，继续煮至糖化开。最后把芦根和绿豆渣过滤掉，就可以喝汤水了。

试一试： 在炎热的夏季午后，芦根绿豆汤可以生津止渴、缓解烦躁。大家一起去尝试制作吧！

薄荷

猜猜我是谁？

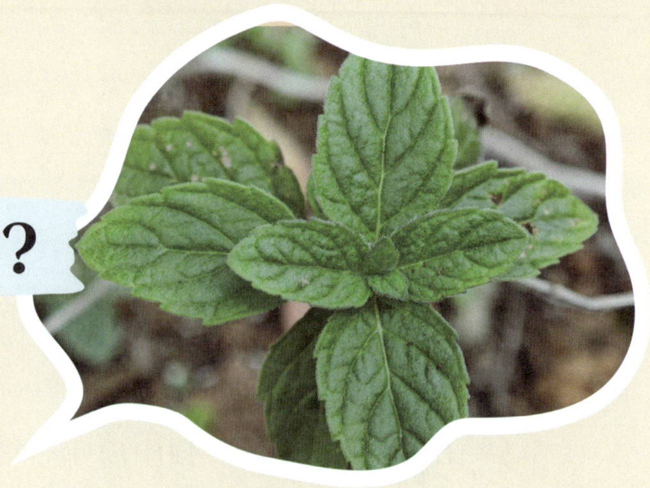

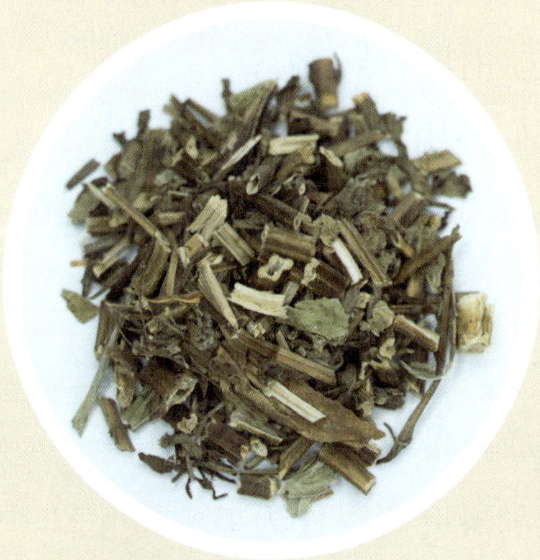

来源

唇形科薄荷属植物薄荷（*Mentha haplocalyx* Briq.）的地上部分。

产地

在我国，主要以江苏、安徽两省的产量最大。

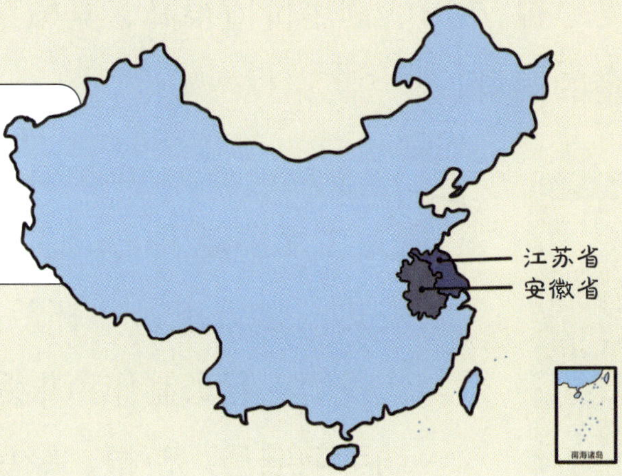

中药科普

性味：味辛，性凉

归经：归肺、肝经

功效：疏散风热，清利头目，利咽，透疹，疏肝行气

故事引入

相传很久以前，有座山的山脚下住着一户人家。这户人家有个可爱的小姑娘名叫小荷，平日里她和爷爷以采药为生。有一天，小荷和爷爷一起去山里采药，走着走着，她忽然觉得后背发痒，忍不住用手去抓。爷爷见状，问她刚刚有没有碰到什么东西，她指了指身后的一棵大树。爷爷说："这是漆树，碰到了，皮肤就会红肿发痒。"小姑娘连忙问："爷爷，那我该怎么办呢？"爷爷没有说话，而是把她领到了一条小溪旁。只见小溪边长着一片郁郁葱葱的小草。小荷采了一把小草，揉烂后擦在身上发痒的地方。小草透着凉气，闻起来香香辣辣的，但很快她那发痒的症状就减轻了。后来，小荷才知道这种神奇的小草原来就是清凉的薄荷。

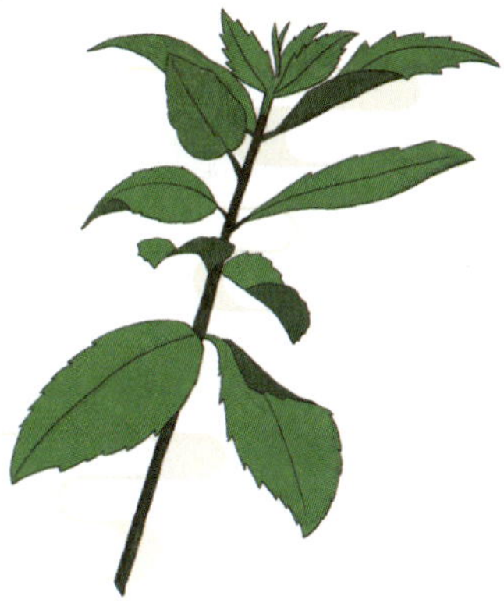

传统文化

题画薄荷扇

［宋］陆游

薄荷花开蝶翅翻，风枝露叶弄秋妍。
自怜不及狸奴点，烂醉篱边不用钱。

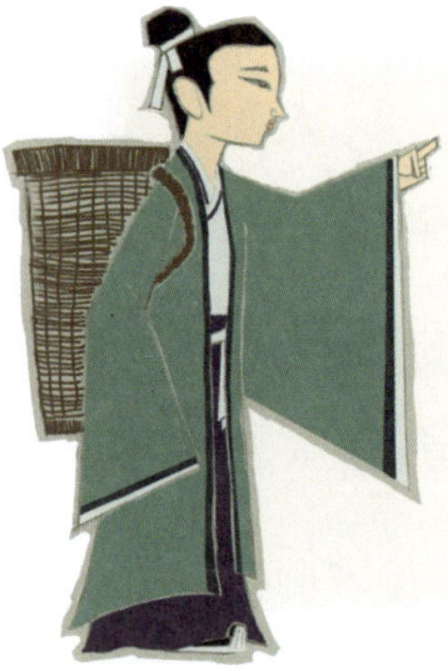

猜一猜

叶儿绿绿，味儿凉凉。

做药醒脑，做糖口香。

（打一植物名）

答案：薄荷

知多一点

薄荷的药用原理

薄荷是一种应用十分广泛的植物，在日常生活中经常可以见到它的身影，比如薄荷糖、薄荷味牙膏和薄荷味唇膏等。吃一颗甜甜的薄荷糖，或涂抹薄荷味的唇膏时，我们可以感觉到一阵清凉，这是为什么呢？

薄荷里含有一种名为薄荷醇的物质，俗名薄荷脑，是一种无色针状（或棱柱状）结晶或白色结晶状粉末，带有薄荷的特殊香气，能让薄荷发挥清凉的作用。

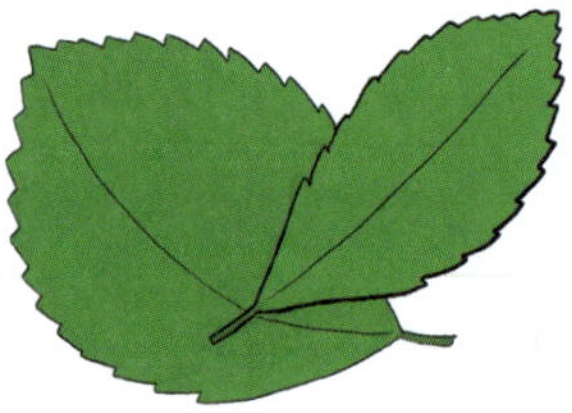

课外小实践

大家一起来动手——栽种薄荷小盆栽

日常生活中，我们可以栽种薄荷小盆栽，薄荷清新的味道不仅可以提神醒脑，还能够驱赶蚊虫呢！让我们一起来看看怎么栽种薄荷吧！

动手前准备：薄荷种子、花盆、小铲子、喷洒水壶、营养土和纸巾。

做一做：

❶ 在干净的容器里放上打湿的纸巾，在纸巾上撒下薄荷种子，注意保湿。

❷ 薄荷种子发芽后，在花盆中加入营养土，把发芽的薄荷种子放在土壤里，用喷洒水壶把盆土喷淋湿润，然后将盆土放在阴凉通风的地方。

❸ 薄荷苗还很小时，注意不要直晒太阳，避免把叶子晒蔫了，可以放在阳光散射且明亮的地方。等薄荷苗茁壮长大后，再慢慢增加光照和肥料。

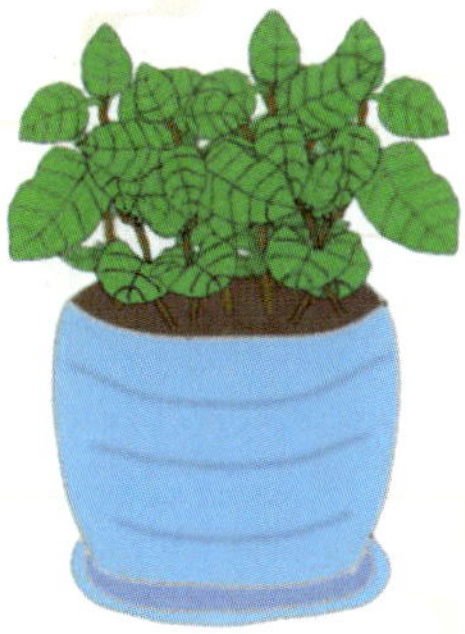

闻一闻：薄荷小苗是什么味道的呢？

我是生活小能手——制作薄荷提神膏

薄荷不仅可以食用，还可以用来制作薄荷提神膏呢！

动手前准备：准备少量薄荷精油、茶籽油、蜂蜡和几个小瓶子。

做一做：将3份蜂蜡放入锅中加热，融化后将其和1份茶籽油混合均匀（蜂蜡：茶籽油=3：1），最后滴入几滴薄荷精油并搅拌均匀。将搅拌均匀的混合物装入小瓶子里，待其冷却后就成为薄荷提神膏了。

试一试：薄荷提神膏可以在夏日里带给我们清凉，还可以祛风和驱蚊虫哦！

鱼腥草

猜猜我是谁？

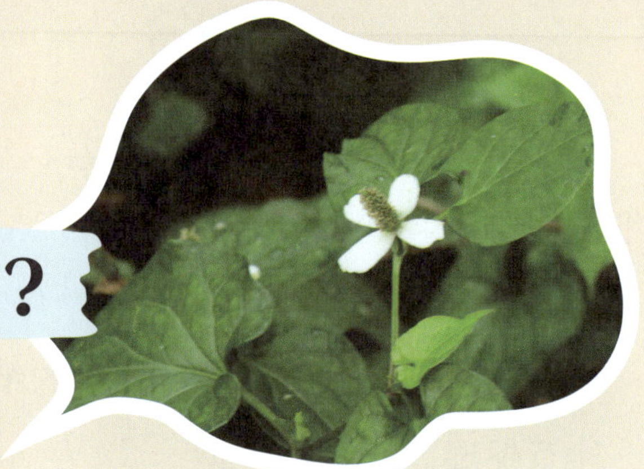

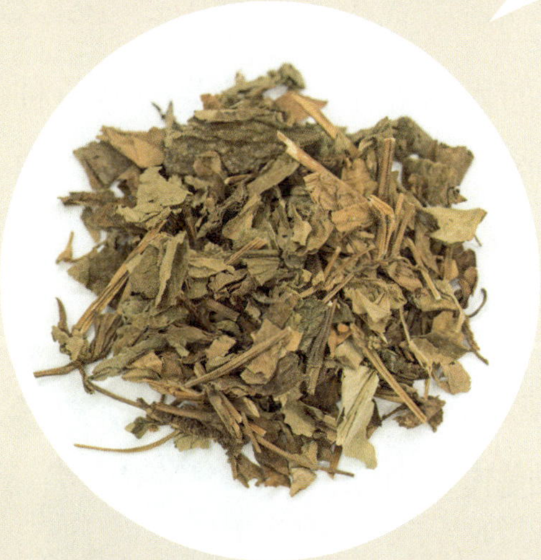

来源

三白草科蕺(jí)菜属植物蕺菜（*Houttuynia cordata* Thunb.）的新鲜全草或干燥地上部分。夏季茎叶茂盛、花穗多时采收。晒干或生用。别名狗心草、折耳根、狗点耳、岑(cén)草、蕺、菹(zū)菜、紫背鱼腥草等。

产地

主产于江苏省、安徽省、湖北省、浙江省。

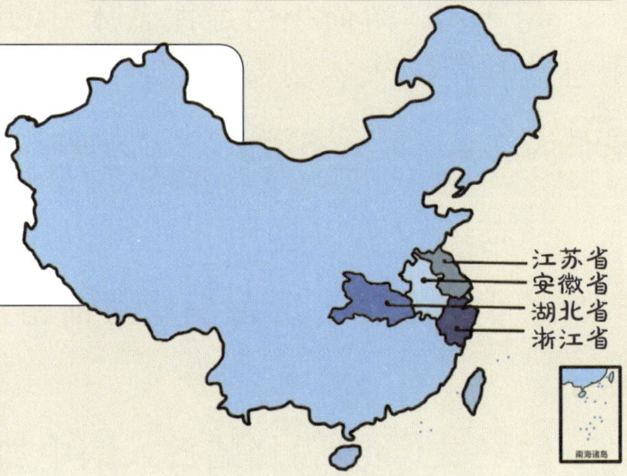

中药科普

性味：味辛，性微寒

归经：归肺经

功效：清热解毒，消痈排脓，利尿通淋

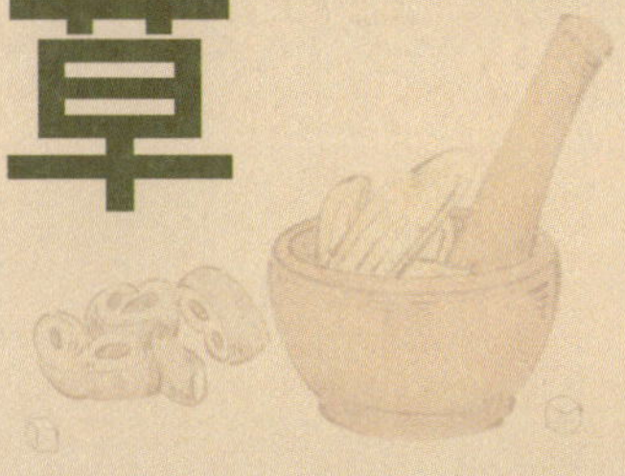

故事引入

相传，宋代时的一个夏季，湖南怀化芷江新店坪镇白马铺村遭到一场罕见洪水的侵袭。滔滔洪水肆虐过后，村民们痛失家园，四处流离。雪上加霜的是，洪水退去后，村民与牲畜都患上了一种怪病，个个腹泻不止，生活陷入了绝境。

在这艰难的时刻，村中一户张姓人家意外发现他们家的猪竟安然无恙。这令全家人大感惊奇：究竟是何原因让自家的猪逃过一劫？经过细心观察，他们发现自家门前屋后生长着茂盛的鱼腥草，猪经常拱食这种植物。于是，张家人抱着试一试的心态，也采来鱼腥草食用。果不其然，短短三日，他们的病情就明显好转了。

张家人十分欣喜，连忙将这一发现分享给了乡亲们。村民们半信半疑，但还是纷纷尝试食用鱼腥草。令人欣喜的是，那些食用过鱼腥草的人病情都逐渐得到了改善。从此，当地村民对鱼腥草视若珍宝，世代相传，形成了食用鱼腥草的独特习俗。

传统文化

咏蕺

［宋］王十朋

十九年间胆厌尝，盘馐野味当含香。
春风又长新芽甲，好撷青青荐越王。

诗中所咏的蕺菜，就是中药材里的鱼腥草，南方一些地区称它为折耳根。

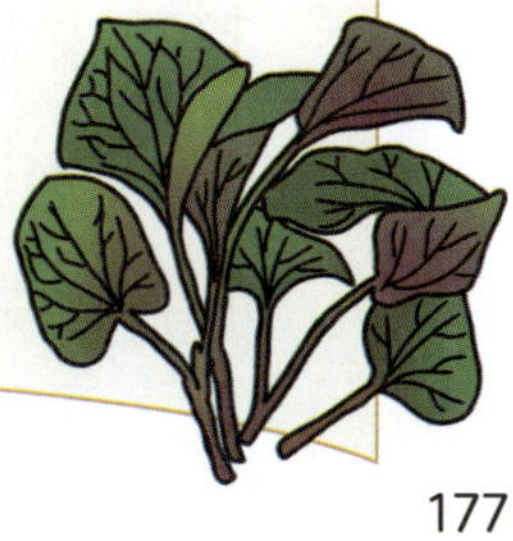

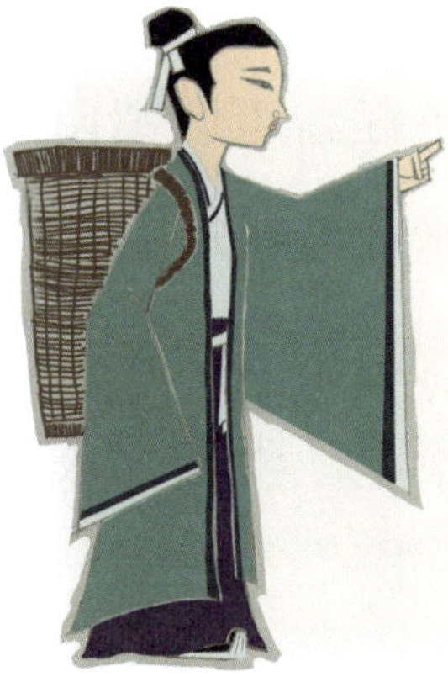

猜一猜

山谷湿地能蔓生，
整株腥臭可生食。
（打一中药名）

答案：鱼腥草

知多一点

鱼腥草的鱼腥味从何而来？

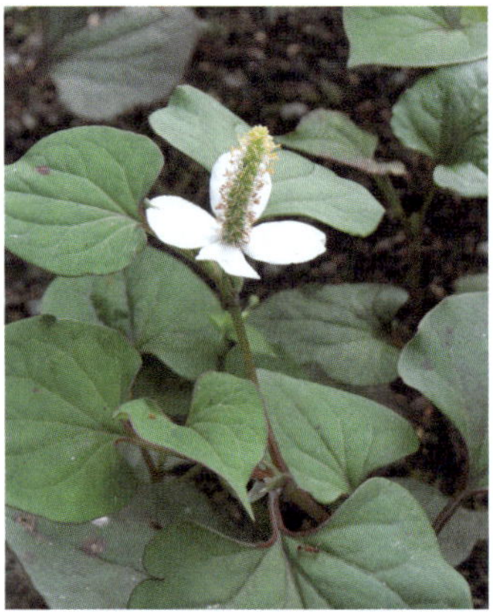

鱼腥草的独特鱼腥味源于其含有的鱼腥草素，又称为癸酰乙醛，这种化学物质赋予了鱼腥草独特的鱼腥味。鱼腥草素不仅具有令人印象深刻的味道，更有抗菌消炎的功效，这意味着其对人体健康具有积极的作用。

美食文化

鱼腥草这种植物在长江流域以南的广大地区，尤其是在云南和四川等地，被视为一道美味佳肴。无论是在家常菜肴中，还是在餐馆的菜单上，鱼腥草都因其独特的口感和风味而备受青睐。凉拌、蒸煮、炒制，无论哪种做法都能展现出鱼腥草诱人的魅力。凉拌鱼腥草是一道清爽可口的开胃菜，其独特的香气和脆嫩的口感令人难以忘怀。鱼腥草蒸鸡则将鸡肉的鲜嫩与鱼腥草的清香完美融合，使二者相得益彰。而鱼腥草炒鸡蛋、鱼腥草炒肉丝等菜肴，则在简单的烹饪中展现了鱼腥草与不同食材搭配的无限可能。鱼腥草不仅在食材搭配领域大放异彩，还常常作为茶饮或其他饮料的原材料，给人们带来独特的口感与有益物质。

课外小实践

我是生活小能手——制作凉拌鱼腥草

学习了这么多有关鱼腥草的知识，让我们一起来做一道有关鱼腥草的凉拌菜吧！

动手前准备：鱼腥草、蒜头、红辣椒、小米椒、香菜适量，胡椒粉、鸡精、陈醋、生抽、红油、芝麻油适量。

做一做：把鱼腥草洗净，沥干水分备用；将蒜头拍碎、切粒，红辣椒切丝，小米椒切粒，香菜切段；将鱼腥草放入盆中，加入所有调料，搅拌均匀即可。

尝一尝：凉拌鱼腥草是什么味道呢？

人参

猜猜我是谁？

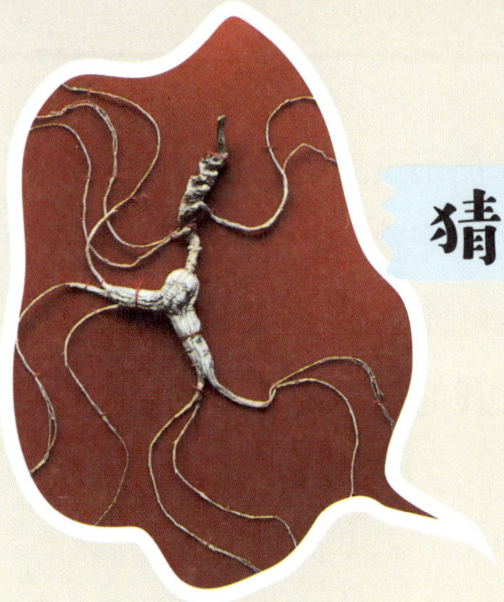

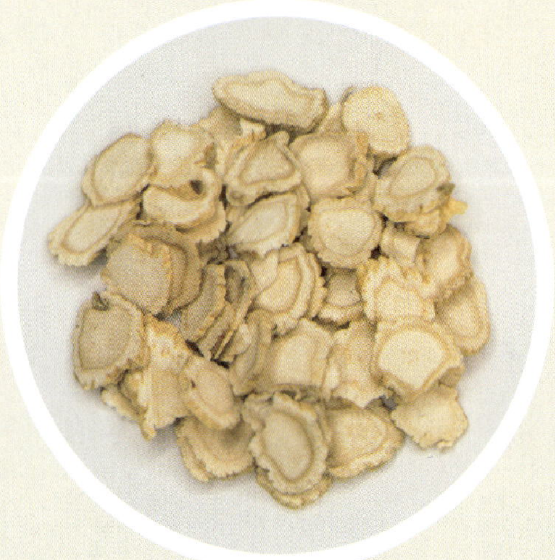

我是国家二级保护野生植物哦！

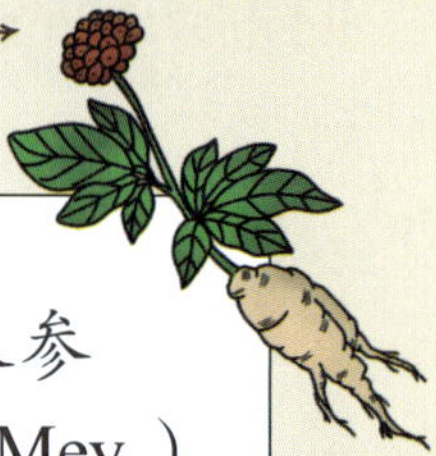

来源

五加科人参属植物人参（*Panax ginseng* C.A.Mey.）的干燥根和根茎。又名山参、园参等。栽培的俗称为“园参”；播种在山林，于野生状态下自然生长的称为“林下山参”。

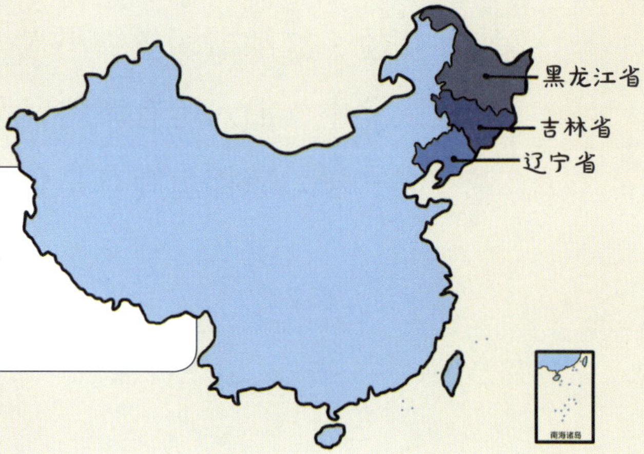

产地

主产于我国吉林、辽宁、黑龙江三省。

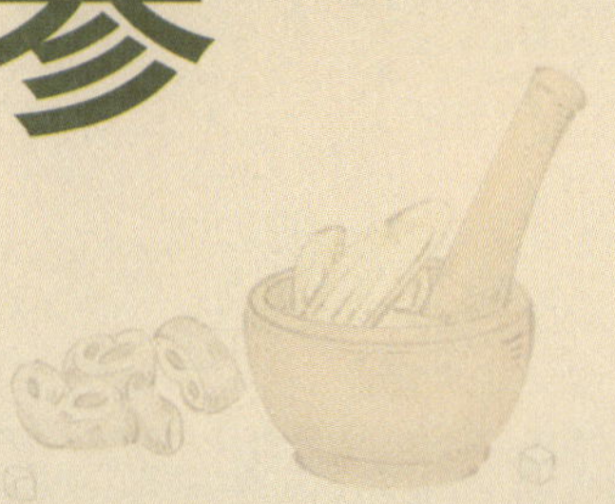

中药科普

性味：味甘、微苦，性微温

归经：归脾、肺、心、肾经

功效：大补元气，复脉固脱，补脾益肺，生津养血，安神益智

故事引入

很久以前，在东北的一个山村里，住着一对勇敢的兄弟。在一个寒冷的冬天，他们带着弓箭、皮衣和干粮，踏上了狩猎之旅。进入茫茫大山后，他们猎取了不少野物，收获颇丰。然而，正当他们打算继续追捕猎物时，天空开始飘起雪花，整个山林很快就被大雪覆盖。兄弟俩只好寻找避雪的地方，最终躲进了一个山洞里。

雪一连下了几日，还没有停下的意思。为了生存，他们不得不挖山洞周围的草根来充饥。他们意外发现了一种拇指般粗细的草根，形状如同人的四肢，放在嘴里嚼一嚼，味道十分甘甜可口。更令人惊奇的是，吃了这种草根后，他们只觉精神焕发，身轻体盈。大雪融化后，兄弟俩终于可以下山回家了。村民们原以为两人遇难了，见他们平安归来，都心生疑惑。兄弟俩简单叙述了他们的遭遇，并展示了他们带回来的植物根块。

村民们仔细观察，发现这东西长得很像一个缩小的人，但大家都不知道它叫什么名字。这时，一位德高望重的白须长者走上前来，微笑着说："它长得像人，你们两兄弟也多亏它相助才得以生还，就叫它'人生'吧！"后来，人们又把"人生"改叫为"人参"，这个名字便一直沿用至今了。

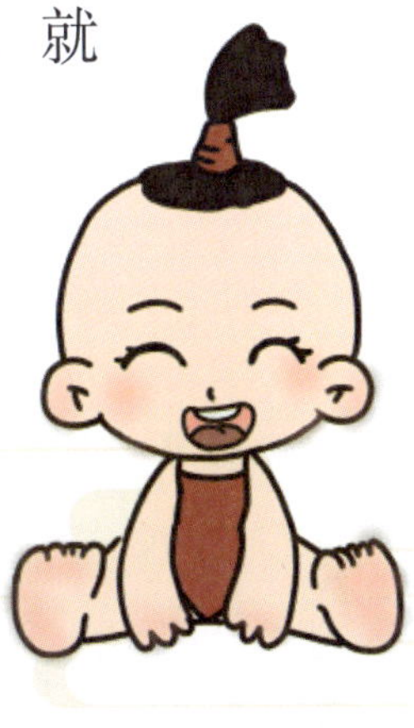

民间习俗

早在东汉时期，长白山地区就已经有人开始采挖人参了。长白山一带的百姓把人参叫作“棒槌”，把进深山老林寻找、采挖野山参称为“放山”。采挖野山参已形成规模，成为当地人主要的生产活动和经济收入的重要来源。

传统文化

寄周繇(yáo)求人参

［唐］段成式

少赋令才犹强作，众医多识不能呼。
九茎仙草真难得，五叶灵根许惠无。

咏人参

［清］爱新觉罗·弘历

性温生处喜偏寒，一穗垂如天竺丹。
五叶三桠云吉拥，玉茎朱实露甘漙(tuán)。
地灵物产资阴骘(zhì)，功著医经注大端。
善补补人常受误，名言子产悟宽难。

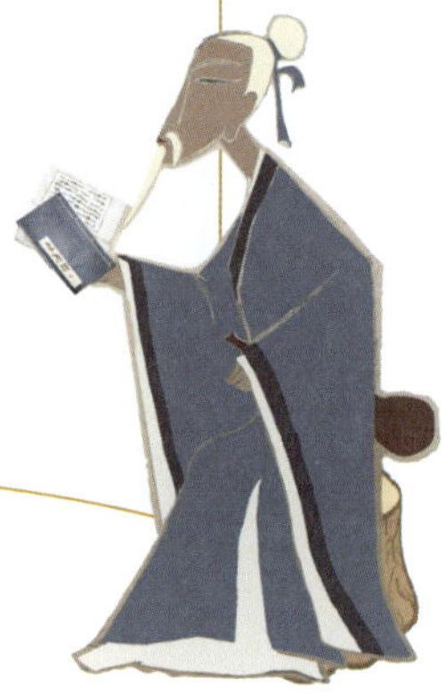

猜一猜

白胖娃娃地下藏，深山老林是故乡。

越老越大越宝贵，滋补身体保健康。

（打一中药名）　　答案：人参

知多一点

人参的药用原理

人参是著名的保健品，适当摄入能美容养颜，对于脸上长有色斑的人尤其有明显的改善功效。人参中含有的主要成分包括人参皂苷、人参活素等，对皮肤有显著的滋养作用。在护肤品中加入人参提取物，可以促进皮肤血液循环和加快蛋白质合成，从而提升皮肤活力和滋润度。人参能够显著提高人体的免疫功能，不过，消化力弱、容易感冒和劳累的人须在中医的指导下适量服用。

课外小实践

我是生活小能手——制作人参莲子汤

人参甘香提神，可以用来制作可口的人参莲子汤哦。

动手前准备：人参5克、黄冰糖15克、莲子10枚。

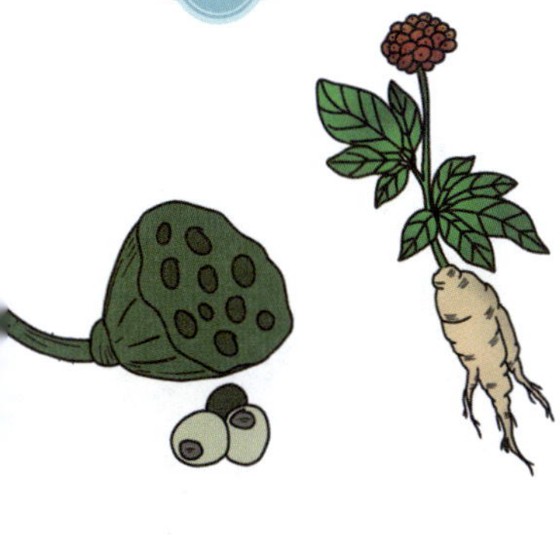

做一做：首先，将人参、莲子（去芯）放于碗内加适量水泡发，然后加入黄冰糖，接着将碗放入蒸锅内，隔水蒸1个小时即成。

尝一尝：人参莲子汤可补脾益气、健胃、止泻。尝一尝，它是什么味道呢？

太子参

猜猜我是谁？

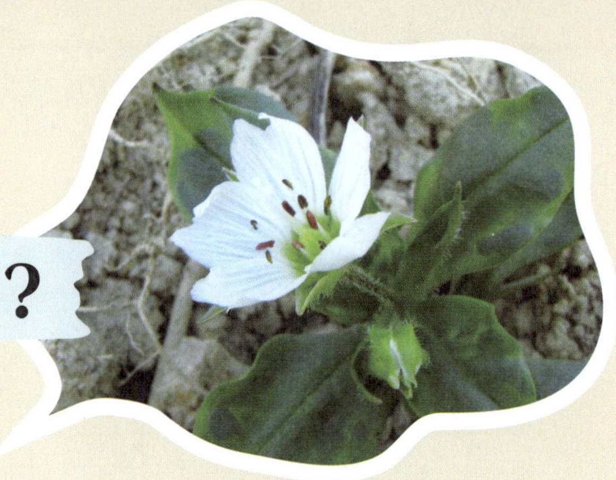

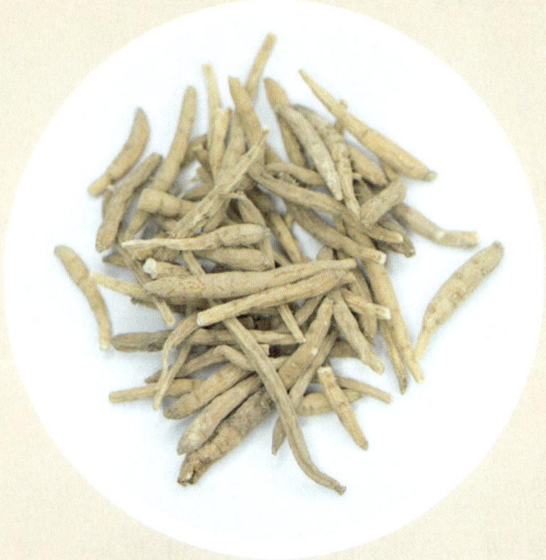

来源

石竹科孩儿参属植物孩儿参（*Pseudostellaria heterophylla* (Miq.) Pax ex Pax et Hoffm.）的干燥块根。别名童参、双批七、四叶参、米参。

产地

分布于福建、辽宁、河北、陕西、山东、江苏、安徽、浙江、江西、河南、湖北、湖南、四川等省份及内蒙古自治区。

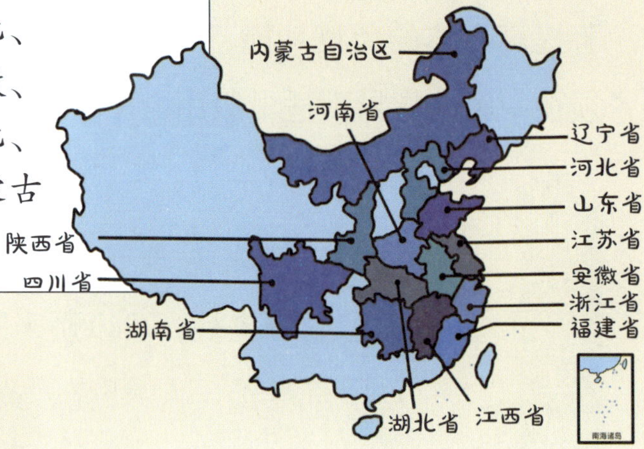

中药科普

性味：味甘、微苦，性平
归经：归脾、肺经
功效：益气健脾，生津润肺

故事引入

明代时，著名中医药家李时珍为了编撰《本草纲目》，到祖国各地实地探索，搜集药方和药材。这一天，他抵达金陵（今南京）并入住一家客栈。夜深人静之时，他忽然听到了妇女的呻吟声，询问后得知原来是隔壁房间有位女顾客流离至此，身上患病，却因贫穷而无法就医，每日只能挖野菜根充饥度日，如此已有一段时日。

李时珍深感同情，心生恻隐，便前去看望那女子，想看看能否给她治病。看过病后，那位女子挖回的野菜根引起了李时珍的注意。他拿起一根仔细观察，并品尝了一口，只觉口齿生香。他断定这是一种具有一定疗效的药草，于是仔细询问野菜根的来源。得知这是紫金山上的野菜后，第二天一早李时珍便出发前去探寻。李时珍来到了紫金山上懿（yì）文太子的墓地，发现那里果真大量生长着这种药草。他非常兴奋，认为这是难得的宝贝，于是挖了一担带回。因为这种药草生长在朱元璋长子懿文太子的墓地周围，李时珍便将其命名为“太子参”。

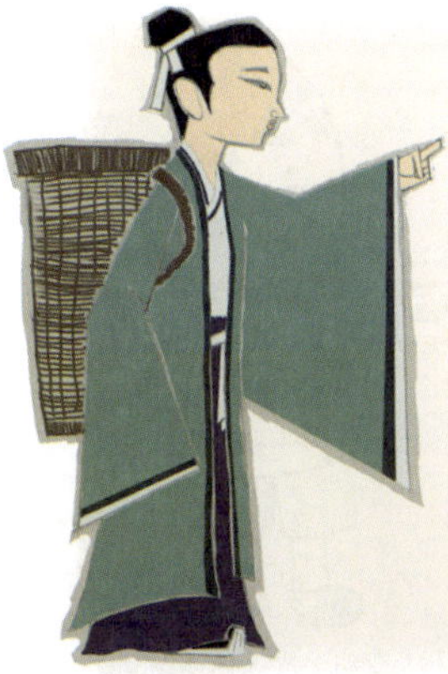

猜一猜

孩子拜见父王。

（打一中药名）

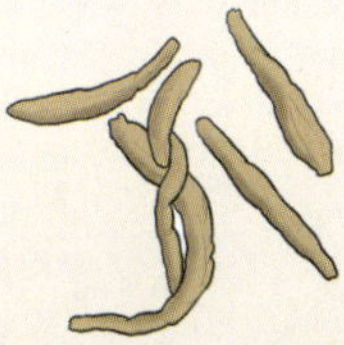

答案：太子参

知多一点

太子参的营养价值

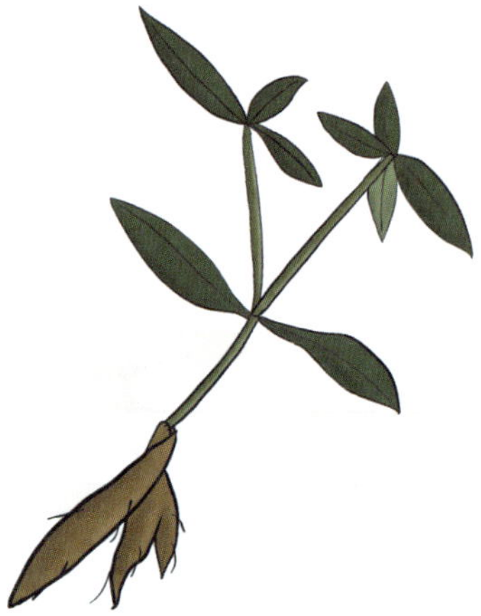

太子参是一种珍贵的中药材，含有多种有益物质，如糖类、氨基酸、黄酮等。太子参具有增食欲、止虚汗、抗疲劳等功效。

课外小实践

我是生活小能手——制作太子参益气补肺饮

换季时，很多小朋友一不小心就会感冒，一感冒就容易咳嗽。有一种简单易做的益气补肺饮，有安肺健脾的功效，适用于反复感冒的孩子。让我们一起来动手做一做吧！

动手前准备：黄芪10克、红枣7枚、太子参10克、陈皮3克。

做一做：将黄芪、红枣（去核）、太子参、陈皮加适量水熬煮30分钟，放凉后即可当作茶水饮用。

试一试：观察一下太子参益气补肺饮是不是改善了容易感冒的老毛病呢？

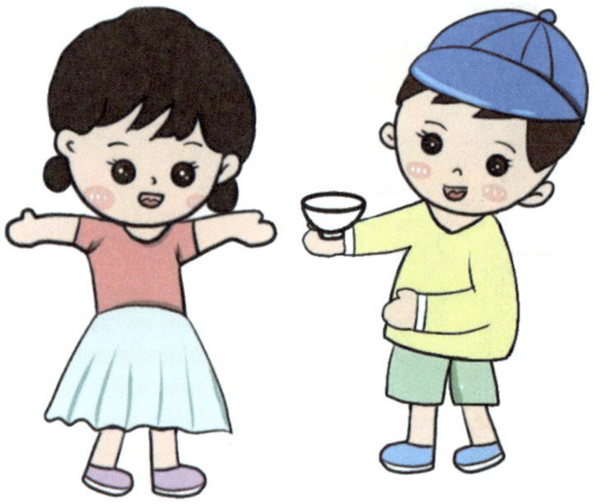

西洋参

猜猜我是谁？

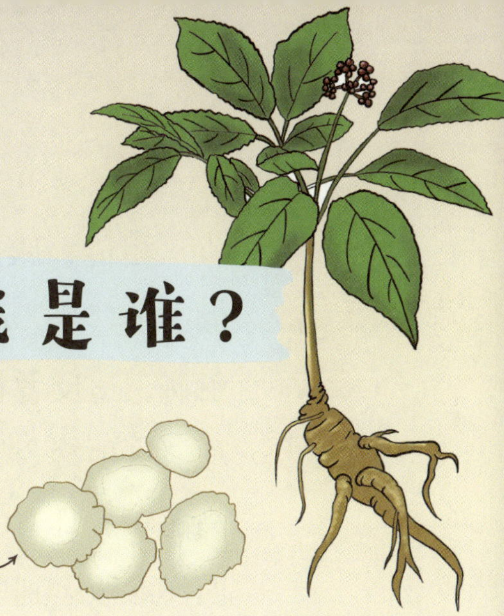

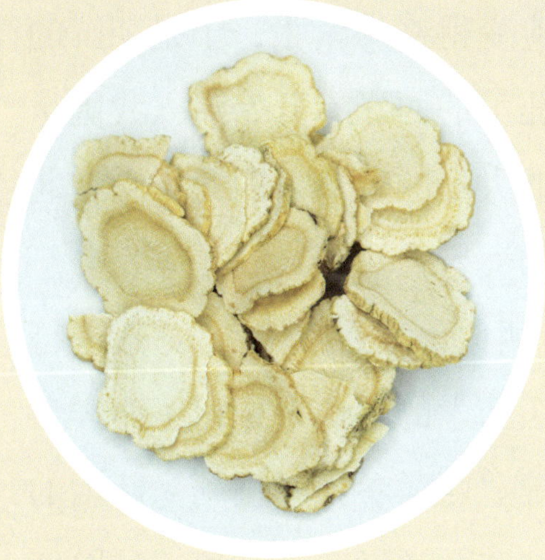

制成药材时是这样的。

来源

五加科人参属植物西洋参（*Panax quinquefolium* L.）的干燥根。

产地

原产于加拿大东南部和美国东部，我国东北、华北的大部分地区也有引进生产。

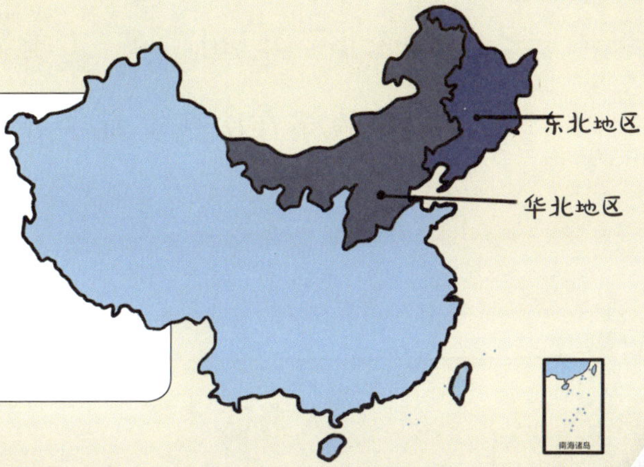

中药科普

性味：味甘、苦，性凉
归经：归肺、心、肾经
功效：补气养阴，清热生津

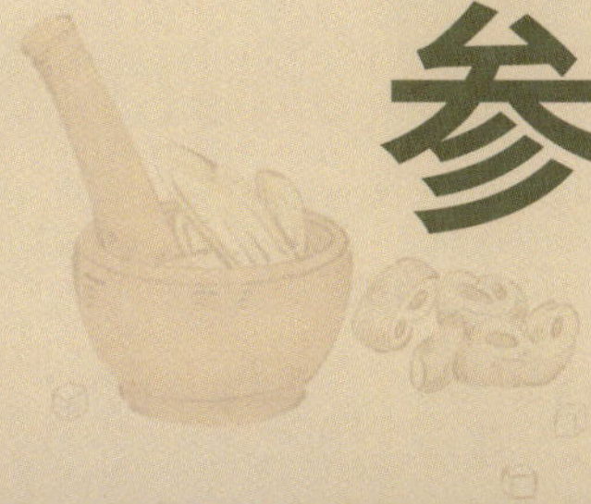

故事引入

相传，康熙皇帝为了表达对其祖先发祥地的尊敬，颁布了禁令，严禁在长白山采伐林木，连一般草木都不得触碰，违反者将受到严厉的惩罚，轻则被流放，重则被处死。这项禁令导致人参的供应变得格外紧张，于是朝鲜的高丽参、日本的东洋参以及北美的西洋参开始流入我国。西洋参贩运到中国后可以换取大量的黄金，因此，它在北美地区赢得了“绿色黄金”的美誉。

西洋参传入我国后，清朝太医院的御医们对其进行了研究与鉴别。他们按照中医药学的理论，探讨了西洋参的性味、归经、功能和主治等。西洋参当时被列为新增的药品，《本草备要》中记载：“西洋参，苦甘凉，味厚气薄，补肺降火，生津除烦，火者相宜。”这是有史以来西洋参首次被收录在医药文献中。

民间习俗

大暑饮伏茶，必用西洋参！

西洋参是制作伏茶的首选材料，它具有提神、解渴、缓解疲劳、改善睡眠和增强体质等功效，特别适合用作夏季防暑、止渴的伏茶之材料。

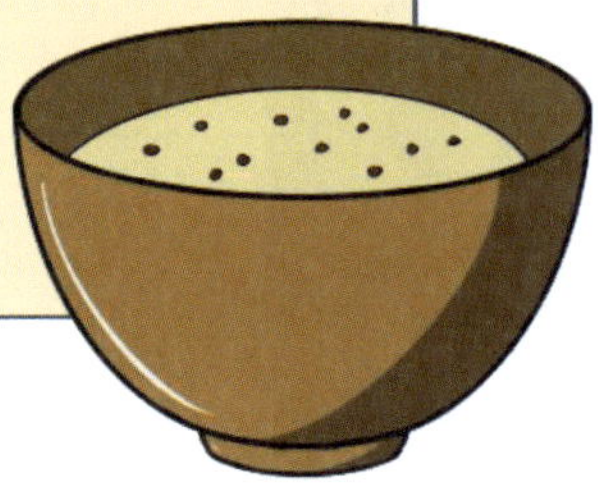

知多一点

西洋参的药用原理

西洋参中的皂苷成分具有镇静、抗疲劳、增强记忆力等作用，适用于失眠、烦躁、记忆力衰退等症状。西洋参虽然是好东西，但是不对症或服用过量则会产生明显的副作用，须在中医的指导下服用。

西洋参的命名历史

西洋参（西洋人参）最早时是通过法国或英国的殖民者转运到东亚，然后销售至中国的。在清代，儒医汪昂在他的著作《本草备要》中首次将西洋参收录在医药文献中，将其描述为“出大西洋法兰西，名为法兰参”。后来，清代医学家赵学敏在《本草纲目拾遗》中也对西洋参进行了类似的描述，这一说法被后来的本草书籍引用，从而确定了西洋参的名字。

猜一猜

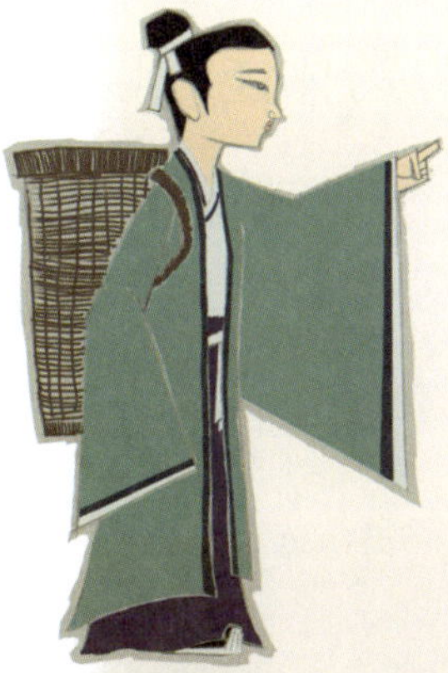

白白胖胖小娃娃，
漂洋过海有奇效。
清热滋补健身体，
人人夸他是个宝。

（打一中药名）

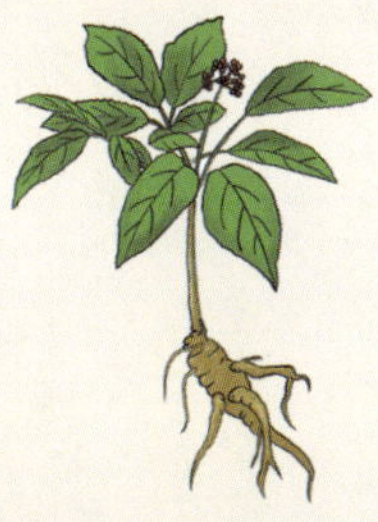

答案：西洋参

课外小实践

我是生活小能手——制作西洋参杏仁糖水

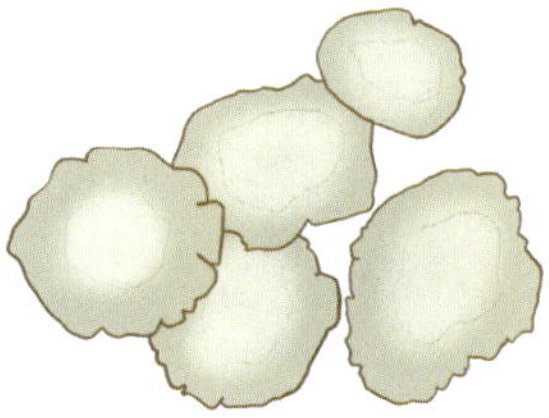

动手前准备：西洋参5克（切片）、南杏仁5克、黄冰糖15克。

做一做：将西洋参、南杏仁放至炖盅内，加入热水，隔水炖30分钟，最后放入黄冰糖调味即可。

试一试：小朋友感冒治好了之后，若感觉体能还未完全恢复，不妨喝一喝西洋参杏仁糖水，看看其能否帮助提升身体体能。

大家一起来动手——制作西洋参土鸡汤

动手前准备：西洋参10克、新鲜土鸡半只、葱白3根、生姜5片。

做一做：土鸡洗净后切成块，与西洋参、生姜一起放入砂锅中，小火慢炖。待鸡肉煮烂后，放入切碎的葱白、适量食盐即成美味的西洋参土鸡汤。

想一想：人在什么情况下喝西洋参土鸡汤体能可以恢复得更快？

五指毛桃

猜猜我是谁？

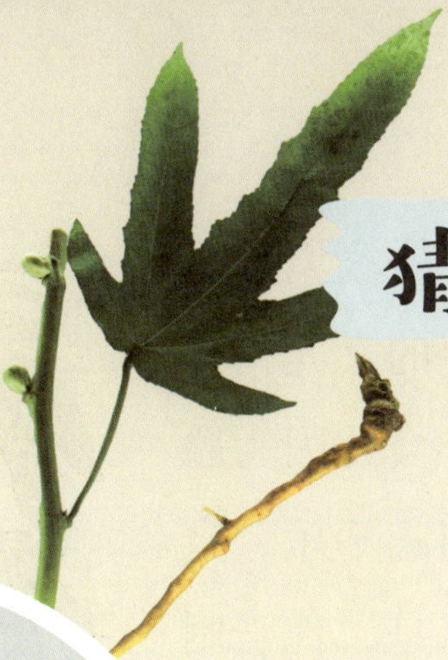

制成药材时是这样的。

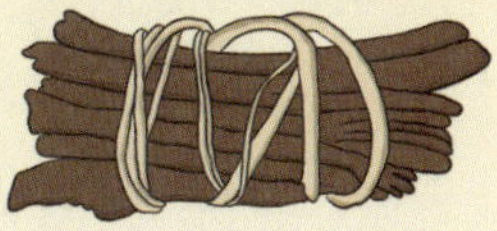

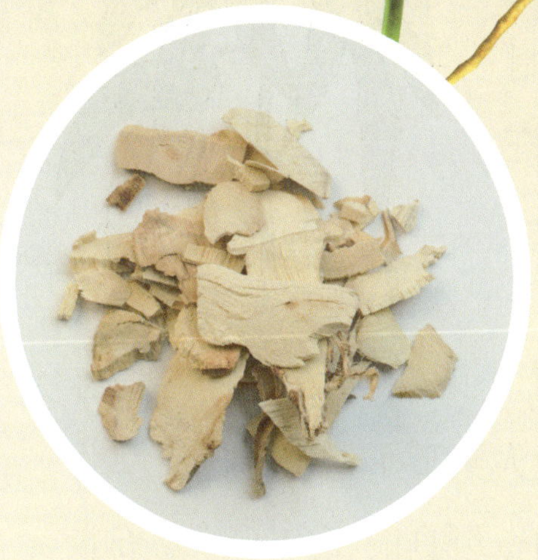

来源

桑科榕属植物粗叶榕（*Ficus hirta* Vahl）的根。别名五指牛奶、土黄芪、土五加皮、五爪龙。

产地

分布于我国福建省、广东省、广西壮族自治区、海南省、贵州省、云南省等地，越南、柬埔寨也有分布。

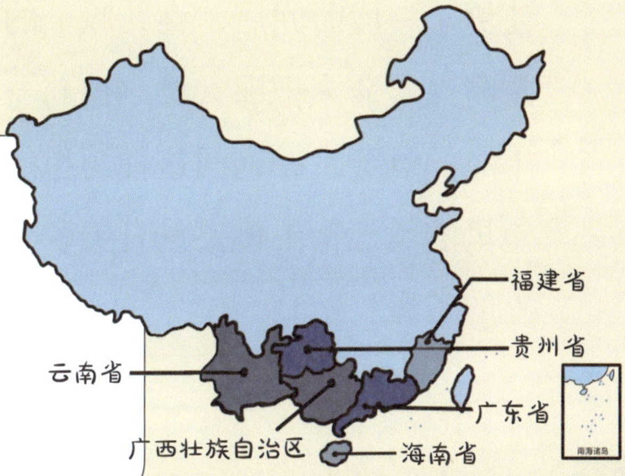

中药科普

性味：味甘，性平

归经：归脾、肺、肝经

功效：健脾补肺，行气利湿，舒筋活络

故事引入

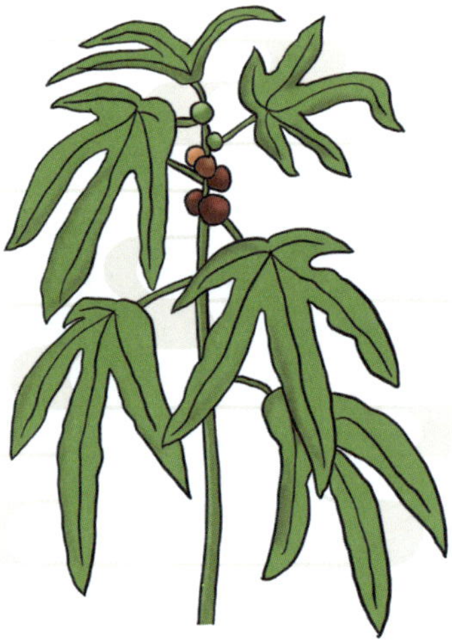

很久以前，有一位家境富庶的老爷，对自己独生的女儿格外疼爱。有一段时间，女儿因为脸上长满了小麻点而闷闷不乐，老爷看了十分心疼。于是，他吩咐家丁外出寻找名医前来医治。许多医生被请到了家里，但没有一人能够治好女儿的雀斑。

有一天，老爷听到门口有个小贩在叫卖："神奇美容药，10文钱一包！"老爷赶紧遣人买下了这个药包给女儿使用。一段时间后，女儿脸上的雀斑真的变少了。老爷非常高兴，命人把那天卖"神药"的小贩请到家里，给了他丰厚的酬金，并询问这种药包的成分。小贩回答说："药包里的是五指毛桃，具有美容养颜的功效，可以去除皮肤上的雀斑！"

民间习俗

五指毛桃煲"靓汤"

在两广地区，特别是在客家人中，人们偏爱用五指毛桃来熬汤。由于其营养价值高且容易吸收，人们还给它起了一个别名叫"广东人参"，以此强调它的特殊保健作用。

知多一点

五指毛桃在粤西地区的山区地带广泛生长，其含有的主要成分包括有机酸、氨基酸、三萜、生物碱、香豆素等。在岭南地区，五指毛桃常常作为药膳材料食用，可用来改善和治疗食少无力、虚弱咳嗽、冒虚汗等症状。

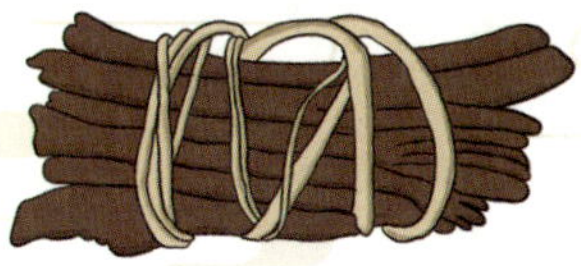

课外小实践

我是生活小能手——制作五指毛桃鸡汤煲

动手前准备： 鸡半只、五指毛桃50克、盐1茶匙、生姜5片、红枣6枚。

做一做： 首先将红枣和五指毛桃浸泡10分钟，再洗净表面的杂质。将鸡剁成块，然后把所有食材放入锅中，加入姜片，再加入适量清水，用中火煲开后，转小火继续煲1.5个小时，最后加少量盐调味即可。

尝一尝： 自己亲手做的五指毛桃鸡汤味道如何？家人们喜欢喝吗？

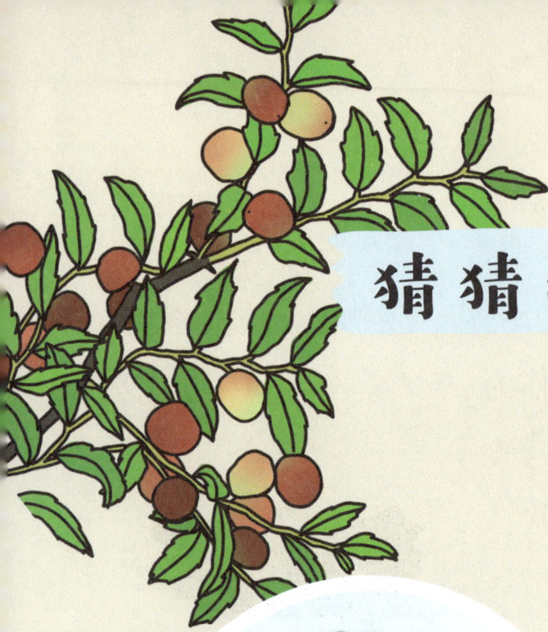

猜猜我是谁？

制成药材时是这样的。

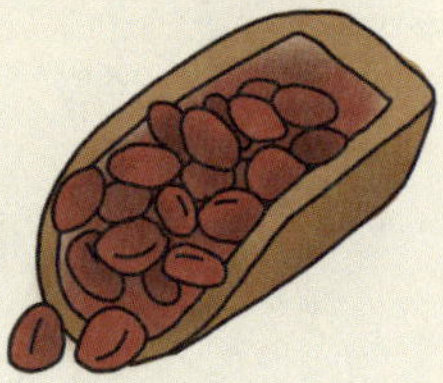

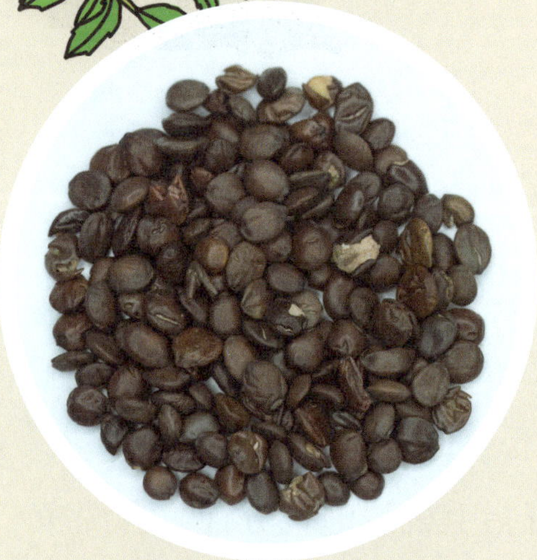

来源

鼠李科枣属植物酸枣［*Ziziphus jujuba* Mill. var.*spinosa*(Bunge) Hu ex H.F.Chou］的干燥成熟种子。秋末冬初时采收成熟果实，除去果肉及核壳，收集种子，晒干，生用或炒用。

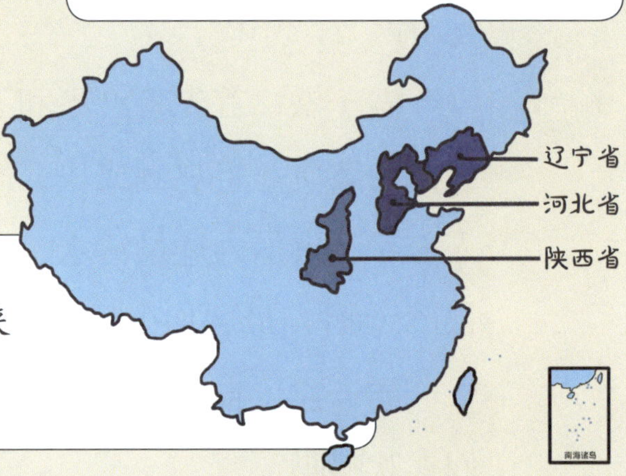

产地

主要产于我国河北、陕西、辽宁等省份。

酸枣仁

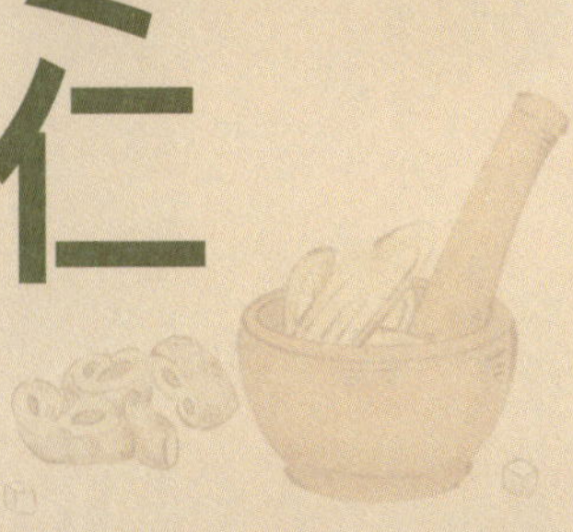

中药科普

性味：味甘、酸，性平

归经：归肝、胆、心经

功效：养心益肝，宁心安神，敛汗生津

故事引入

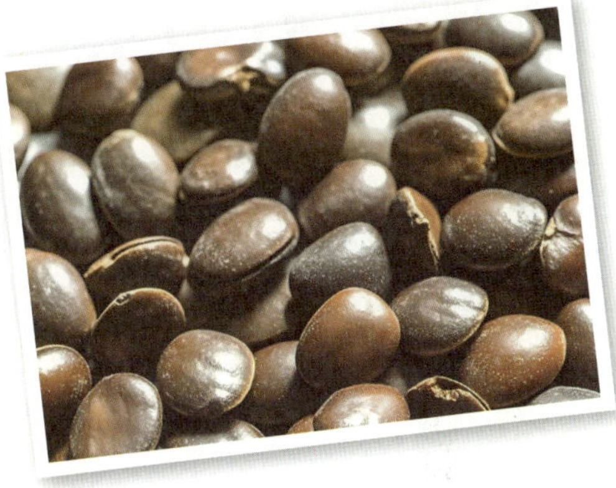

相传，古代时有一位名叫酸枣的孝顺女孩。为了治愈母亲的失眠症，她勇敢地进入深山老林采药。在艰辛的路途中，酸枣姑娘流下的汗水一路洒在了一棵棵坚硬带刺的小红树下。这一天，她又冷又饿，便砍下小红树的树枝作为柴火取暖，树枝燃烧时发出了清脆的噼啪声。当树枝上的小红果被火焰烤焦时，果子内部的黑红色光皮果仁迸裂而出，并散发出一种迷人的果香，酸枣欣喜地把它们带回了家。母亲吃了这些芳香四溢的果仁后，安静地进入甜美的梦乡，多年的失眠症终于得到了缓解。

酸枣的孝心感动了乡亲们，因此大家便用她的名字给这种果实形状类似红枣、味道特别酸的果树起名，而它的果仁则被称为“酸枣仁”。

传统文化

旅兴

［明］刘基

吾观穹壤间，万变皆有穷。
何如顺天道，原始以知终。
清晨揽衣起，絺绤(chī xì)生秋风。
雍(yōng)雍鸣雁来，灼灼酸枣红。
怅焉念所思，悲感集予衷。
佳期在何许，瑶草成枯蓬。
伫立望日月，劳心极忡忡。

猜一猜

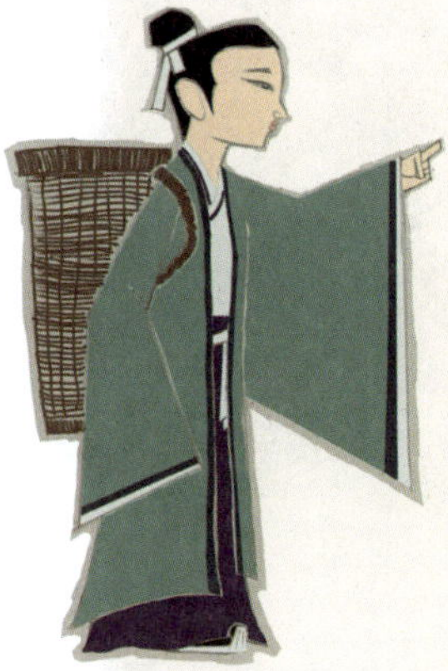

果在刺中央，
秋来满山冈。
核仁是良药，
安神作用强。

（打一中药名）

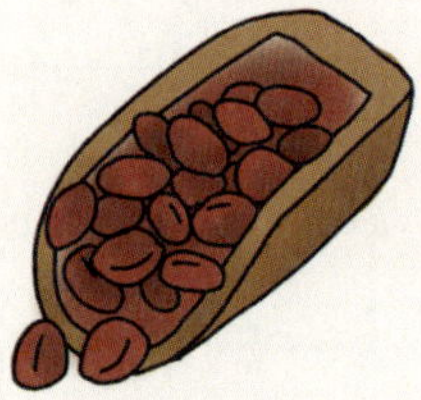

答案：酸枣仁

知多一点

酸枣仁对睡眠的作用

酸枣仁之于睡眠，传统上有“生用治好眠，熟用治失眠”的说法。不过，《中药大辞典》中指出，生酸枣仁与炒酸枣仁在镇静作用上并无显著差异。实际上，不论是生的酸枣仁，还是炒的酸枣仁，都具有安神的功效。在古代医籍《金匮要略》和《太平圣惠方》中，以酸枣仁煮粥时所采用的都是生品。

值得注意的是，在炒制酸枣仁时，必须掌握适当的火候，避免炒至油枯，过度加热可能会导致酸枣仁药效降低甚至失效。在实践中，还应根据具体病情及医生的建议来选取生用或炒用的酸枣仁。

酸枣仁的药用原理

酸枣仁含有生物碱、皂苷和黄酮等多种成分，具有镇静、催眠、增强免疫功能等作用。酸枣仁还含有丰富的维生素C，平时食用可以补充身体所需的维生素 C。

酸枣仁的辨识

酸枣仁呈扁圆形或扁椭圆形，长5～9毫米，宽5～7毫米，厚约3毫米。它的表面呈紫红色或紫褐色，平滑有光泽，有的有裂纹；有的两面均呈圆隆状突起，有的一面较平坦且中间有一条隆起的纵线纹，另一面稍突起；一端凹陷，可见线形种脐，另一端有细小突起的结合点。它的种皮较脆，胚呈乳白色。子叶有2片，呈浅黄色，富油性。气微，味淡。酸枣仁炒后有一股坚果的香味。

课外小实践

我是生活小能手——制作酸枣仁小米粥

酸枣仁小米粥清香可口，大家一起来熬煮吧。

动手前准备：小米70克、小麦30克、酸枣仁末15克、蜂蜜40克。

做一做：将小米、小麦洗干净后加入适量清水熬煮，至粥快熟时加入酸枣仁末，搅拌均匀，煮开即可。

试一试：酸枣仁有安神的功效，小米、小麦营养丰富且有调节睡眠的作用，三者一起煮粥可调理因心肝血虚引起的心悸失眠、虚烦多梦症状，适合爷爷、奶奶食用哦！

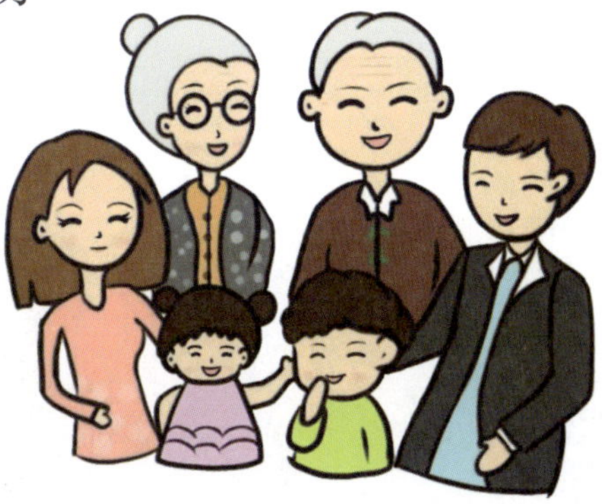

熟地黄

猜猜我是谁？

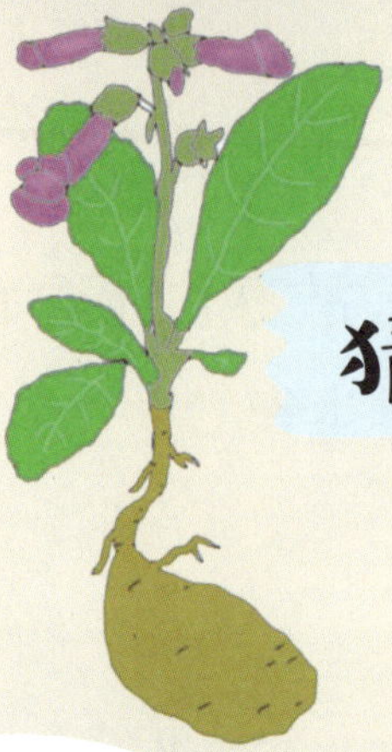

制成药材时是这样子的。

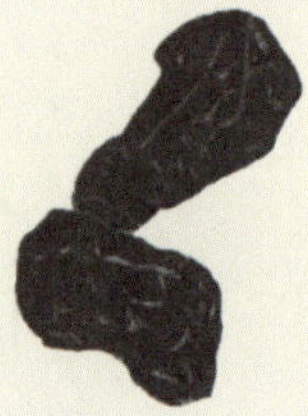

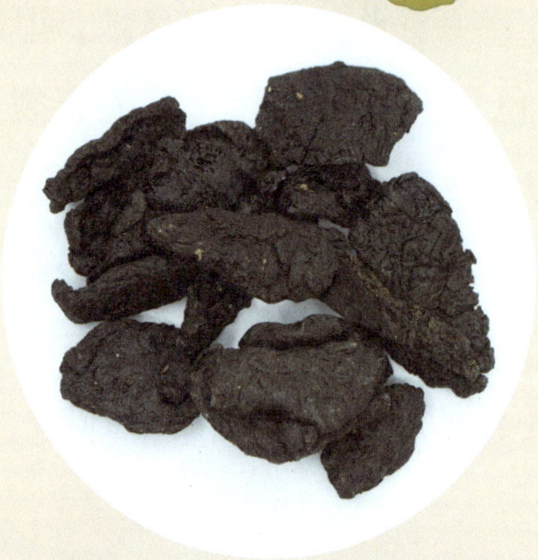

来源

玄参科地黄属植物地黄［*Rehmannia glutinosa* (Gaertn.) Libosch ex Fisch.et Mey.］的块根，经加工蒸晒而成。别名伏地、大熟地、熟地炭等。

产地

分布于河北、山西、辽宁、江苏、浙江、安徽、山东、河南、湖北、湖南、四川、陕西等省份及内蒙古自治区，尤以河南怀庆产的地黄最佳。

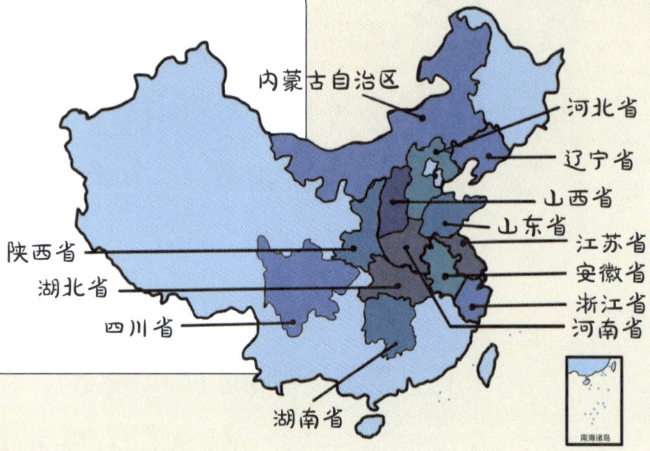

中药科普

性味：味甘，性微温

归经：归肝、肾经

功效：补血滋阴，益精填髓（suǐ）

故事引入

相传，商朝有一位贤臣，他一生行善积德，非常孝敬父母。有一年，他年迈的父亲病重，他听说有一种名为地黄的草药可以治疗父亲的疾病，为了救治父亲，他决定亲自去寻找地黄。

他辗转四方，历经艰险，终于在遥远的山野间找到了地黄。此时他已累得筋疲力尽，但还是将地黄挖出来并小心翼翼地放入怀里。在他返家的路上，天突降大雪，他顶着严寒，历经千辛万苦，终于带着药材回到了家。他用心煮制地黄，给父亲喂服，并细心照料。经过一段时间的护理，父亲的病情终于逐渐好转了。这位贤臣为父采药的事迹成为一时佳话。

传统文化

将至地黄滩

［宋］杨万里

未到地黄滩，十里先闻声。
樯(qiáng)竿已震掉，未敢与渠争。
舟人各整篙，有如大敌临。
搴(qiān)篷试一望，溅雪纷淙(cóng)琤(chēng)。
乃是水磑(wèi)港，为滩作先鸣。
真滩定若何，老夫虚作惊。

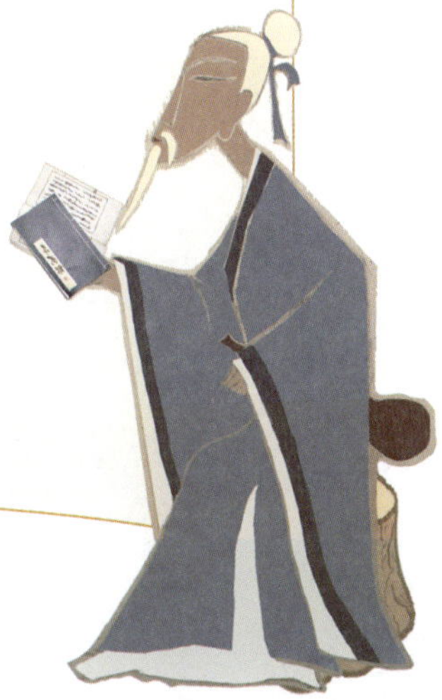

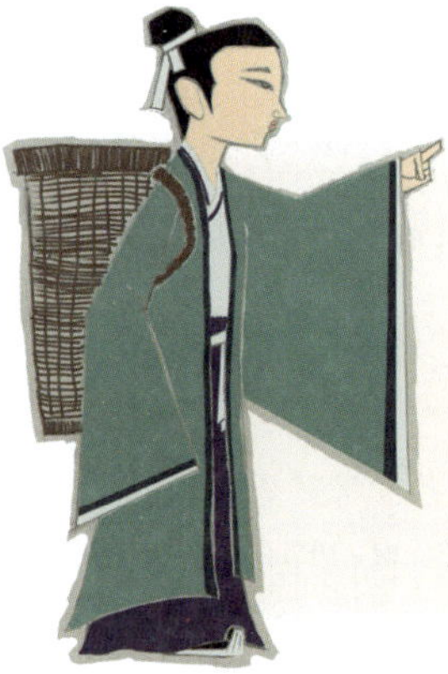

猜一猜

人人都说家乡好。

（打一中药名）

答案：熟地

知多一点

生地黄和熟地黄的区别

生地黄和熟地黄相差一个字，它们的区别在哪里？其实，熟地黄是生地黄经过加工制得的，不过熟地黄可不仅仅是炒熟的生地黄哦！

制作熟地黄的步骤：

❶ 挑选净生地黄，然后用黄酒将其充分搅拌均匀。

❷ 将拌好的生地黄放入炖药罐中，密封严实，然后隔水加热直至炖透。也可将生地黄放入适当的容器内进行蒸煮，直到其表面呈现出黑润的颜色，确保黄酒已完全被生地黄吸收。

❸ 取出生地黄，晾晒至表皮稍干，接着切成厚片并彻底干燥。

传统上经过“九蒸九晒”，便制成了我们中药中常用的熟地黄。

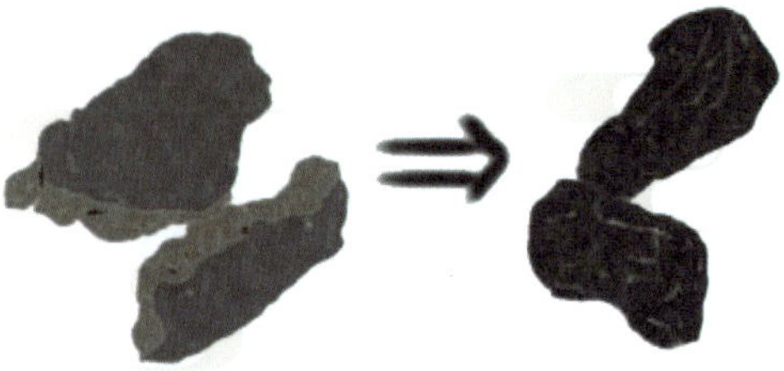

熟地黄的性状

熟地黄呈不规则块状，内外均为漆黑色，有光泽，外表皱缩不平。将其切断后，断面湿润，中心部位有时可以看到光亮的油脂状块，具有很大的黏性。熟地黄质地柔软，味道甜美，以块根肥大、软润、内外乌黑有光泽者为佳。

课外小实践

我是生活小能手——制作熟地茶

在日常生活中，熟地茶味道甘醇，制作简单，让我们一起来做一杯熟地茶吧！

动手前准备：熟地黄10克、绿茶3克。

做一做：先将熟地黄放在水中煎煮一段时间，之后用煎煮熟地黄的水泡茶饮用。

想一想：一年中哪个季节里喝熟地茶最舒服呢？

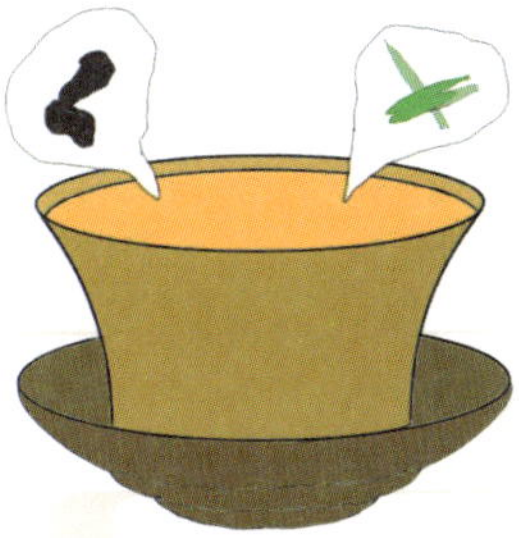

猜猜我是谁？

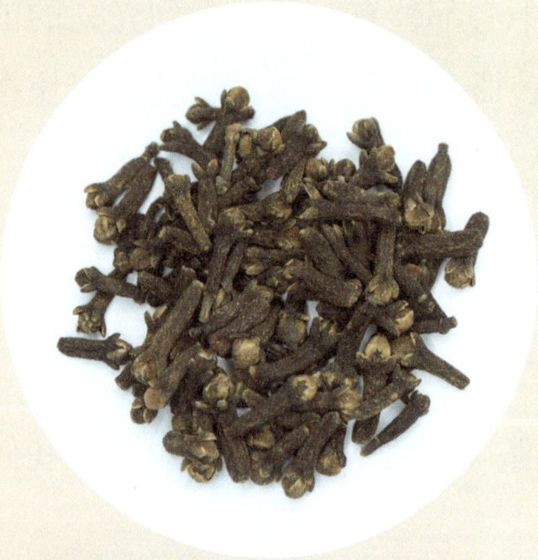

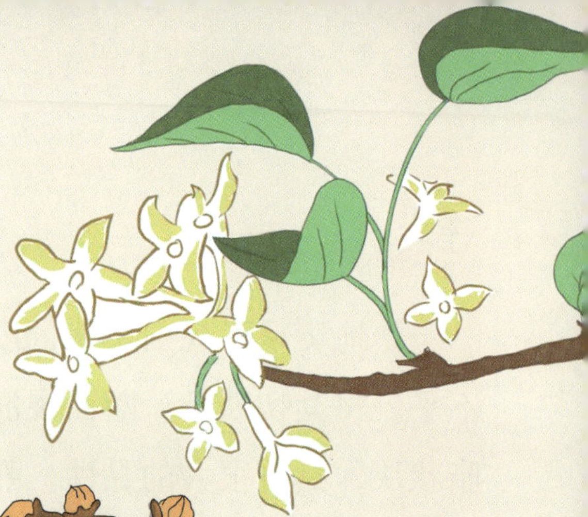

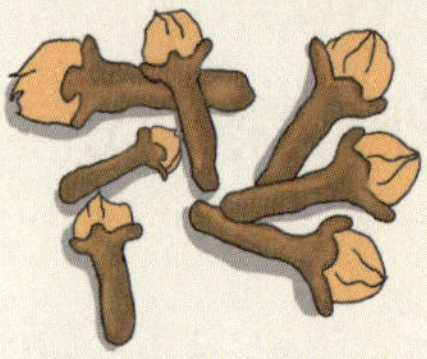

制成药材时
是这样的。

来源

桃金娘科蒲桃属植物丁香（*Eugenia caryophyllata* Thunb.）的干燥花蕾，习称公丁香。

产地

主产于坦桑尼亚、马来西亚、印度尼西亚，我国广东省、海南省、广西壮族自治区等地也有栽培。通常在9月至次年3月采摘，晒干，生用。

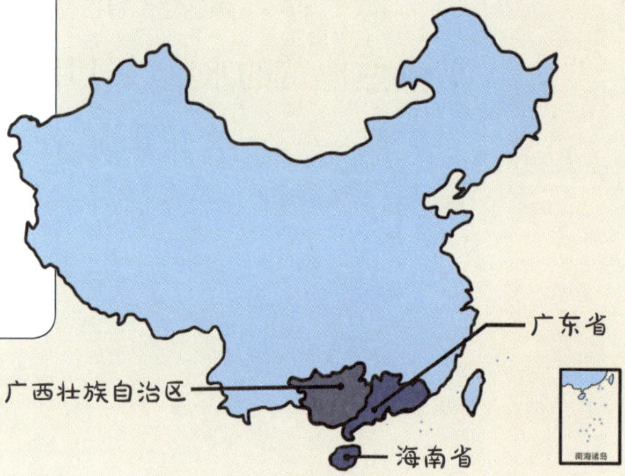

丁香

中药科普

性味：味辛，性温

归经：归脾、胃、肺、肾经

功效：温中降逆，补肾助阳

故事引入

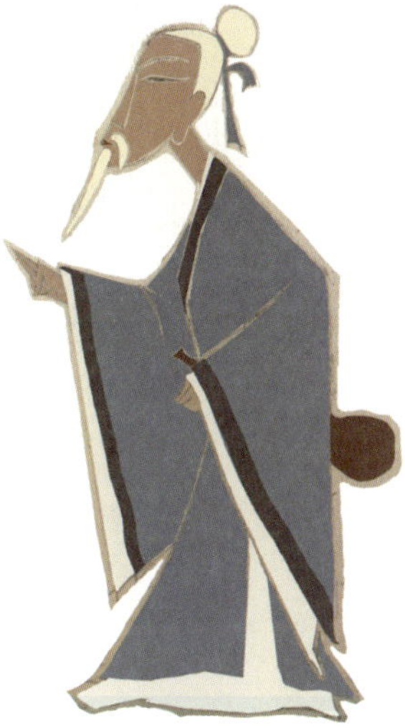

相传，我国古代曾有一位皇帝十分爱吃生冷的食物。有一天深夜，他突感浑身难受，上吐下泻。太医看疹后，觉得无计可施，只好张榜广招天下良医。有一个乞丐见到了皇榜，思忖片刻，便揭榜入宫，面见皇帝，说："脾胃乃仓廪之官也。陛下饮食生冷，伤于脾胃，须将用丁香等制成的香袋悬挂于室内，再搭配饮食调养，方可龙体安康。"

皇帝将信将疑，但还是让太医按照乞丐的说法来治疗。当天夜里，皇帝做了个梦，梦中只见乞丐变成了八仙之一蓝采和。皇帝十分高兴，认为这是得上天相助了。果然治疗了数天后他就病愈了。这虽然只是一个传说，但也反映出中医从古就有利用丁香或其他有香气的药材治病祛邪的做法。

传统文化

戏题紫白丁香

［清］爱新觉罗·弘历

同是春园百结芳，紫丁香逊白丁香。

山人衣好僧衣俗，郑谷清词趣独长。

作为中国古典诗歌中的经典意象，丁香是美丽、高洁和忧郁的象征。人们常常用丁香花含苞未放来比喻难以排解的愁思郁结。丁香寄托着人们的幽怨、苦难和愁思，是无数文人吟咏抒怀的载体。

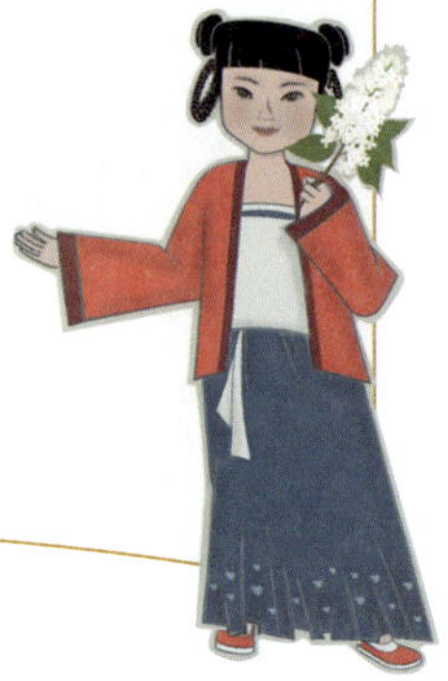

知多一点

公丁香与母丁香的区别

公丁香，即由未绽放的丁香花蕾经过晒干处理而成的香料；而母丁香，则是由丁香的完全成熟果实经过晒制后得到的香料。

每逢春夏相交，丁香树的花朵便会盛放。在丁香花蕾由青翠欲滴转为红彤彤之时，将这些尚未打开的花蕾采摘下来并晒干，便可得到人们所称的公丁香。而那些未被采摘的丁香花朵，会继续生长并逐渐结出果实。待果实成熟后，再将其采摘并晒干，便制成了母丁香。公丁香晒干后，其形态犹如一颗带梗的钉子；而母丁香源自椭圆形的果实，晒干后依旧保持着这一独特的形状。

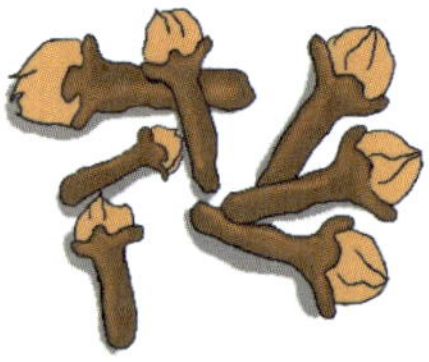

公丁香

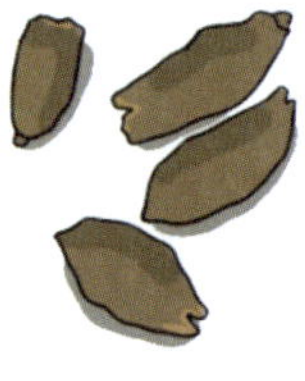

母丁香

课外小实践

大家一起做一做——制作丁桂暖脐贴

小朋友们听说过丁桂暖脐贴吗？我们日常在家时也可以自己动手制作哦。

动手前准备：公丁香30克、肉桂6克、茶籽油适量、敷贴布料。

做一做：把丁香药材和肉桂放在一起打成粉，装入密闭的玻璃罐中。使用时，用小茶勺舀出半勺药粉放至小杯子中，滴入适量茶籽油，搅拌均匀后捏成小丸子放在肚脐眼处，最后贴上防水贴防止掉落即可。小朋友们如感肚子寒凉不舒适时，就可以试试使用丁桂暖脐贴。不过，小宝宝的皮肤比较娇嫩，如给幼儿使用，可以按照添加2倍量的面粉稀释药粉，再做成肚脐贴。

闻一闻：丁桂暖脐贴是什么味道的？

想一想：如果肚皮摸起来总是凉凉的，且胃口不太好，甚至会肚子痛的小朋友，坚持贴一段时间丁桂暖脐贴，上述症状就会得到缓解哦。

猜猜我是谁？

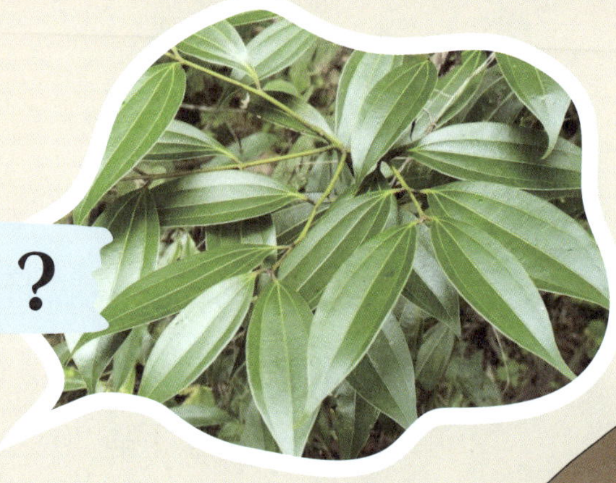

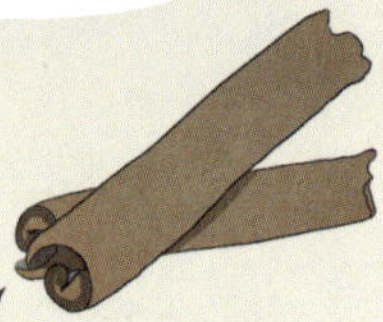

制成药材时是这样的。

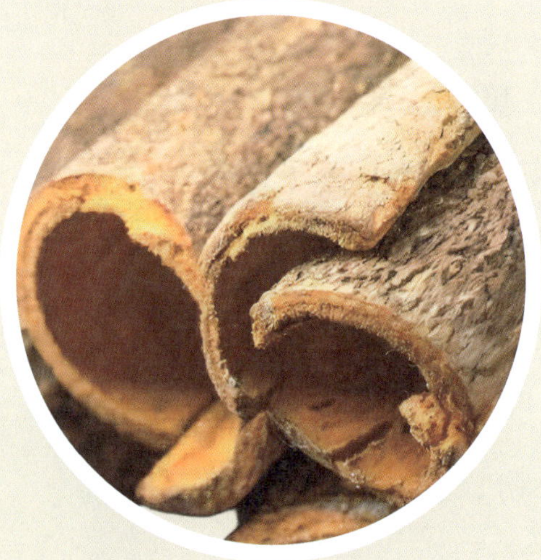

来源

樟科桂属植物肉桂［*Cinnamomum cassia* (L.)D.Don］的干燥树皮。别名牡桂、紫桂、大桂、中国肉桂、玉桂、菌桂。

产地

主产于我国广东省、云南省、广西壮族自治区等地。生于常绿阔叶林中。

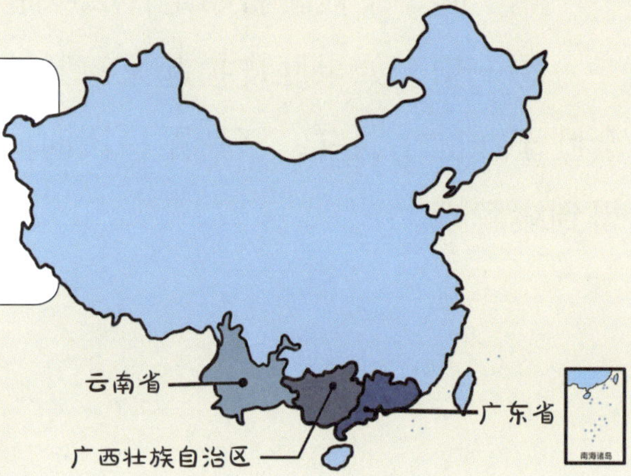

肉桂

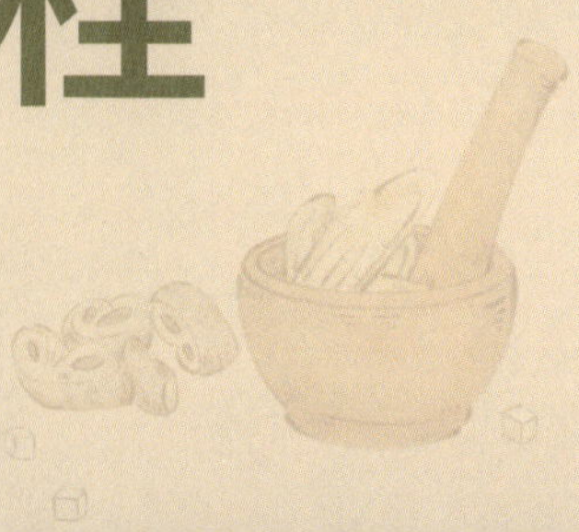

中药科普

性味：味辛、甘，性大热

归经：归肾、脾经

功效：补火助阳，引火归元，散寒止痛，温通经脉

故事引入

相传，被列为古代四大美女之一的西施有一次在弹琴、吟唱自己的《梧叶落》曲子时，突然感到喉咙疼痛，十分不适。她赶紧服用大量清热泻火药物，症状暂时得到了缓解，但一旦停药就会复发。西施托人寻医问药，终于请来了一位名医为她诊治。这位名医望闻问切，见西施四肢不温，小便清长，脉象沉细，于是开出了一张需要一斤肉桂的处方。然而，前去抓药时，对西施的病情有所耳闻的药店老板吃惊地说道："喉咙肿痛、溃烂，这是严重的热证，怎么能服用辛辣温热的肉桂呢？"药店老板拒绝为西施配药，侍人只好空手而归。西施听闻了此事，并没有生气，她暗自分析道："这位医生医术高超，应该不会乱开方。现在没有别的医治办法了，我不如先服用少量肉桂试试效果吧。"于是西施先嚼了一小块肉桂，只觉味道香甜可口。待她嚼完半斤肉桂后，疼痛消失了，进食已无碍。药店老板听到这个消息后，不明其中的药理，于是专程前去拜访名医，向他请教。名医解释说："西施的疾病是由虚寒阴火引起的喉疾，只有用引火归原的方法才能治愈。肉桂正可用于治疗喉咙间的痈疮呀。"

就这样，肉桂以其引火归原的功效治好了西施的疾病。

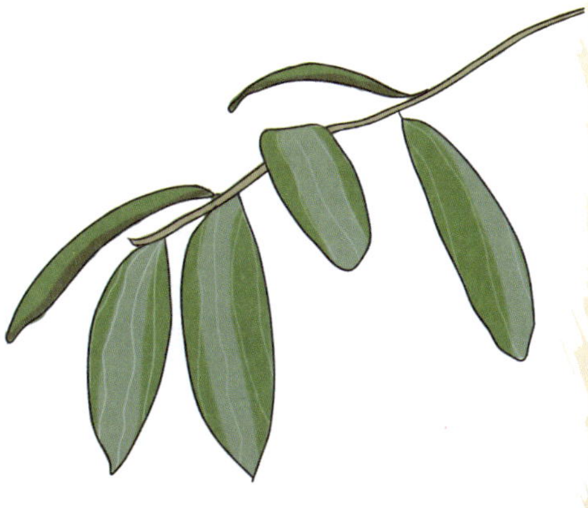

传统文化

广西被称为“桂”或“八桂”的历史非常悠久。“八桂”这个名字源于八株桂树的形象，象征着广西的繁荣和茂盛。最早使用“八桂”来指代广西的是《山海经》，其中写道：“番禺之西，八桂成林。”

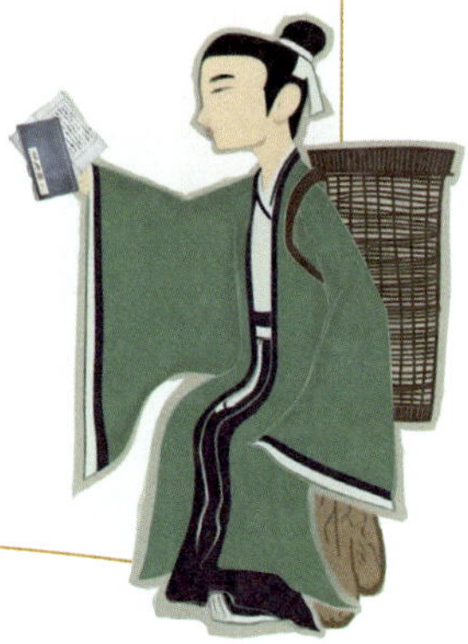

知多一点

肉桂名字的由来

肉桂这一药材历代本草典籍均有记载，李时珍谓：“凡木叶心皆一纵理，独桂有两道如圭形，故字从圭。其色如肉，故名。”

肉桂是怎么被人从树上剥下来的呢？

当肉桂树龄超过10年时，其韧皮部已经积聚形成油层，此时即可进行采剥。采剥可以在春秋两季时进行，但以秋季8—9月时采剥到的肉桂品质更佳。采剥时，在树干基部横向环割一刀，须深达木质部，然后用剥刀作为尺子，向上量35厘米，再横向环割一刀。在两刀之间，自上往下纵割一刀，深达木质部，并随即将刀凸口插入纵缝内上下左右撬动，使桂皮剥离。如此按照每隔35厘米绕树干横向环割一刀，再纵割剥取桂皮的方法依次进行采割。剥下的桂皮放在晒场上晒干，晒干后会卷成圆筒状。加工后的肉桂产品有桂通、板桂、企边桂和油桂等。

课外小实践

我是生活小能手——制作缓解牙痛的肉桂粉

牙痛不是病，但痛起来时真要命。在日常生活中，如出现虚火牙痛，即出现牙龈肿痛但未流血，且手、脚心热的情况，可以利用肉桂的特性“引火归元”进行治疗。

做一做：将肉桂打粉后用醋调和，搅拌均匀后敷于脚心，坚持数日后虚火牙痛的情况便会有所缓解。但是，如果牙龈疼痛伴有身体燥热或发热，则不可使用该方法，须及时遵医嘱进行治疗。

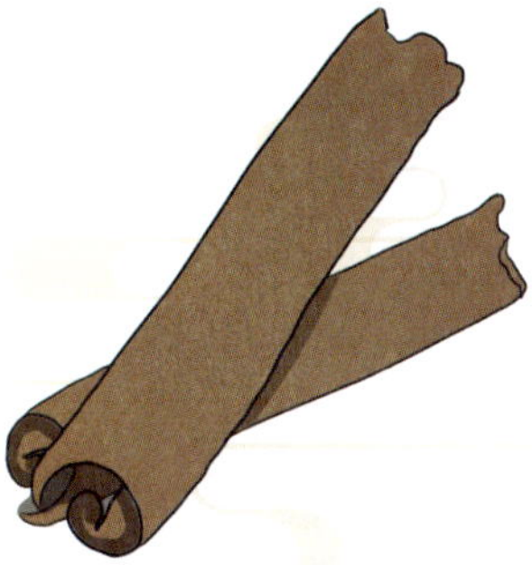

猜猜我是谁？

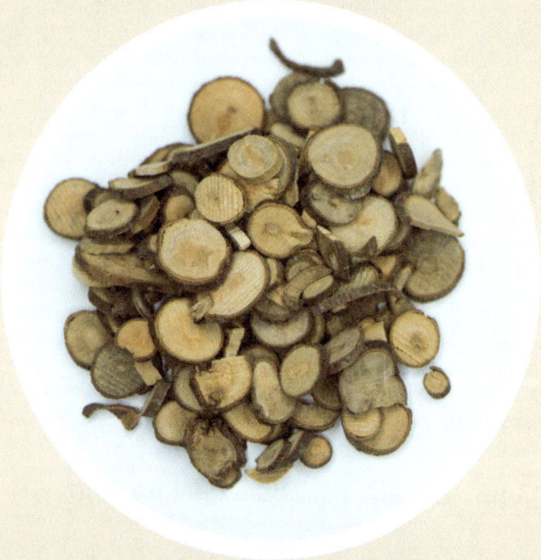

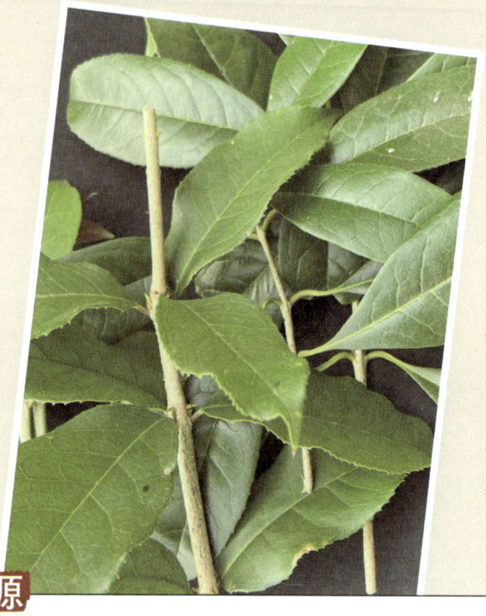

来源

樟科桂属植物肉桂［*Cinnamomum cassia* (L.)D.Don］的干燥嫩枝。春、夏季时剪下嫩枝，晒干或阴干，切成薄片或小段用。

产地

产于广西壮族自治区、广东省及云南省等地。

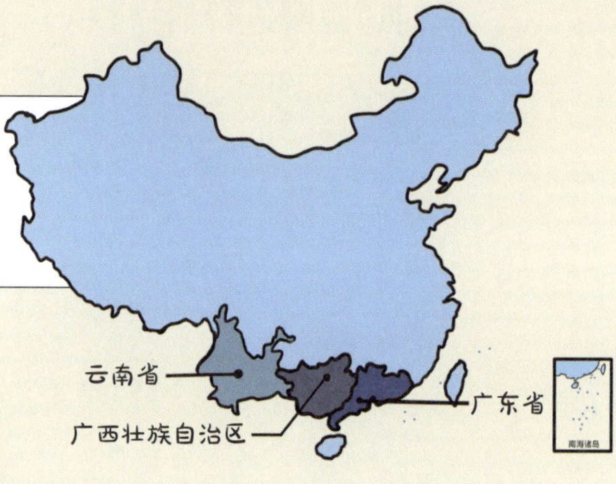

桂枝

中药科普

性味：味辛、甘，性温

归经：归心、肺、膀胱经

功效：发汗解肌，温通经脉，助阳化气，平冲降气

故事引入

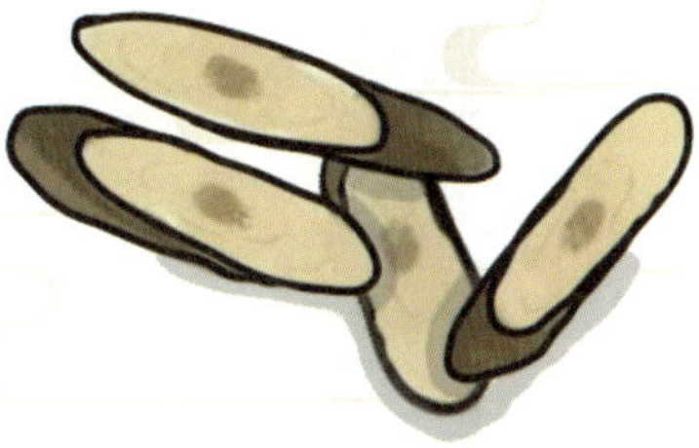

清代时，浙江有位姓倪的大富翁。他的妻子生病了，他请了名医金慎之前来诊断。金慎之判断，倪夫人是罹患了伤寒。于是，他决定使用医圣张仲景的经典药方“桂枝汤”来医治。考虑到倪夫人的身体状况较差，金慎之特意指示只使用桂枝5分即可。倪夫人差人按照药方到三益堂药店抓药，不料药店新来的伙计竟然误将桂枝的量抓成了5钱。倪夫人服药后，病情不仅没有好转，反而加重了。倪家认为这是金慎之的失误，于是将他告上了县衙。

经过对药方和药渣的仔细检查，倪家才发现原来是桂枝的用量出了差错。金慎之的冤屈得以洗清。调整好用量后，倪夫人慢慢康复了。为了警示后人，县官特意命令三益堂药店建造一座“桂枝亭”，用以提醒人们细致办事。

历史文化

桂枝作为一种药材，其使用历史源远流长。早在先秦两汉时期，人们就已经开始记录桂枝的功效及其应用方法。到了明代时，杰出的中医药学家李时珍对桂枝的效用进行了全面且深入的总结，并针对其应用提出了新颖独到的见解，进一步推动了桂枝在中医药学领域的发展与应用。

猜一猜

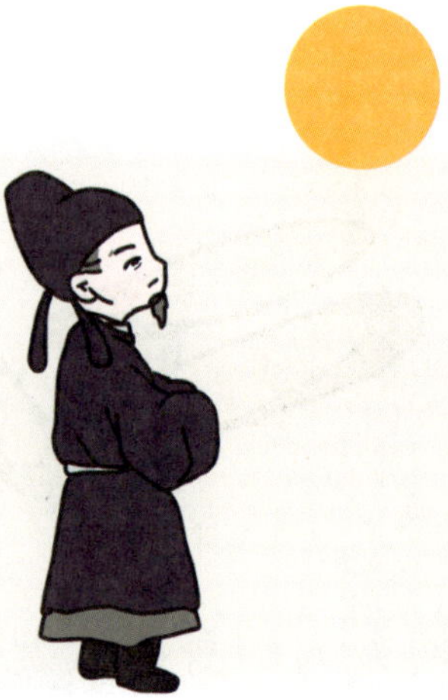

月中神树。

（打一中药名）

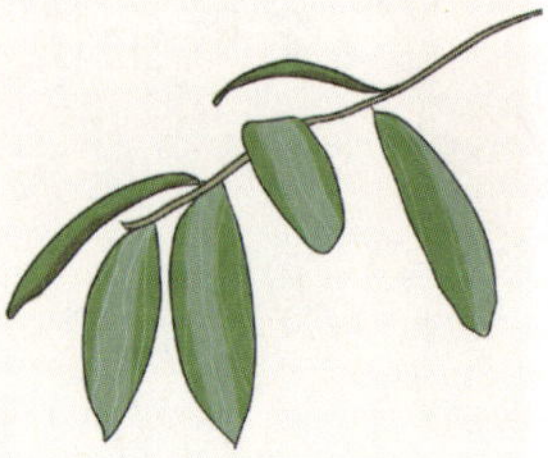

答案：桂枝

知多一点

桂枝的药用原理

桂枝中含有丰富的挥发油，如桂皮醛、桂皮酸等，以及酚类、有机酸、苷糖类和香豆素等多种成分。桂枝挥发油有杀菌的作用，可以用开水冲泡少量桂枝，冷却后作为漱口水用，以缓解口臭。

课外小实践

我是生活小能手——制作桂枝生姜驱寒泡脚汤

桂枝和生姜都有驱寒温热之效用，让我们一起用它们来制作桂枝生姜驱寒泡脚汤吧。

动手前准备：桂枝、生姜片适量。

做一做：将桂枝、生姜片放入锅中，加入适量清水，煮出汤水，晾温后即可用来泡脚。

试一试：凑近煮好的汤水，你有没有闻到桂枝的香味呢？用该汤水泡脚后有什么感觉呢？

想一想：为什么手脚怕冷的人，尤其是年长的爷爷、奶奶，适合用桂枝生姜水来泡脚驱寒呢？

小茴香

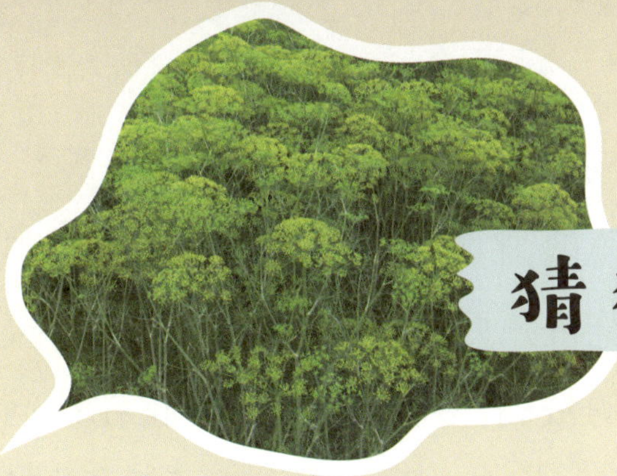

猜猜我是谁？

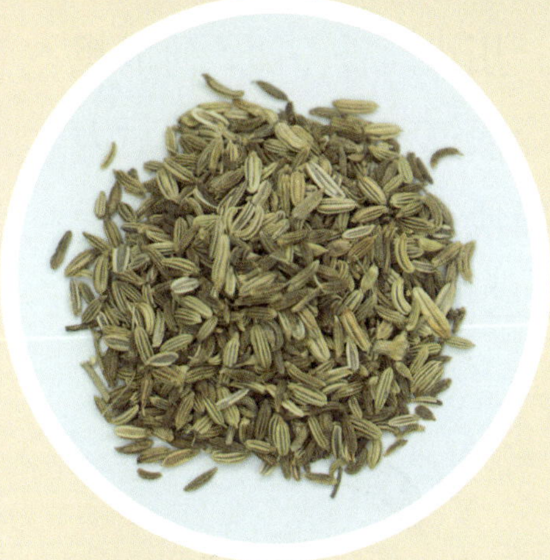

制成药材时是这样的。

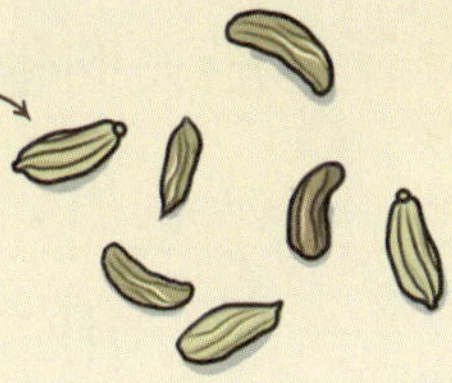

来源

伞形科茴香属植物茴香（*Foeniculum vulgare* Mill.）的干燥成熟果实。秋季果实初熟时采割植株，晒干后打下果实，除去杂质。别名谷茴香、谷茴。

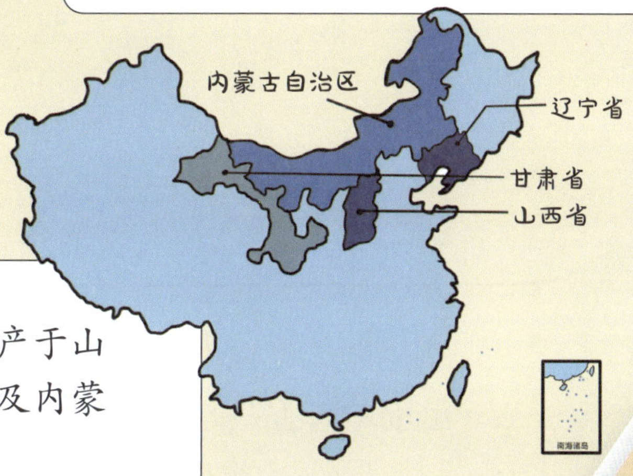

产地

我国各地普遍栽培。主产于山西省、甘肃省、辽宁省及内蒙古自治区。

中药科普

性味：味辛，性温

归经：归肝、肾、脾、胃经

功效：散寒止痛，理气和胃

故事引入

清末，一位俄国富商米哈伊洛夫来到我国游历。有一次，他在游览杭州西湖的旅途中，突然疝(shàn)气发作，痛苦不堪。随行的俄国医生束手无策，正在烦恼不堪时，船夫向他推荐了一位老中医。老中医了解了米哈伊洛夫的症状后，开出了一张巧妙的处方：用小茴香一两，研成粗末，用二两浙江绍兴黄酒送服。令人惊奇的是，服药后大约过了20分钟，米哈伊洛夫的疝痛便奇迹般地减轻了，最终疼痛彻底消失了。得知治愈自己疼痛的药材竟是小茴香，米哈伊洛夫觉得非常神奇，此事也成为一时佳话，广为流传。

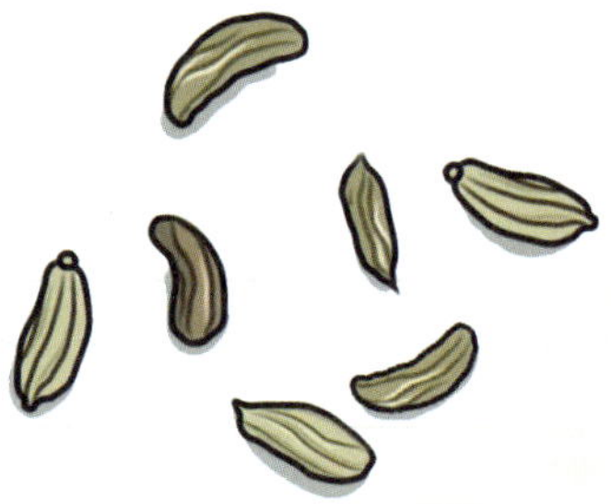

民间习俗

茴香馅水饺

由于“茴香”与“回乡”在发音上存在相似性，因此被人们赋予思乡的文化意象。茴香馅水饺作为一种充满爱与温情的食物，更是获得了妈妈们的青睐。茴香茎叶的形状类似于胡萝卜茎叶，并散发出一种独特的香气，在北方地区广受欢迎，常被用于制作水饺馅料。不过，在南方地区，茴香的使用则较少见。

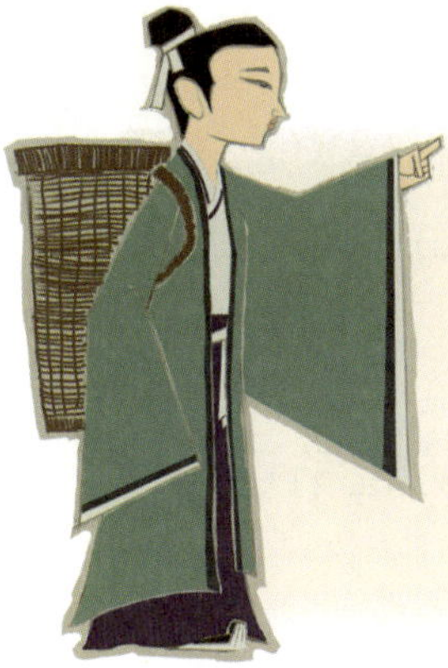

猜一猜

半部春秋来回念。

（打一中药名）

答案：茴香

知多一点

小茴香的药用原理

胃肠虚寒的人常常会出现消化力差的症状。小茴香具有温热补益的性质，有助于加速胃肠虚寒症状的消失。它含有丰富的膳食纤维，能够促进肠胃蠕动，加速消化液分泌，进而加速肠胃内容物的分解，有助于营养物质的吸收。

课外小实践

我是生活小能手——制作茴香肉馅饺子

很多小朋友平常都爱吃美味可口的饺子，不同口味的饺子让人垂涎三尺。今天就让我们来动手制作茴香肉馅饺子，一起来尝一尝它的美味。

动手前准备： 茴香苗100克、猪肉馅100克、饺子皮100克、五香粉3克、料酒5克、生抽5克、盐2克。

做一做：

❶ 将茴香苗去蒂洗净、切末，备用。再将五花肉切块，用绞肉机打成肉末。

❷ 将五花肉末、五香粉、料酒、生抽、盐搅拌均匀，再倒入茴香末中，搅拌均匀备用。

❸ 将馅料包入饺子皮中，注意要将饺子皮的开口捏紧，以免馅料在蒸煮过程中漏出。

❹ 起锅加水，大火煮沸，放入水饺，轻轻搅拌防止粘连，小火煮熟，至水饺漂浮上来时即可食用！

试一试：自己亲手做的茴香肉馅饺子味道如何？快和小朋友一起尝一尝。

大家一起来动手——制作小茴香粥

动手前准备：小茴香10克、粳米100克、葱白2根、生姜5片。

做一做：粳米淘洗干净后煮粥，待粥将煮成时，再放入装有小茴香的纱布包、切碎的葱白和生姜片一起小火煮，至香气大出时，关火盖紧焖10分钟，然后取出纱布包，放入适量盐调味即成。

想一想：小茴香粥适合什么体质的人喝呢？

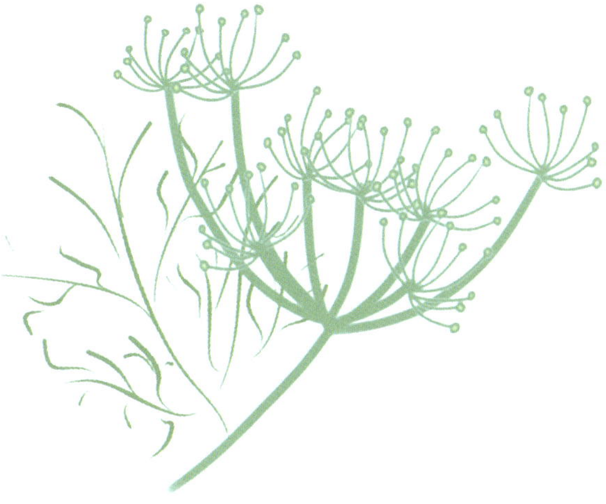

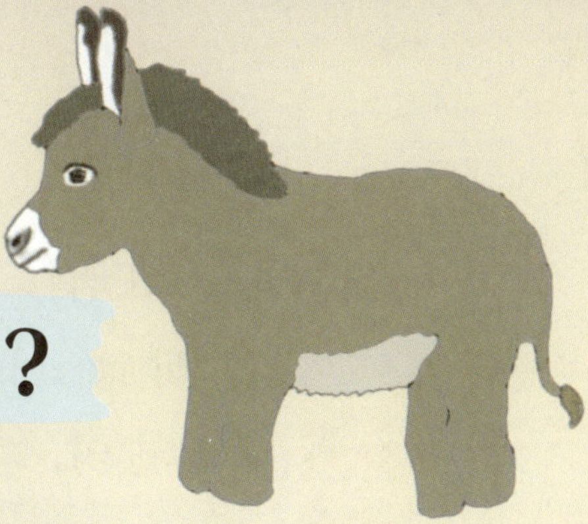

猜猜我是谁？

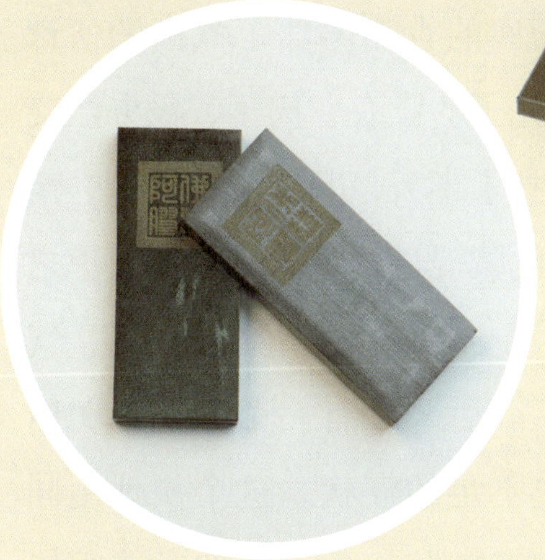

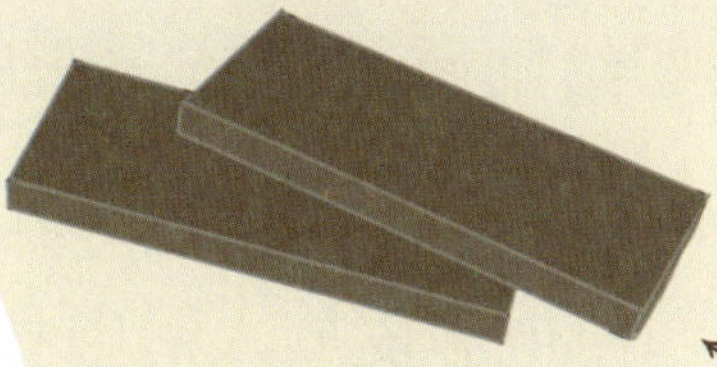

制成药材时是这样的。

来源

马科驴属动物驴（*Equus asinus* L.）的皮，经漂泡去毛后熬制而成的胶块。别名傅致胶、盆覆胶、驴皮胶。

产地

主产于山东省、河南省、江苏省、浙江省、河北省及上海市、北京市、天津市等地。

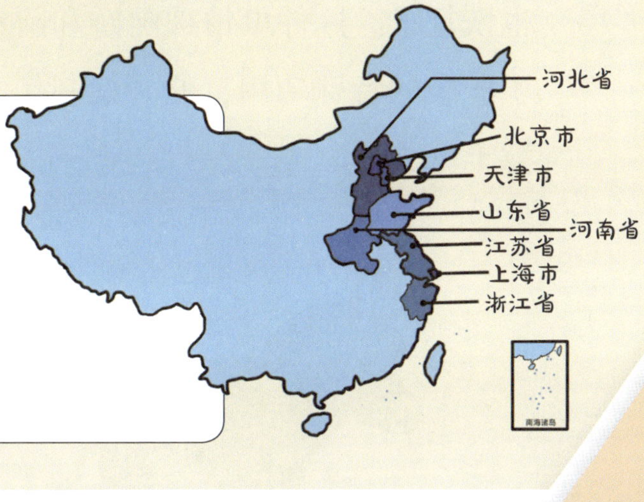

阿胶

中药科普

性味：味甘，性平
归经：归肺、肝、肾经
功效：补血滋阴，润燥止血

故事引入

在唐代，有一对富有的夫妇，他们的名字分别是阿铭和阿娇，两人相互扶持，感情极为深厚。阿娇在分娩后身体虚弱，气血不足。阿铭听说驴肉营养丰富，于是宰杀了一头驴给阿娇补身体。驴肉的香味馋坏了煮肉的伙计们，他们竟偷偷地把驴肉吃光了。没有驴肉了，没办法交差，他们便把驴皮放入锅中煮了半天，煮成了一锅糊，声称是把驴肉都煮烂了，想以此蒙混过关。驴皮糊汤放凉之后凝结成了胶块，阿娇吃了驴胶后，变得脸色红润、气血充沛，身体很快就恢复了。后来，有一个分吃了驴肉的伙计的妻子也出现了气血不足的症状，这个伙计用同样的方法让他的妻子进食驴皮糊胶块，妻子的身体很快也恢复了。这件事情被阿娇和阿铭知道后，他们意识到了驴胶的特殊功用，便开始制作和出售驴胶，一时间生意十分火爆。

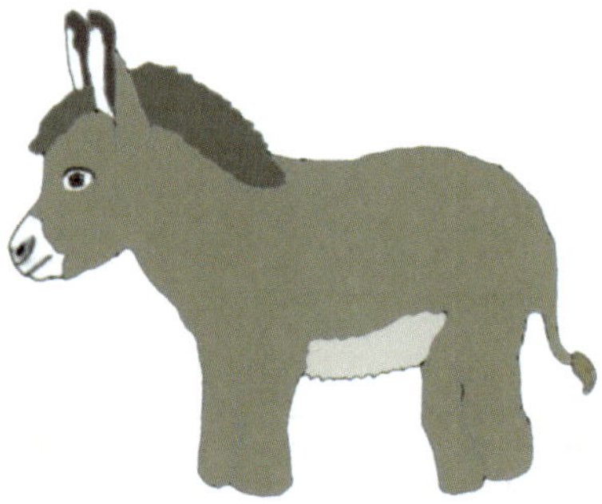

传统文化

黄河

［唐］罗隐

莫把阿胶向此倾，此中天意固难明。
解通银汉应须曲，才出昆仑便不清。
高祖誓功衣带小，仙人占斗客槎(chá)轻。
三千年后知谁在，何必劳君报太平。

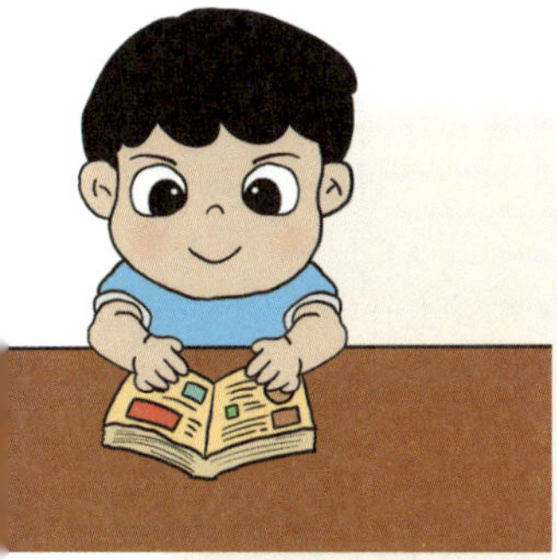

猜一猜

上月郊游去河西。

（打一中药名）

答案：阿胶

知多一点

鉴别真假阿胶

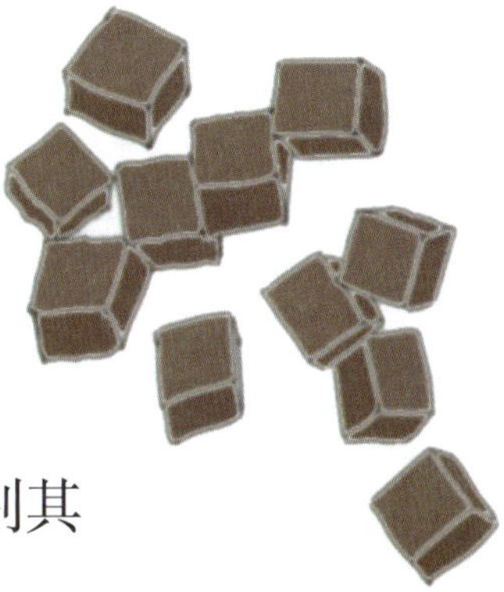

阿胶是一味名贵中药，但正因其名贵，市面上总有以假阿胶充当真阿胶的情况。那么，我们应如何鉴别其真假呢？

在实际生活中，可以通过观察阿胶的颜色、触感、气味及质地等来进行鉴别。优质的阿胶一般呈现出琥珀色或棕黑色，表面光滑透亮，薄厚均匀。真阿胶具有中药特有的胶香味，而假阿胶可能会有杂味，甚至带有腥臭味。真正的阿胶质地脆硬，容易折断，而伪品则坚韧不易碎，有时甚至会弯曲。最后，可以品尝一小块阿胶，真阿胶味道清香，而伪品可能带有苦味或腥味。除了掌握上述的鉴别方法外，最重要的是要到正规药店购买才放心哦。

课外小实践

大家一起来了解——阿胶的制法

阿胶的制作流程是一个非常复杂且精细的过程。

制作阿胶时，首先需要将驴皮清洗干净，去除驴皮上的毛和其他杂质。然后，将清洗干净的驴皮放在清水中浸泡3天，滤去皮内的杂质。接着，将彻底洗净浸泡好的驴皮放入沸水中煮约20分钟，捞起后再放入大锅中，加入黄酒、豆油和冰糖等辅料，熬制20多个小时。熬制期间要不断搅拌，以确保胶质充分溶出。熬制完成的阿胶冷却凝结后，将其切割成立方体的形状，接着放在晾胶房中晾干。一般须晾置45～60天，其间要翻动多次，使其充分风干。

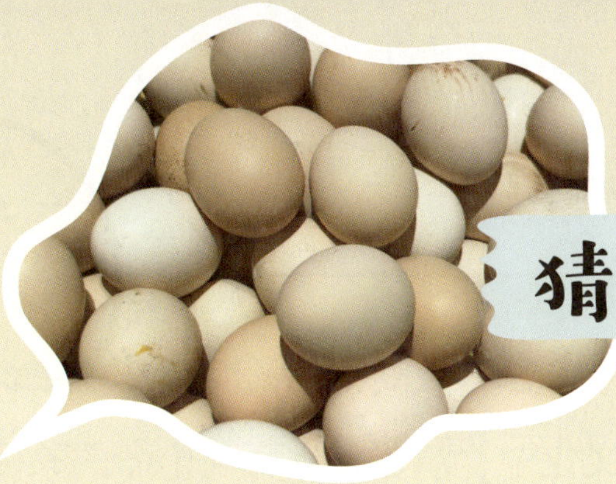

猜猜我是谁？

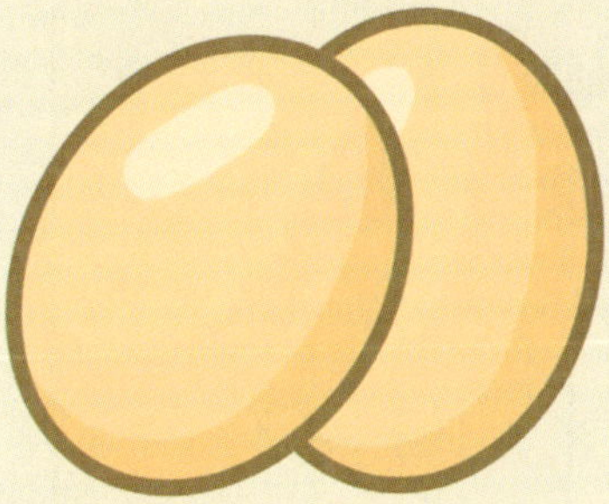

来源

雉（zhì）科原鸡属动物家鸡（*Gallus gallus domesticus* Brisson）的蛋黄。别名鸡卵黄、鸡蛋黄。

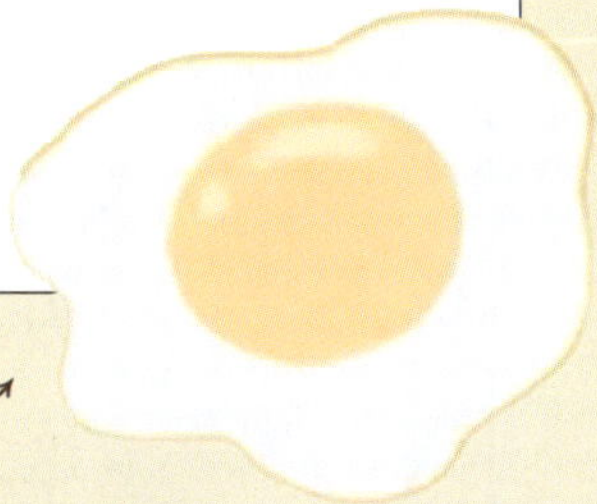

大家吃过我吗？

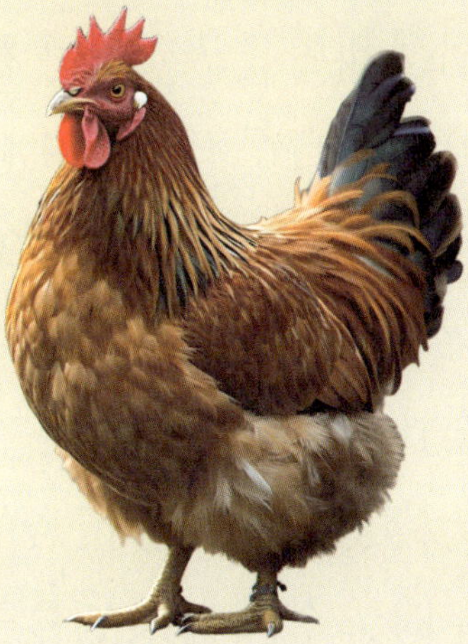

产地

家鸡全国各地均有饲养。

鸡子黄

中药科普

性味：味甘，性平

归经：归心、肾、脾经

功效：滋阴润燥，养血熄风

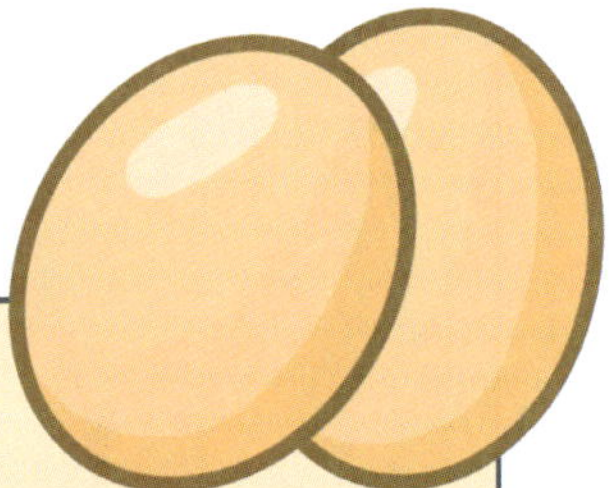

端午节吃鸭蛋和鸡蛋

在我国古代文化中，鸡蛋是生育与生命的象征，因此古人认为在端午节时吃鸡蛋表达了对生命的敬畏之情。而鸭蛋，特别是咸鸭蛋，因其口感鲜美、营养丰富，也成为在端午节期间人们喜爱的食物。在我国一些地区，端午节时吃咸鸭蛋甚至成为一种习俗。

关于端午节时吃鸡蛋和鸭蛋的由来，民间还有一个广为流传的故事。相传很久以前，有个瘟神在端午节这天来到人间播疫，导致很多孩子生病。女娲得知后，决定想个法子帮助人们对抗瘟神。她对瘟神说自己有孩子生活在人间，警告瘟神不得伤害她的孩子。瘟神询问女娲在人间有几个孩子，他注意不伤害他们便是。女娲便说她的孩子有很多，她会让她的孩子们端午节这天都在衣襟前挂个蛋袋作为标志，凡挂有蛋袋的都不准伤害。到了又一年端午时，全国各地的孩子胸前都挂上了蛋袋，瘟神在人间走了一圈，无从下手，只好悻悻地离开了。从此，端午时挂蛋袋便成为一个习俗流传下来，后来慢慢地演变成了端午吃鸡蛋和鸭蛋的习俗，寄托着人们祈求健康、远离疾病的美好愿望。

知多一点

鸡子黄的药用原理

鸡子黄，即是我们常说的鸡蛋黄。传统中医认为其具有补中益气、养肾益阴、润肺止咳等功效，常将其用于治疗虚劳吐血等症状。现代研究表明，鸡蛋黄中的卵磷脂、甘油三酯、胆固醇和卵黄素等成分对人体健康有着重要的作用。这些成分不仅有助于促进神经系统的发育，还是保持体内液体平衡的必需物质。鸡蛋黄还能够降低血浆中胆固醇的含量，减轻脂质对血管壁的浸润，从而有助于预防心血管疾病。此外，卵磷脂被人体消化后可释放出胆碱，这种物质有助于改善各年龄段人群的记忆力。不过，鸡蛋黄并不适用于所有人群，如患有冠心病、高血压及动脉粥样硬化的人应当慎重食用。

课外小实践

大家一起来动手——腌制咸蛋黄

鸡蛋美味又有营养，腌制过的咸蛋黄更是咸香下饭，今天就让我们一起来尝试腌制咸蛋黄吧！

动手前准备：鸡蛋6个，盐、料酒适量。

做一做：在干净无水的瓷盆里铺上一层厚厚的盐，铺好后置于一旁备用。接着将蛋清和蛋黄分离，把蛋黄放在铺好的盐上。铺好蛋黄后，用剩下的盐把蛋黄掩埋起来，之后放在阴凉处静置2天。2天后掀开盐层检查蛋黄是否已经结实，如是则放入料酒中浸泡一下，去盐，去腥。最后把蛋黄放进预热至200℃的烤箱中烤5分钟，放凉后即可食用。

尝一尝：自己亲手制作的咸蛋黄味道如何？快和小朋友一起分享一下吧。

猜猜我是谁？

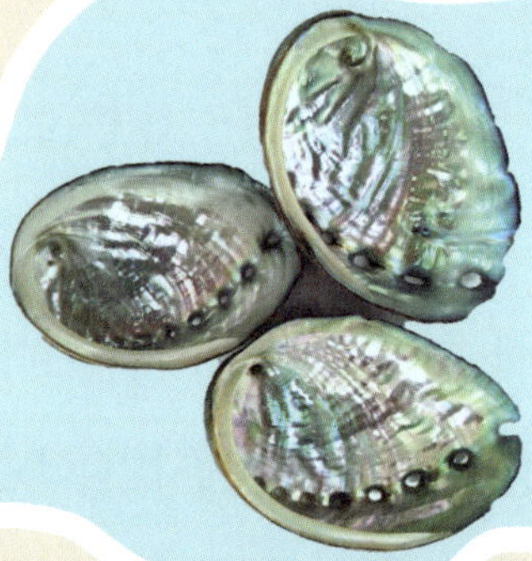

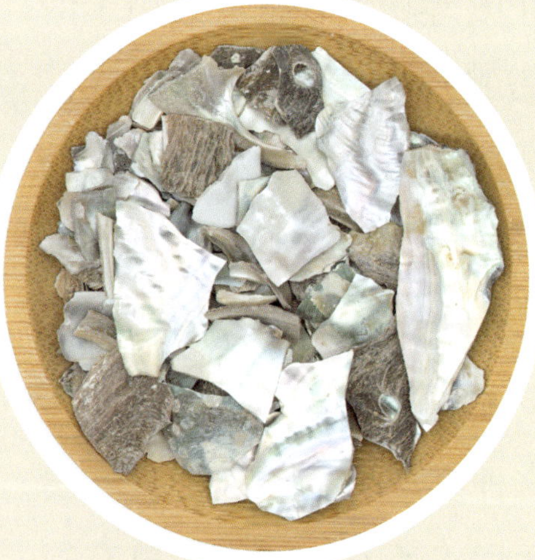

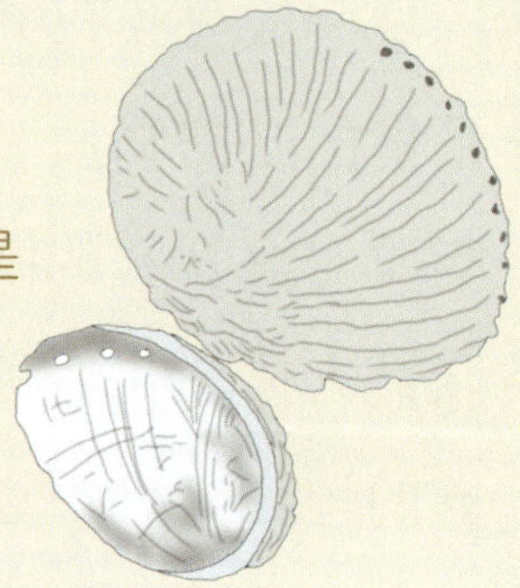

来源

鲍科鲍属动物杂色鲍（*Haliotis diversicolor* Reeve）、皱纹盘鲍（*Haliotis discus hannai* Ino）、羊鲍（*Haliotis ovina* Gmelin）、澳洲鲍［*Haliotis ruber*（Leach）］、耳鲍（*Haliotis asinina* Linnaeus）、白鲍［*Haliotis laevigata*（Donovan）］的外壳。药用上还分为生石决明和煅石决明。别名有鳆鱼甲、千里光、真海决、海决明、海南决、关海决、鲍鱼壳、九孔石决明等。

石决明

中药科普

性味：味咸，性寒
归经：归肝经
功效：平肝潜阳，清肝明目

故事引入

在一个小渔村里，居住着一对以打鱼为生的老夫妇。有一天，老渔夫准备出海打鱼时，在渔船上意外发现了一个被遗弃的女婴。老夫妇决定将她收养起来，并给她取名为胜男。他们对待胜男如同自己的亲生女儿，倾注了所有的爱与关怀。胜男健康快乐地长大了，还练就了一身出色的潜水本领。

日子一天天过去，随着年龄的增长，老妇人的视力也逐渐衰退。胜男十分着急，立志要寻找到能够治愈母亲眼疾的良药，她踏上了四处求医访药的旅程。

胜男尝试了各种方法，却一直没有找到对治母亲的眼疾有效的药物。一天，胜男经过一个村庄，见村里有一座神庙，她心中一动，便进去为母亲祈福。她正在祈祷时，突然一个声音在空中回荡："百行孝为先，你如此孝顺，我必助你一臂之力。你须乘船向南航行九天九夜，直至找到一块高耸入云的指天石。在那海底深处，一块石头下面生长着一种九孔贝壳。你将其煅烧研磨成末后给你母亲服下，她的眼疾便能痊愈。"胜男将信将疑，但她决定无论如何都要前去探寻一番，找到治疗母亲眼疾的良药。

胜男历经了狂风巨浪、鲨鱼袭击、暗礁险阻以及暴雨肆虐等重重考验，终于抵达了神秘的"指天石"之所在。她潜入深海，最终成功地找到了九孔贝壳这种神奇的灵药。胜男将九孔贝壳煅烧研磨成粉末给母亲服下，果然不久后母亲的眼疾便奇迹般地痊愈了。从此，一家三口过上了更加幸福、安康的生活。而这味治愈胜男母亲的神药，就是石决明。

传统文化

寓怀

［宋］陆游

鲍鱼载沙丘，鹿马献阿房。

泗上老亭长，仿佯起东方。

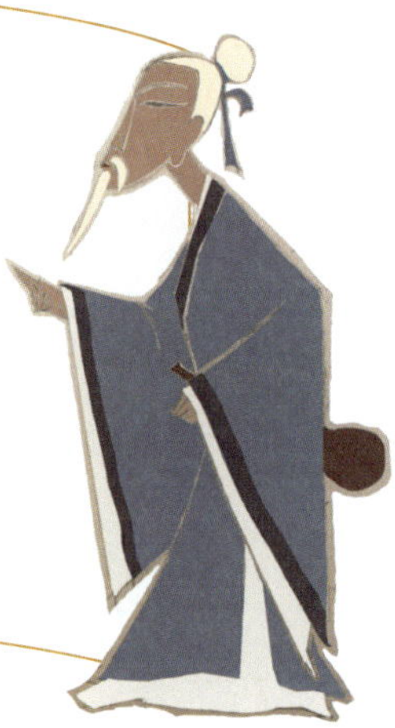

猜一猜

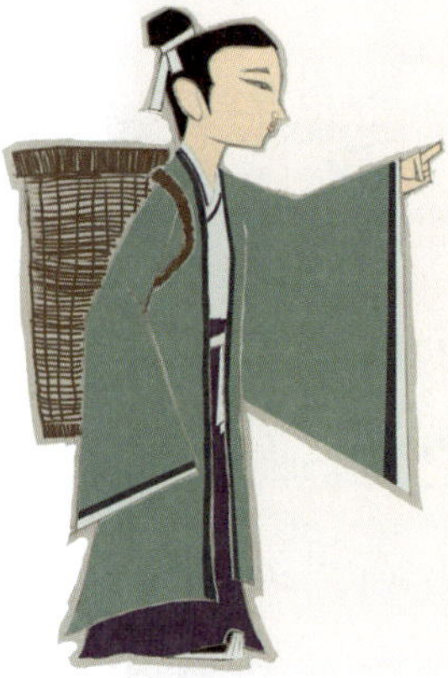

小鱼背了一个新书包。

（打一字谜）

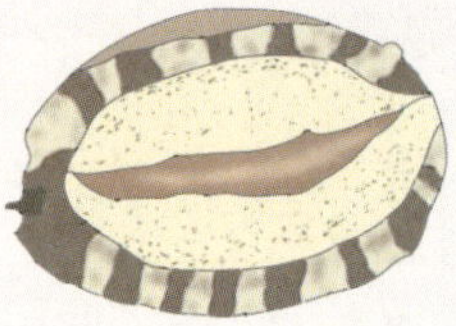

答案：鲍

知多一点

石决明的成分

石决明所含的主要成分，包括占比超过90%的碳酸钙，以及3.67%的有机质。此外，它还含有镁、铁、硅酸盐、磷酸盐、氯化物和碘等成分。其贝壳内层具有珍珠样光泽的角质蛋白，经过盐酸水解后可以得到甘氨酸、天冬氨酸、丝氨酸、苯丙氨酸等17种氨基酸。

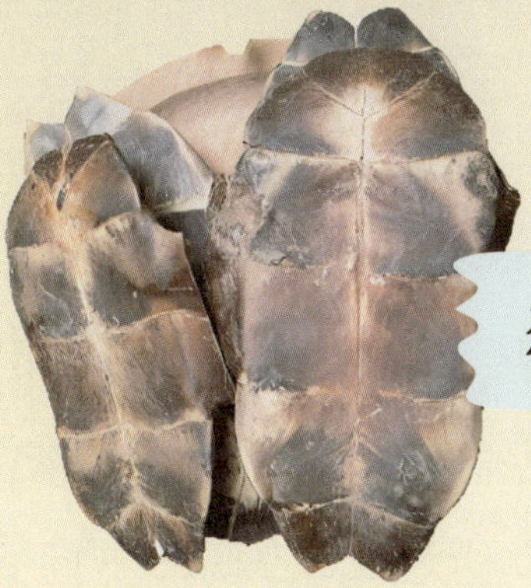

猜猜我是谁？

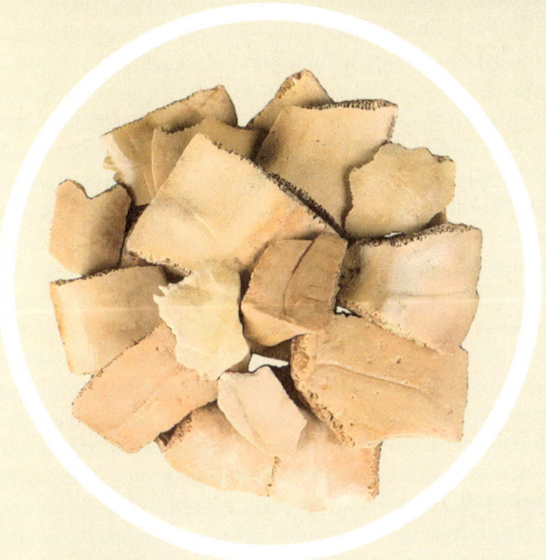

来源

龟科乌龟属动物乌龟［*Chinemys reevesii*（Gray）］的背甲及腹甲。别名乌龟壳、乌龟板、龟板（下甲）。

产地

分布于河北、江苏、浙江、安徽、江西、山东、河南、湖北、湖南、广东、贵州、云南、陕西等省份及广西壮族自治区。

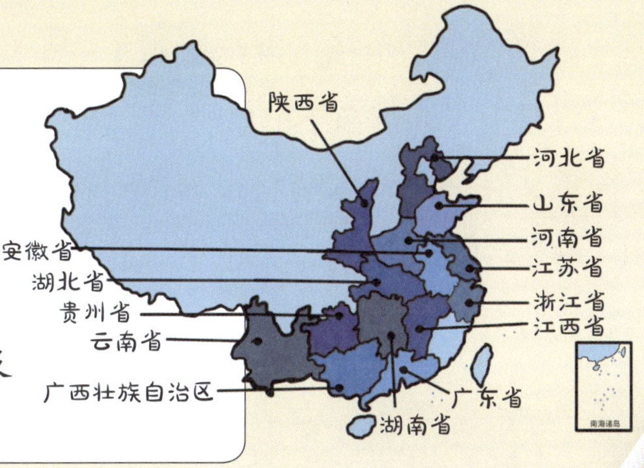

龟甲

中药科普

性味：味咸、甘，性寒

归经：归肝、肾、心经

功效：滋阴潜阳，益肾健骨，养血补心，固经止崩

故事引入

很久以前，有个小孩因为先天发育不良，行动不灵便，明显落后于同龄的孩子，家里人对此非常担忧。有一天，他们遇到了一位老爷爷，老爷爷一眼便看出了小孩先天的缺陷。孩子的父母很无奈地表示，自己想尽了一切办法，还是没能将孩子医治好。然而，老爷爷却坚定地说："即使难治，也必须尽力去治。对于这种先天疾病，要从肾脏入手，因为肾主骨生髓。"他给孩子的父母开了一个方子：将龟甲打成粉，与熟地黄、锁阳一起煮水，用煮出的汤水来送服六味地黄丸，以增强肾主骨的功能。

父母按照老爷爷的方子去处理了。半个多月后，他们欣喜地发现，孩子的小白牙开始长出来了，走路也比以前更有力了。他们非常高兴，于是给孩子继续服用了一个疗程的药物，终于，孩子的发育赶上了同龄孩子的水平。

原来，一般的草木药材很难达到补肾壮骨的效果，需要特别使用一些动物类的中药，如龟甲、鹿茸、鳖鱼等来帮助孩子发育和强壮筋骨。

传统文化

第十五龙牙乌龟颂

［宋］释义青

石龟语话是谁闻，无耳髑（dú）髅（lóu）夜听深。
天晓便藏无影树，太阳虽照不能寻。

龟山

［宋］苏轼

我生飘荡去何求，再过龟山岁五周。

身行万里半天下，僧卧一庵初白头。

地隔中原劳北望，潮连沧海欲东游。

元嘉旧事无人记，故垒摧颓今在不。

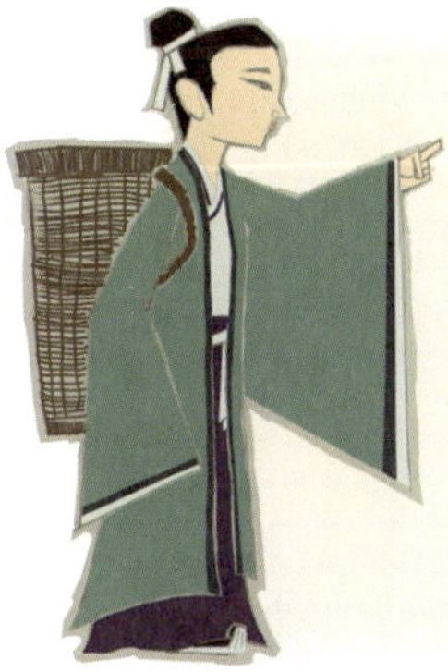

猜一猜

南边来了一个怪，身上背着大锅盖。

一步一步慢慢爬，脖子长长来回摆。

（打一动物名）

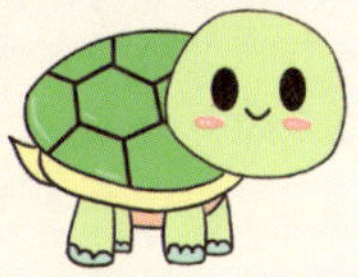

答案：乌龟

知多一点

算卦时为什么用龟壳?

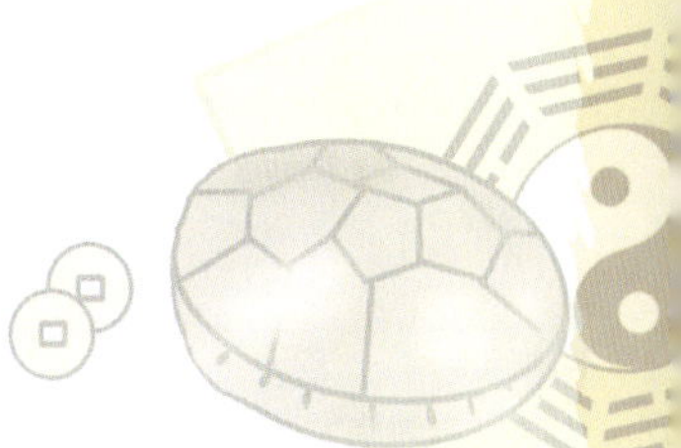

在影视剧中，我们经常可以看到：那些在路边摆摊算卦的先生都会让求卦之人把铜钱投入一个特制的龟壳中，接着用手摇晃龟壳，再将铜钱倒出，来查看卦象。你们知道算卦时为什么要用龟壳吗?

在古代，玄武是四大神兽之一，它结合了龟和蛇的形态，代表着北方的神祇。乌龟被视为长寿的象征，古人认为长寿的人通常都拥有卓越的智慧。在玄幻小说中，海里的丞相也经常被描绘为成精的乌龟。因此，人们相信，龟壳在占卜时能够给予启示，这寄托了古人一种美好的愿望。

课外小实践

大家一起来动手——制作龟苓膏

龟壳除了有药用功能外，还可以做成一种美食。这种美食爽滑、弹牙，味道香甜可口，小朋友能猜到它的名字吗？没错，那就是龟苓膏。让我们一起来制作吧！

动手前准备：龟板1个、金银花25克、菊花50克、夏枯草50克、甘草12克、土茯苓100克、茵陈25克、罗汉果1个、水1 000毫升、玉米淀粉25克。

做一做：

❶ 先洗净各种材料，沥干备用。

❷ 把龟板、金银花、菊花、夏枯草、甘草、土茯苓、茵陈、罗汉果、水一起放入锅中。

❸ 用大火煮沸后转中火继续煮3个小时，煮好后捞出药材，汤水过滤两遍。接着舀出一碗汤水来，加入玉米淀粉，搅拌均匀后备用。

❹ 将滤好的汤水和加了玉米淀粉的汤水加到一起，搅拌均匀后中火继续煮10分钟，煮到其呈黏稠状态便可关火，最后装入碗中自然冷却、定型。

我们还可以加入自己喜欢的材料一起食用，比如糖浆、炼乳等。

尝一尝：自己做的龟苓膏味道如何呢？

小建议：制作龟苓膏的材料一般多为清热祛湿的中药，消化功能弱的人慎吃哦。小朋友适量食用即可，不可贪多哦！

地龙

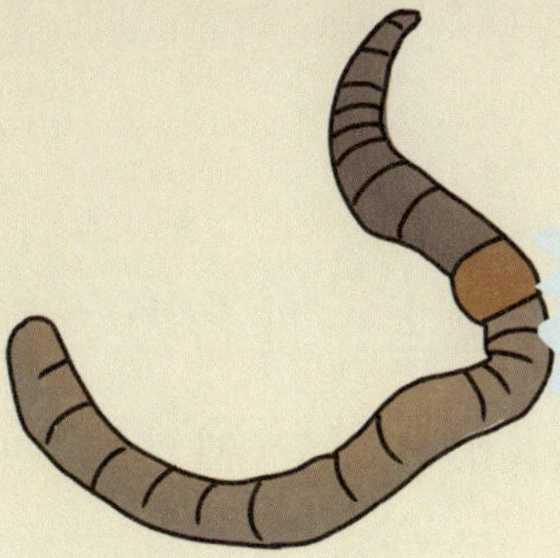

猜猜我是谁？

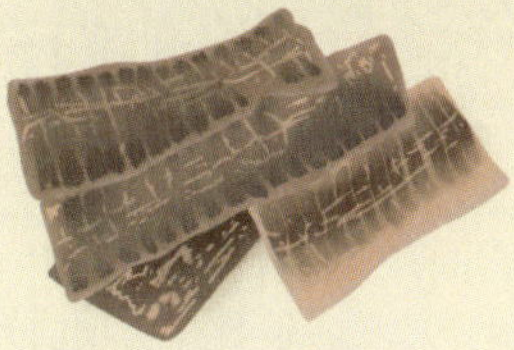

制成药材时是这样的。

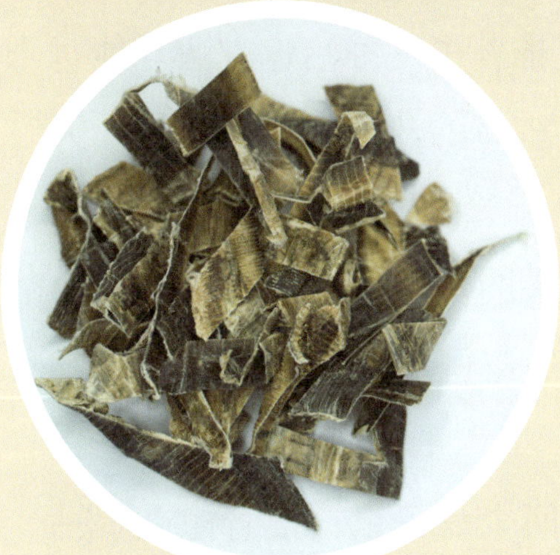

来源

钜蚓科环毛蚓属动物参环毛蚓［*Pheretima aspergillum*（E. Perrier）］、通俗环毛蚓（*Pheretima vulgaris* chen）、威廉环毛蚓［*Pheretima guillelmi*（Michaelsen）］或栉盲环毛蚓［*Pheretima pectinifera*（Michaelsen）］的干燥体。别名蚯蚓。

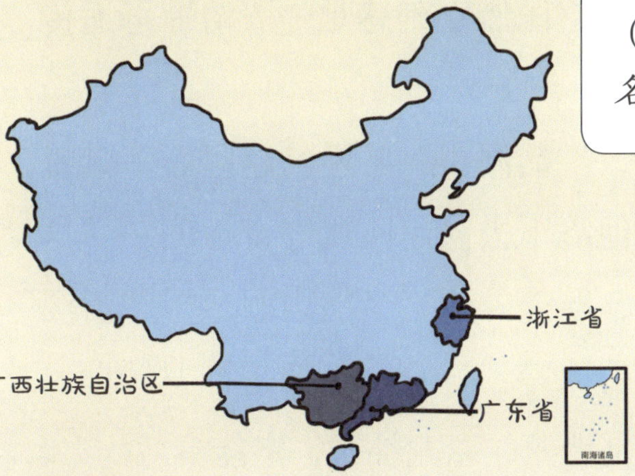

产地

主产于广东省、广西壮族自治区、浙江省等地。

中药科普

性味：味咸，性寒

归经：归肝、脾、膀胱经

功效：清热定惊，通络，平喘，利尿

故事引入

相传，宋太祖赵匡胤(yìn)曾患上一种名为“缠腰蛇丹”的疾病，医官们想了很多办法都无法治愈，赵匡胤一怒之下将他们全部关入了大牢。一位被称为“活洞宾”的人听说了这件事，主动请缨向赵匡胤推荐了一种治疗方法。他对赵匡胤说：“官家，我有一种神奇的药剂，只需涂抹几天就可药到病除。”见赵匡胤半信半疑，“活洞宾”继续说：“如果我的治疗方法无效，我愿意承担杀头的责罚。但如果成功了，恳请官家能赦免那些被关押的医官。”赵匡胤答应了他的请求，并让他开始治疗。

“活洞宾”拿出几条蚯蚓，放在两个盘子里，接着撒上了一些蜜糖。他轻轻搅拌，直到蚯蚓完全溶解为液态。他小心翼翼地将其涂抹在赵匡胤患病的部位，赵匡胤立刻感觉一股清凉舒适传遍全身。

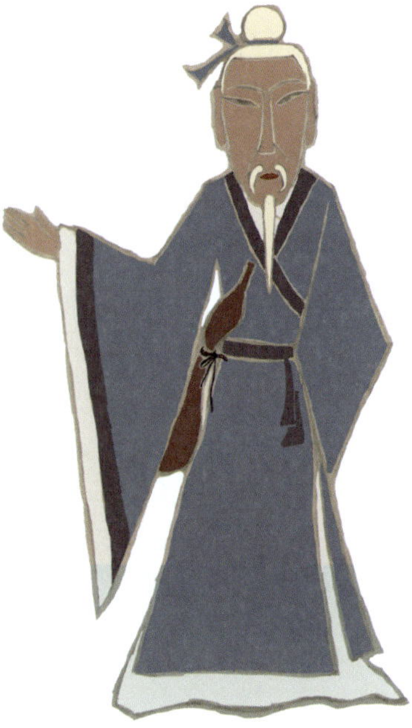

接着，“活洞宾”又递给赵匡胤一盘蚯蚓汁，让他喝下去。赵匡胤好奇地问：“这是什么药，既能外用，又能内服？”“活洞宾”微笑着回答：“官家，您是神龙转世，这种药就是地龙，以龙补龙，定能奏效。”

赵匡胤听后非常高兴，便将药服下。令人惊奇的是，七天后他的病便完全治愈了。这个消息传遍了整个皇宫，那些被关押的医官也得以释放。从此以后，地龙治病的故事便流传开来。

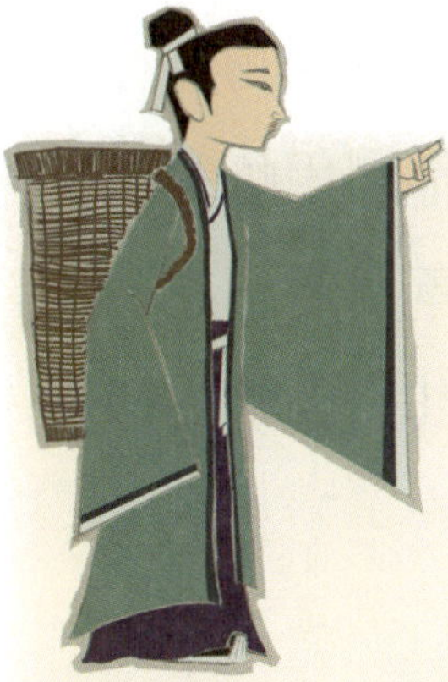

猜一猜

只会爬来不会跑，

泥土为家不计较。

犁地松土本领高，

钻出地面没有脚。

（打一中药名）

答案：地龙

知多一点

地龙的应用价值

蚯蚓含有丰富的氨基酸以及铁、锌、镁、铜等人体必需的微量元素，还富含花生四烯酸、琥珀酸等多种有机酸。

蚯蚓具有宝贵的药用价值，可以治疗多种疾病，还是高蛋白食品和饲料的来源。蚯蚓通过挖穴松土和分解有机物，为土壤微生物的生长繁殖创造了良好的条件。在土

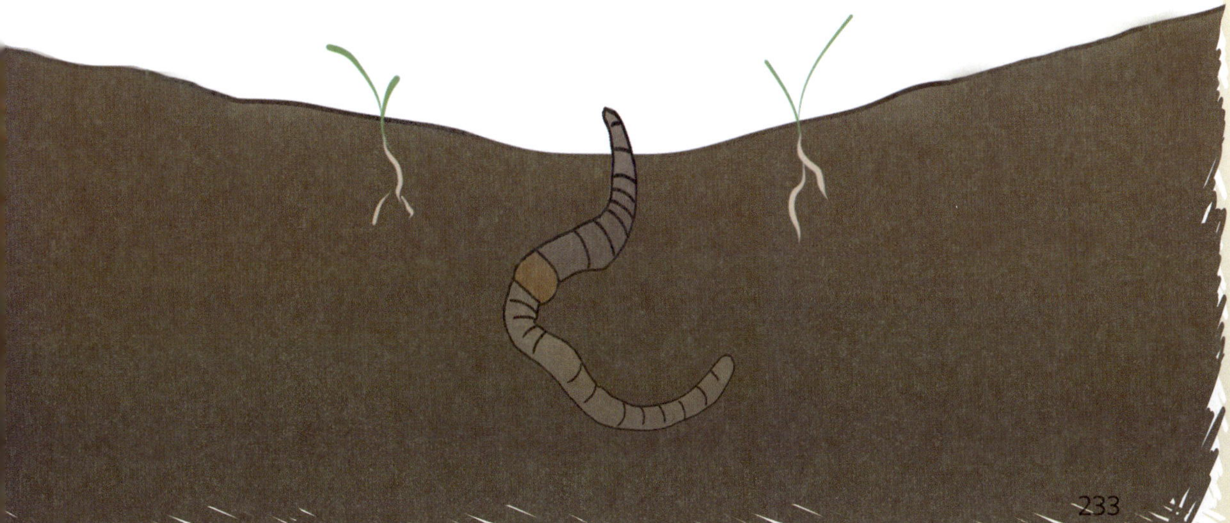

壤改良、消除公害、保护生态环境和物质循环以及保持生物多样性等方面，蚯蚓发挥着不可或缺的作用。许多国家都利用蚯蚓来处理生活垃圾、有机废物和净化污水，充分发挥其重要的生态价值。一块土地里如果没有蚯蚓，那么基本可以判断其十分贫瘠或是受到了严重污染哦！

课外小实践

我是生活小能手——观察蚯蚓

小朋友，你看过生活在田地里的蚯蚓吗？如果还没有，那就交给小朋友们一个小任务——观察蚯蚓，并在下方的空白处写下相应的内容吧！

写一写：蚯蚓是什么形状的呢？

画一画：蚯蚓是怎么移动的呢？是爬还是游呢？请把它的形态画下来。

想一想：为什么说蚯蚓对我们的土壤有帮助呢？

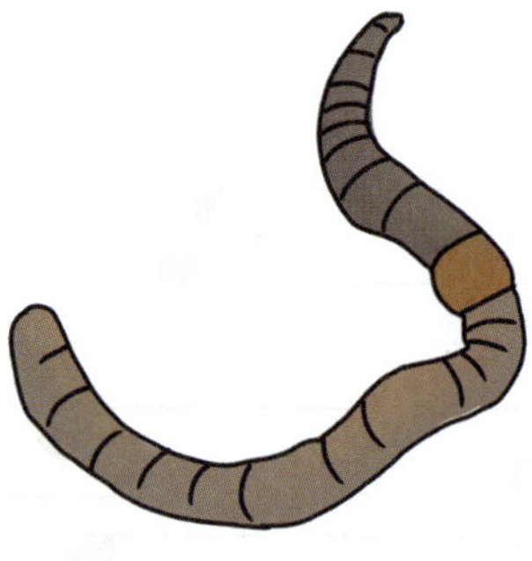

我是中华小药童

下 册

侯少贞　高　洁　汪玉梅◎主编

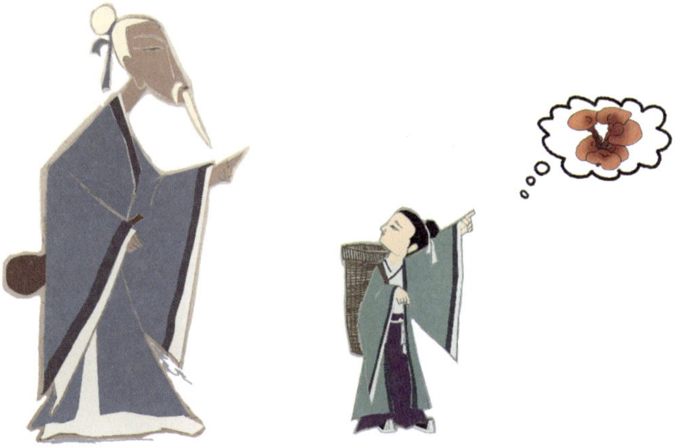

SPM 南方传媒
广东科技出版社
全国优秀出版社
·广州·

图书在版编目（CIP）数据

我是中华小药童 : 上、中、下册 / 侯少贞，高洁，汪玉梅主编.
广州 : 广东科技出版社，2025. 4. -- ISBN 978-7-5359-8394-7
Ⅰ. R2-05
中国国家版本馆 CIP 数据核字第 2024PP3637 号

我是中华小药童（下册）

Wo Shi Zhonghua Xiao Yaotong（Xia Ce）

出 版 人：严奉强
责任编辑：严　旻　李秋云
装帧设计：友间文化
责任校对：卢晓敏
责任印制：彭海波
出版发行：广东科技出版社
（广州市环市东路水荫路11号　邮政编码：510075）
销售热线：020-37607413
https://www.gdstp.com.cn
E-mail:gdkjbw@nfcb.com.cn
经　　销：广东新华发行集团股份有限公司
印　　刷：广州一龙印刷有限公司
（广州市增城区荔新九路43号1幢自编101房　邮政编码：511340）
规　　格：787 mm × 1092 mm　1/16　印张23　字数460千
版　　次：2025年4月第1版
2025年4月第1次印刷
审 图 号：GS粤（2025）0625号
定　　价：118.00元（全三册）

目录

下册

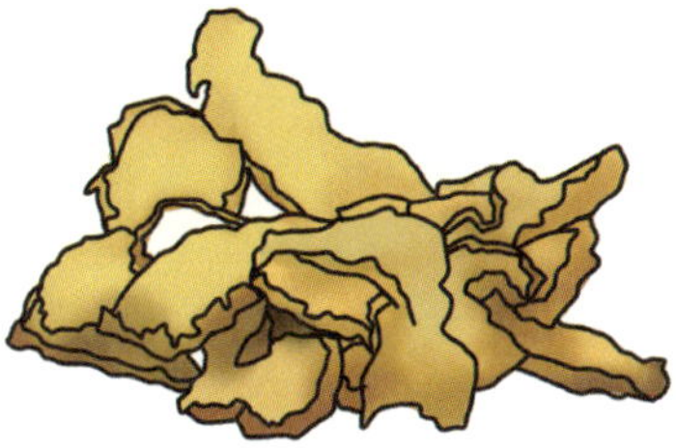

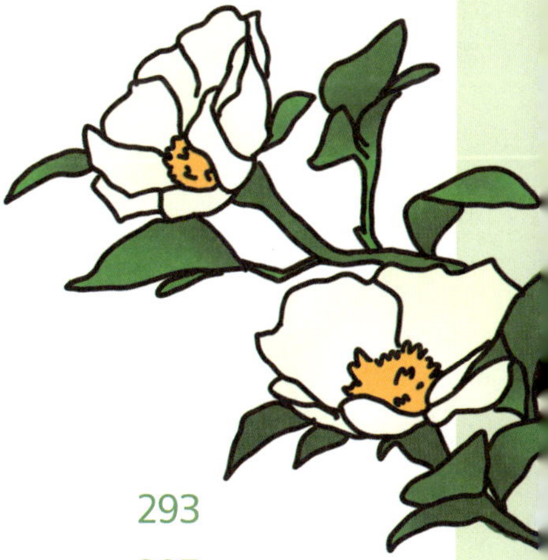

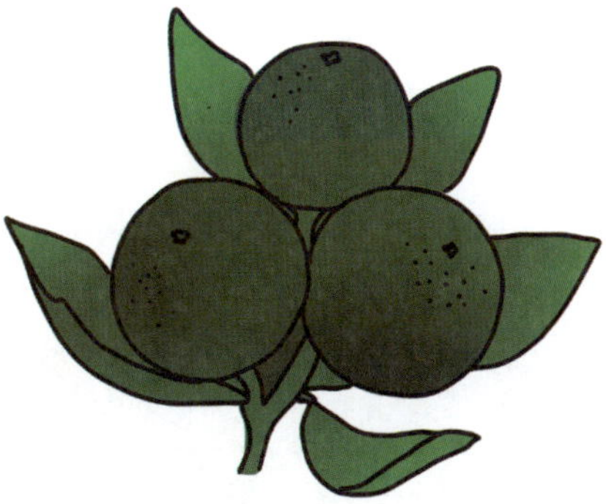

我是中华小药童（下册）

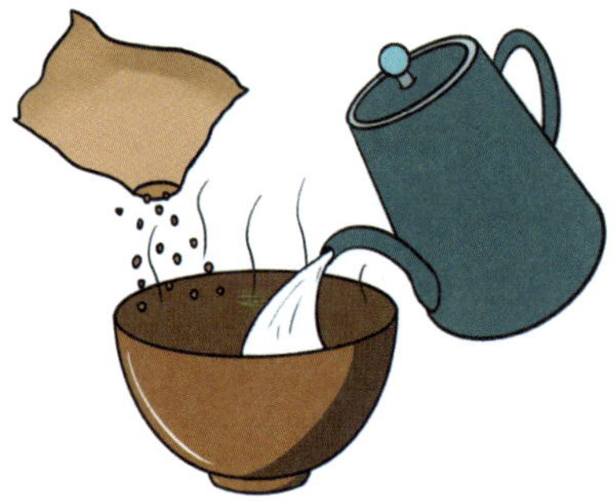

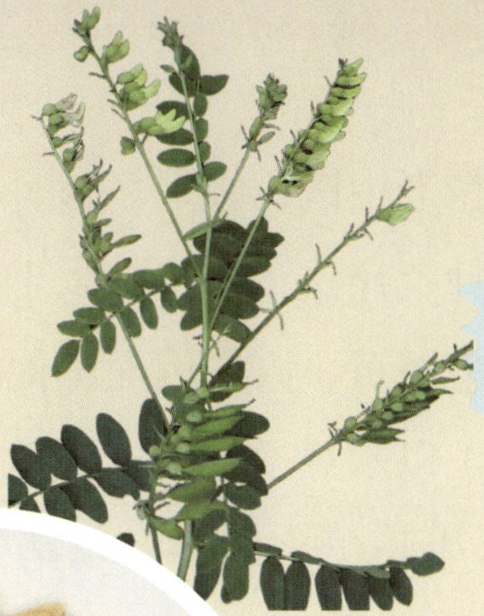

猜猜我是谁？

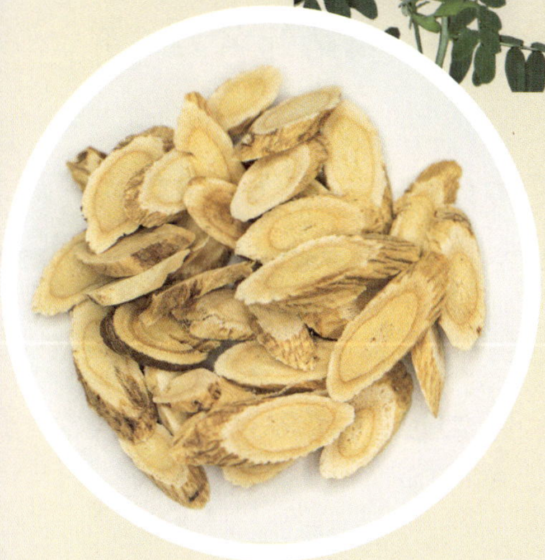

制成药材时
是这样的。

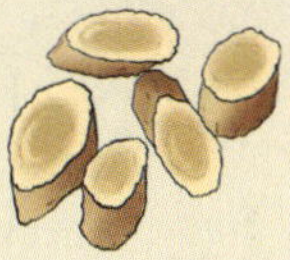

来源

豆科黄芪属植物蒙古黄芪［*Astragalus membranaceus* (Fisch.)Bge. Var. *mongholicus* (Bge.) Hsiao］或膜荚黄芪［*Astragalus. membranaceus* (Fisch.) Bge.］的干燥根。

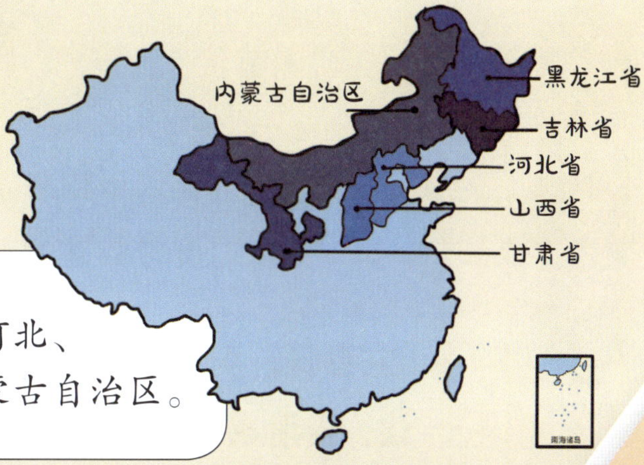

产地

主产于黑龙江、吉林、河北、山西、甘肃等省份及内蒙古自治区。

黄芪

中药科普

性味：味甘，性微温
归经：入脾、肺经
功效：补气升阳，固表止汗，
利水消肿，敛疮生肌

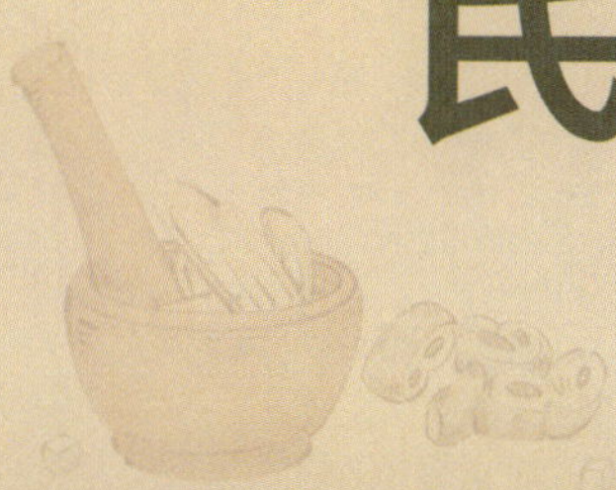

故事引入

相传，古时候有一位老中医，姓戴名糁(sǎn)，他为人善良厚道，待人谦和，擅长针灸疗法，一生都乐于救助他人。戴糁老人形体消瘦，面色淡黄，人们因而称他为“黄耆(qí)”（意为面黄肌瘦的老者）以示尊敬。老人去世后，人们为了纪念他，便将其墓旁生长出来的一种草药起名为“黄芪”。

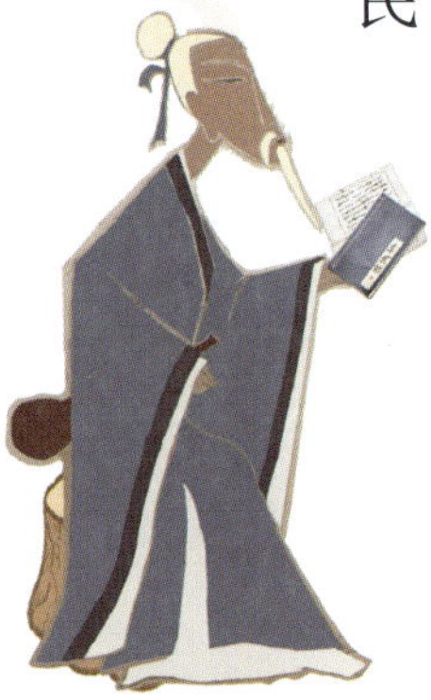

黄芪入药最早记载于《神农本草经》，古时被称为“黄耆”。李时珍在《本草纲目》中则这样来解释它的名字：“耆，长也，黄耆色黄，为补药之长，故名黄芪。”

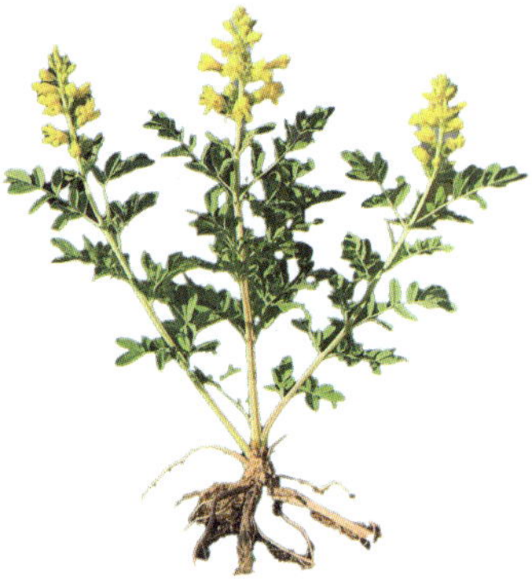

传统文化

斋居

［唐］白居易

香火多相对，荤腥久不尝。
黄耆数匙粥，赤箭一瓯(ōu)汤。

立春日，病中邀安国，仍请率禹功同来。仆虽不能饮，当请成伯主会，某当杖策倚几于其间，观诸公醉笑，以拨滞闷也。二首，其一

［宋］苏轼

孤灯照影夜漫漫，拈得花枝不忍看。
白发欹(qī)簪(zān)羞彩胜，黄耆煮粥荐春盘。
东方烹狗阳初动，南陌争牛卧作团。
老子从来不兴浅，向隅(yú)谁有满堂欢。

知多一点

根据植物形态特征的不同，黄芪可分为膜荚黄芪和蒙古黄芪。其中，膜荚黄芪多生于向阳山坡或灌丛边缘，蒙古黄芪多生于山坡、沟旁或疏林下。

黄芪根中的营养成分

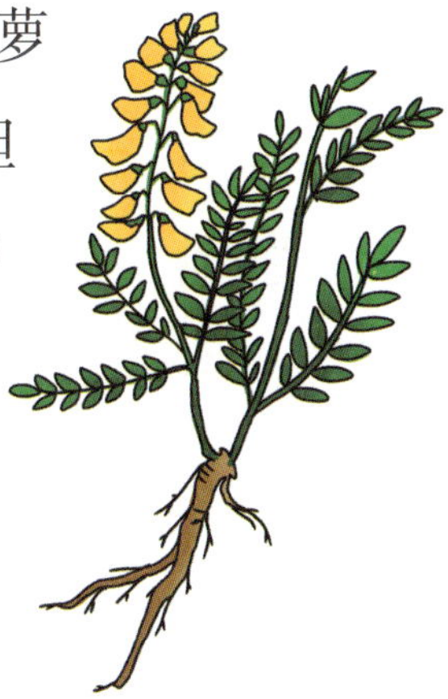

膜荚黄芪的根中可以分离出黄芪甲苷、胡萝卜苷、β-谷固醇、棕榈酸、膜荚黄芪皂苷、胆碱、甜菜碱、叶酸等成分。而蒙古黄芪的根中则含有大豆皂苷、黄芪苷和胡萝卜苷。现代研究显示，黄芪在提高人体的免疫功能方面具有积极作用，具体体现在能够改善易疲倦、乏力、感冒或冒虚汗等症状。

黄芪的食用禁忌

“上火”时不宜服用。黄芪虽然有补益作用，但是身体如出现怕热口渴、咽喉热痛等明显的“上火”症状，则不能喝黄芪水。“上火”时饮用黄芪水就相当于火上加油，会加重“上火”的症状。

体壮者不宜服用。黄芪适合于虚弱、容易劳累的人服用，用于增强体质，提高免疫力。因此，体质强壮、精力充沛的人不宜进食黄芪药膳。

课外小实践

我是生活小能手——烹制黄芪乌鸡汤

滑嫩的乌鸡配上补气的黄芪，软滑鲜嫩，食之齿颊留香。快和妈妈一起烹制这道美味且补气补血的黄芪乌鸡汤吧！

动手前准备：乌鸡1只，黄芪片50克，枸杞子适量，盐少许。

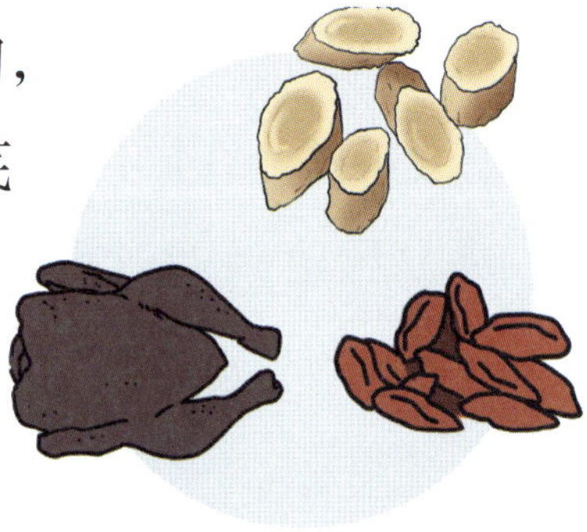

做一做：首先将乌鸡处理干净，用盐抹匀，腌制好备用。然后洗干净黄芪、枸杞子，将黄芪切片，接着将二者填入鸡腹腔内。最后，将鸡放入锅中隔水蒸煮至鸡肉熟透即可。

试一试：美味的黄芪乌鸡汤味道如何？这道美食适合做给家里的哪些长辈食用呢？

大家一起来动手——黄芪的多种吃法

干嚼　把生黄芪像口香糖一样，放在嘴里嚼着吃。黄芪的味道甘香可口，甚是美味。

泡茶　准备黄芪片5～10克，用沸腾的开水直接冲泡，接着盖好盖子泡10～20分钟，即可当茶饮用。

煮粥　准备黄芪15克、党参10克、粳米100克、大枣30克。先将黄芪和党参一起煎水取汁，再放入大枣和粳米一起熬煮成粥。煮出的粥味道可口，尤其适合女士食用。

煲汤　在熬制骨头汤时，可以放入少量黄芪一起熬制，煮出的汤水味道独特，甘醇可口，增强体质的效果非常不错。

三七

猜猜我是谁？

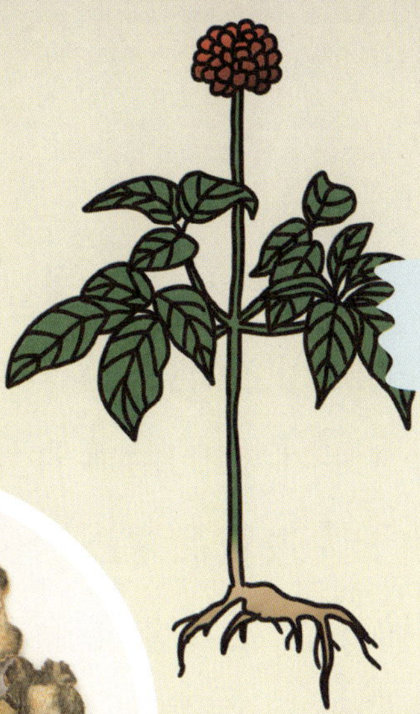

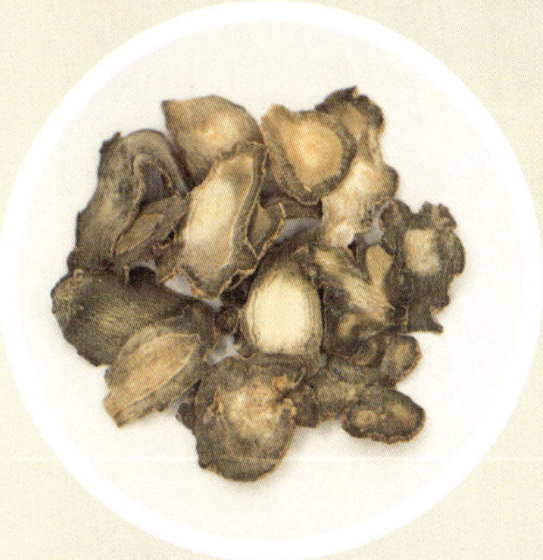

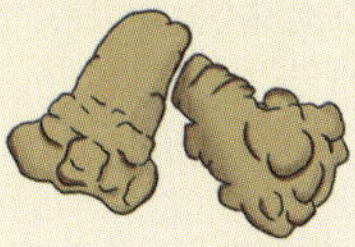

制成药材时是这样的。

来源

五加科人参属植物三七［*Panax notoginseng* (Burk.) F.H.Chen］的干燥根和根茎。

产地

主产于云南省文山州辖文山、砚山、马关、西畴（chóu）、广南、麻栗坡、富宁、丘北8个县（市），另广西壮族自治区百色下辖的田阳、靖（jìng）西、田东、德保等县（市）也有种植。

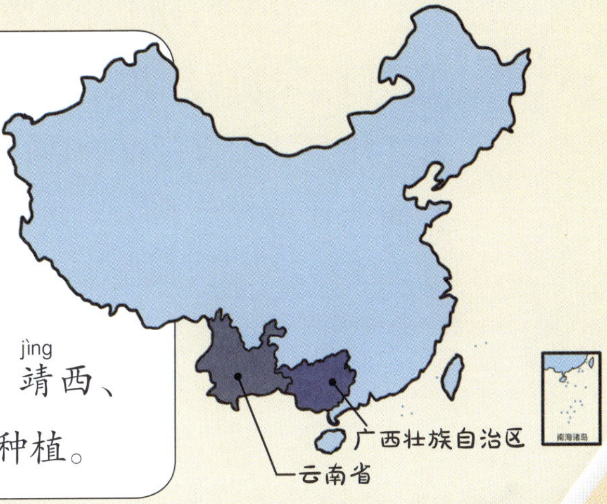

中药科普

性味：味甘、微苦，性温

归经：归肝、胃经

功效：散瘀止血，消肿定痛

故事引入

相传，很久以前一位仙子来到人间，教人们如何进行农事种植。有一天，仙子正在地里劳作，突然一只大黑熊朝她扑来。这时，一位叫卡相的苗族青年及时赶来，一箭射死了这只黑熊。仙子为报救命之恩，又听说卡相的妈妈患病多年，便对卡相说："后山坡上有一种草药，它的叶长得像我的长裙，枝好似我的腰带，可以治疗你阿妈的病。"果不其然，卡相在后山坡上找到了这种草药，他的母亲吃了以后病很快就痊愈了。

后来，卡相又用这种草药医治好了不少患有相同疾病的乡亲。乡亲们都十分感激，纷纷询问这是什么草药。仙子反问大家道："大家拿一株草药数数看：枝有几枝？叶有几片？"大家仔细一数，发现枝有三枝，叶有七片，于是便称其为"三七"。从此，"三七"的名称便这样流传开来。

猜一猜

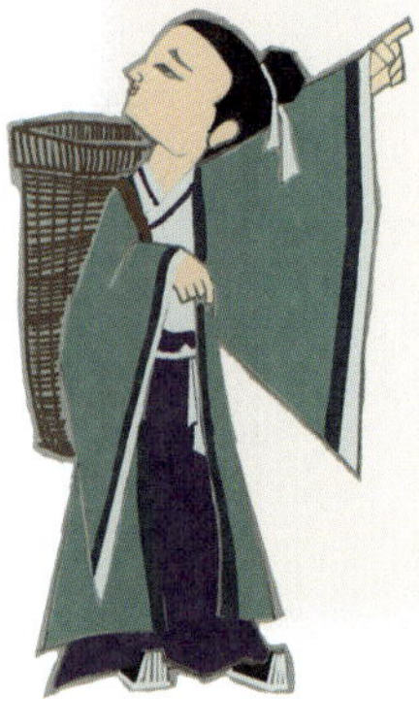

二十一。

（打一中药名）

答案：三七

知多一点

三七的药用原理及使用禁忌

三七中主要含有皂苷、黄酮苷、氨基酸等，还含有止血活性成分三七氨酸。现代研究表明，三七对减少伤口出血和缩短凝血时间有良好的效果。对于外伤瘀血，三七又能改善其微循环，从而消除瘀血和加快缓解肿痛。这特殊的功效使得三七成为治疗跌打损伤的必用药。需要特别注意的是，怀孕的准妈妈是忌服三七的。

在漫长的历史长河中，我们的祖先还总结提炼出了应用三七时的其他禁忌：

❶《本草从新》中载：“（三七）能损新血，无瘀者勿用。”

❷《得配本草》中载：“血虚吐衄（nǜ）（流鼻血），血热妄行者禁用（三七）。”

三七是中药，从其功效来看是活血化瘀类药物，其活血的作用比较强大，因此会在一定程度上耗损人体的正气。在使用三七时，宜同其他补气和补血的药材一起搭配使用以消除其副作用，一般剂量宜小不宜大。另外，三七不宜长期食用，且需要在中医的指导下合理使用。

“云南白药”中的“金不换”——三七

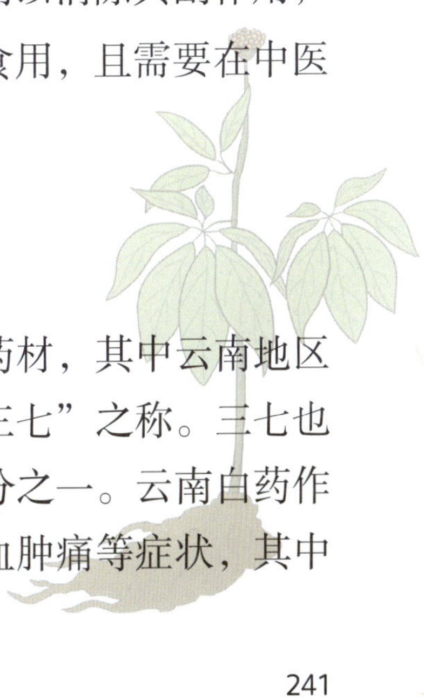

在中药中，三七是一种用途非常广泛的药材，其中云南地区产的三七不仅质量好，并且产量高，有“滇三七”之称。三七也是我国中药保密品种云南白药的主要药材成分之一。云南白药作为居家药品，日常多用于治疗跌打损伤、瘀血肿痛等症状，其中三七发挥了很大的效用。

课外小实践

我是生活小能手——制作三七粉

动手前准备：三七适量，打粉机1台。

做一做：

❶ 将三七洗净，去除粉尘，滤去水分，晒干备用。

❷ 将三七放进打粉机中打磨成粉状，装入玻璃罐中，密闭避光保存。这样三七粉就做好了。

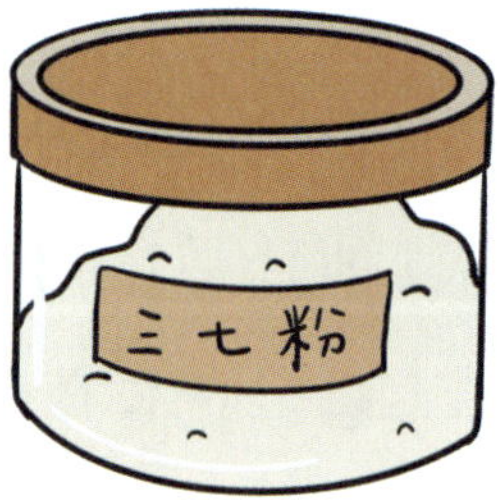

三七粉按每次1克的分量取出，用温开水冲服，每日2～3次，可以用于降脂消瘀。不过，需要注意的是自己可不能乱喝，一定要在中医的指导下饮用！

大家一起来动手——制作三七花茶

三七花也是一种常用的中药，可以用来泡茶。

方法：每次取三七花3～6朵，用开水冲泡饮用。可以反复冲泡，直到味淡为止，隔夜冲泡也是可以继续饮用的。

功效：清热、降压、平肝、镇定、安神。

注意：脾胃虚寒，表现为消化力弱、吃冷食容易拉肚子的人，须慎喝性味苦凉的三七花茶。

川贝母

猜猜我是谁？

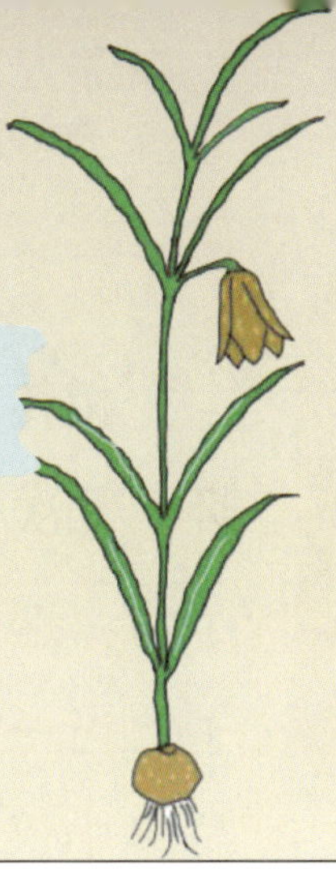

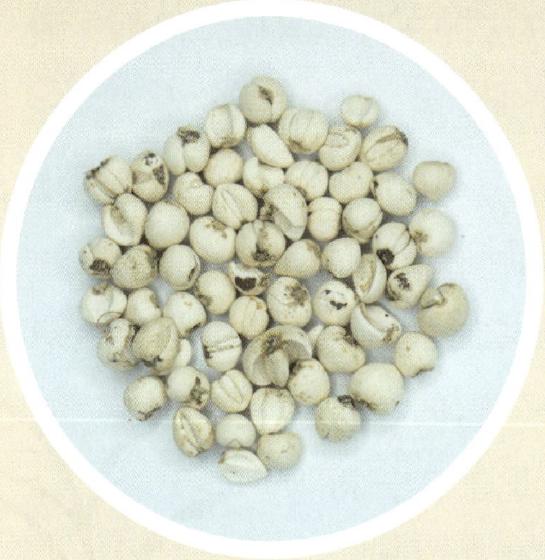

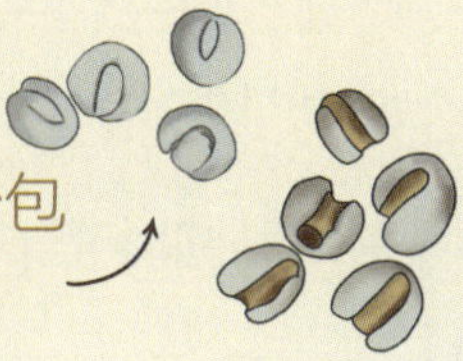

我可不是装在沙包里的薏苡仁哦！

来源

百合科贝母属植物川贝母（*Fritillaria cirrhosa* D.Don）、暗紫贝母（*Fritillaria unibracteata Hsiao et* K.C.Hsia）、甘肃贝母（*Fritillaria przewalskii* Maxim.）或梭砂贝母（*Fritillaria delavayi* Franch.）的干燥鳞茎。

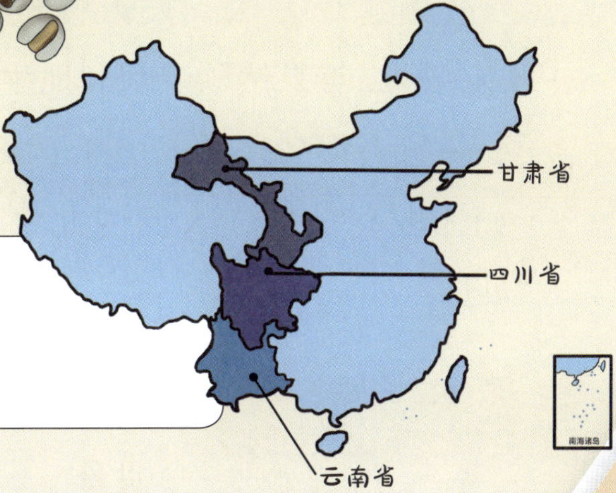

产地

主产于四川、云南、甘肃等省份。

中药科普

性味：味苦、甘，性微寒

归经：归肺、心二经

功效：清热润肺，化痰止咳，散结消痈（yōng）

故事引入

相传，古代时曾经有一个身体非常虚弱的妇人，她怀了几次孕，但最后都难产了，可怜的孩子刚一出生就没了命。这个妇人尝试了各种办法提高身体素质，但都失败了。当一家人都逐渐失去信心时，幸运的事情发生了。一位老中医听说了他们的遭遇，找到了他们，说："接连几次难产，真正的原因是孕妇肺脏有邪，导致气力不足。她生孩子的时候肝脏缺血，供血不足。"老中医让这户人家去山上寻找一种草药——它的叶子细长，茎端长着暗紫色的花，地下茎长得像蒜（川贝母），然后将这些草药的地下茎部分挖出来，洗干净后煎汤给妇人喝。

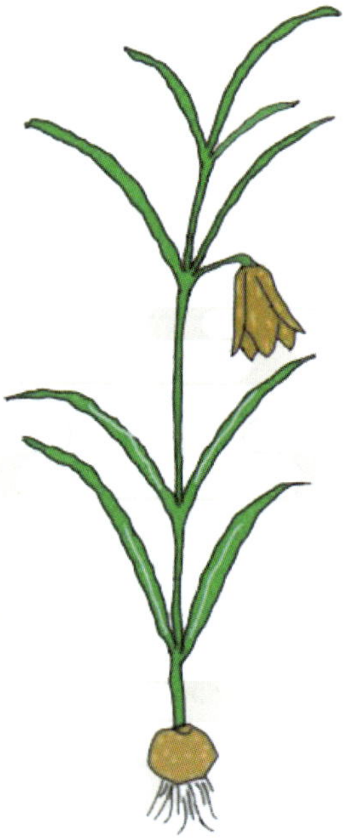

按照这个方法，妇人慢慢调理好了身体，第二年果然顺顺利利地生下了个孩子，一家人都高兴极了。鉴于该草药有助于妇人顺利分娩，人们因此将其命名为"贝母"。

传统文化

贝母

［宋］张载

贝母阶前蔓百寻，双桐盘绕叶森森。

刚强顾我蹉跎（cuō tuó）甚，时欲低柔惊寸心。

知多一点

川贝母的成分

川贝母含有多种生物碱，如青贝碱、松贝碱、炉贝碱、白炉贝碱、去氢贝母碱、川贝母碱和西贝碱。暗紫贝母含有去氢川贝碱、西贝素等生物碱。甘肃贝母含有岷(mín)贝碱甲、岷贝碱乙等生物碱。梭砂贝母含有梭砂贝母碱、梭砂贝母酮碱等生物碱。

川贝母的品种

川贝母可分为松贝、青贝、炉贝，其中以产自四川松潘县的松贝质量最好。这种松贝颜色雪白，外观圆净，民间形容其为“怀中抱月，菩萨打坐”，意思是一颗颗松贝可“站立”在桌面上，白色的“外衣”中间镶着“月牙”，像是菩萨坐在中间。

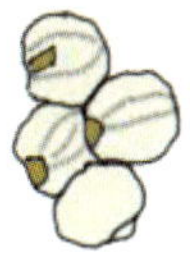

松贝

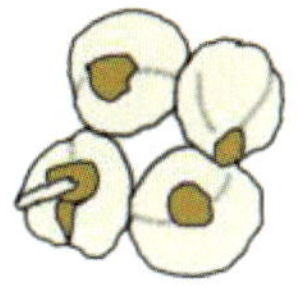

青贝

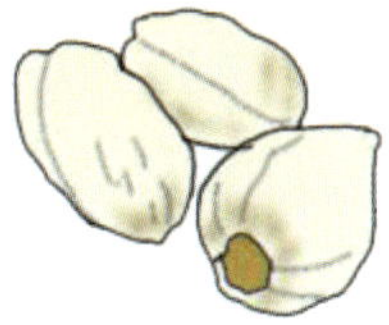

炉贝

此外，还有一种贝母称为“浙贝母”，其价格稍低于川贝母，功效上也略有不同。浙贝母清肺热的作用更突出，而川贝母的润肺效果更明显。

课外小实践

我是生活小能手——烹制川贝粥

动手前准备：川贝母5～10克、粳米100克、砂糖适量。

做一做：将粳米淘洗干净，加入砂糖、川贝母一起煮粥，可作为早餐和晚餐食用。川贝粥适合经常干咳少痰的人食用。

大家一起来动手——制作川贝冰糖雪梨糖水

动手前准备：川贝母5～6粒、雪梨1个、冰糖适量。

做一做：将雪梨洗净，对半剖开，去核，中间空位处放入川贝与冰糖。处理好后将其置于碗中，隔水蒸1个小时即可。

该糖水适用于缓解干咳日久不愈、痰少而黏、咽干口渴等症状，尤其是在秋季比较干燥时食用更加有效。天气潮湿多雨时不宜喝川贝冰糖雪梨糖水，小朋友们想一想：这是为什么呢？

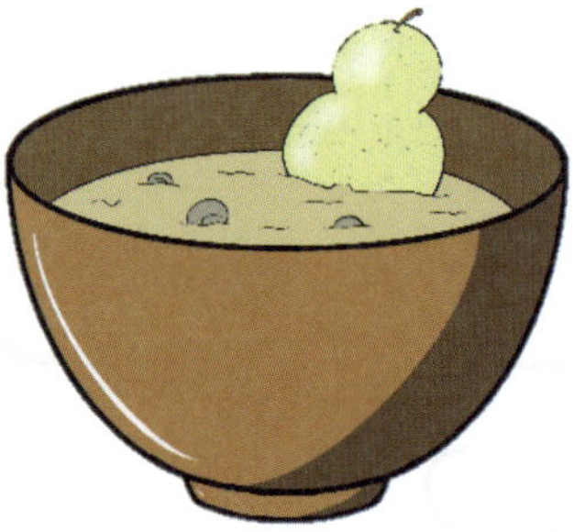

赤小豆

猜猜我是谁？

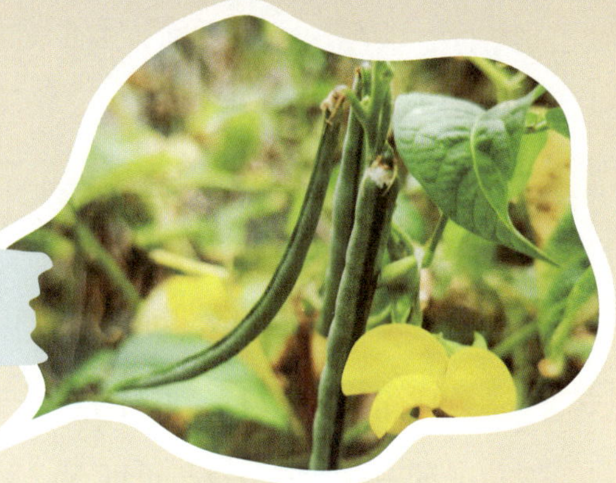

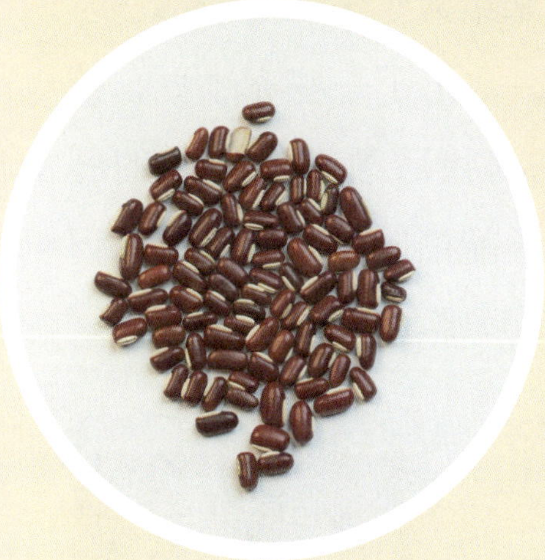

来源

豆科豇豆属植物赤小豆（*Vigna umbellata* Ohwi et Ohashi）或赤豆（*Vigna angularis* Ohwi et Ohashi）的干燥成熟种子。秋季果实成熟而未开裂时拔取全株，晒干，打下种子，除去杂质，再晒干。

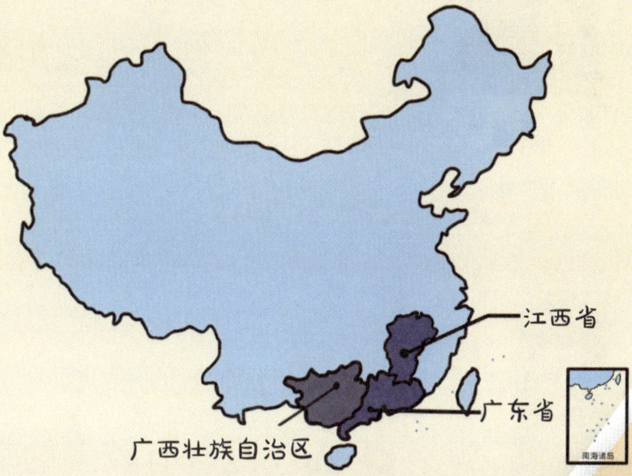

产地

主产于广东省、江西省、广西壮族自治区等地。

中药科普

性味：味甘、酸，性平
归经：归心、小肠经
功效：利水消肿，解毒排脓

故事引入

据传，宋仁宗在做太子的时候，曾罹(lí)患腮腺炎，该病在民间通常被称作“痄(zhà)腮”。他的脸肿得很严重，御医想了很多法子，但治疗一直没有效果。他的父皇听说有个叫赞宁的道士精通医术，便把他请来给太子治病。

赞宁道士来了以后，拿出了一些赤小豆，接着把它们捣成末，调成糊状后敷在了太子的腮上，很快，太子的腮帮子就消肿了。大家都惊讶不已，对这不起眼的赤小豆啧啧称奇。

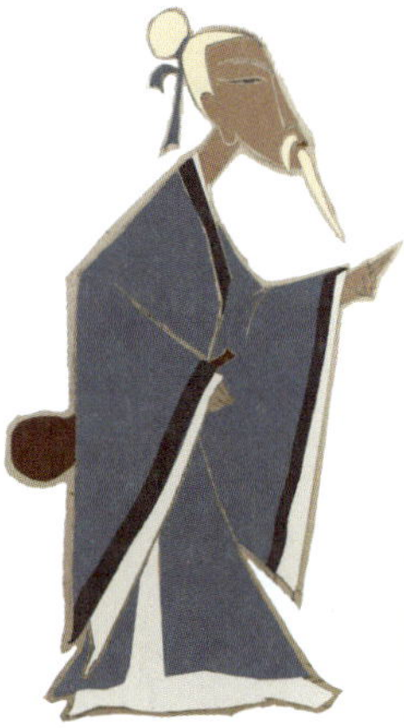

猜一猜

红孩儿起相思。

（打一中药名）　　答案：赤小豆

知多一点

赤小豆的药用原理

❶ 赤小豆含有较多的皂苷，可刺激肠道，因此它具有良好的利尿作用，能解酒、解毒，对缓解心脏病、肾病和身体水肿均有益。

❷ 赤小豆含有矿物质（如钙、镁和锌）和较多的膳食纤维，有助于降血脂、调节血糖、润肠通便、健美减肥等。

❸ 赤小豆还是一种富含叶酸的食物，产妇、乳母多吃赤小豆亦有良好的保健功效。

赤小豆与红豆的区别

赤小豆性质平和，味甘、酸，是一种营养丰富的小干豆，具有通便、利尿和消肿的作用。因此，此豆有“久食瘦人”的说法。

红豆个头较圆，煮熟后颗粒会变软。红豆属落叶乔木，别名孔雀豆、相思豆、大红扁豆、相思格。红豆具有祛湿、止痒、润肤养颜的功效。

赤小豆与红豆虽然在外观上存在差异，但它们在分类学上属于同一属，均隶属于豆科植物。它们的性质和营养成分也接近，只是赤小豆的功效更强，所以中医入药都用赤小豆，而红豆则只作一般食物用。

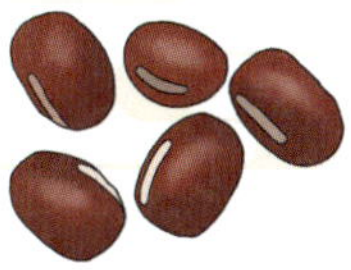

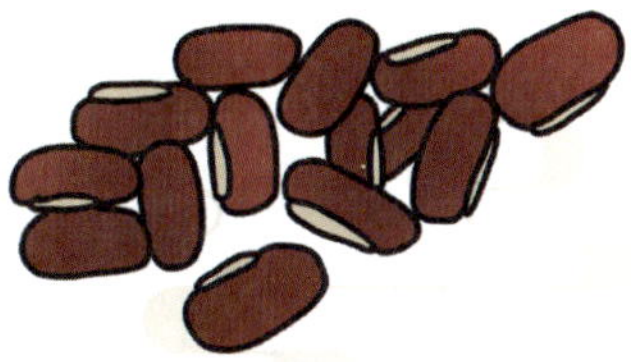

赤小豆外用小妙招

湿疹是儿童常见的皮肤过敏性疾病之一。湿疹初期，患儿的皮肤会出现潮红斑片，并伴有米粒大小的丘疹或丘疱疹，随后可能出现破溃、糜烂、渗液及结痂的现象。湿疹病情轻重不一，可反复发作。此时，可以尝试采用传统疗法，即使用赤小豆进行外敷治疗。

具体办法：将赤小豆研磨成粉，用纯净水调成糊状，敷于患处。每天换药1次，连敷3天。

课外小实践

我是生活小能手——制作赤小豆丸子糖水

动手前准备：赤小豆、糯米粉、桂花、黄糖适量。

做一做：将赤小豆提前浸泡一晚上，浸泡好后放入锅中煮烂，放凉备用。接着将糯米粉加水搅拌均匀，搓成小丸子。最后将搓好的小丸子放入赤小豆中一起煮开，加入黄冰糖调味，并放入桂花点缀即可。

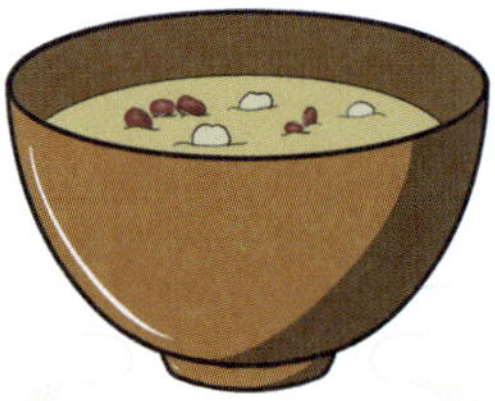

大家一起来动手——制作赤小豆冬瓜糖水

赤小豆与冬瓜俱是清热利尿的食材，可用来煲汤，用来煮糖水也是不错的选择。

动手前准备：赤小豆50克、新鲜冬瓜1斤，黄冰糖适量。

做一做：将赤小豆洗净，沥干水备用。将冬瓜洗净，刮去瓜瓤，连皮切厚件。锅中加水，将冬瓜、赤小豆一同放入锅内煲煮。大火煮开后，改用小火煲90分钟，再放入黄冰糖调味，放凉后即可食用。

试一试：夏天天气湿热时，在傍晚时分喝上一碗赤小豆冬瓜糖水，让人尤其觉得惬意。快和家人一起分享赤小豆带来的舒爽吧！

川芎

猜猜我是谁？

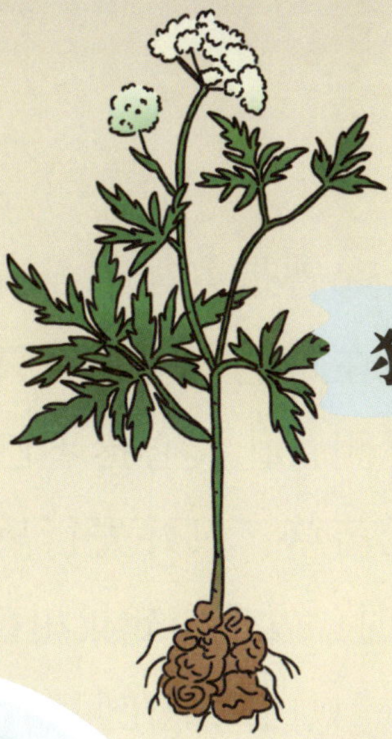

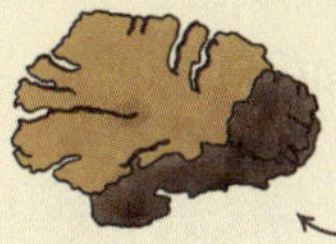

制成药材时是这样的。

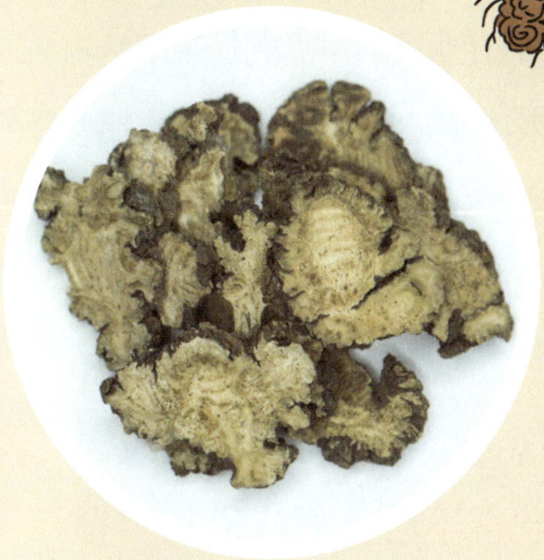

来源

伞形科藁(gǎo)本属植物川芎(xiōng)（*Ligusticum chuanxiong* Hort.）的干燥根茎。别名山鞠(jū)穷、雀脑芎、京芎、贯芎、抚芎、台芎、西芎、芎藭(qióng)、香果、胡藭、马衔。

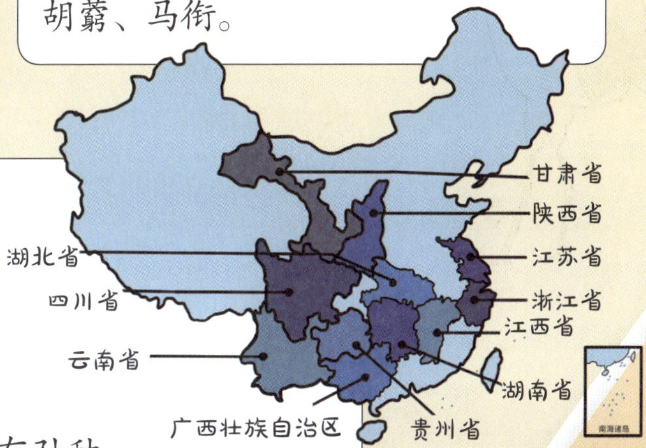

产地

主要栽培于四川省、云南省、贵州省、广西壮族自治区等地。湖北省、湖南省、江西省、浙江省、江苏省、陕西省、甘肃省均有引种。

中药科普

性味：味辛，性温

归经：归肝、胆、心包经

功效：活血行气，祛风止痛

故事引入

唐代时，药王孙思邈曾带着徒弟云游到了四川的青城山地区。一天，他们在路上发现了一只患了急病的白鹤，白鹤在巢里焦躁反侧，让人心疼不已。师徒二人急于赶路，加上手上暂无药草，只好先行离去。几天后，药王师徒再次到青城山时，发现白鹤巢里已无病鹤的呻吟声了。抬头仰望，只见一只白鹤正在回巢，嘴里还叼着一朵小白花。花朵掉了下来，药王赶紧让徒弟捡起来保存好。药王仔细观察，发现白鹤爱去峭壁古洞，而那儿长着的植物和白鹤嘴里掉下来的一模一样。药王心想：或许白鹤的病愈与这种草药有关。经过试验，他发现这种植物确有活血通经、祛风止痛的作用。药王欣喜不已，便吟道：“青城天下幽，川西第一洞。仙鹤过往处，良药降苍穹。这药就叫作‘川芎’吧！”

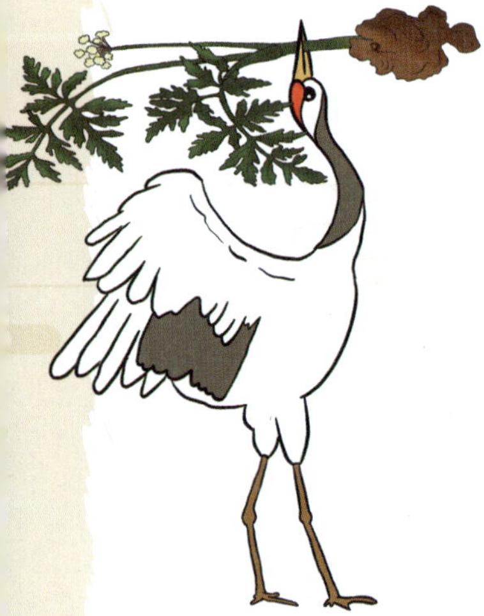

猜一猜

三条小径通南北，

一只绣鞋落花前。

（打一中药名）

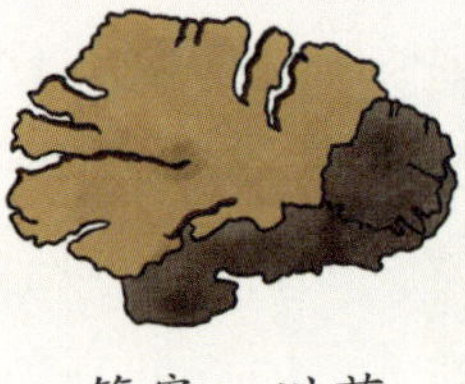

答案：川芎

知多一点

川芎“药食同源”的特性

川芎，属上品中药材，其全身都是宝，不仅在中医药配方中随处可见，还因具有药食同源的特性而常见于生活之中。川芎的苗（嫩茎，或称“尖”）翠绿鲜嫩，具有一般蔬菜所没有的特异香味和特别口感。宋代时，成都知府宋祁在《益部方物略记》中这样描述蜀地特产川芎：“柔叶美根，冬不殒(yǔn)零，采而掇(duō)之，可糁于羹。”人们视它为珍品，以待食为幸。

四川都江堰(yàn)川芎产业

自宋代起，川芎药材质量均以蜀川为胜，道地产区分布较集中。其中都江堰有着上千年的川芎种植历史。川芎植物喜土层深厚、疏松肥沃、排水良好、有机质含量丰富、中性或微酸性的砂质土壤。川芎植物还喜气候温和、雨量充沛、日照充足而又较湿润的环境。这些有利于种植的因素正好都江堰都具备。

课外小实践

我是生活小能手——制作川芎泡脚包

神奇的川芎可以用来做什么呢？答案是制作泡脚包。用川芎泡脚可以活血行气，如再加上四川的花椒，则效果更佳。

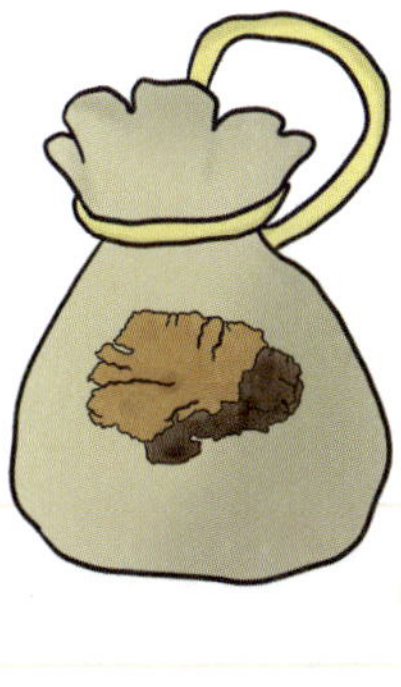

动手前准备：川芎10克、花椒5克、棉条绳1条、过滤布袋1个。

做一做：将药材弄碎后装入过滤布袋中，开口处用棉条绳系紧即可。将制作好的药包放入开水中浸泡，水放温后即可泡脚。赶紧做几个泡脚包送给脚怕冷的家人吧。

大家一起来动手——制作川芎鸡蛋水

动手前准备：川芎8克、鸡蛋2个，红糖适量。

做一做：将川芎和鸡蛋加水同煮，鸡蛋煮熟后捞起去壳，放回锅中再煮片刻，最后去渣加入红糖调味即成。吃蛋饮汤，每日服用1～2次，每月连服3剂。该药膳尤其适合给妈妈滋补哦。小朋友，想一想：这是为什么呢？

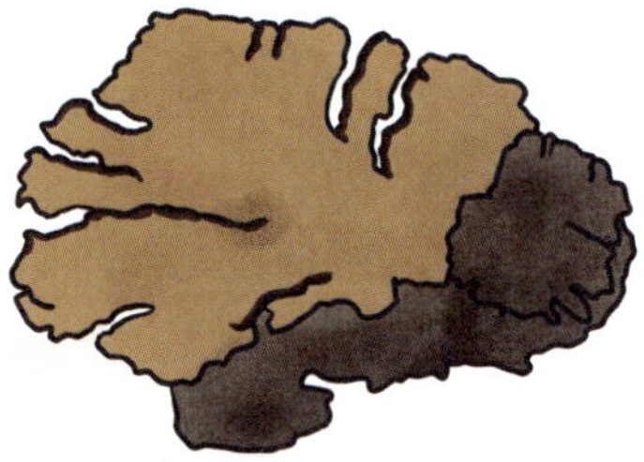

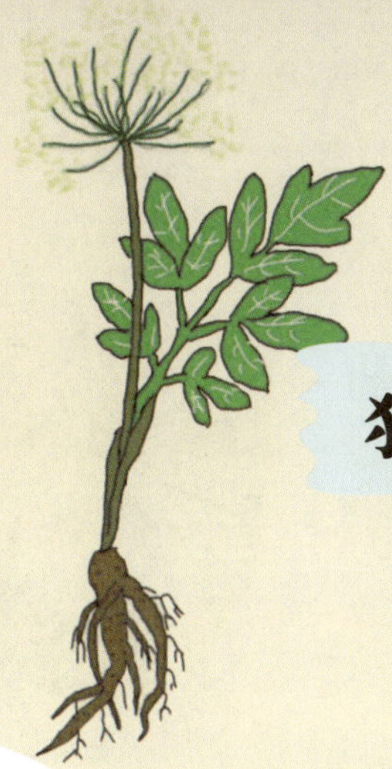

猜猜我是谁？

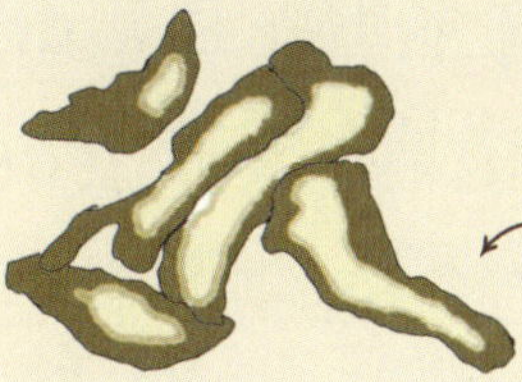

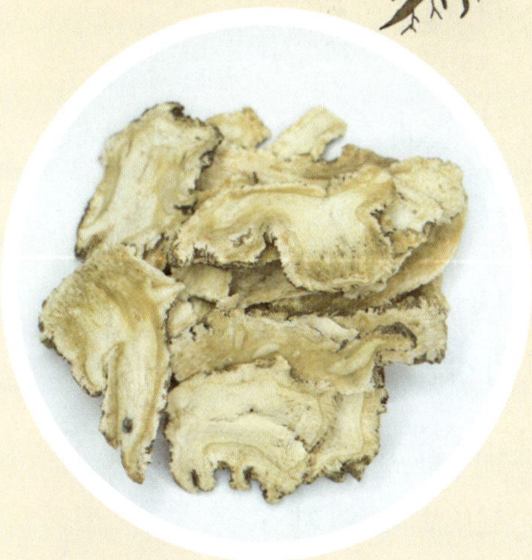

来源

伞形科当归属植物当归［*Angelica sinensis* (Oliv.) Diels］的干燥根。

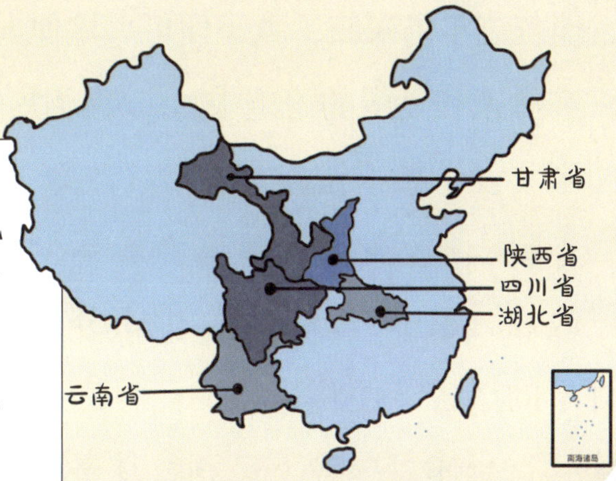

产地

主产于甘肃省东南部的岷县（秦州），这里的当归产量大、质量好。此外，陕西、四川、云南、湖北等省份也有栽培。

当归

中药科普

性味：味甘、辛，性温

归经：归肝、心、脾经

功效：补血活血，调经止痛，润燥滑肠

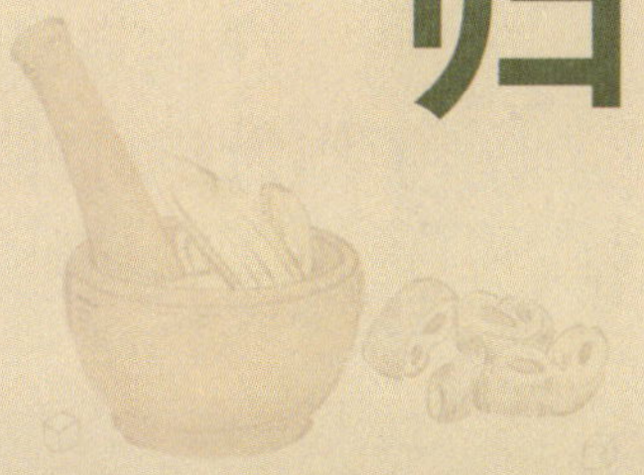

故事引入

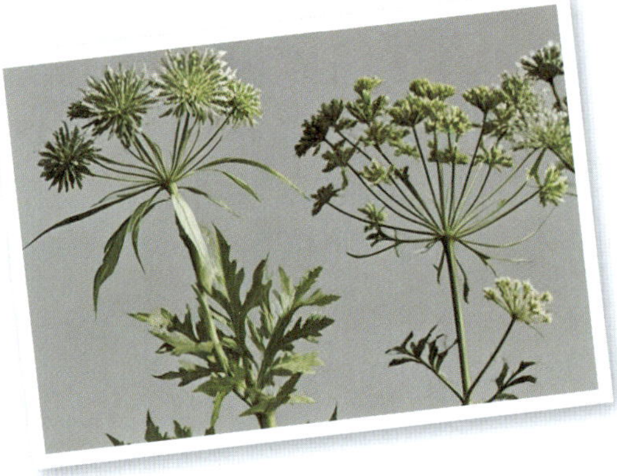

古时候有一座高山，山上生长着许多名贵药材。但是，那里山高路险且有许多毒蛇猛兽出没，因此很少有人敢上山去采药。山脚下有个名字叫福生的青年，他与母亲相依为命，靠务农和采药维持生活，日子过得十分艰苦。福生很想去山上探险采药，但是母亲害怕儿子有什么意外，一直没有同意。就这样，福生在山脚下生活着，并且娶妻成了家。

有一天，有好事者挑衅福生，称其胆小懦弱。福生十分生气，他不顾劝阻，决心要上山探险采药，以显示自己的胆量。他对妻子说，他若三年仍未归，妻子便可另嫁他人，说完便离开了。

在母亲和妻子的盼望中，三年很快便过去了，但是福生仍然没有回来。妻子熬不过岁月，最终改嫁了。

不料，不久之后福生竟背着不少名贵的药材满载归来。见到妻子改嫁，家中破败不堪，他十分难过，但他仍记得自己离开时所许下的诺言，便将采来的药材送给了妻子。妻子十分愧疚，悲痛伤感，身体每况愈下，竟致月事不调，不多久骨瘦如柴。她想起了福生送给她的药材，心里有了主意，想将它们全部吃掉以求中毒而死。谁知，妻子吃了药材之后，身体反而日渐康复起来。

这个故事传开以后，人们唏嘘不已，后来便采唐代诗人葛鸦儿《怀良人》中的诗句“胡麻好种无人种，正是归时不见归”之意，将这些药材中占比最多的一种称作“当归”。从此，当归除了作为药材外，还多了一种意象，代表着思念和牵挂。

民间习俗

民间有一则谜语："五月底，六月初，佳人买纸糊窗户。丈夫出门三年整，寄来书信一字无。"谜底是四种中药，分别是半夏、防风、当归、白芷。其中，"丈夫出门三年整"一句，指的就是当归，意思是丈夫出门已三年，应当赶快归来。明代医药学家李时珍基于当归具有补血、调经的药效，详细记载了当归这一名称的由来。他在《本草纲目》中写道："古人娶妻为嗣(sì)续也，当归调血，为女人要药，有思夫之意，故有'当归'之名。"

传统文化

浣溪沙·和王通一韵简虞祖予

［宋］王质

何药能医肠九回？榴莲不似蜀当归，却簪(zān)征帽解戎衣。　　泪下猿声巴峡里，眼荒鸥碛(qì)楚江涯。梦魂只傍故人飞。

怀良人

［唐］葛鸦儿

蓬鬓(bìn)荆钗世所稀，布裙犹是嫁时衣。

胡麻好种无人种，正是归时不见归。

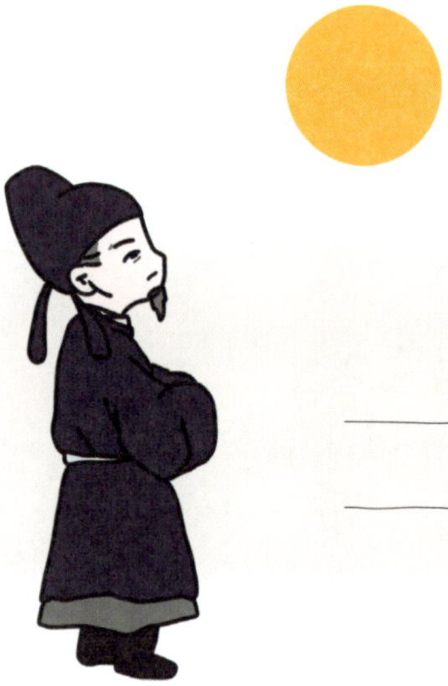

猜一猜

举头望明月。

（打一中药名）

答案：当归

知多一点

当归的成分

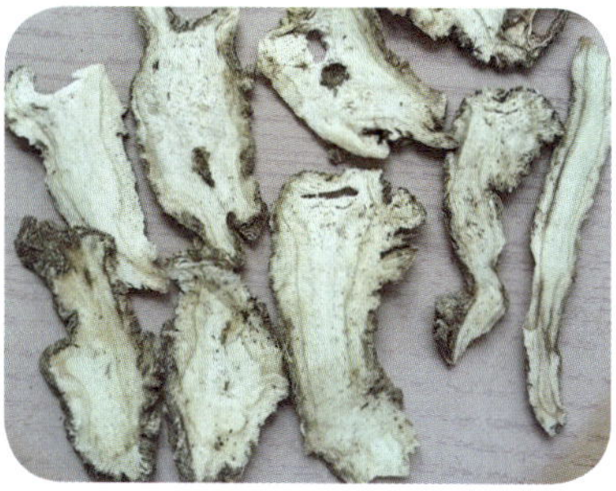

当归含有蔗糖、多种氨基酸、挥发油及正丁烯、内酯、烟酸、阿魏酸、半萜类化合物等物质，还含有维生素A、维生素E及多种矿物质。

当归是一味常见的药食同源中药，在全国多地都有种植。当归在我国拥有1 500多年的种植历史和1 700多年的药用历史。甘肃省岷县素有“中国当归之乡”之称，岷县当归又称“岷归”，远销我国港澳台及东南亚、欧美等20多个地区和国家。

课外小实践

大家一起来动手——制作当归党参炖鸡汤

动手前准备：当归10克、党参10克、鸡肉1斤、枸杞子5克、莲子5克、红枣6枚、盐5克、生姜5片。

做一做：

将鸡肉切块、洗净，红枣去核，生姜切片，与其他材料一起入锅，加足量清水，大火煮沸后转小火煲1个小时，出锅前下盐调味即可。

当归党参炖鸡汤尤其适合给气血不足或体质虚弱的人喝，不妨在冬日里做给劳累了一天的爸妈喝哦。

我是生活小能手——制作当归生姜羊肉汤

当归生姜羊肉汤是一道著名的美食，最适合在寒冷的冬季里进食。当归生姜羊肉汤也是中医方剂名，出自《金匮要略》，具有温中补虚、祛寒止痛之功效。

动手前准备：当归45克、生姜5片、羊肉1斤（6人份），盐适量。

做一做：将当归、生姜、羊肉洗干净后，一同放入砂锅中加适量清水煲煮，煮好后根据个人口味加入适量盐调味即可。天气比较寒冷时，一周可进食2～3次。

想一想：当归生姜羊肉汤为什么更适合在严寒的天气里食用呢？在湿热的夏季和燥热的早秋时节为何不宜呢？

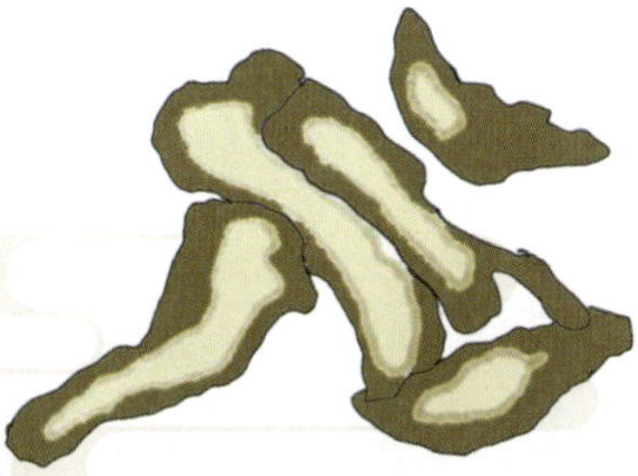

丹参

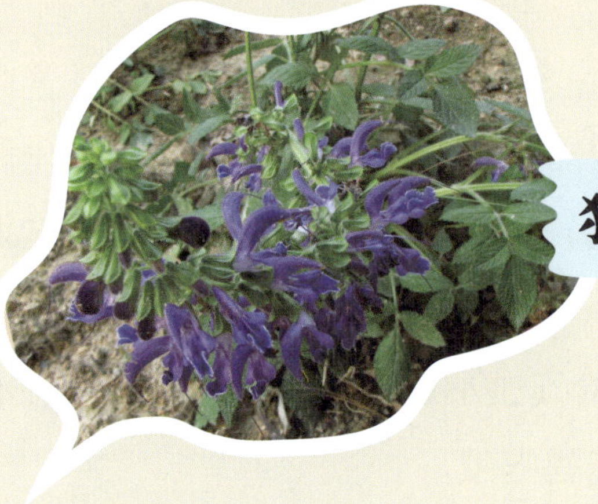

猜猜我是谁？

制成药材时是这样的。

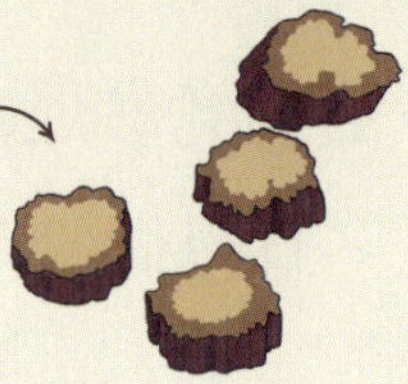

来源

唇形科鼠尾草属植物丹参（*Salvia miltiorrhiza* Bge.）的干燥根和根茎。春、秋二季采挖，除去泥沙，干燥后使用。

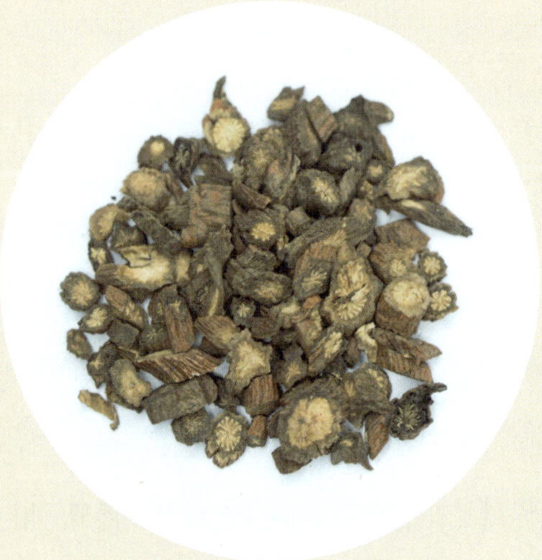

产地

主产于安徽、山西、河北、四川、江苏等省份。

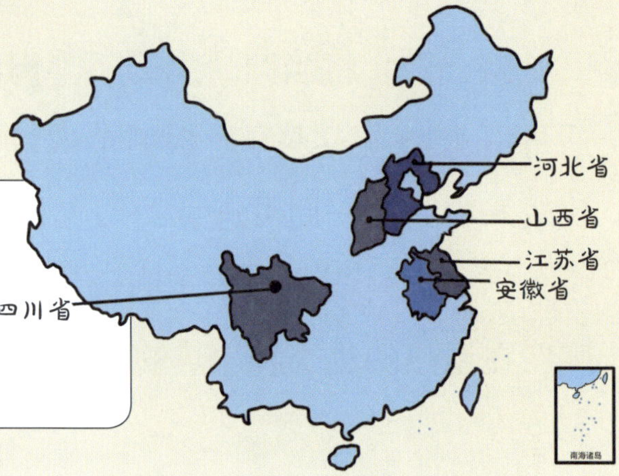

中药科普

性味：味苦，性微寒

归经：归心、肝经

功效：活血祛瘀，通经止痛，清心除烦，凉血消痈(yōng)

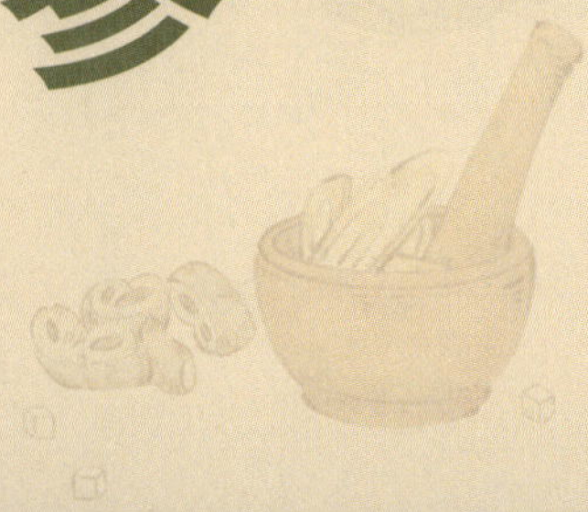

故事引入

相传，很久以前一个山村中有个名叫孝生的青年，自幼便与母亲相依为命。有一次孝生的母亲得了急病，请了许多郎中来医治都没有效果，病情一直不见好转。正当他焦急无措之时，一位道士从他家门前经过，想要讨碗水喝。

道士看到孝生母亲疼痛难忍的样子，便仔细询问了一番她的病情。孝生一一回答后，道士摸着胡子沉思片刻后说，此前的药方中少了一味开紫花且根是红色的中药。孝生听后大喜，急忙询问如何才能寻到这味药。道士说，需要去到百里之外的山上才能采到。孝生一点都不畏惧，为了治好母亲的病，就算要跨越千山万水他也愿意去闯荡。

第二天一早，孝生便按照道士的指点踏上了寻药的路程。经过半个月的跋涉，他终于在百里外的山顶上找到了开着紫花的植物，并挖出了它的根，采了些种子便往回赶。回到家中，孝生将植物的红根加入之前的中药里一起煎制。母亲喝了药后，身体的疼痛逐渐消失了，心也不烦躁了，身体很快就痊愈了。

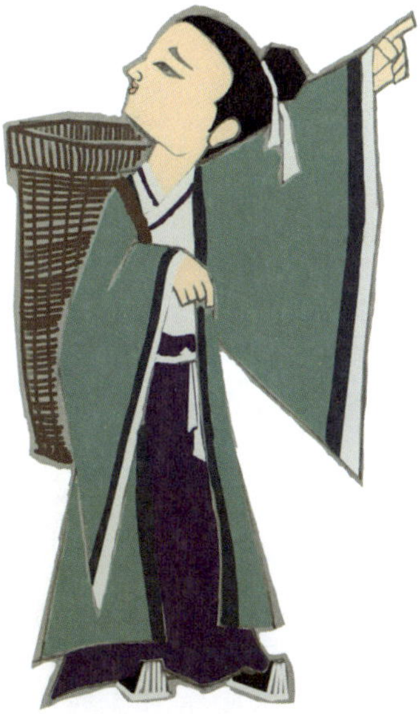

人们对孝生不畏艰难、采药救母的孝心赞叹不已，都说这种植物的红根里凝结了孝生的一片丹心，因此便称其为“丹心”。后来，在流传过程中，“丹心”逐渐谐音变成了“丹参”。

知多一点

丹参的药用原理

丹参的根药用广泛，花则具有很高的观赏价值。其花期较长、色艳、气味芳香，可作为新型宿根花卉，常种于公园、草坪、湖边、花坛、风景区等地。

丹参为唇形科多年生草本植物，根呈圆柱形、棕红色，含丹参醌、皂苷元、维生素E等成分，具有扩张冠状动脉、镇静、降压、降低血糖的作用。丹参切片后取3~6克，用开水冲泡代茶饮，每日1次，适用于冠心病的预防和保健。不过，丹参虽然有很好的药用价值，但性味偏凉，须在中医的指导下服用。

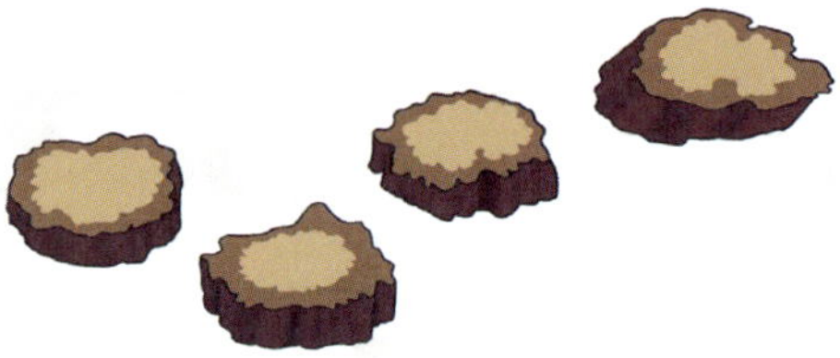

传统文化

本草诗·丹参

［清］赵瑾叔

赤参色合丙丁奇，独入心家听指挥。
胎任死生俱有赖，血随新旧总堪依。
排脓止痛功偏速，长肉生肌效可期。
一味古称同四物，妊娠无故不相宜。

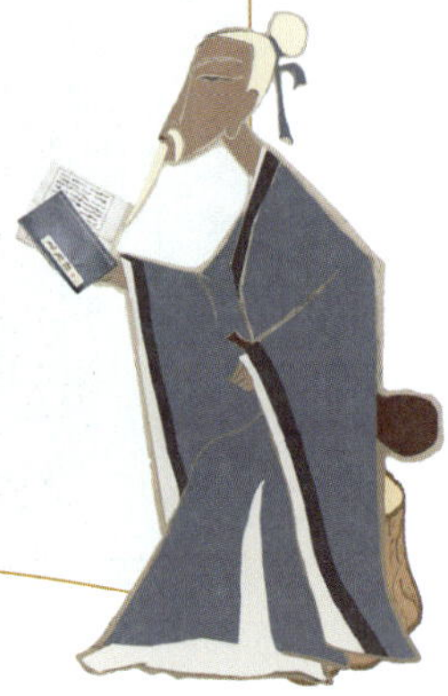

课外小实践

我是生活小能手——制作丹参山楂茶

丹参可以与很多药食同源的中药材一起搭配泡茶喝。如丹参与炒山楂一起搭配泡茶饮用，具有改善血液循环、降低血脂的保健作用。让我们一起来动手做一做吧。

动手前准备：丹参3克、炒山楂10克。

做一做：将以上材料放入杯中，加开水焖泡，待到水温合适时即可饮用。饭后给长辈们泡上一杯，是相当不错的选择哦！

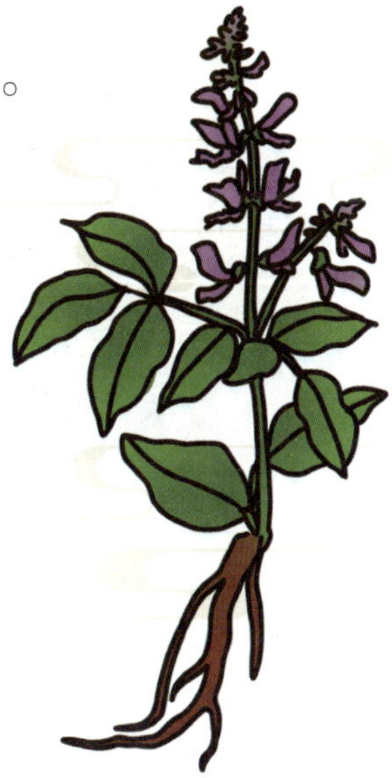

猜猜我是谁？

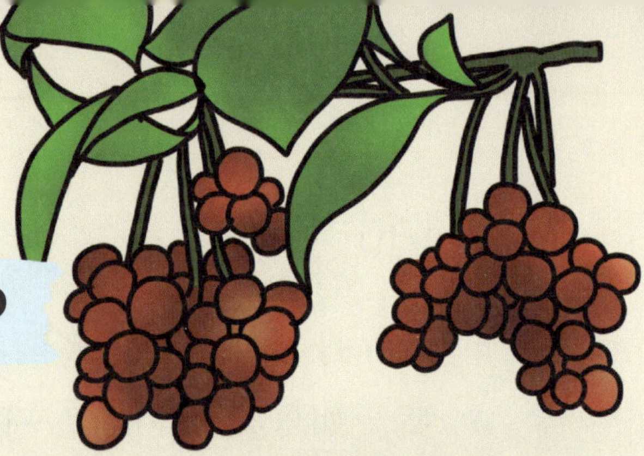

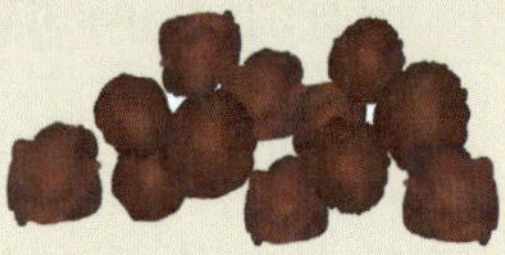

制成药材时
是这样的。

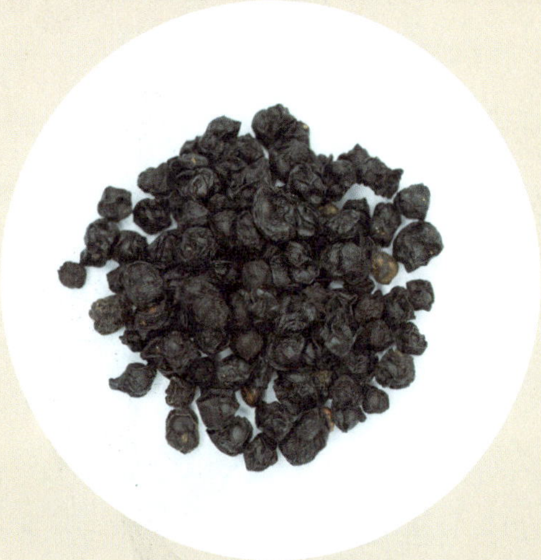

五味子

来源

木兰科五味子属植物五味子［*Schisandra chinesis* (Turcz.) Baill.］或华中五味子（*Schisandra sphenanthera* Rehd. et Wils.）的干燥成熟果实。秋季果实成熟时采摘，晒干，除去果梗和杂质。

产地

主产于辽宁省、黑龙江省、吉林省等地的，习称“北五味子”；主产于西南及长江流域以南各地的，习称“南五味子”。

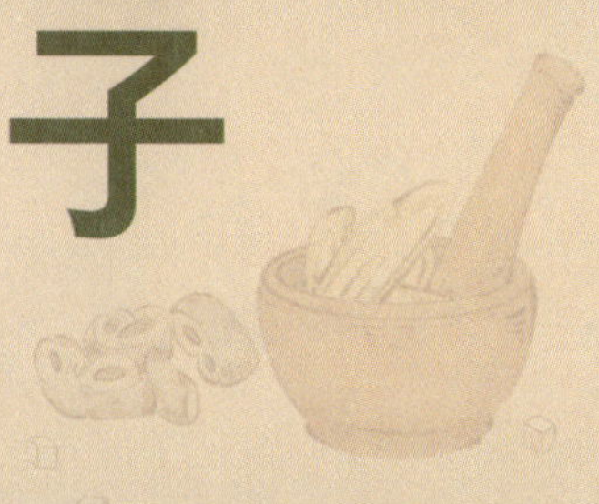

中药科普

性味：味酸、甘，性温

归经：归肺、心、肾经

功效：收敛固涩，益气生津，补肾宁心

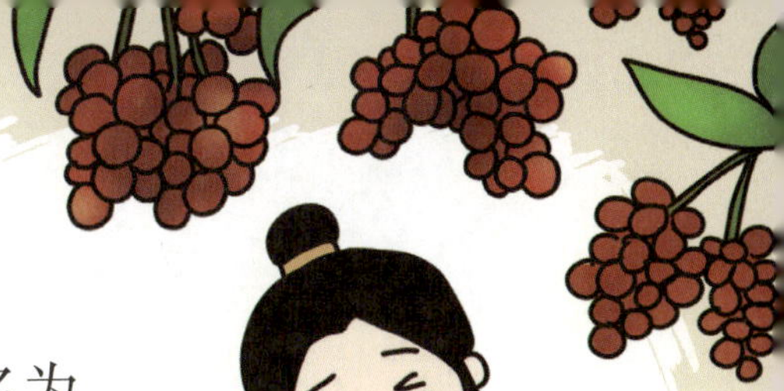

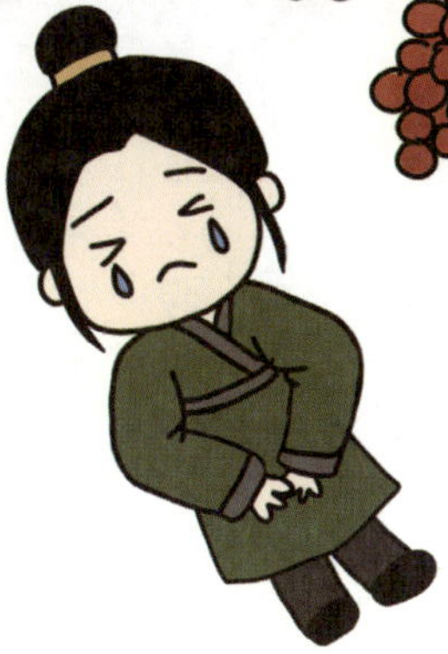

故事引入

相传，长白山脚下住着一个名为苦娃的青年，他平日里靠为一个姓刁的员外劳作来维持生计。刁员外时常对他进行欺压，长此以往，苦娃因过度劳累而身患多种疾病。

刁员外见苦娃病得越来越重，已经不能再给他干活了，就派人将苦娃悄悄地扔在了远离人烟的树林里。苦娃无力挣扎，逐渐陷入了沉沉的昏睡之中。等醒来时，他发现自己周围的树木的枝条上挂满了一串串红彤彤的果子。苦娃饥饿难耐，便摘下一串果子塞进嘴里，顿时只觉甘、苦、辛、咸、酸五味俱全。他只觉体力慢慢得到恢复，精神状态也好多了。就这样，苦娃靠吃红果子活了下来。

后来，人们知道了苦娃的遭遇，都唏嘘不已，又因这种果子具有“五种味道”，所以后来人们就将它取名为“五味子”。

传统文化

五味子的使用记载

在古代，特别是在明清时期，五味子时常被当作重要的药材给病人服用。例如，在《红楼梦》的第三回中，作者描述了林黛玉初次进入贾府的场景。贾母见到一路奔波劳苦的外孙女林黛玉时，想起了自己英年早逝的女儿——林黛玉的母亲贾敏，心中自然是又怜又爱。贾母得知林黛玉身体不好，便询问她是否在吃什么滋补药。林黛玉回答：“如今还是吃人参养荣丸。”人参养荣丸是什么？它最早出现于《太平惠民和剂局方》中，是由人参、白术、茯苓、熟地黄、白芍、黄芪、肉桂、五味子制成的，具有益气补血、滋补心神的功效。林黛玉所用的药方是经名医多方修订而成的，用到了五味子这味药材，其功用可见一斑。

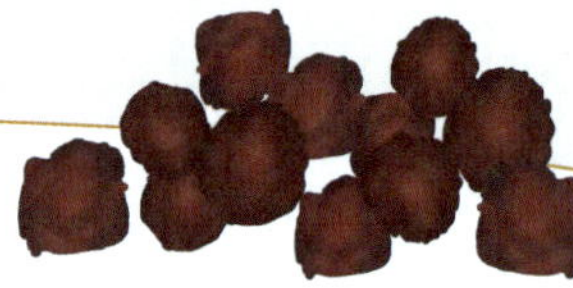

知多一点

南五味子和北五味子的区别

五味子有南北之分，它们的区别在哪里呢？让我们一起来看看吧！

❶ 产地不同。北五味子主要产于黑龙江、吉林、辽宁等省，南五味子主要产于西南及长江流域以南等地。

❷ 性状不同。北五味子显油润；而南五味子略显干瘪(biē)、皱缩，果肉常紧贴于种子，不丰腴(yú)，也不油润。

❸ 光泽不同。北五味子种子具光泽，发亮，发黄；而南五味子种子略小，表面不光滑，呈颗粒状、棕色。

想一想：五味子的五味分别是哪五味呢？

宋代名医苏颂云：“五味子皮肉甘、酸，核中辛、苦，都有咸味，此则五味见也。”

课外小实践

我是生活小能手——制作五味子茶及生脉散茶

❶ 五味子茶

动手前准备：五味子3克，黄冰糖少量。

做一做：开水冲泡代茶饮。

尝一尝：和小朋友们一起分享一下，你在五味子茶里吃出了哪几种味道？

❷ 生脉散茶（见《千金方》）

动手前准备：人参9克、麦门冬9克、五味子6克。

做一做：将三种药材放在一起，煎水服用。

想一想：生脉散茶可以益气生津、敛汗补虚，有助于缓解因出汗过多或劳累过度引起的疲惫不堪。生脉散茶最适合在哪个季节里给家人多饮用呢？

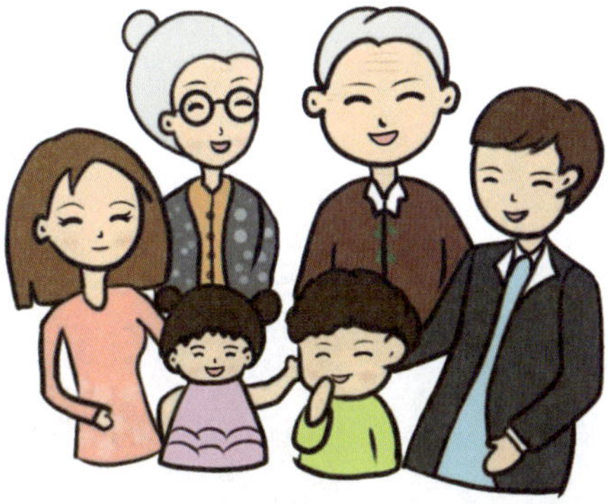

猜猜我是谁？

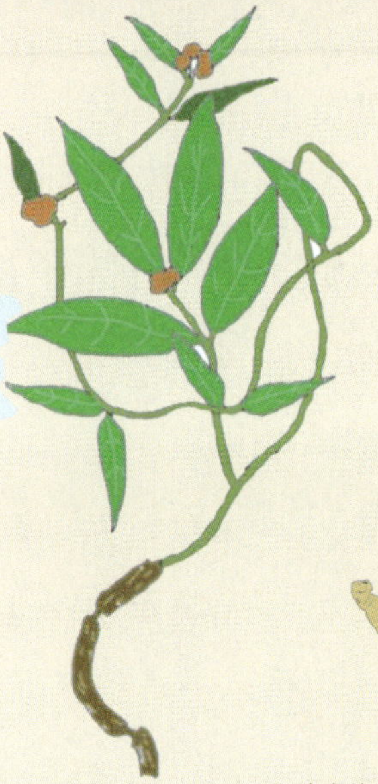

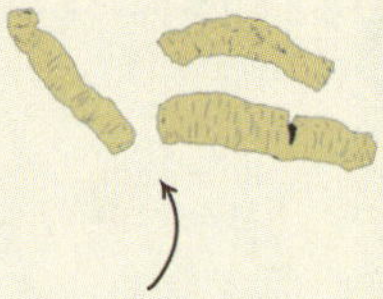

制成药材时是这样的。

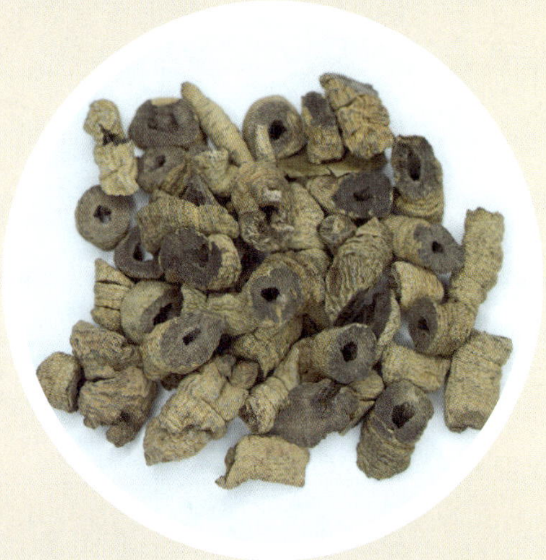

来源

茜草科巴戟(jǐ)天属植物巴戟天（*Morinda officinalis* How）的干燥根。

产地

分布于福建省、江西省、广东省、海南省及广西壮族自治区等地。

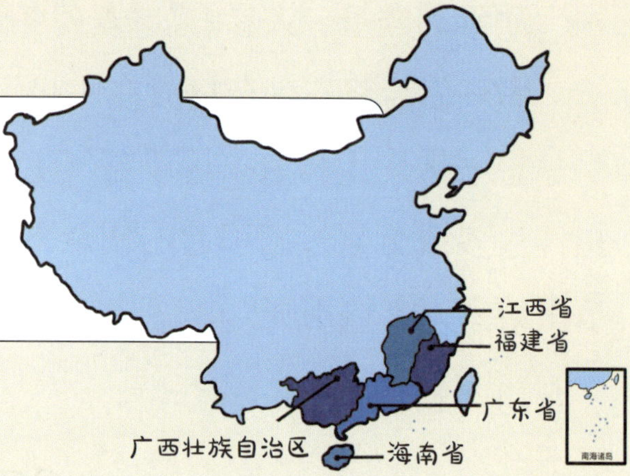

巴戟天

中药科普

性味：味辛、甘，性微温

归经：入肾、肝经

功效：补肾助阳，祛风除湿

故事引入

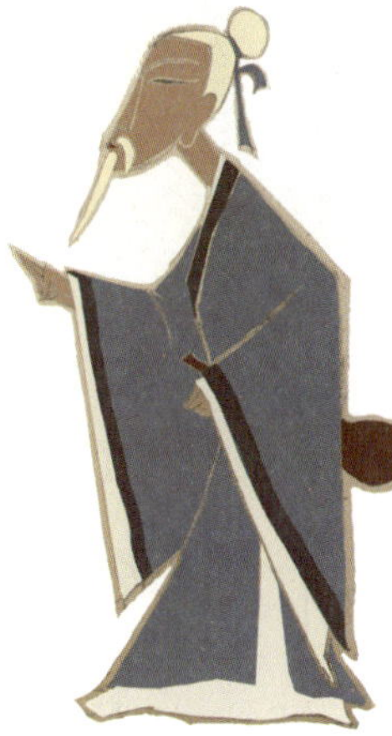

相传，很久以前有一个老农居住在一座深山中。他常年在外劳作，积劳成疾，腰部时常感到剧烈疼痛，难以忍受。

有一天，他痛得躺在床上呻吟。一个仙人正好经过此处，便问他发生了什么事。老农将自己的病症告诉了仙人。仙人听闻后就在老农的住处附近的草地和山林里寻了些药草，捣碎后敷在了老农腰上疼痛的地方，并且对他说："这种药草能够暂时缓解疼痛，但治标不治本。明天你将我挖来给你的药草与鸡肠风放在一起煲汤食用，这样才能够药到病除。"临别之际，仙人给老农指点了附近鸡肠风所生长的位置。老农十分感激，连问仙人的名字。仙人告诉老农，自己名叫李巴德，说罢扬长而去。老农按照仙人的指点，果真在附近的山上找到了鸡肠风。按仙人的指点熬药并服用之后，不久老农便觉得神清气爽，腰也不酸，腿也不痛了。

老农将仙人助药的事情告诉了其他村民，许多上了年纪、和老农有着一样病痛的村民也按此法服药。不久后，大家的腰膝疼痛也都慢慢好转了。

后来，村民们将鸡肠风重新命名为"巴戟"，也就是我们现在常用的"巴戟天"。巴戟天成为那个村子的神药，名声渐渐传开了。

传统文化

乾隆与巴戟天

在历史上，中国历代皇帝的寿命相对于普通人的平均寿命来说要短一些，这可能是因为他们政务繁忙，操劳过度所致，也有一些可能是因为沉湎于过分放纵的生活。不过，清代乾隆皇帝的寿命相对来说是比较长的，他一直活到89岁时才离世。乾隆的长寿在当时令人十分惊讶，他长寿的消息甚至传到了英国王室，英国王室曾派大使到中国来探寻其长寿的秘密。那时，乾隆已是83岁高龄了，可是看上去只有60岁的样子，他在精神上和体力上都压倒了年轻人。当英国大使询问乾隆皇帝长寿的秘诀时，御医告诉他："皇上经常服用一种叫巴戟天的养生中药。"

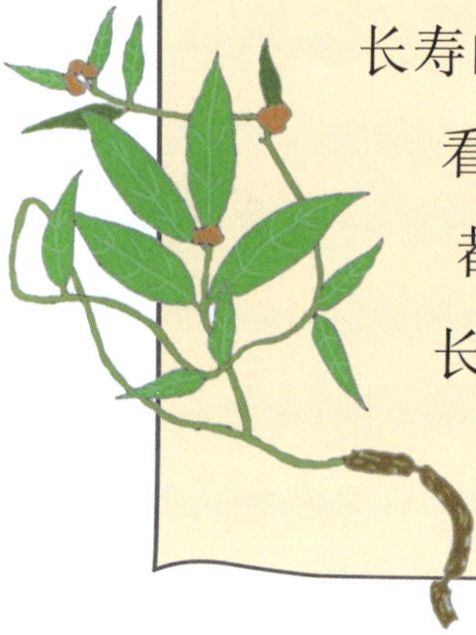

知多一点

巴戟天的药用原理

巴戟天中含有多糖类、黄酮化合物和氨基酸，以及少量的蒽醌类化合物、维生素C等物质。研究表明，巴戟天对抗骨质疏松、关节酸痛、抑郁和衰老方面有积极作用。

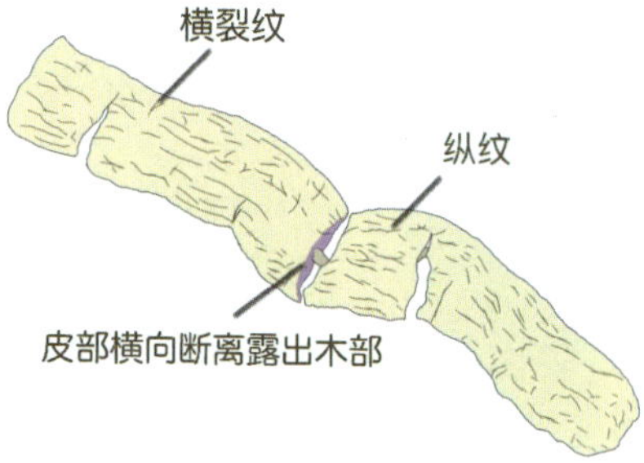

课外小实践

我是生活小能手——烹制巴戟天羊肉汤

动手前准备：当归10克、巴戟天10克、党参10克、黄芪15克、桂圆肉15克、羊肉500克，姜片、料酒、枸杞子、盐适量。

做一做：

❶ 羊肉切大块，放入开水中，加入生姜、料酒煮3分钟，捞出洗净后备用。

❷ 将当归、巴戟天、党参、黄芪、桂圆肉洗净，连同羊肉一同放入锅中，加入足够的清水，大火煮开后改小火煲2个小时，出锅前加入枸杞子、盐调味即可。

想一想：巴戟天羊肉汤和当归生姜羊肉汤的功效有何异同呢？

大家一起来动手——烹制巴戟天骨头汤

动手前准备：巴戟天15克、牛膝15克、筒骨250克，生姜适量。

做一做：将巴戟天、牛膝、筒骨、生姜洗净后，一同放入砂锅中以中小火煲汤，骨头上的肉熬烂后即可关火，最后放少量盐调味即可。

试一试：巴戟天骨头汤能否缓解因运动过度或劳损引发的关节疼痛或腰背酸痛呢？

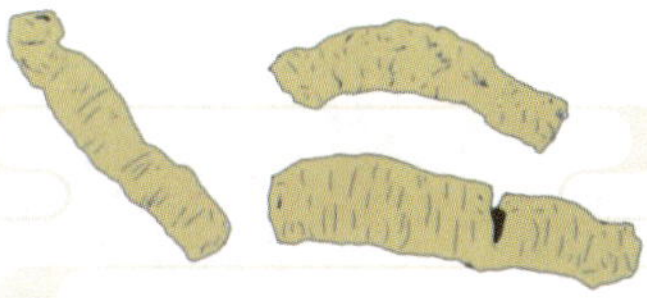

天麻

猜猜我是谁？

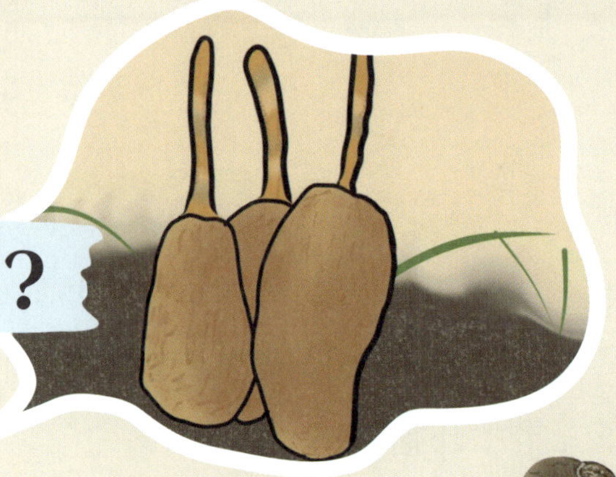

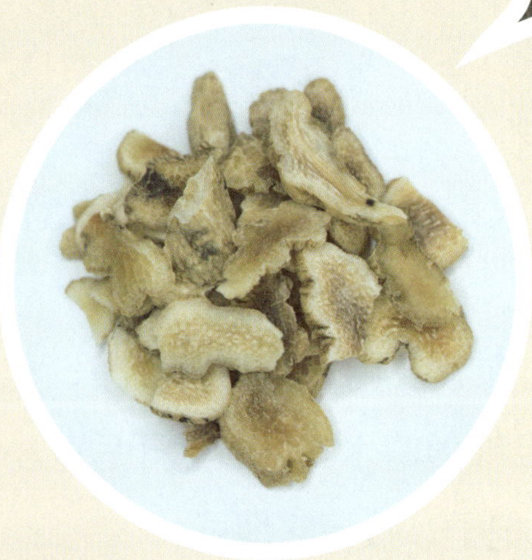

制成药材时是这样的。

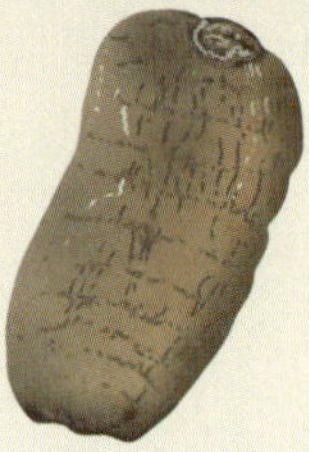

来源

兰科天麻属植物天麻（*Gastrodia elata* Bl.）的干燥块茎。

产地

分布于吉林省、辽宁省、河北省、陕西省、甘肃省、安徽省、河南省、湖北省、四川省、贵州省、云南省、西藏自治区等地，现多为人工栽培。

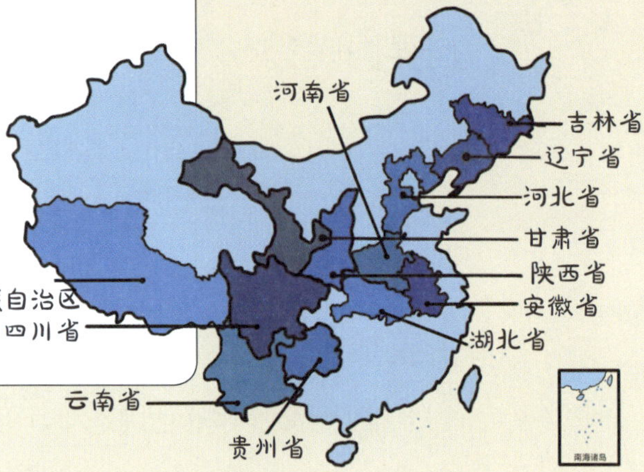

中药科普

性味：味甘，性平

归经：归肝经

功效：息风止痉(jìng)，平抑肝阳，祛风通络

故事引入

三国时，曹操由于整日操劳战事，患上了严重的头痛病，一旦发病便痛苦不堪。为此，曹操四处寻访名医，最后请了神医华佗来为他医治。华佗仔细询问了曹操发病的经过，并观察他的身体表现，最后为曹操配制了天麻丸。曹操服食后，头痛症状明显减轻。于是，此后他便坚持服食，有时还加到饭食中服用。后来人们纷纷仿效，食用天麻一度风靡一时。

民间习俗

在四川、云南等地区，存在着将天麻蜜渍或蒸煮食用的习俗，据传这样食用天麻具有祛风除湿的功效，并能使人身体轻盈、延年益寿。

知多一点

天麻名称的由来

“天麻”首次记载于《雷公炮炙论》：“天，言自然之天成也；麻，如入足言物品之形也。”天麻具有奇特的生长方式，它既没有叶子，也没有根须，如天上之物降落于人间，其形状类似鞋，而古时是以麻为原料制成鞋的，故得此名。现代研究发现，天麻生长所需的营养物质是由共生的蜜环菌通过吸收和分解木质纤维和半纤维素供给的。

天麻的药用原理

过去人们只知道天麻是治头晕的“神”药，而忽略了它的补益作用。现代药理研究发现，天麻含有香兰醇、香草醛、天麻素、天麻多糖、维生素A类物质、苷类、结晶性中性物质、黏液质及微量生物碱等成分。其中，天麻多糖可增强机体的免疫功能，提高机体耐缺氧的能力，以及改善老年人的记忆力。

课外小实践

我是生活小能手——烹制天麻鸽子汤

天麻炖鸽子是用天麻、乳鸽烹制的一道家常菜，有较高的营养价值。

动手前准备：乳鸽1只，天麻、香葱、生姜适量。

做一做：把鸽子清洗之后放在开水中焯烫一会儿，去除腥味。香葱洗净、切粒，生姜切片备用。把处理好的鸽子和天麻放入炖锅中，加入适量清水，大火烧开之后改成小火慢炖2个小时，最后加适量盐调味并撒入葱花即可。

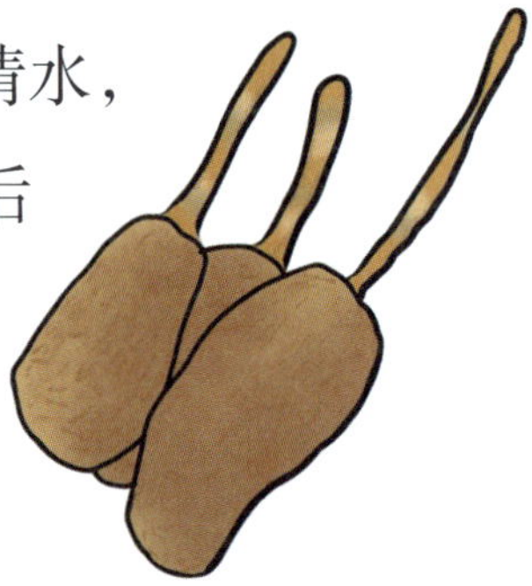

大家一起来动手——烹制天麻汽锅鸡

云南昭通位于云贵高原和四川盆地的接合处，这里地理条件优越，是生产野生天麻的理想之地，天麻汽锅鸡也成为当地一道著名的特色美食。

动手前准备：乌鸡半只、天麻15克、红枣5枚、枸杞子6克，生姜和香葱适量。

做一做：将乌鸡、天麻、红枣、枸杞子、生姜一并放入砂锅里，加入清水蒸煮1个小时，直至鸡肉变得软烂。最后，加入适量香葱和食盐进行调味，待鸡汤变得香浓后即可完成。

天麻汽锅鸡不仅滋补养颜、补虚补血，还对头痛、失眠有很大的改善功效。

想一想：老年人为什么喜欢食用加入了天麻的药膳呢？

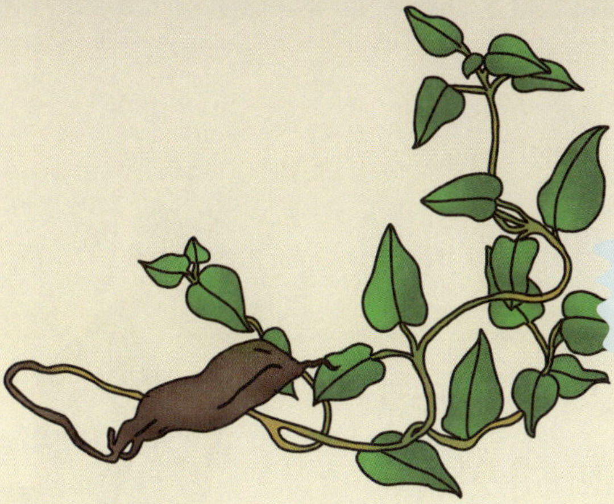

猜猜我是谁？

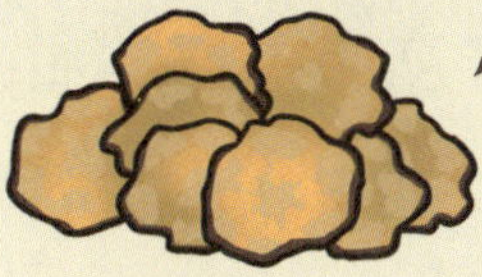

制成药材时是这样的。

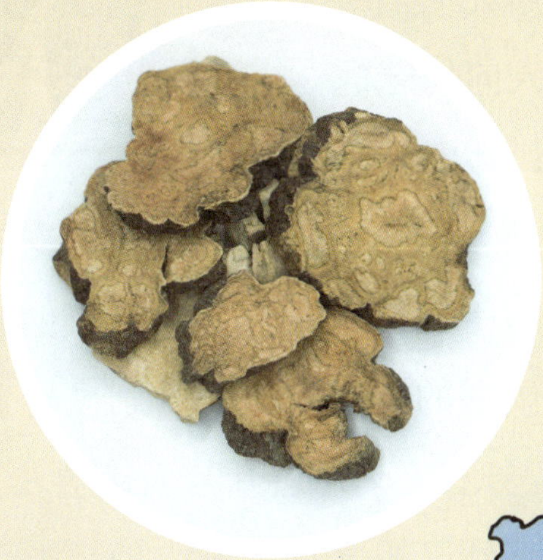

来源

蓼（liǎo）科何首乌属植物何首乌（*Polygonum multiflorum* Thunb.）的干燥块根。

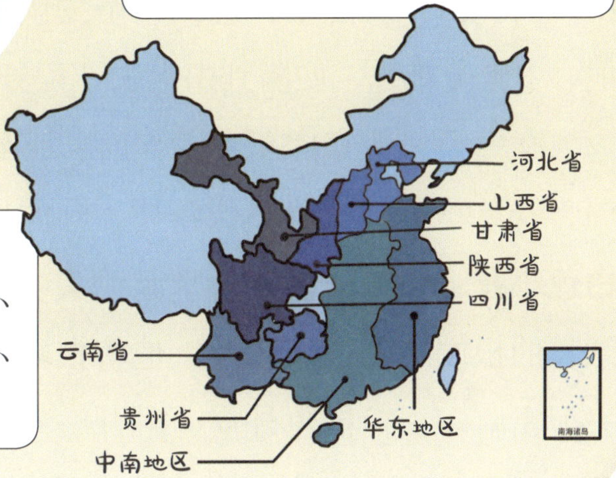

产地

分布于华东、中南及河北、山西、四川、贵州、云南、陕西、甘肃等省份。

中药科普

性味：味苦、甘、涩，性微温

归经：归肝、心、肾经

功效：制何首乌，补肝肾、益精血、乌须发、强筋骨、化浊降脂；生何首乌，解毒、消痈、截疟、润肠通便

何首乌

故事引入

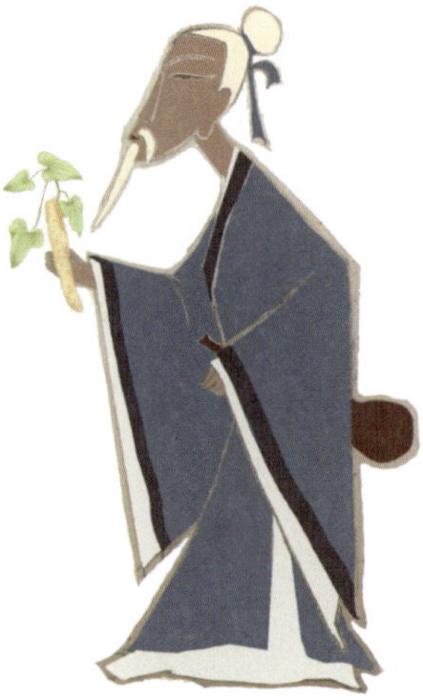

相传，嵩(sōng)山玉女峰下曾住着一户人家，家中仅有母子两人相依为命。孩子名叫何守虎，从小便有志气，十分喜爱读书，立志考取功名。他不懈努力，终于在乡试中获得头名——解元。当时的知府大人爱才，便榜下捉婿，托人向何守虎提亲。谁料知府大人见到何守虎时，却发现刚刚满20岁的人竟满脸皱纹，骨瘦如柴，白发如霜，像个40多岁的人。知府大人大怒，认为何首虎隐瞒年龄，欺骗他人，便将他赶出门去。何守虎也未曾想到，辛勤读书的自己变成了这副模样。他心中十分难过，便隐到山上去开荒务农，刻意避开与人接触。

有一天，何守虎正在劳作时，感到又饥又渴又累。他环顾四周，看见草丛中长着一棵藤蔓，叶的形状像人心，茎上开满了绿白色小花，长势旺盛。他举起锄头，用力在根部刨了几下，便见细长的根端结着一块东西。他将根端的东西摘下来，拿到水边洗去泥土，剥去棕黑色外皮，砸开一看，里边却是淡红棕色果肉，还呈现出云彩状花纹。他咬了一口尝尝，只觉甜丝丝的，最后有点苦涩味。何守虎正在饥渴之时，于是就大口啃了起来，吃完以后只觉身体舒畅万分。之后，他只要感到饥渴时，便刨下一两块这种黑块根吃。慢慢地，他觉得自己的身体变得越来越健壮，整个人可有劲儿了。等到何守虎下山回到家中时，人们见他变得发黑如漆、眉目清秀的，都感到十分惊奇，忙问他是何原因。何守虎就把开荒吃黑块根的事情告诉了大家，众人听后高兴得直拍手喝彩。

从此，凡青年中有害白发病的，便都会到嵩山上刨黑块根吃。因为这种药是何守虎发现的，于是大家就称其为“何守虎”。后来，何守虎成了朝廷的谏(jiàn)议大夫，人们为了避讳便改称黑块根药材为“何首乌”。

传统文化

交溪庵中因检药囊偶成

［宋］陈渊

道人头上经春雪，不羡少年何首乌。
已觉老来甘草莽，便当归去访田庐。

寄佘杞亭广文乞康州何首乌

［清］陈恭尹

作传曾闻李习之，农经百草未尝知。
成纹自蹙(cù)如山势，引蔓能交入夜枝。
五岭诸州康最好，一筐相惠赤尤宜。
年来病足资奇效，不为霜髯(rán)变黑丝。

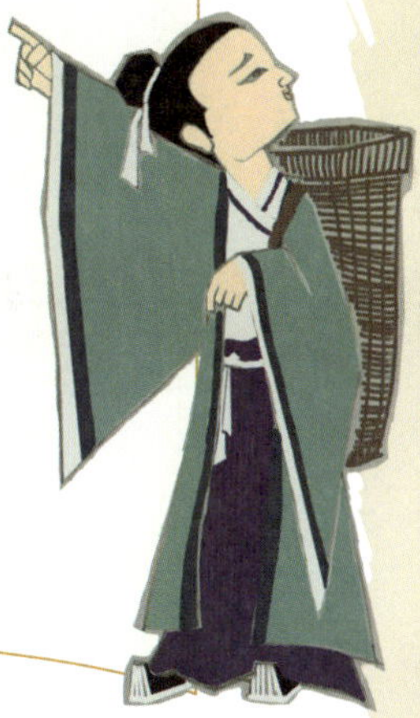

猜一猜

谁人未有见白头？

（打一中药名）

答案：何首乌

知多一点

生何首乌与制何首乌

何首乌一般分为生何首乌和制何首乌两类。制何首乌是生何首乌的加工品，具有益精血、强筋骨、乌须发等功效。何首乌虽然属于药食同源的药材，但如大量服用生何首乌会有肝损伤的风险，因此，一般须在中医的指导下食用制何首乌。

课外小实践

我是生活小能手——烹制何首乌粥

何首乌粥是一道传统药膳，常喝何首乌粥有助于强壮身体、旺盛精力。

动手前准备： 制何首乌、粳米、红枣、红糖适量。

做一做： 将制何首乌洗净，放入砂锅内，加水煎取汁水，去渣。将粳米、红枣一起放入砂锅内，用大火煮开，改用小火煮至米粒软烂。最后加入适量红糖，搅拌均匀即成。

大家一起来动手——烹制何首乌鸡蛋汤

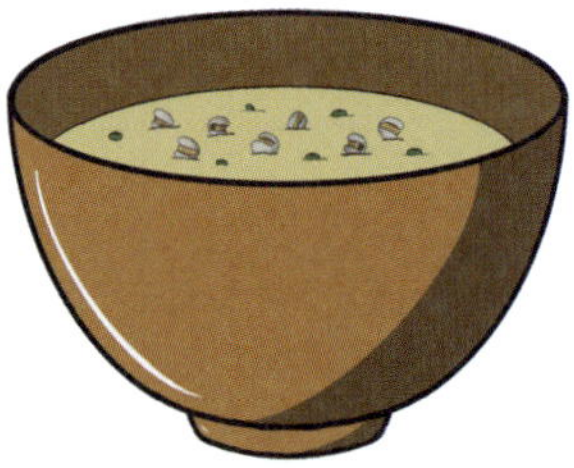

动手前准备： 制何首乌100克，鸡蛋2个，葱、生姜、食盐、料酒各适量。

做一做： 将制何首乌切成小块后与鸡蛋一起放入砂锅内，加入适量水，再放入生姜、食盐、料酒等调料。先大火烧沸，后小火熬至蛋熟，接着将蛋取出，用清水浸泡一下，剥去蛋壳，再将蛋放回砂锅内煮2分钟。最后，撒上葱花，放凉后，吃蛋喝汤。

尝一尝： 何首乌鸡蛋汤有助于缓解血虚体弱、头晕眼花、须发早白等症。哪些人比较适合吃这道食物呢？

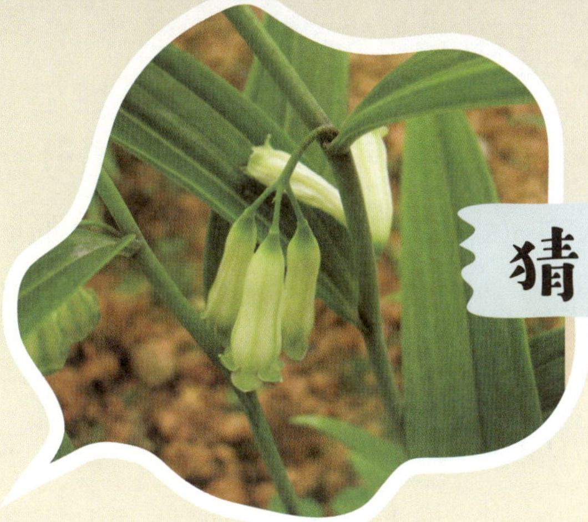

猜猜我是谁？

制成药材时是这样的。

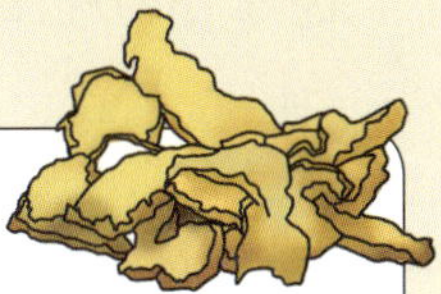

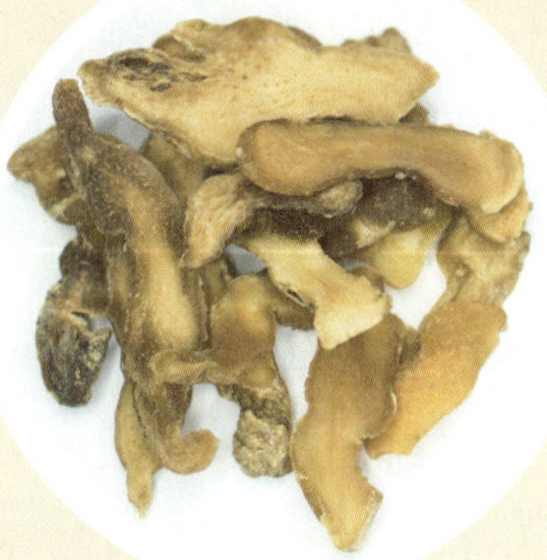

来源

天门冬科黄精属植物黄精（*Polygonatum sibiricum* Red.）、多花黄精（*Polygonatum cyrtonema* Hua）或滇黄精（*Polygonatum kingianum* Coll.et Hemsl.）的干燥根茎。

产地

黄精，主产于华北、东北地区及江苏省、浙江省、安徽省、山东省、河南省、陕西省、甘肃省、宁夏回族自治区等地；多花黄精，主产于中南地区及江苏省、浙江省、安徽省、福建省、江西省、四川省、贵州省等地；滇黄精，主产于广西壮族自治区、四川省、贵州省、云南省等地。

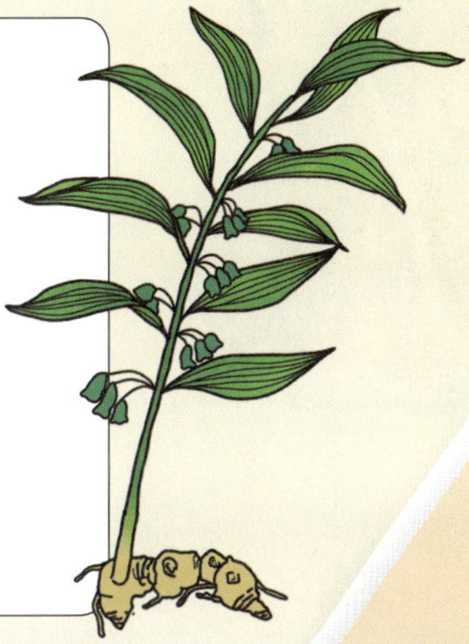

中药科普

性味：味甘，性平

归经：归脾、肺、肾经

功效：补气养阴，健脾，润肺，益肾

黄精

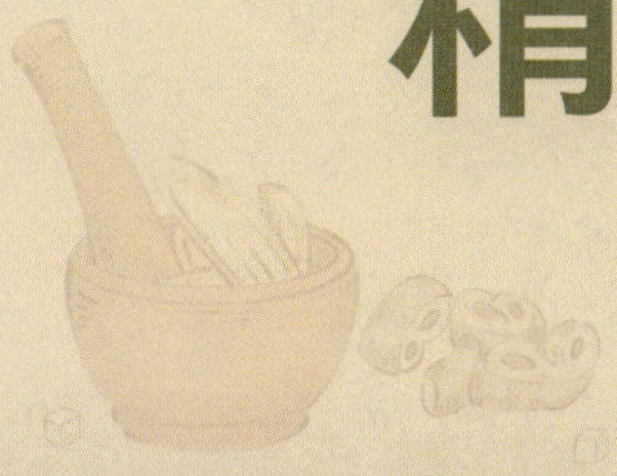

故事引入

相传，很久以前有一个女子名叫黄宝珠，有一次她的父母不幸双双染上了瘟疫(wēn yì)。为了给父母治病，黄宝珠变卖了所有的家产，所幸双亲的病总算慢慢好了起来，但家中欠下了大笔债务。无奈，黄宝珠只好卖身为婢偿还债务。黄宝珠模样长得俊俏，姿色超群，经常遭人欺负。有一天，她趁家丁不注意时逃了出来，来到一座荒山上，靠吃野果和野菜为生。

一天，黄宝珠挖到了一棵长得像萝卜一样的植物。她尝了尝，觉得味道还不错，此后便时常挖这种植物吃。慢慢地，黄宝珠发现自己身体变得轻盈灵活，甚至可以徒步追上野山羊了。黄宝珠在山中生活许久，衣服褴褛(lán lǚ)，披头散发，上山的村民将她错认成妖怪，并把她抓了送到官府去。黄宝珠向县太爷哭诉了自己变成这副样子的原因。县太爷心生恻隐，便放了黄宝珠。

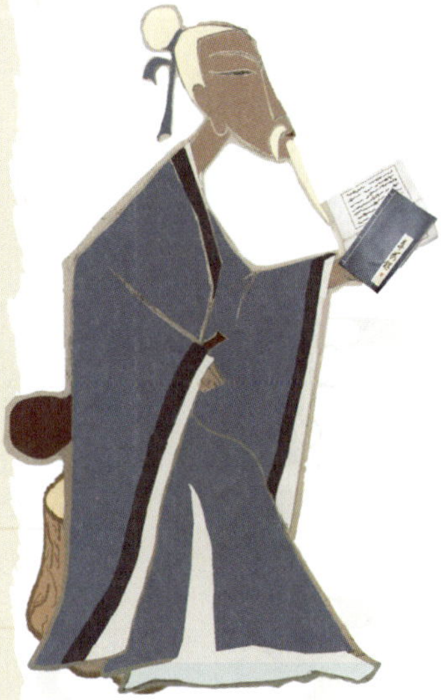

后来，越来越多的人闻知黄宝珠在山上用以充饥的植物，都争相上山采挖，这种药材便广泛流传开来。李时珍在《本草纲目》中也有载：“以其得坤土之精粹，故谓之黄精。”

传统文化

①诗词

会须扫白发，不复用黄精。

——［宋］苏轼《初别子由》

世事何须道，黄精且养蒙。

——［唐］王昌龄《赵十四兄见访》

②诗人与黄精

唐代诗人杜甫曾作有“扫除白发黄精在，君看他时冰雪容”的名句。杜甫酷爱种药草，他在秦州（今甘肃天水）时，见太平寺泉水潺潺下流，就联想如到此地开辟一块药圃一定十分美妙，随即赋诗：“何当宅下流，余润通药圃。三春湿黄精，一食生毛羽。”

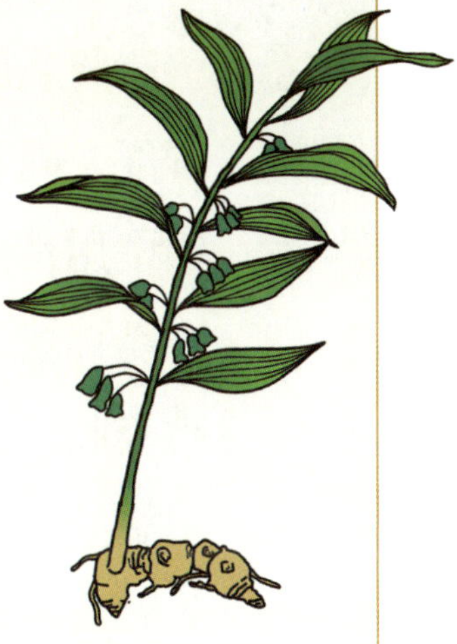

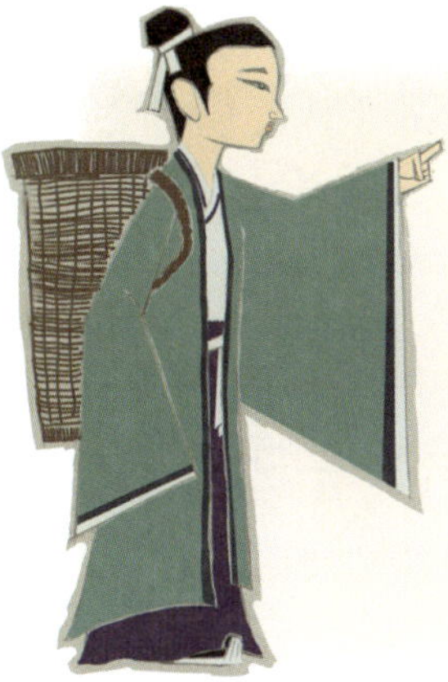

猜一猜

山谷幽灵。

（打一中药名）

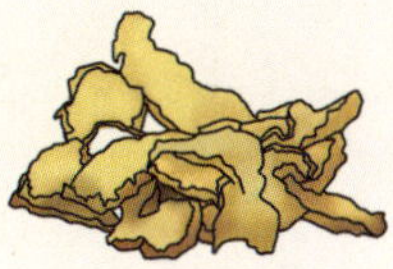

答案：黄精

知多一点

黄精的成分

黄精含有黏液质、淀粉、糖、烟酸、醌类化合物等营养物质。黄精经过加工后可作为食物以饱腹，《滇南本草》中云：“洗净，九蒸，九晒，服之甘美。俗亦能救荒，故名‘救穷草’。”

九制黄精的做法

将新鲜的黄精晾晒大约10天，直至其达到七八成干的程度，随后用刷子将其表面彻底清洗干净。接着将其放入锅中用水煮约30分钟，捞出，切成厚片。将黄精片放入一个陶瓷罐中，加入适量黄酒搅拌均匀，焖润直至黄酒完全被吸收。然后将黄精放入蒸屉中，隔水蒸约1个小时。把蒸好的黄精放到太阳下晾晒，直至表皮晒干。再将黄精放入蒸屉中继续蒸，蒸后再晒。如此反复9次，直至黄精表面呈棕黑色、显出光泽为止。

我是生活小能手——烹制黄精瘦肉汤

动手前准备：干黄精50克，土猪肉250克（6人份），姜、葱、盐、胡椒粉适量。

做一做：将黄精和土猪肉洗净，一起放入砂锅中，加入适量盐和姜，接着用中火熬煮，等到完全煮透后，撒上葱花和少量白胡椒粉即可。

试一试：食用黄精瘦肉汤后，是不是感觉到精力充沛了呢？

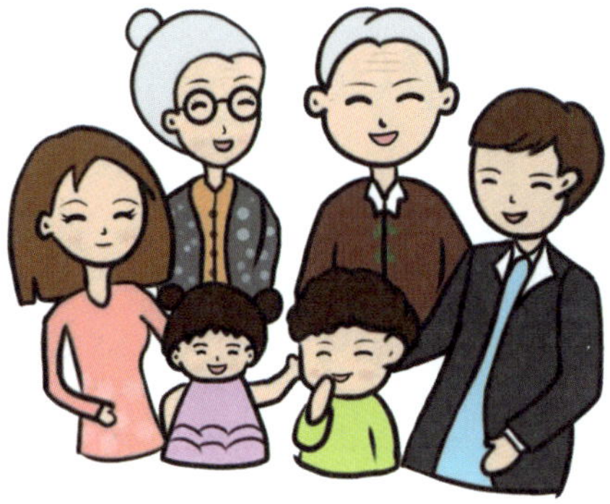

牛膝

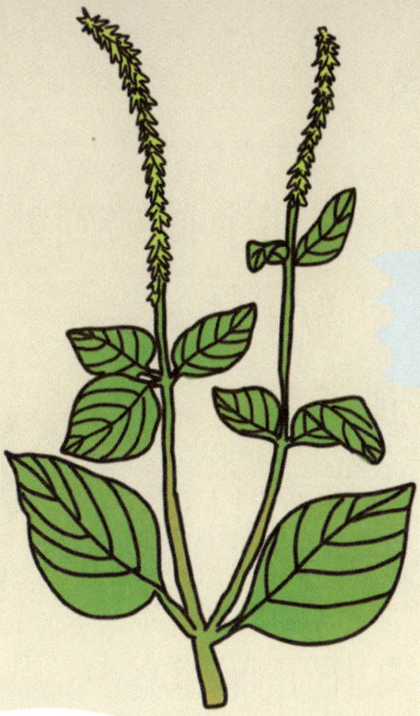

猜猜我是谁？

制成药材时是这样的。

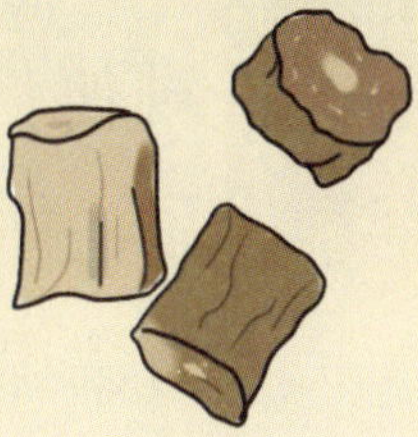

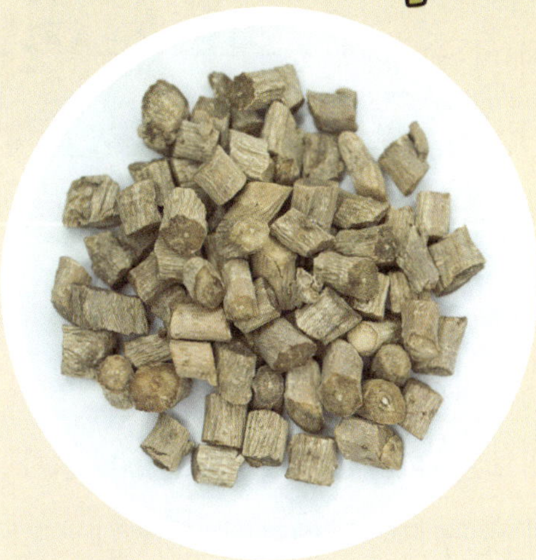

来源

xiàn
苋科牛膝属植物牛膝（怀牛膝）（*Achyranthes bidentata* Bl.）和川牛膝属（杯苋属）植物川牛膝（甜牛膝）（*Cyathula officinalis* Kuan）的干燥根。

产地

主产于河南省，也分布在山西、山东、江苏、安徽、浙江、江西、湖南、湖北、四川、云南、贵州等省份。

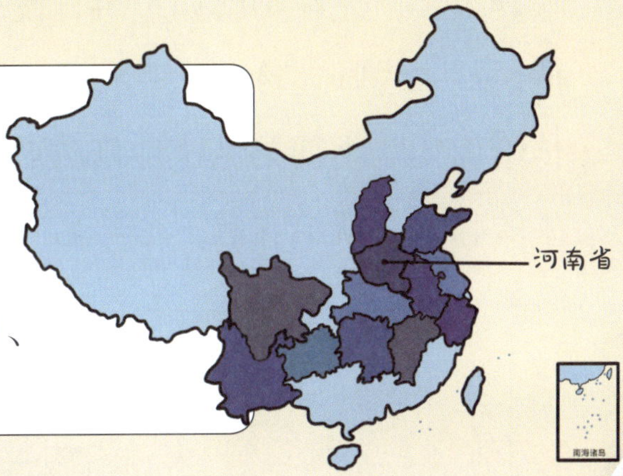

中药科普

性味：味苦、甘、酸，性平

归经：归肝、肾经

功效：逐瘀通经，补肝肾，强筋骨、利水通淋，引血（火）下行

故事引入

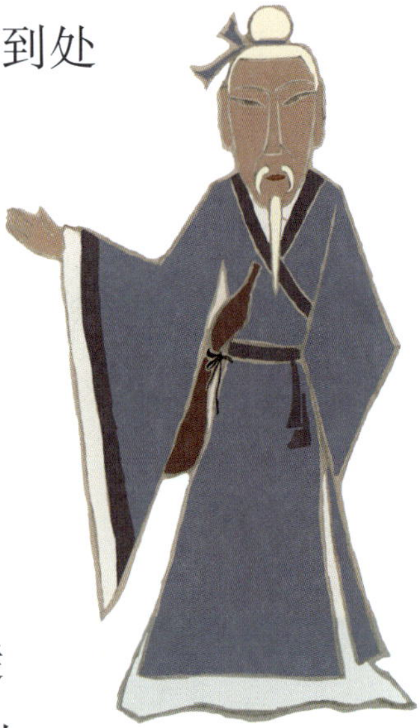

古时有位郎中，经常带着四个徒弟到处行医访药。他逐渐年老了，为了测试弟子的品德，便把四人叫到了身边，对他们说：“我恐怕不能采药行医了，你们几个都学会了我的医术，请各自去谋生吧！”徒弟们便离开了师傅各立门户去了。这一天，老郎中来到了大徒弟家，说要在他这里留宿几天。大徒弟见师傅已没什么能再教自己的，没过两天就把师傅赶了出去。尔后，二徒弟和三徒弟也是如此，老郎中慨叹人情凉薄，只觉心灰意冷。这时，小徒弟却上门来，主动把师傅接了回去，让师傅此后便在他家中颐养天年，还在师傅病重时日夜守护。郎中很是欣慰，对他说：“为师还珍藏了一种补肾强筋骨的草药，我现在就传给你！”小徒弟见这种草药形状特别，茎上的棱节很像牛的膝骨，就给它起了个药名叫“牛膝”。

传统文化

送天倪子还泰山

［元］徐世隆

九十行年发未华，道人风骨饱烟霞。
洞天福地二千里，神府仙闾第一家。
牛膝药灵斟美酝，兔毫盏净啜芳芽。
隐居自爱陶弘景，莫作山中宰相夸。

知多一点

牛膝名字的由来

因牛膝的茎节部膨大，类似牛的膝盖骨，由此得名“牛膝”。牛膝最早的记载出现在陶弘景撰写的《本草经集注》中：“其茎有节似牛膝，故以为名也。”

“怀药”与“怀牛膝”

怀药是河南焦作的地方特产，因焦作古称怀庆府而有“怀药”之名。四大怀药分别是怀地黄、怀菊花、怀山药和怀牛膝。

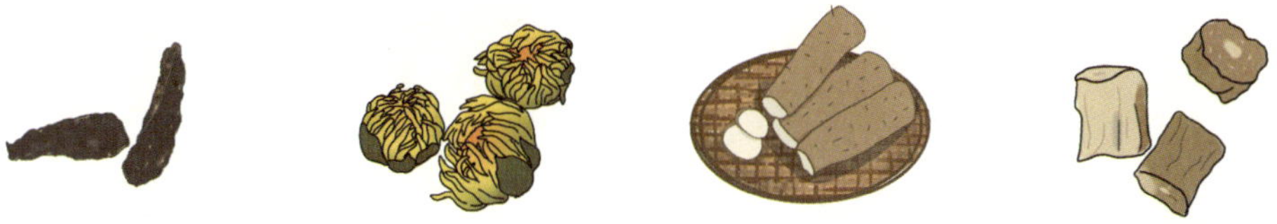

课外小实践

我是生活小能手——烹制杜仲牛膝骨头汤

杜仲与牛膝同用，有增强人的筋骨之功效，可以试试为长辈们烹制一道美味可口的杜仲牛膝骨头汤哦！

动手前准备：杜仲10克、制黄精10克、牛膝10克、大筒骨1根、料酒1勺，盐及生姜适量。

做一做：把材料洗净、切好，炖锅内放适量水，将大筒骨、制黄精、杜仲、牛膝、生姜与料酒一起倒入炖锅中，小火煮2个小时，出锅前放入适量盐调味即可。

猜猜我是谁？

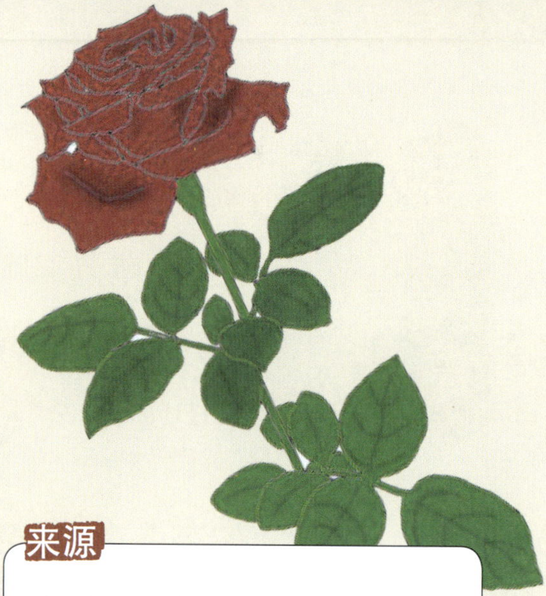

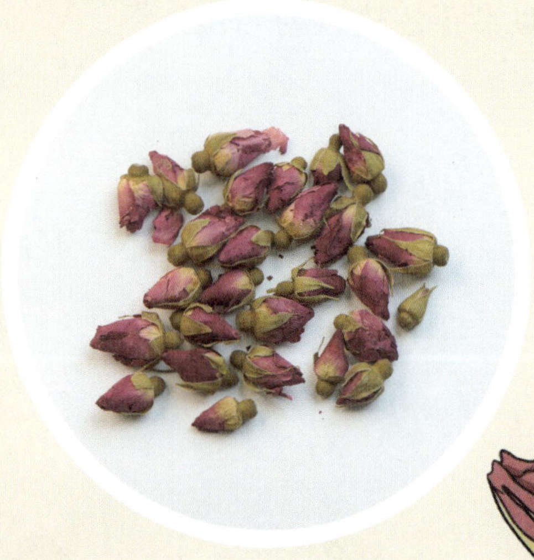

来源

蔷薇科蔷薇属植物玫瑰（*Rosa rugosa* Thunb.）的干燥花蕾。

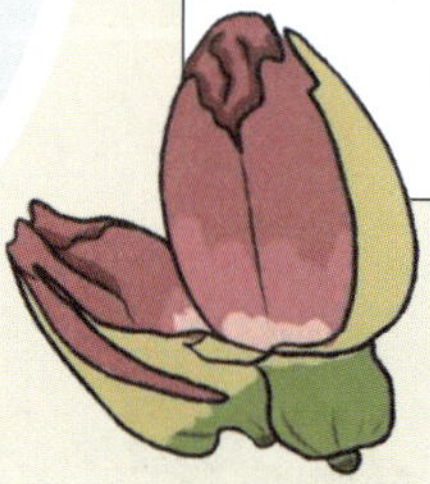

制成药材时是这样的。

产地

主产于江苏、浙江、福建、山东、四川、河北等省份。

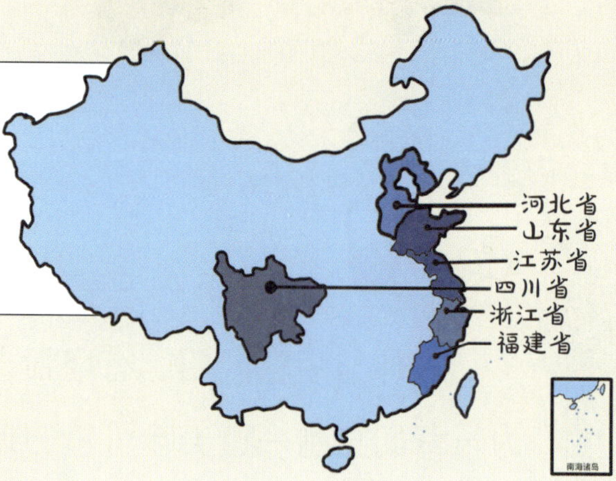

玫瑰花

中药科普

性味：味甘、微苦，性温

归经：归肝、脾经

功效：行气解郁，和血散瘀

故事引入

在古希腊神话传说中，玫瑰是古希腊花神克罗斯创造的。起初，玫瑰只是林中一个仙女手中一粒尚无生命的种子。一天，花神克罗斯偶然在森林的一块空地上发现了它。克罗斯请求爱神阿佛洛狄特赋予它美丽的容貌，让酒神狄俄尼索斯浇洒神酒以使它拥有芬芳的气味，又请美惠三女神将魅力、聪颖和欢乐赐予了它。随后，西风之神吹散了云朵，于是太阳神阿波罗能够照耀它，并使它开花。玫瑰就这样诞生了，且一诞生就被封为花中皇后。

这是西方文化中关于玫瑰的瑰丽想象。而在中国，玫瑰花早在汉代时就开始栽培种植了，迄今已经有2 000多年的历史。

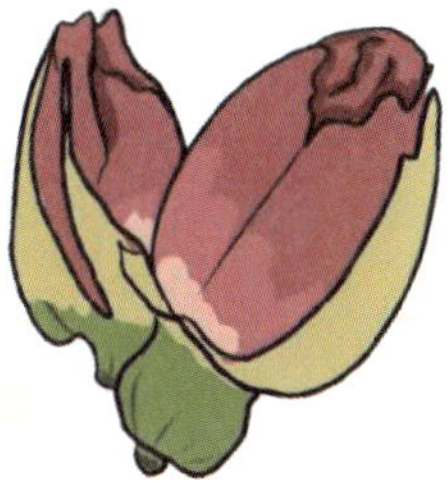

传统文化

画玫瑰花

［明］徐渭

画里看花不下楼，甜香已觉入清喉。
无因摘向金陵去，短撅(jué)长丁送茗瓯(ōu)。

红玫瑰

［宋］杨万里

非关月季姓名同，不与蔷薇谱谍通。
接叶连枝千万绿，一花两色浅深红。
风流各自燕支格，雨露何私造化功。
别有国香收不得，诗人熏入水沉中。

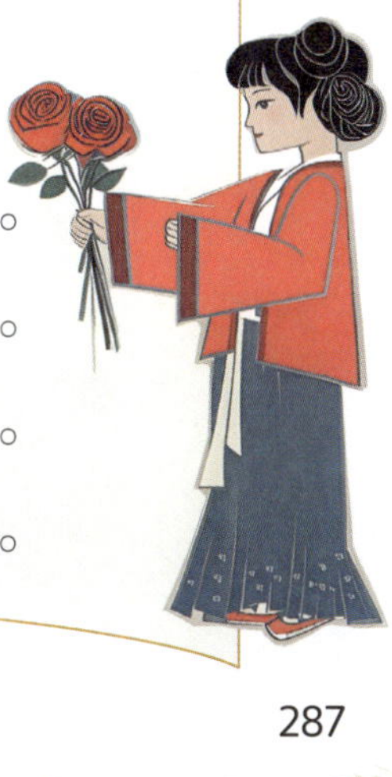

知多一点

古代的“玫瑰”指代的是花吗？

在现代汉语中，人们都知道玫瑰是一种花卉，似乎不会将“玫瑰”和石头联系起来。然而从字形上看，“玫瑰”二字皆是王字旁的，其实王字旁应该被称为“斜玉旁”，代表的是与玉石有关的意思。玫瑰一词在我国古籍中较早出现，原意是指精美的玉石。东汉《说文解字》中注释：“玫，石之美者；瑰，珠圆好者。”西汉司马相如在其作品中多次提及“玫瑰”，一般作“美玉”解，如《上林赋》中有“玫瑰碧琳，珊瑚丛生”，《子虚赋》中也有“其石则赤玉玫瑰”的说法。可见，“玫瑰”一词一开始指代的并不是花。

玫瑰花的药用原理

玫瑰花中含有总多酚、总黄酮、香茅醇、香叶醇等物质，这些成分具有清除自由基、消除色素沉着的活性。此外，玫瑰花中还含有人体所需的多种维生素。

玫瑰花是一味应用非常安全的药食两用中药，以含苞待放时期的药效最佳。中医认为，玫瑰花具有疏发体内郁气、调节情绪以及谈化雀斑的功效。玫瑰花最简单的应用方法就是开水冲泡代茶饮。

真正的药用玫瑰

当前，我国栽培有上百种玫瑰花，这当中哪些才是可以食用的玫瑰品种呢？

在我国，当前可以食用的国产玫瑰品种主要有山东平阴玫瑰（重瓣红玫瑰）、甘肃永登苦水玫瑰、安徽萧县传统紫枝玫瑰、山东平阴丰花玫瑰、山东定陶玫瑰、河南周口商水玫瑰等。可以食用的进口玫瑰品种有保加利亚与摩洛哥“大马士革玫瑰”（突厥蔷薇）和法国千叶玫瑰（百叶蔷薇）等。

课外小实践

我是生活小能手——制作玫瑰花茶

玫瑰花沁人心脾、芬芳迷人，用来泡茶时是什么味道的呢？让我们一起动手来做一做吧。

动手前准备：玫瑰花瓣，矿泉水或山泉水，冰糖适量。

做一做：将适量玫瑰花瓣放入茶杯中，用温水冲洗干净，将水倒出，再往杯子里注入80℃左右的开水至茶杯八分满，盖上杯盖静置3～5分钟后即可饮用。

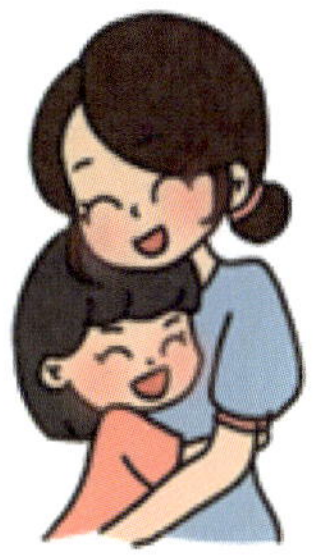

尝一尝：冲泡好的玫瑰花茶具有浓郁的香味，不妨给工作忙碌的妈妈泡上一杯哦！

金樱子

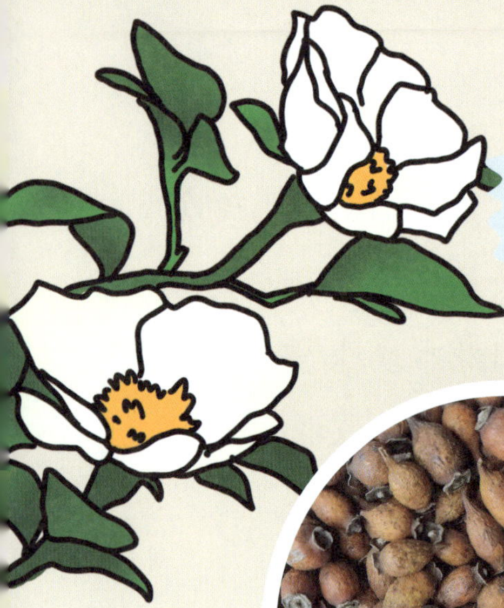

猜猜我是谁？

制成药材时是这样的。

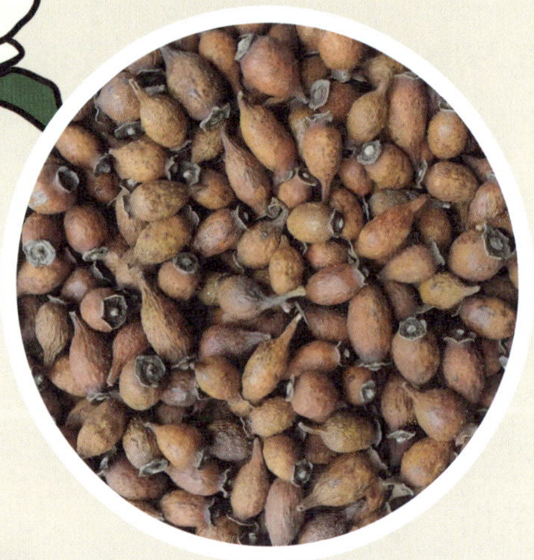

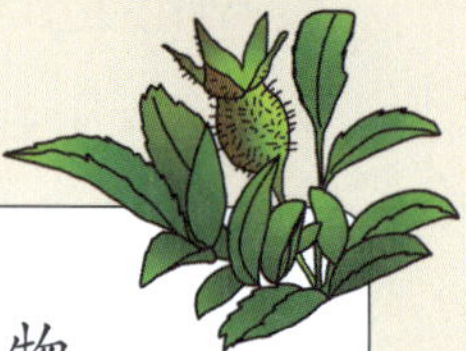

来源

蔷薇科蔷薇属植物金樱子（*Rosa laevigata* Michx.）的干燥成熟果实。别名刺榆子、刺梨子、金罂子、山石榴、山鸡头子、糖莺子、蜂糖罐、槟榔果、金壶瓶、糖橘子、黄茶瓶、藤勾子、螳螂果、糖刺果、灯笼果、刺橄榄、刺兰棵子。

产地

主产于广东省、四川省、云南省等地。

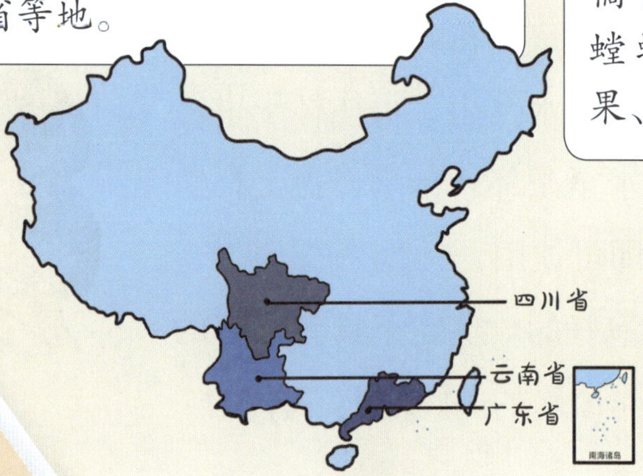

中药科普

性味：味酸、甘、涩，性平

归经：归肾、膀胱、大肠经

功效：固精缩尿，固崩止带，涩肠止泻

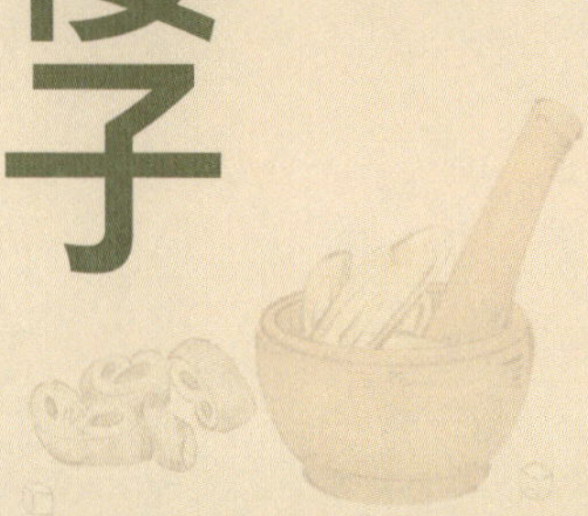

故事引入

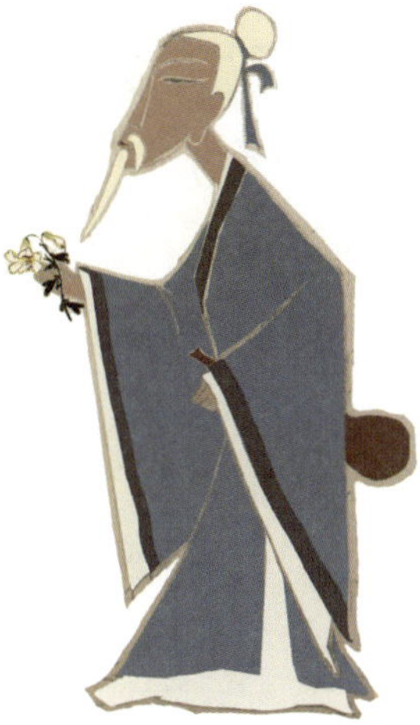

从前，有个员外，他有个儿子聪明能干，但从小就有一个容易尿床的毛病。为了治好儿子的病，员外到处求医问药。有一天，村里来了一位身背药葫芦的老先生，员外赶紧把他请到了家里来。老先生告诉员外，可以到南方去采治疗遗尿的草药，但要去南方采集此药很是危险。

员外恳求老先生无论如何都要去帮忙采药回来医治他的儿子，老先生不忍拒绝，便只身上路了。三个月后，老人带着药草回来了。但不幸的是，老人在采药路上染上了瘴气，回来后不久便去世了，只留下了一个葫芦和葫芦上挂着的金黄色缨穗。为了感谢采药的老先生，大家便把这种药取名叫“金缨”。员外的儿子服用了这种药草后，遗尿的毛病很快就好了。后来，随着时间的推移，“金缨”之名慢慢变成了现在的“金樱子”。

传统文化

金樱子

［宋］丘葵

采采金樱子，采之不盈筐。
佻佻双角童，相携过前岗。
采采金樱子，芒刺钩我衣。
天寒衫袖薄，日暮将安归。

知多一点

金樱子的药用原理

金樱子中含有苹果酸、枸橼酸（柠檬酸）、鞣酸及树脂、皂苷、维生素C等物质，还含有丰富的多糖类物质（其中葡萄糖含量占60%、果糖含量占33%、蔗糖含量占1.9%），此外还含有少量淀粉。现代研究表明，金樱子所含的鞣质有助于缓解遗尿症状，所含的多糖对增强非特异性免疫力亦有帮助。

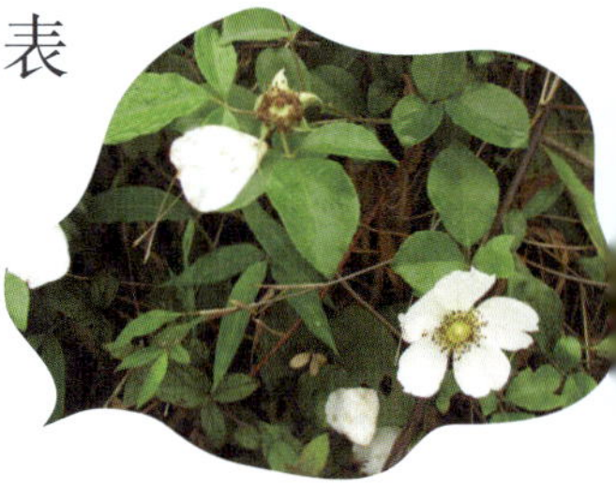

课外小实践

大家一起来动手——给金樱子除刺

为什么金樱子制成药材后就没刺了呢？那是因为有人对其进行了去刺处理。小朋友们知道日常生活中可以怎样给金樱子去刺吗？可以使用摔打法去除——将金樱子装入布袋中，捆绑袋口，用手抓住布袋在坚硬地面上摔打几次，之后用筛子过滤掉金樱子的细刺和绒毛即可。

我是生活小能手——制作金樱子酒

动手前准备：金樱子75克，淫羊藿、菟丝子、制狗脊、女贞子各50克，白酒2 000毫升。

做一做：将药材洗净、晒干，将金樱子捣碎备用。将处理好的药材一起放入白酒中，密封，30天后即可取服。注意每日适量饮用，不可贪多。

想一想：金樱子酒适合送给哪些长辈喝呢？在哪个季节喝比较合适呢？

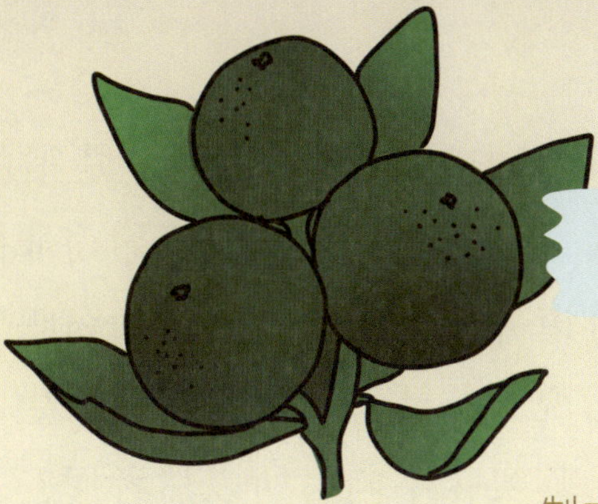

猜猜我是谁？

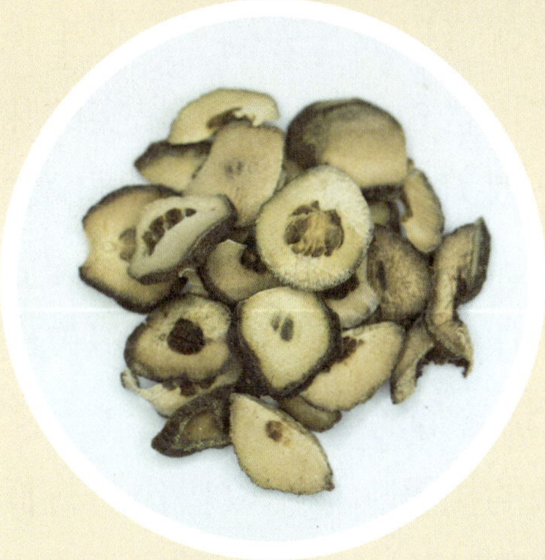

制成药材时是这样的。

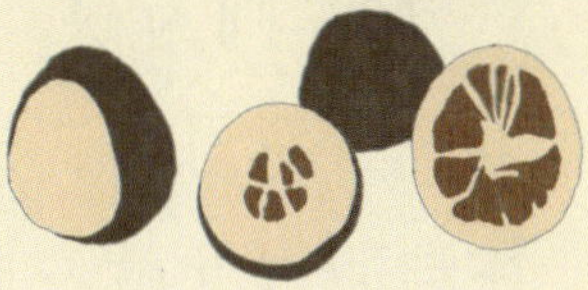

来源

芸香科柑橘属植物酸橙（*Citrus aurantium* L.）及其栽培变种或甜橙［*Citrus sinensis* (L.) Osbeck］的干燥幼果。

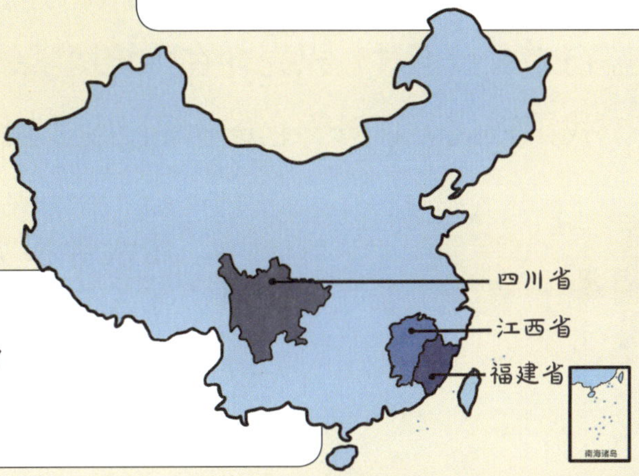

产地

主产于四川省、江西省、福建省等地。

枳实

中药科普

性味：味苦、辛、酸，性微寒

归经：归脾、胃经

功效：破气消积，化痰散痞(pǐ)

故事引入

春秋末期，齐国大夫晏(yàn)子出使楚国，楚王故意三次侮辱他。其中一次，楚王指着两个犯了偷窃罪的齐国人，质问晏子：“难道齐国人本来就善于偷窃吗？”晏子义正词严地对楚王说：“橘生淮南则为橘，生于淮北则为枳，叶徒相似，其实味不同。所以然者何？水土异也。”意思是，橘子生长在淮河以南就可以成长为橘子，但生长在淮河以北就变成了枳，只是叶子的形状相似，而它们果实的味道却完全不同。这是为什么呢？这是因为水土、地气都不同啊！晏子以此为喻，巧妙地指出齐人在齐国时不盗窃，而进入楚国后却盗窃，这是由于楚国的风土环境不佳所致。晏子的回答不仅维护了国家的尊严，而且显示出了他灵活善辩的外交才能。

故事中的枳，是一种干涩且苦酸的橘子，被用以指代品行低下的盗窃之人。不过，枳壳(qiào)却在传统医学领域有着不可替代的突出功效，我国古代医家对于它的研究也达到了一个相当高的水平。

传统文化

曲水寺枳实

［唐］刘商

枳实绕僧房，攀枝置药囊。
洞庭山上橘，霜落也应黄。

留别陆芳润张孟肤田仲耘王孟翼

［元］王逢

枫叶殷红枳实肥，蘋(pín)风萧飒(sà)芰(jì)荷衣。
自甘许汜(sì)求田去，不拟刘蕡(fén)下第归。
日落大荒猿夜哭，天含积水鹤云飞。
诸君有待乘槎(chá)使，直犯星河织女机。

知多一点

枳实和枳壳的区别

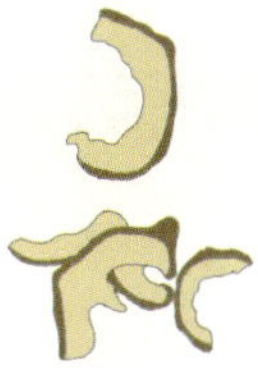

枳壳

枳实和枳壳不只看起来名字像，而且长得也很相像，那二者应怎么区分呢？

枳实和枳壳来源于同一种植物，枳实是枳壳未成熟的幼果，而枳壳是枳实的成熟果实。枳实药性偏寒，行气力强，能破中焦之气，作用比较强，一般适用于气结在胸膈以下且身体比较强壮的人；而枳壳药性相比枳实偏温和，比较适合气滞在胸中的人。

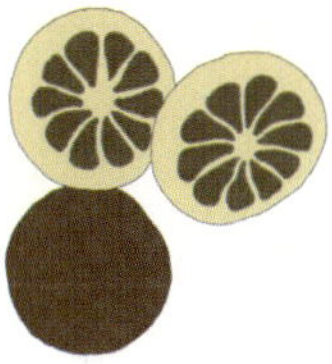

枳实

枳壳的品种

枳壳有许多品种，每种各有特点，让我们一起来看看吧。

❶ 绿衣枳壳。绿衣枳壳为植物枸橼(yuán)的近成熟果实，呈半圆球形，外皮表面呈橙褐色或绿黄色，果实顶端的一面有明显的花柱残基，气香，味微酸苦，产于福建、陕西等地。

❷ 酸橙枳壳。酸橙枳壳为植物酸橙的近成熟果实，表面呈绿褐色或绿棕色，顶端一面有花柱残基，气香，味苦而后酸，产于四川、湖北、湖南、江西、浙江等地。

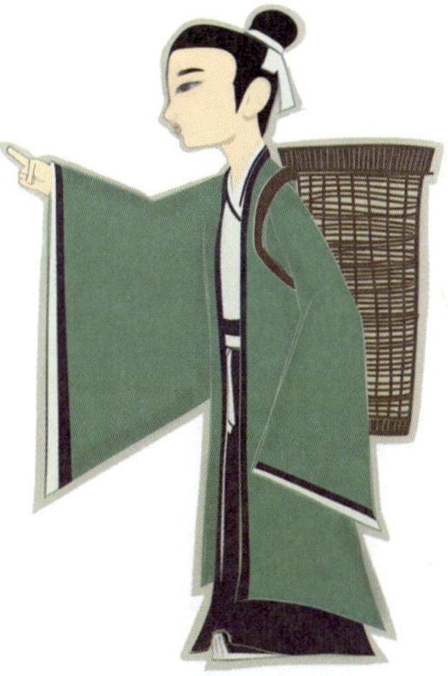

❸ 香圆枳壳。香圆枳壳为植物香圆的近成熟果实，外形与酸橙枳壳相似，表面呈褐色或棕褐色，气香，味酸而后苦，产于四川、江西、浙江等地。

④ 代代花枳壳。代代花枳壳为植物代代花的近成熟果实，通常横切为二，呈半圆球形，表面呈青黄色或橙黄色，横断面呈棕黄色，气香，味苦而后酸，产于江苏。

国家地理标志产品——清江枳壳

清江枳壳是江西省樟树市所产的道地药材，也是江西省国家地理标志产品之一。清江枳壳是指清江芸香科植物酸橙及其栽培变种的干燥未成熟果实。江西清江县古称“商州”，素有“枳壳之乡”的美誉。早在800多年以前，这里出产的枳壳就有“商州枳壳”之称。明代杰出医学家李时珍在《本草纲目》一书中说：“枳壳，以商州者为佳。”

课外小实践

我是生活小能手——制作“开怀解郁”香囊

动手前准备：枳实10克、玫瑰花蕾20枚、薄荷3克、菖蒲10克、川芎5克。

做一做：将除玫瑰花外的其他药材用锤子轻轻捣碎，然后把所有药材全部装进袋子里，扎紧袋口，“开怀消郁”香囊就制成啦！

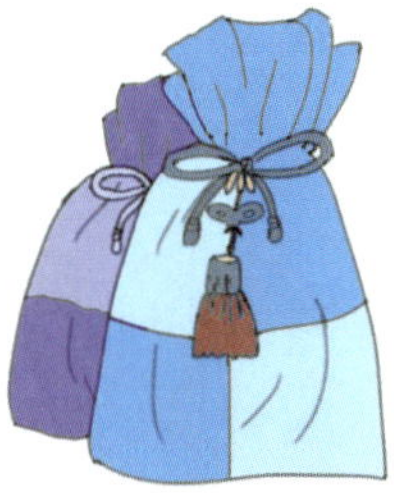

闻一闻：佩戴香囊后，生气和胸闷的症状是否得到缓解了呢？给身边压力大的朋友赠送一个舒心的“开怀解郁”中药香囊吧！

红花

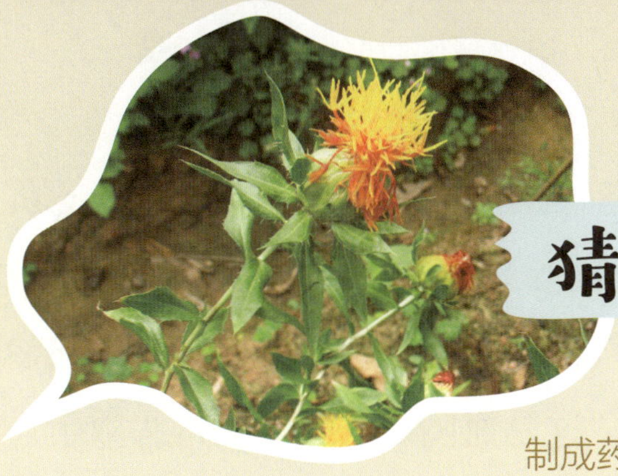

猜猜我是谁？

制成药材时是这样的。

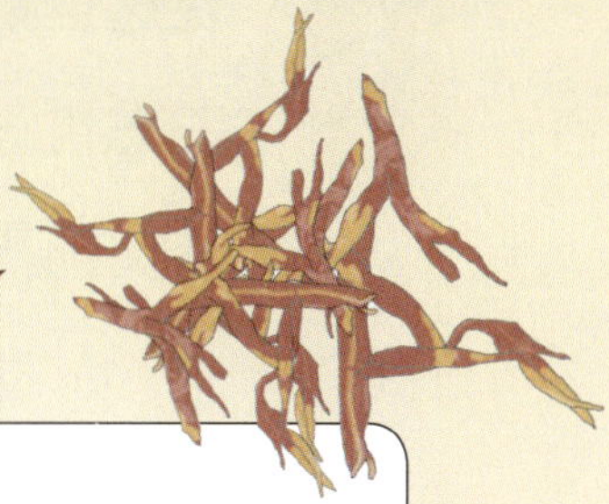

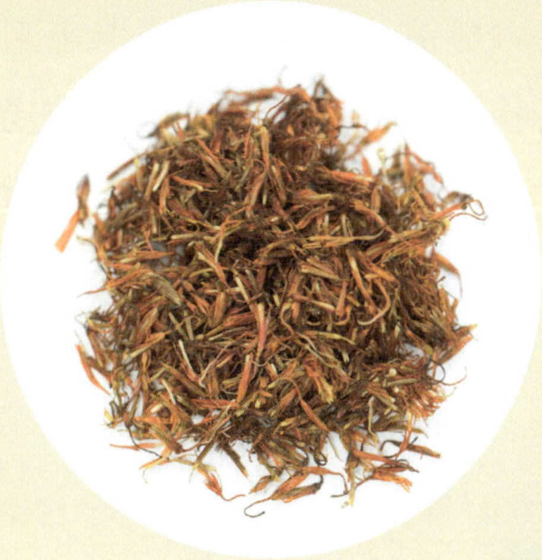

来源

菊科红花属植物红花（*Carthamus tinctorius* L.）的干燥花。夏季花由黄变红时采摘，阴干或晒干使用。

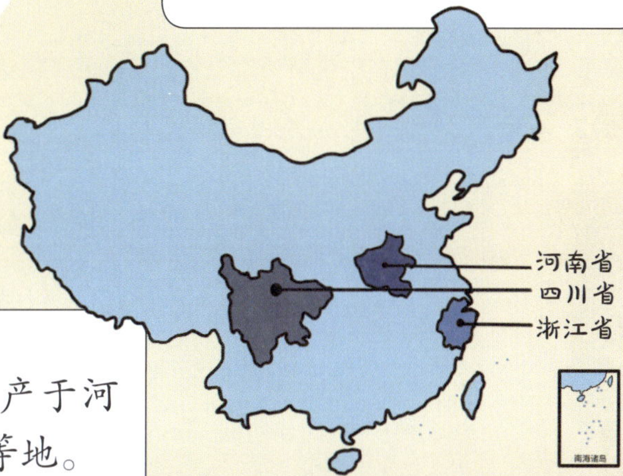

产地

全国各地多有栽培，主产于河南省、浙江省、四川省等地。

中药科普

性味：味辛，性温

归经：归心、肝经

功效：活血通经，散瘀止痛

故事引入

传说，绍兴新昌有一徐姓妇女产后病危，家人急忙请来名医陆日严为她诊治。等陆大夫赶到病人家中时，发现这位妇女已经气绝，仅胸膛存有微热。陆大夫诊完脉，考虑再三后说："这是血闷之病，快去购买数十斤红花回来煲药熏治，方可奏效。"家人连忙买来红花，陆大夫将它们煮沸后倒入三只木桶中，然后将窗格取下来放在木桶上，让病人躺在窗格上用药气熏。药汤冷却后又进行加温，然后再倒入桶中，就这样对妇人反复熏治。过了一阵子，病人僵硬的手指可以轻轻动弹了，大约过了半天时间，病人逐渐苏醒，脱离了险境，家人们都非常感激这位陆大夫。

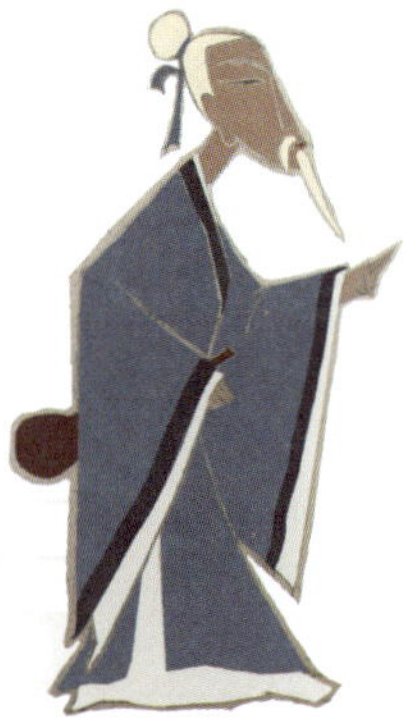

传统文化

红花

［唐］李中

红花颜色掩千花，任是猩猩血未加。
染出轻罗莫相贵，古人崇俭诫(jiè)奢华。

长相思·功臣

龙谷平，虎谷平。
蒲公英勇冠三军，木贼命归阴。
甜杏人，苦杏人。
合欢歌舞慰功臣，红花佩上身。

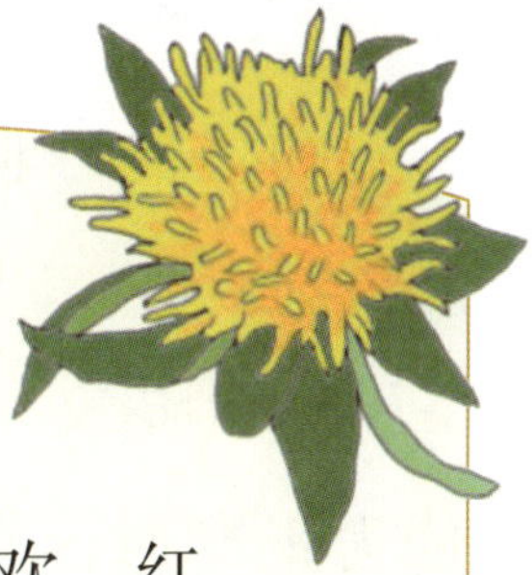

《长相思·功臣》这首中药诗巧妙地将龙骨、虎骨、甜杏仁、苦杏仁、合欢、红花、蒲公英、木贼这八味中药嵌入诗中，而从字面上看描述的是英勇善战的英雄平定叛乱的光辉事迹。诗歌写得生动有趣，让人读后印象深刻。

知多一点

红花的药用原理

红花中富含维生素和多种生物活性成分，其中的胡萝卜素化合物可以起到祛斑的作用。现代研究表明，红花进入身体之后能够让体内血液循环的速度加快，还可以在一定程度上缓解焦躁的情绪。

草红花和藏红花的区别

中草药里有两种红花，一是草红花，二是藏红花。这两种红花有什么区别呢？

草红花始称红蓝花，在《博物志》中名为黄蓝，《古今注》中称为红蓝，而在《神农本草经》中并未记载。草红花原产自埃及、印度及欧洲国家，在我国也有2 000多年的栽种历史，是菊科一年生草本植物红花的筒状花冠。种子可榨油，花可作染料，也可入药。果实叫白平子，果的功效与花相同。新疆天山南北为草红花的主要产地，那里的草红花质量上乘，是新疆四大名贵药材之一。

藏红花又名番红花、西红花，原产于欧洲和中亚地区。相传为张骞西行携归，故又称泊夫蓝、撒法即、撒馥蓝（均为译名）。李时珍云：“番红花，出西番回回地面及天方国，即彼地红蓝花也。元时，以入食馔(zhuàn)用。”藏红花为鸢(yuān)尾科多年生宿根草本植物番红花，入药部分是其花柱上部及柱头，产量低且珍贵。

课外小实践

我是生活小能手——制作红花散寒活血泡脚包

冬天到了，爷爷奶奶容易出现手脚冰冷的症状。有什么办法可以缓解呢？可以试试自制红花散寒活血泡脚包缓解症状哦！

动手前准备： 艾草30克、花椒15克、小黄姜30克、红花5克。

做一做： 将艾草、花椒、小黄姜、红花放入泡脚桶内，加入开水，盖上盖子，使其药效发挥出来，放凉至适宜的温度即可泡脚。

需要注意的是：

1. 泡脚时间不能太长，泡15～30分钟即可。
2. 使用前需询问中医的建议。

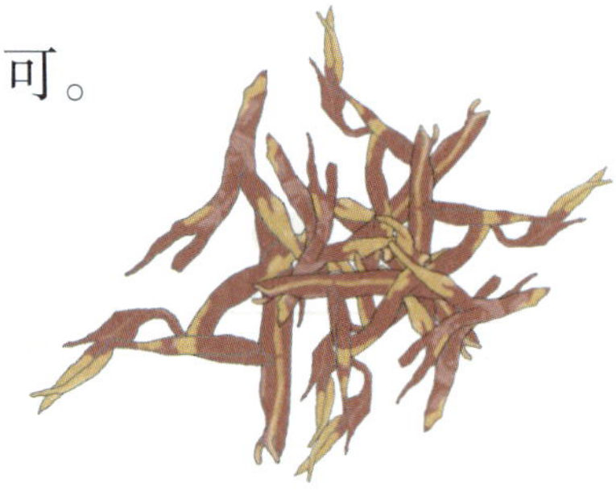

桃仁

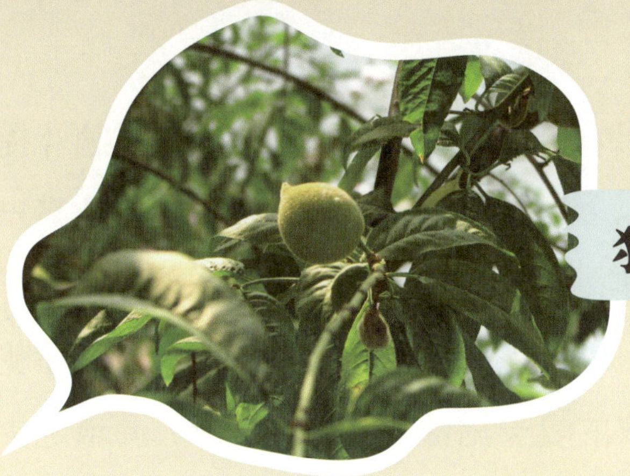

猜猜我是谁？

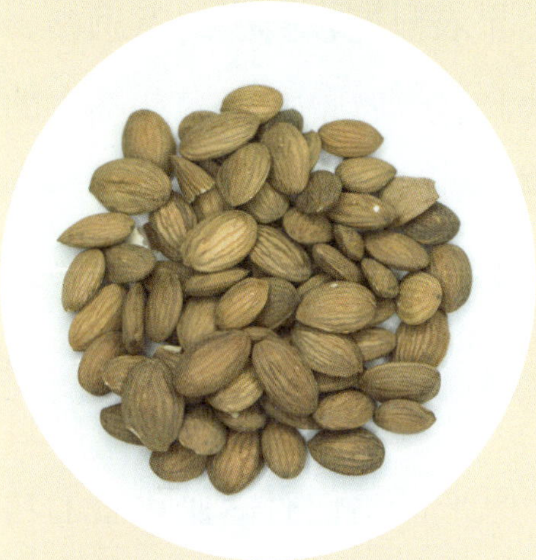

制成药材时是这样子的。

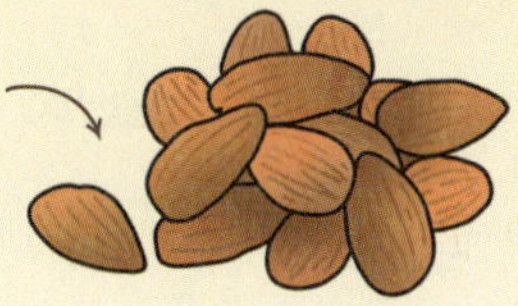

来源

蔷薇科李属植物桃［*Prunus persica* (L.)Batsch］或山桃［*Prunus davidiana* (Carr.) Franch.］的干燥成熟种子。

产地

桃仁为桃或山桃的种子。桃全国各地均产，多为栽培；山桃主产于辽宁省、河北省、河南省、山东省、四川省、云南省等地，野生。

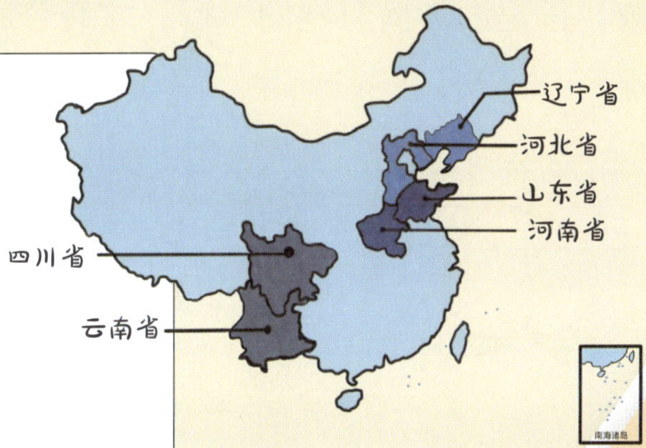

中药科普

性味：味苦、甘，性平

归经：归心、肝、大肠经

功效：活血祛瘀，润肠通便，止咳平喘

故事引入

从前，有一个果农，他的妻子怀孕了，他绞尽脑汁提高果园里的收成，以多换点钱给妻子买好吃的。他从猎户家借来几个捕兽夹挂在桃树上，希望可以驱赶来偷摘桃子的猴子。没过几天，果农果真抓到了一只被捕兽夹夹住腿的猴子。不过，果农的妻子觉得小猴十分可怜，要求她丈夫将它放了，并撤下捕兽夹。果农只好按妻子的意思办。

后来，妻子顺利生产了，但却患上了产后腹痛之症。不幸的是，腹痛未愈，她又跌伤了腿，两两相交，疼痛难忍。

一天，村里突然来了几只猴子，它们把桃仁和另一种植物一起捣碎后送到正卧床休息的果农妻子面前。果农妻子见状，将信将疑地吃下了桃仁，随后躺下休息。一觉醒来，她惊喜地发现自己腿伤好了不少，腹痛也有所缓解。原来，桃仁有活血化瘀的功效。正是因为前有她的善行，才有今日群猴来报恩啊！

猜一猜

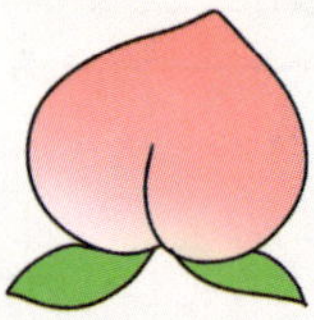

身上长白毛，红尖嘴儿翘。

背上一条沟，肚里好味道。

（打一水果名）

答案：桃子

知多一点

桃仁的药用原理

桃仁中含有苦杏仁苷、苦杏仁酶、挥发油、脂肪油（油酸甘油酯、亚油酸甘油酯）等成分。现代研究表明，桃仁对增加脑血流量、降低血管阻力、减少心肌耗氧量、降低血液黏度、抗血栓形成等都有积极作用。

鲜桃仁有微毒

新鲜的桃仁含有苦杏仁苷。这种物质有毒性，大量食用新鲜桃仁的话会出现中毒现象。而经过炒制后，桃仁的毒性物质减少，不会对人体造成伤害，还可以作为药材使用。

如何挑选桃仁

挑选桃仁时，可以从颜色与完整度、饱满程度、去皮后的仁的色泽等方面进行判断。

颜色与完整度：选择外表颜色正常且颗粒完整的桃仁。

饱满程度：饱满的桃仁质优。通过外表皮的褶皱情况和其形态的饱满度，可以判断桃仁的优劣程度。

去皮后的仁的色泽：选择一粒去皮桃仁，颜色亮且呈乳白者最佳，不要选择发灰发暗的桃仁。

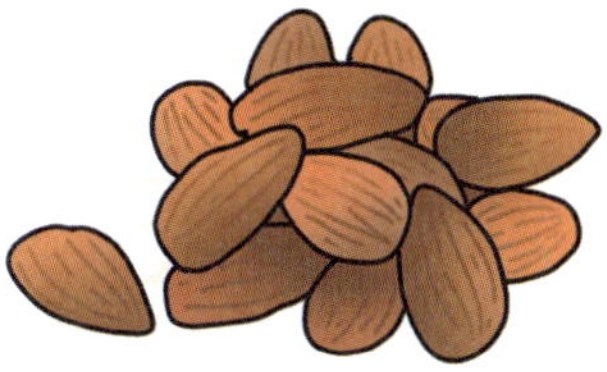

桃的文化象征意义

桃树，原产于我国，后经丝绸之路引种到全球各地，是与苹果、梨并列的世界三大果树之一。国人对桃树情有独钟，在民间节庆、宗教礼仪、文化、医药等方面都嵌下了它的印记，我国古代历史发展中形成了独具特色的“桃文化”。《山海经》中记载：“夸父追日，道渴而死，弃其杖，化为邓林。”这里的“邓林”指的就是桃林，这也是史料中最早赋予桃特殊地位的神话。在《诗经》中，桃是友谊和爱情的信物，有“桃之夭夭，灼灼其华”“投我以桃，报之以李”的诗句。此外，“桃”还有很多寓意，被认为是福寿、喜庆、仁义、美好等的象征。

课外小实践

我是生活小能手——区分桃仁和苦杏仁

桃仁和苦杏仁长得很像，小朋友知道怎么区分它们吗？看看它们的“肖像画”，一起来了解二者的区别吧！

苦杏仁与桃仁的区别体现在以下两方面：

❶ 外形上的区别。

苦杏仁呈扁心形或桃形，种皮较粗糙；桃仁呈卵形，种皮薄。

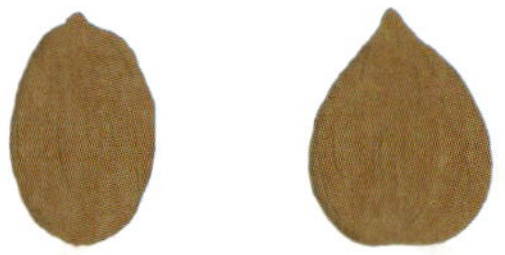

❷ 功效上的区别。

苦杏仁属于止咳平喘药，有降气、止咳平喘的效用，对治疗咳嗽气喘等效果较好。

桃仁属于活血祛瘀药，有活血化瘀的效用，对治疗痛经、血瘀经闭、产后瘀滞腹痛等症状效果较好。

桃仁和苦杏仁功用不同，因此二者不可混用哦！

大家一起来动手——制作桃仁山楂粥

桃仁作为一味中药，具有许多功效。当它与山楂搭配制作成养生膳食时，具有活血化瘀、润燥滑肠、消食化滞的功效。让我们一起动手来做桃仁山楂粥吧！

动手前准备：桃仁8克、炒山楂10克、粳米100克。

做法：将桃仁、山楂洗净，放入锅中，加水煎汁，去渣，与淘洗干净的粳米一同煮成粥即成。

注意：桃仁山楂粥养生又美味，但并不是所有人都适合食用，孕妇及血虚、有出血倾向或无瘀滞者不可食用。

远志

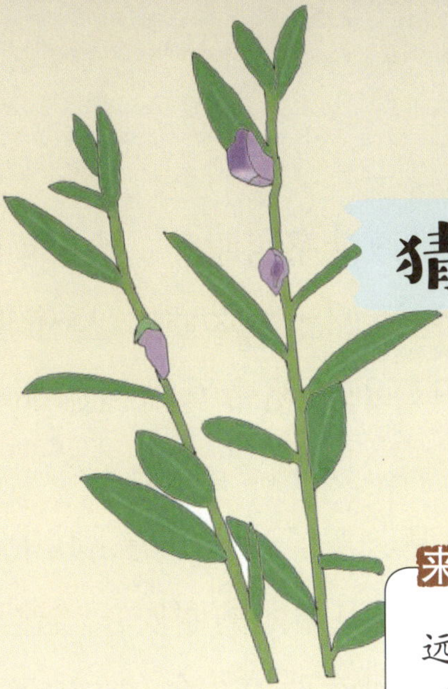

猜猜我是谁？

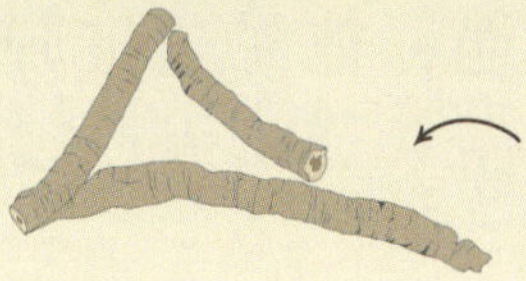

制成药材时是这样的。

来源

远志科远志属植物远志（*Polygala tenuifolia* Willd.）或卵叶远志（*Polygala sibirica* L.）的干燥根。

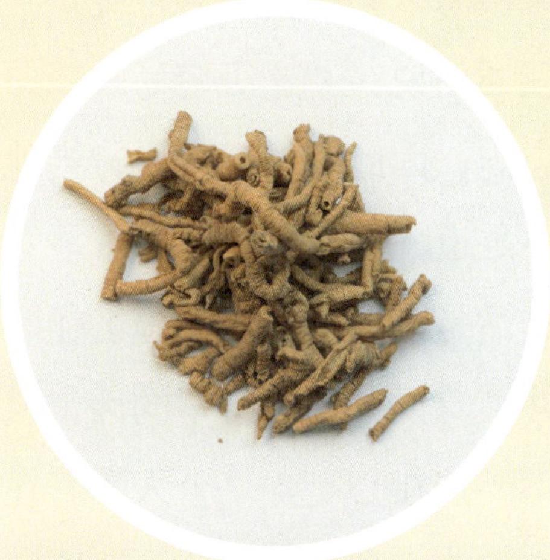

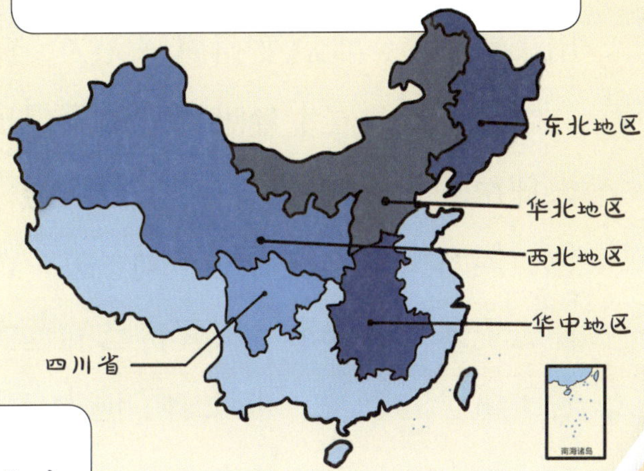

产地

主产于东北、华北、西北、华中地区及四川省等。

中药科普

性味：味苦、辛，性温

归经：归心、肾、肺经

功效：安神益智，祛痰消肿

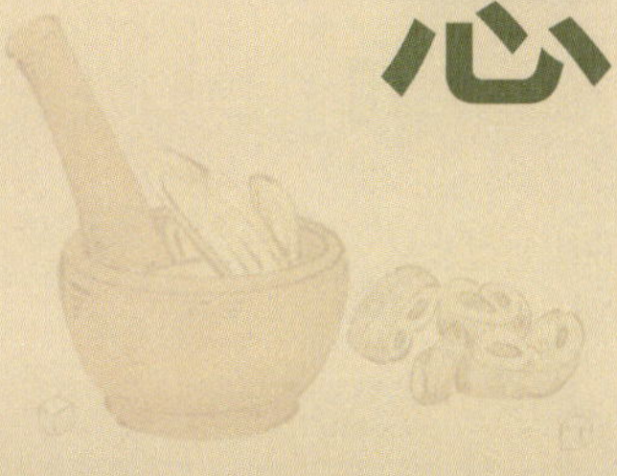

故事引入

东晋时，有位著名的政治家叫谢安。他早年隐居于山东，不愿外出做官。到了四十多岁时，皇帝屡下诏书催逼，他无法推脱，只好前往明帝女婿桓温那里任司马官职。

有一次，有人给桓温送来了许多中药，其中有一种叫作远志。桓温拿着这种中药去问学识渊博的谢安：“这种药既叫‘远志’，为何又称‘小草’？一种东西怎么会有两种名称呢？”谢安还未答话，坐在一旁的参军郝(hǎo)隆就插话说：“这很容易解释，当一个人隐居之时，他往往胸怀远大志向，因此叫‘远志’；当他出来做官后，他就变得庸碌无为，微不足道，便像‘小草’了。”一席话说得谢安十分难堪，他听得出这话是在讽喻自己，脸上顿时火辣辣的。桓温见了，连忙打圆场，并笑着说：“郝将军的话很风趣，但有些冒失，不过并无恶意，请不要挂在心上。一个人不管在什么境遇下，都不要放弃自己的远大志向才好啊！”这才为谢安解脱了尴尬的窘(jiǒng)境，也激励了他为自己的雄心壮志而奋发。

传统文化

远志

［清］龚自珍

九边烂熟等雕虫，
远志真看小草同。
枉说健儿身在手，
青灯夜雪阻山东。

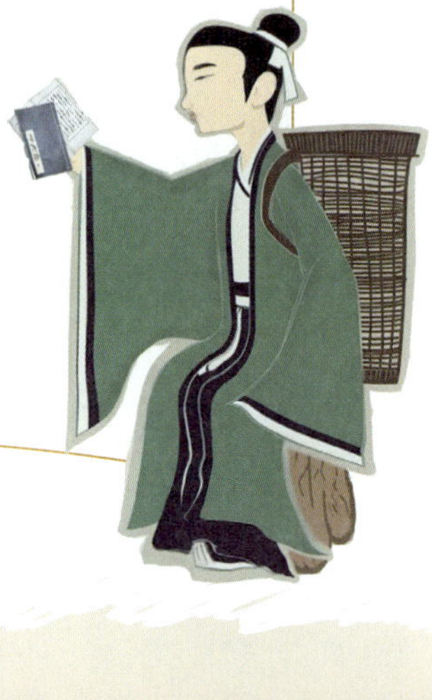

知多一点

远志的药用原理

远志，别名小鸡腿、小草，是一种性质比较温和，吃起来有一点苦味的中药材。远志中含有皂苷、远志酮、生物碱、远志醇、脂肪油等物质。现代研究显示，远志具有镇静、安神的作用。

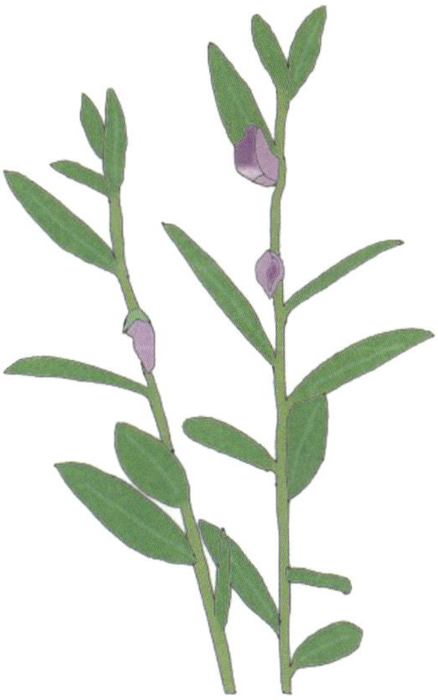

作为一种中药，远志常与菖蒲搭配，用以改善恍惚之症；与茯神、酸枣仁搭配，用于缓解神经衰弱、健忘、多梦、失眠等症状。

远志除了具有药用价值，可被用于制成远志汤、安心汤、远志丸等外，其在食品方面也应用广泛，常见的有远志小米粥、远志鸡蛋汤、远志安神定志茶、远志酒等。

远志名称的由来

远志，古称棘菀（jí wǎn），古籍《记事珠》中称其为醒心杖，俗名十二月花、山胡麻等。明代李时珍释其名曰“此药服之能益智强志，故有远志之称”，他认为服之益智强志，故得此名。

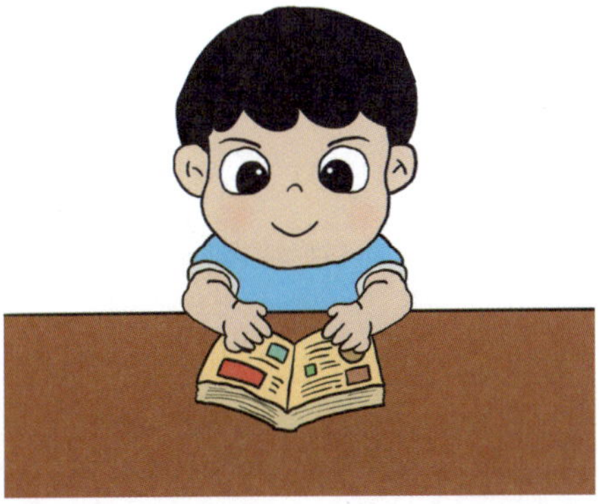

课外小实践

我是生活小能手——制作远志龙眼酸枣仁粥

远志作为一味中药，具有许多功效。当它与酸枣仁搭配时，养血安神的作用尤为显著，适合心慌失眠的人食用。让我们一起来制作远志龙眼酸枣仁粥吧。

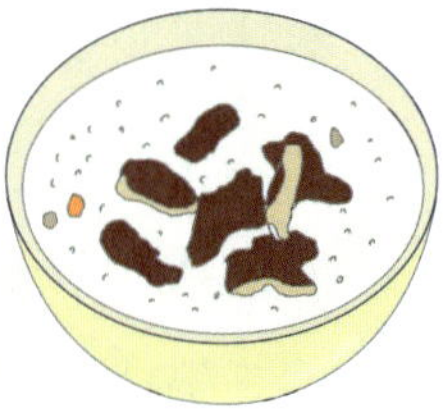

动手前准备：远志10克、龙眼肉10克、枸杞子6克、粳米50克、红枣数枚、酸枣仁适量。

做一做：将远志、酸枣仁、粳米洗净，备用。将粳米放入砂锅中，加适量清水，大火煮沸。然后放入远志、酸枣仁、龙眼、枸杞子、红枣，小火煮至粥熟即成。晚间睡前2小时服食适量即可。

想一想：日常生活中哪类人最适合喝远志龙眼酸枣仁粥呢？

大家一起来动手——制作远志安神定志茶

远志安神定志茶是一种较有名气的益气镇静茶，让我们一起来动手制作吧！

动手前准备：石菖蒲、远志各6克，茯苓、人参各3克，蜂蜜5克。

做一做：将石菖蒲、远志、茯苓、人参放入杯中，用沸水冲泡，然后加盖焖15分钟，放凉后加入蜂蜜即可饮用。

想一想：远志安神定志茶具有安神定志和益气镇静的功效。小朋友，这一茶汤适合哪些人饮用呢？

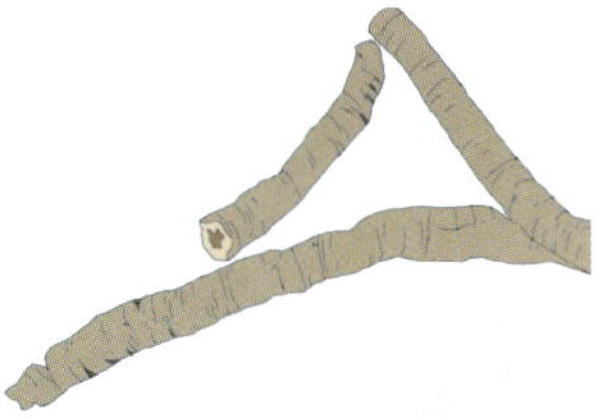

绞股蓝

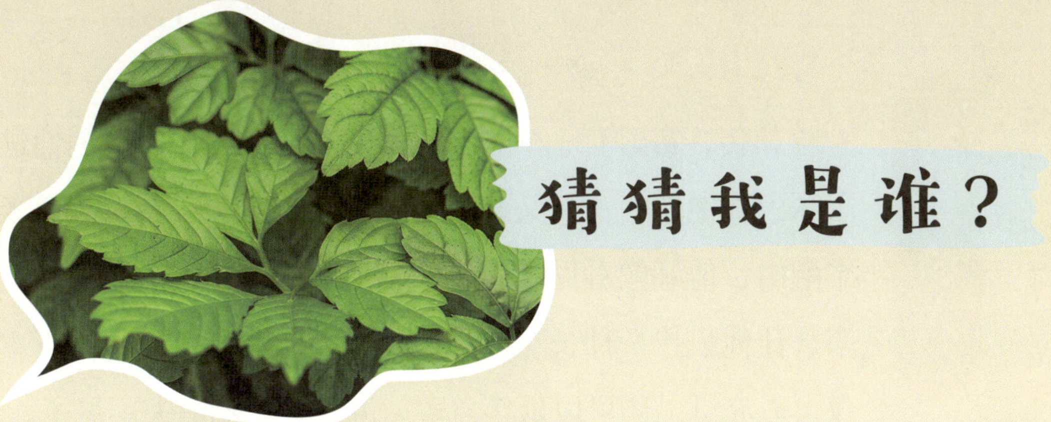

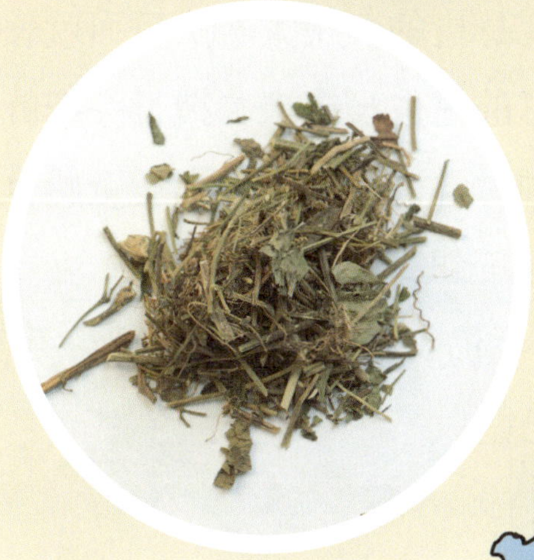

来源

葫芦科绞股蓝属植物绞股蓝［*Gynostemma pentaphyllum* (Thunb.) Makino］的全草，晒干，切细使用。

产地

主产于广东省、云南省、四川省、福建省等，生长于山谷密林中、山坡疏林下或灌丛中。

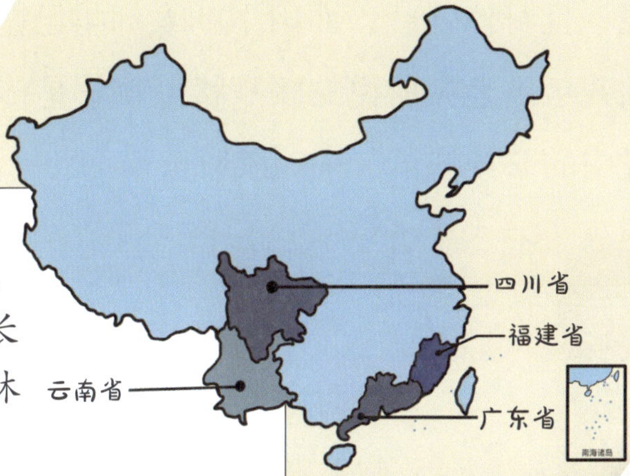

中药科普

性味：味苦、微甘，性凉

归经：归肺、脾、肾经

功效：益气健脾，化痰止咳，养心安神

故事引入

相传，古时有一个不堪忍受财主欺压的樵夫，悄悄逃进了深山。他走啊走，又累又饿，竟晕倒在一条小溪旁。半梦半醒中，他好像看见了一个长着白胡子的老人。老人走上前来，让他去找一种长在西边、呈藤蔓状的野草，这种野草不仅可以充饥，还可以延年益寿。说完老人就消失不见了。

樵夫惊醒后仔细寻找，果然发现身边的一块大石头后面就长着梦中所见的藤蔓状野草。饥饿难忍的他也没多想，拽过一把就往嘴里送，只觉味道微苦，但入口顿时觉得神清气爽，疲惫感也消失了。就这样，他靠着藤蔓状野草充饥，在深山里一待就是数十年。待他下山时，他仍长得很年轻，且身体强壮，而山下的人却早已是风烛残年。老人所说的藤蔓状野草就是传说中的“神仙草”——绞股蓝。

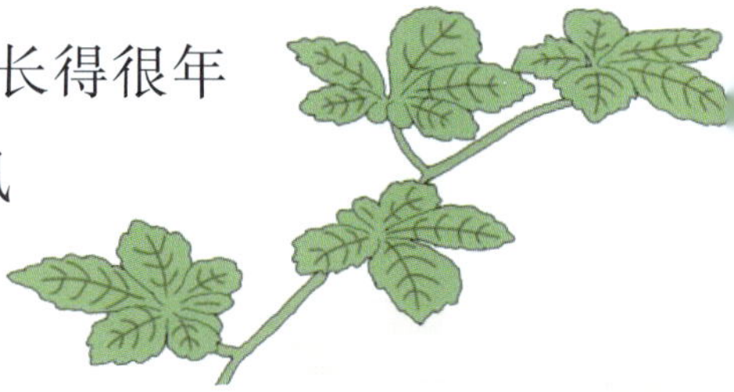

传统文化

绞股蓝茶是我国湘西南部和陕西南部地区一种古老的中草药和常饮茶。它是人们采摘绞股蓝嫩叶和嫩芽，经由现代中药加工工艺与古法炒茶工艺相结合炮制而成的。绞股蓝茶茶汤碧绿，稍带清香、微苦，入喉回甘。民间称其为神奇的“不老长寿药草”。

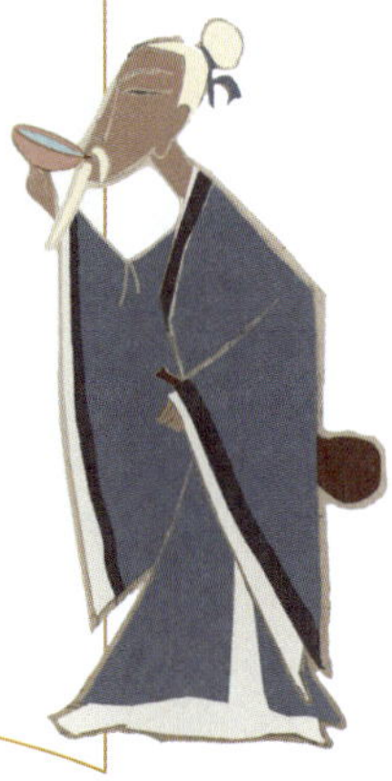

知多一点

绞股蓝含有的药用原理

绞股蓝中含有人体需要的多种氨基酸、维生素及钙、铁、钾等多种矿物质，还含有绞股蓝皂苷类、黄酮类、糖类化合物。临床试验证明，绞股蓝在消除疲劳、增强食欲、镇静催眠和延缓衰老等方面都有积极作用。

绞股蓝除了药用外，还广泛用于保健茶的制备。但因其性凉，脾胃虚寒或平素怕冷的人不宜多喝。使用时，需要选择温性的药材进行适当搭配以缓和其凉性，例如可选择枸杞子、龙眼、红枣等，或者选择红茶、普洱等茶叶。

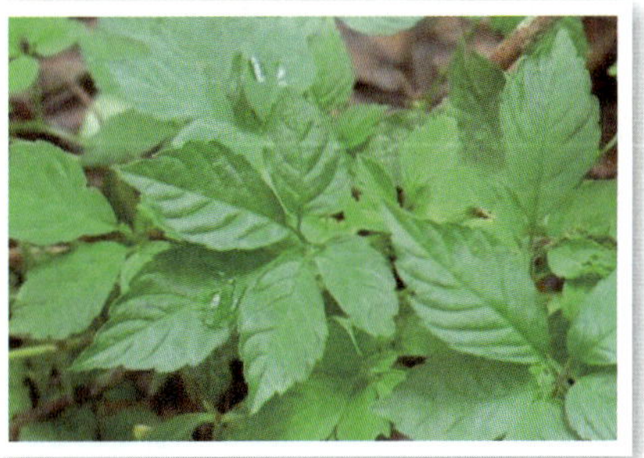

课外小实践

我是生活小能手——制作绞股蓝茶

动手前准备：绞股蓝3克、红茶茶叶3克。

做一做：将绞股蓝、红茶茶叶一起放入干净的玻璃杯中，先倒入占杯子容积1/3的开水，10秒后把杯子中的水倒掉，以将绞股蓝茶表面的浮尘清洗干净。然后再次注入开水，焖泡1～2分钟，即可饮用茶汤。

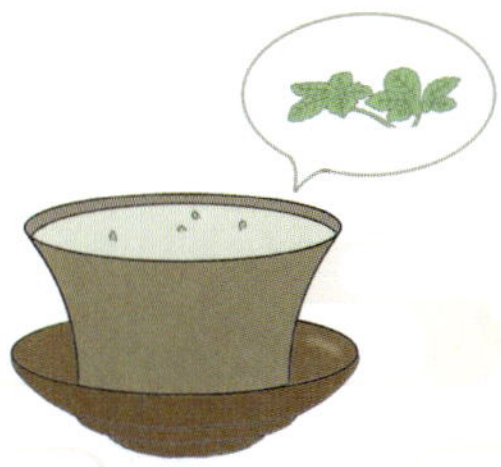

猜猜我是谁？

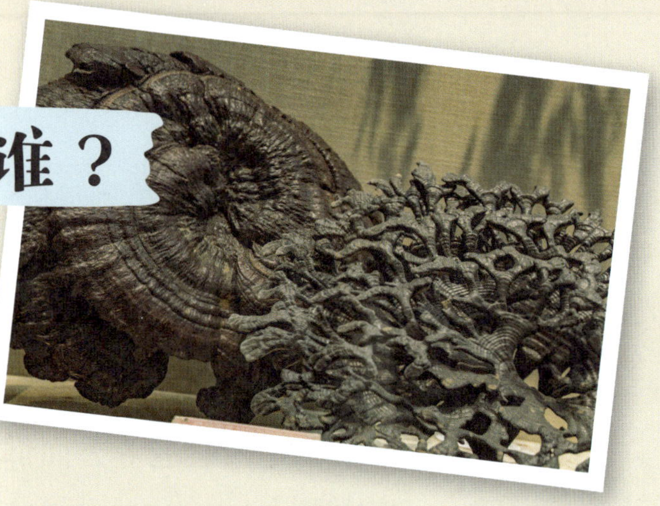

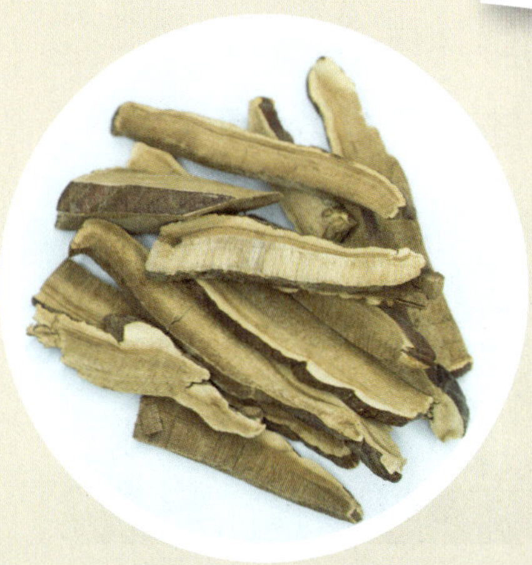

我和蘑菇长得有点像哦。
不过，我可是一味中药。

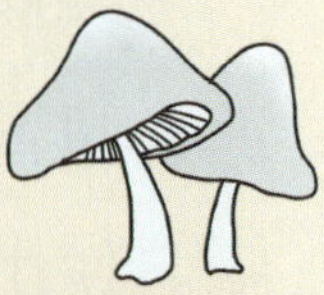

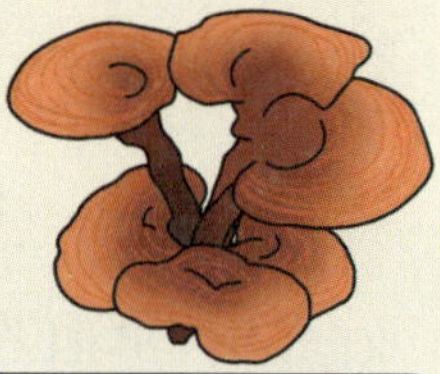

来源

多孔菌科灵芝属真菌赤芝［*Ganoderma lucidum* (Leyss. ex Fr.) Karst.］或紫芝（*Ganoderma sinense* Zhao，Xu et Zhang）的干燥子实体。

产地

我国多地有栽培。

灵芝

中药科普

性味：味甘，性平
归经：归心、肺、肝、肾经
功效：补气安神，止咳平喘

故事引入

相传，白娘子的丈夫许仙有一次晕倒后怎么也醒不过来，大家都十分焦急。白娘子得知昆仑山上的灵芝仙草可以救活丈夫，于是便驾云飞到昆仑山上去偷采灵芝。白娘子悄悄采了一棵灵芝衔在嘴里，正想驾云飞回，忽然听见空中一声叫喊，看守灵芝仙草的鹤童赶来了。鹤童见白娘子偷盗仙草，伸出长喙(huì)就要啄她，就在这时，一根弯头拐杖忽然从后面伸出，把鹤童的长颈钩住了。白娘子转过身来一看，眼前站着一个老人，竟是南极仙翁。白娘子哭着向南极仙翁央求："求您给我一棵灵芝仙草，救救我的官人吧！"南极仙翁顿生恻隐之心，点点头答应了。白娘子道谢过后，急忙飞回家去。她把灵芝仙草熬成药汁，灌进了许仙嘴里。过一会儿，许仙终于醒过来了。

传统文化

灵芝篇（节选）

［东晋］曹植

灵芝生王地，朱草被洛滨。

荣华相晃耀，光采晔若神。

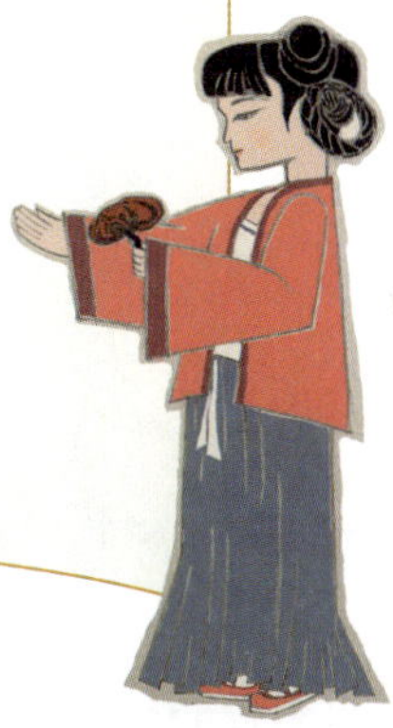

灵芝除了具有药用和养生价值外，在中国传统文化中还占有独特的地位。灵芝的形象是中华民族四大祥瑞象征之一“祥云”的原型，是代表长寿、吉祥的图腾，故而在全国许多古刹（chà）寺庙、亭台楼阁、服饰、绣品、绘画作品、雕刻作品、瓷器上使用，在出土的文物中也能发现形状似灵芝的云纹。天安门前华表大理石上就雕有蟠（pán）龙和灵芝云的图案，其柱顶云板也由灵芝云图案构成。北京故宫大殿前的御道上雕有蟠龙和灵芝祥云的图案，而北京孔庙的围栏上也雕有灵芝盆栽等图案。这些都是我国古代灵芝文化传承的印记。

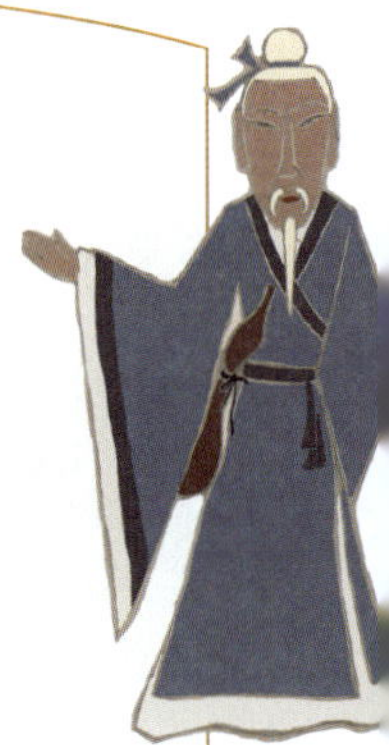

猜一猜

状如蘑菇一珍宝，当年白蛇将它盗。

其实是味好草药，滋补健身价值高。

（打一中药名）

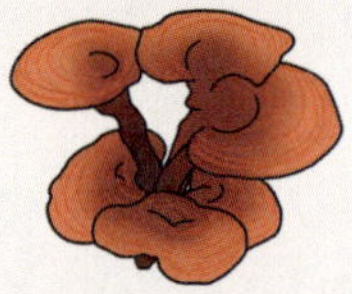

答案：灵芝

知多一点

灵芝的药用原理

灵芝中含有多糖类、核苷类、呋喃类、甾醇类、生物碱、三萜类、油脂类、多种氨基酸、蛋白质类、酶类、有机锗及多种微量元素等物质。现代研究表明，灵芝在降血压、降血脂和抑制动脉粥样斑块形成等方面有良好的作用，在镇咳、祛痰、平喘方面也有积极的作用。

课外小实践

我是生活小能手——制作灵芝人参龙眼茶

灵芝、人参、龙眼都有滋阴补阳的功效，三者合用效果更加突出。让我们一起来制作灵芝人参龙眼茶吧！

动手前准备：灵芝6克、人参6克、龙眼10克、红枣6枚。

做一做：将药材洗净后，依次加到养生壶中煮制即可。

想一想：这道茶饮适合体质虚弱、免疫力低的人喝，家里谁最适合饮用呢？

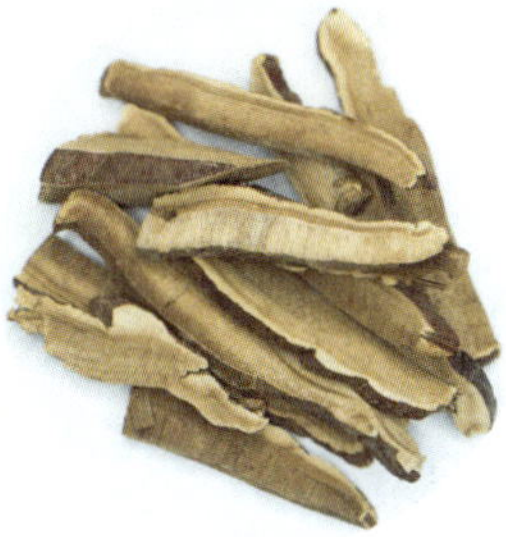

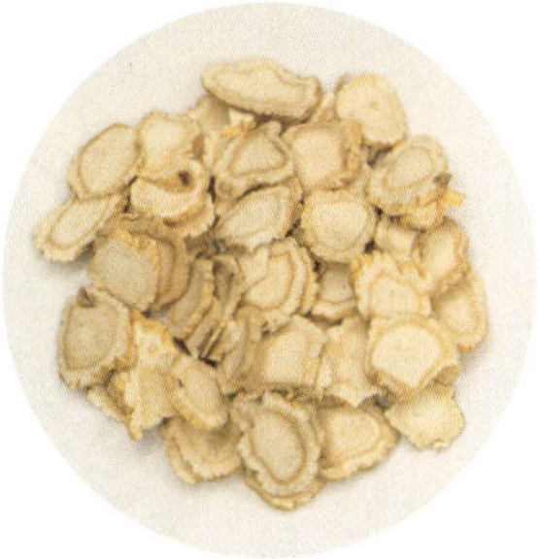

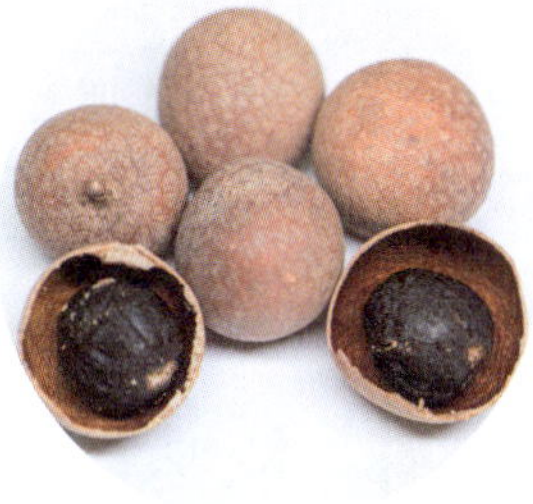

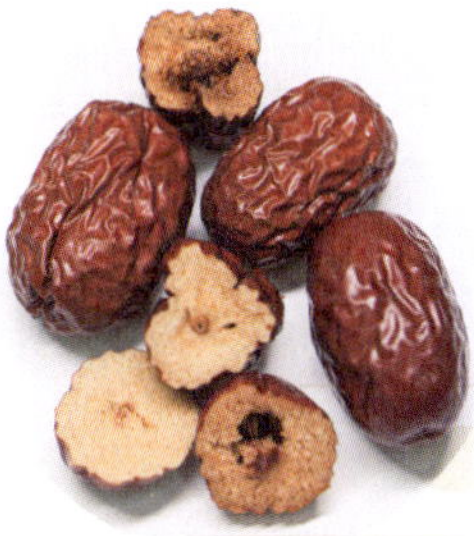

冬虫夏草

猜猜我是谁？

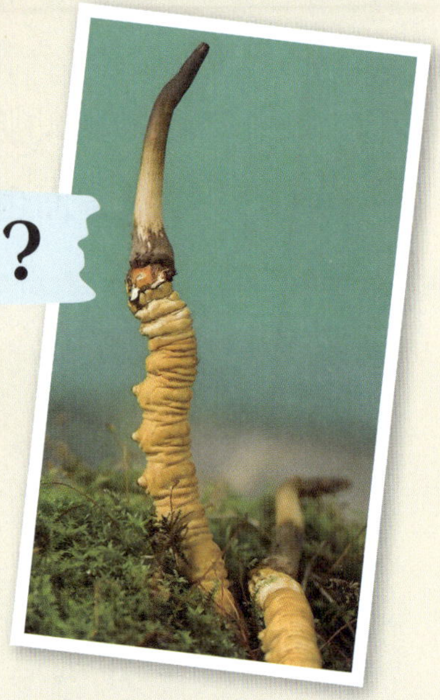

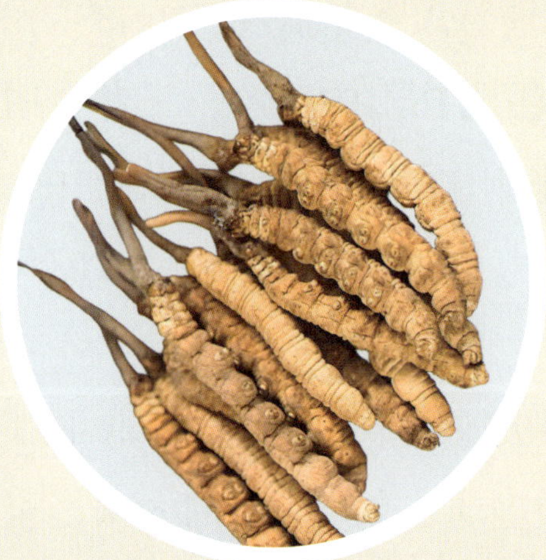

来源

麦角菌科虫草属真菌冬虫夏草菌［*Cordyceps sinensis* (BerK.) Sacc.］寄生在蝙蝠蛾科昆虫蝙蝠蛾等幼虫上的子座及幼虫尸体的干燥复合体。

产地

主要分布在我国青海省、西藏自治区、四川省、云南省、贵州省、甘肃省等海拔3 500～5 000米的高原地区。

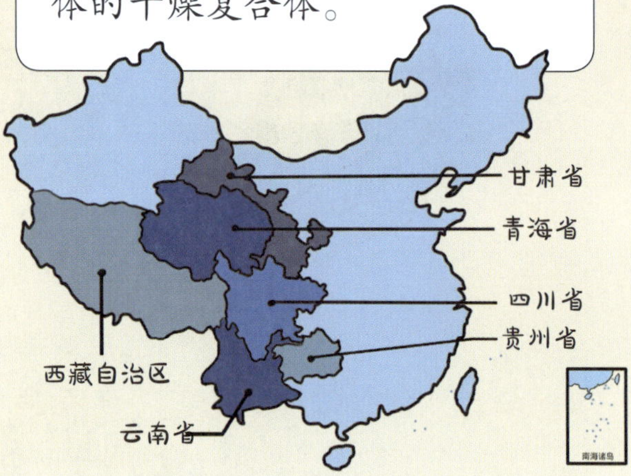

中药科普

性味：味甘，性平

归经：归肺、肾二经

功效：补肾益肺，止血化痰

故事引入

相传，很久以前有一个名叫夏草的姑娘，她的妈妈体弱多病，还患有眼疾。夏草白天放羊，晚上回家时总是用歌声安慰妈妈，告诉妈妈草原上发生的事情。

有一天晚上，夏草唱完歌，进入了梦乡。梦里，山神告诉她："翻过眼前的大雪山，再走上三天，那里会有人可以帮你的妈妈治病。"第二天，夏草带着十天的干粮便出发了。可她历尽千辛万苦，却没有看到一个人，最后她饿得昏倒在了草地上。

等她醒来时，只见身边坐着一个小伙子。小伙子说自己名叫冬虫，他知道有一味灵药，可医治她母亲的病，当地人称其为"长角的虫子"。夏草高兴极了，跟着冬虫一起找到了这味药材。只见这种药材长得像一条虫子，头上还有一截长出来的突起。夏草十分高兴，赶紧把这种药材带回家给妈妈服下，妈妈的病很快就痊愈了。后来，人们便将这种虫子命名为冬虫夏草。

传统文化

从殷末到秦，人们在安葬死者时，有在死者口腔中放置一块玉或其他精美石头的风俗，其形状有的像蝉，有的像蚕。这可能是因为当时的人们认为虫与草能够相互转变，能生死动静交替。让死者口含形如虫草的玉石，意在希望死者能死而复生，生生不息。

知多一点

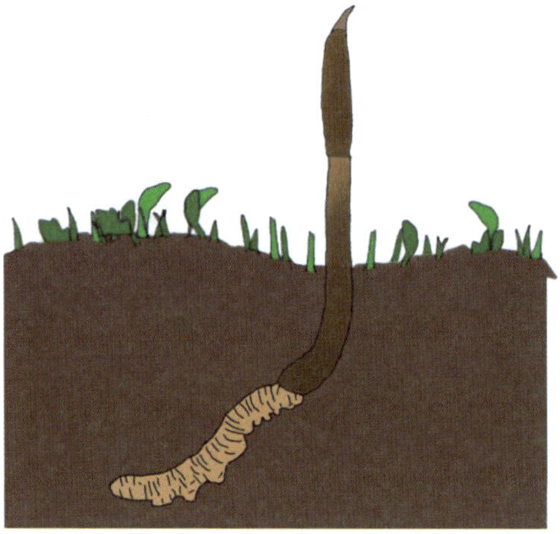

1 500多年前，青藏高原的牧羊人发现了一个奇特的现象，年老体衰的羊食用了一种埋藏在地下的草后，身体会变得矫健轻盈，毛发发亮。牧羊人观察到此物冬季为虫，夏季为草，人食用后可以增强体质，不易生病，于是将此草命名为“德索”。文成公主进藏时，吐蕃将德索作为贡品交由送亲使团带回长安，成为唐代皇室的珍宝，后被称作冬虫夏草。18世纪初，欧洲传教士将冬虫夏草带到了法国，在20世纪初时其被命名为*Sphaeri Sienesis*，即中国虫草。因冬虫夏草的独特功效，它又被称为传奇的东方珍宝。

冬虫夏草究竟是什么?

冬虫夏草真的会在冬天时变成虫子，夏天时变成草吗？其实不是哦！

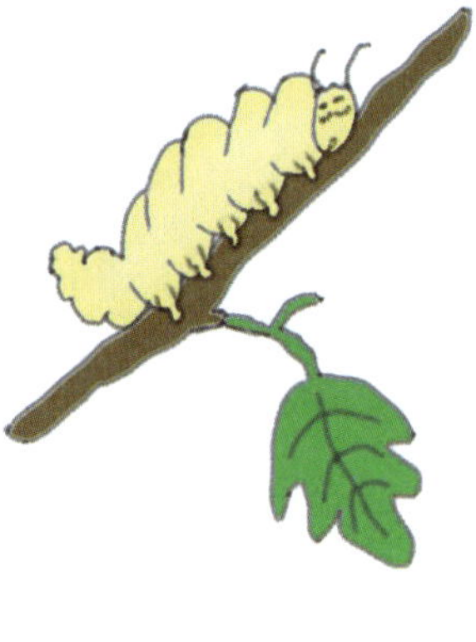

“冬虫夏草”是虫还是草，人们历来争论不休。生物学家们通过不断的观察和研究，发现“冬虫夏草”其实是昆虫和真菌的结合体。

原来，有一种蝙蝠蛾的幼虫，形似黄蚕，每年秋后要钻入地下冬眠。这时，冬虫夏草菌侵入虫体，以吸收虫体营养为生，同时不断长出菌丝，最终导致幼虫死亡。虫体皮囊内逐渐充满了菌丝，并形成菌核。到第二年春夏之交时，从虫体头部长出一根棒球状、呈紫铜色或褐色的新生命体“子座”（俗称“草尖”），并破土而出。其从外形上看似草，人们因此误认为它是一棵草。

课外小实践

大家一起来动手——烹制冬虫夏草乌鸡汤

动手前准备：乌鸡肉150克、冬虫夏草3根、熟地黄10克、黄芪10克、红枣5枚，盐适量。

做一做：先把乌鸡肉用清水清洗干净，接着把乌鸡肉、熟地黄、黄芪、红枣放入炖盅，加适量清水先炖1个小时，再把洗净的冬虫夏草放入炖盅，继续炖45分钟左右，最后加入适量盐调味即可。

想一想：冬虫夏草乌鸡汤能够补肺益肾，提高机体免疫力。那么，哪些人群适合喝这例汤呢？

胡麻仁

猜猜我是谁？

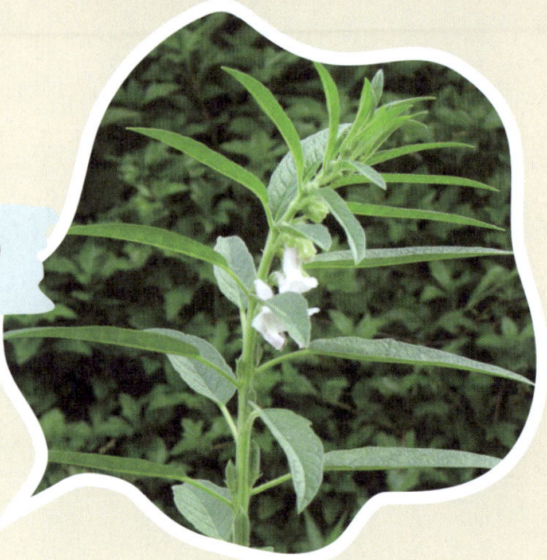

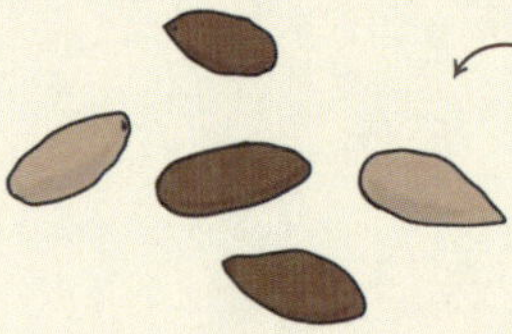

制作成药材时是这样子的。

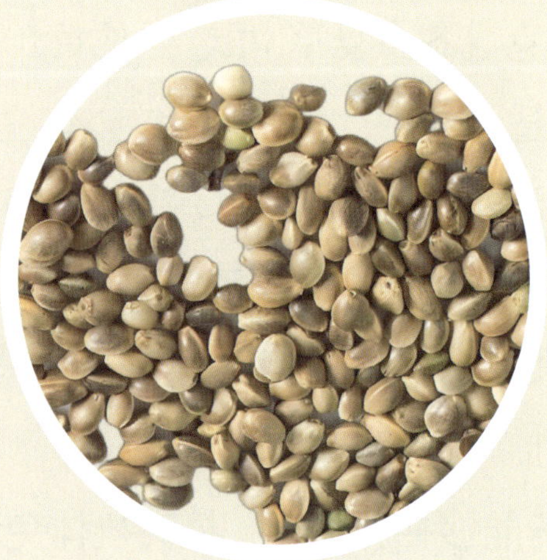

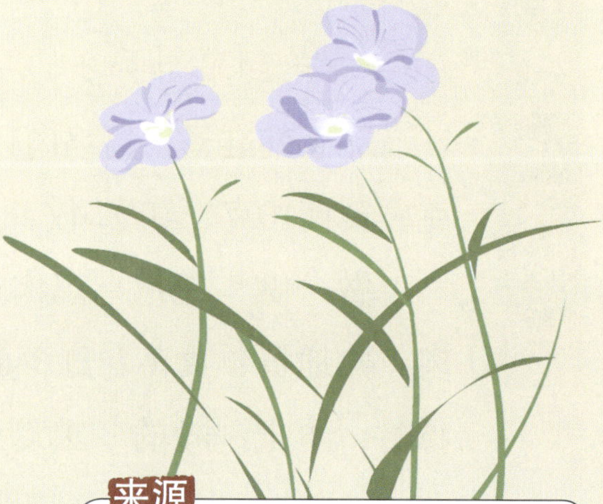

来源

胡麻科胡麻属植物胡麻（*Sesamum indicum* L.）的成熟种子。

产地

除青藏高原外，各地区均有栽培。

中药科普

性味：味甘，性平

归经：归肺、脾、肝、肾经

功效：润燥滑肠，滋养肝肾

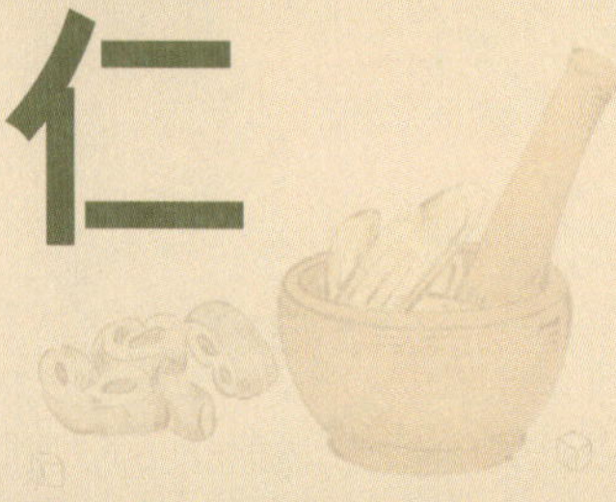

故事引入

相传，古时候有个小孩，从小就有大便秘结的症状，每次解大便时都格外费时费力。他还经常食欲不振，感到体虚乏力和眩晕。

他的父母非常担忧，带着他寻医问药，抓了好几服药给他吃，但都没有效果。有一天，一位老爷爷路过他家门前，听见他的父母又在商量去看医生的事情，便对他的父母说：“我这里有一味药，你们把它磨成油，每次吃饭时给孩子服下，他就会好很多。”

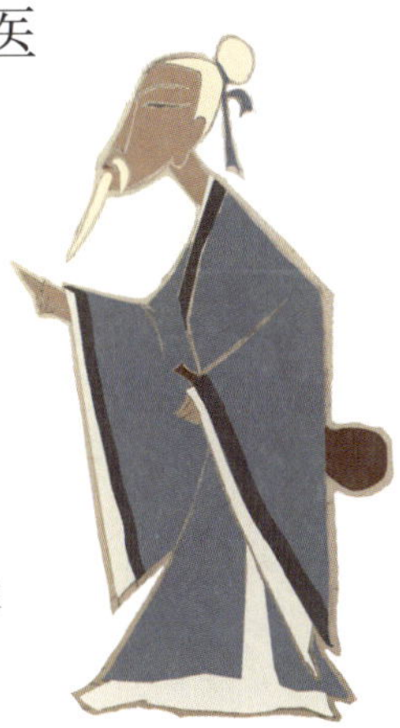

父母半信半疑地给孩子吃了老人的药，不久后孩子果然逐渐好起来了。老人提供的这味药，便是胡麻仁。

传统文化

在中国医药学著作中，最早著录胡麻的是《神农本草经》，书中载：“胡麻，味甘，性平，主治伤中虚羸，补五内，益气力，长肌肉，填髓脑。久服轻身，不老。一名巨胜，叶名青蘘(ráng)，生上党川泽。”

题道院壁

［唐］牟融

山中旧宅四无邻，草净云和迥（jiǒng）绝尘。
神枣胡麻能饭客，桃花流水荫通津。
星坛火伏烟霞暝，林壑春香鸟雀驯。
若使凡缘终可脱，也应从此度闲身。

知多一点

胡麻仁和黑芝麻有什么区别？

胡麻仁和黑芝麻长得很像，但却是两种不同的药材。胡麻仁是胡麻的种子，又称亚麻子，其形状特点是呈扁椭圆状，一侧较薄，一侧圆，一端尖，表层呈深棕色，光滑而有光泽。胡麻仁多用于榨取植物油，其个头比黑芝麻的要大一些，所以胡麻仁不是黑芝麻。

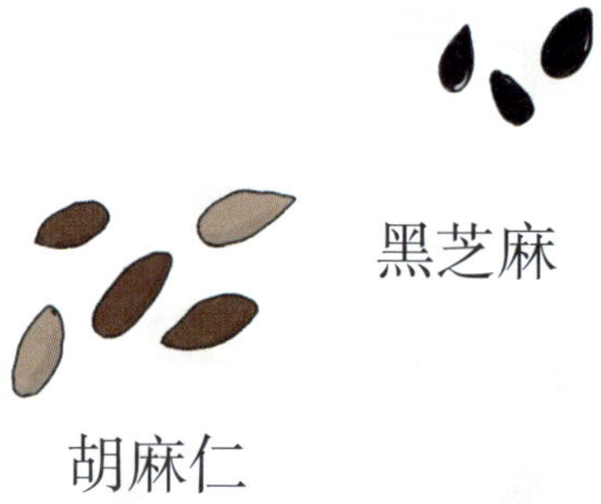

胡麻仁的应用

胡麻是人类最早使用的天然植物纤维，至今已有1万多年的使用历史，中国对其的使用历史也有2 000多年之久。据记载，其是汉朝张骞出使中东地区后带回我国的，广泛种植于胡人聚集地（今内蒙古一带），“胡麻仁”这个名称也由此而来。

据载，成吉思汗征服的地域西达中亚、东欧的黑海海滨，统治了约占世界三分之一的版图。考古历史学家研究发现，成吉思汗远征大军的军粮除了牛肉干外，还有熟制的胡麻仁粉。胡麻仁粉可药食两用，这也许正是军队将士们身体强健和头脑聪明的物质基础。可见，胡麻仁是一种有助于人们强身益智的食物。

课外小实践

我是生活小能手——烹制二麻粥

二麻粥是由胡麻仁、火麻仁与大米同煮熬制而成的，具有润肠通便、滋养补虚的作用。让我们一起来动手做一做吧！

动手前准备： 胡麻仁、火麻仁各10克，大米100克，黄冰糖适量。

做一做： 将胡麻仁和火麻仁洗净，放入锅中，加适量清水，浸泡5～10分钟。接着开大火煎煮，取其汁，再加入大米煮粥。待煮熟时，加入适量黄冰糖。最后煮至小沸状态时，即可关火放凉食用。

想一想： 二麻粥虽然好吃，但不可贪多哦。请想一想，具有什么症状的人适合喝二麻粥呢？

猜猜我是谁？

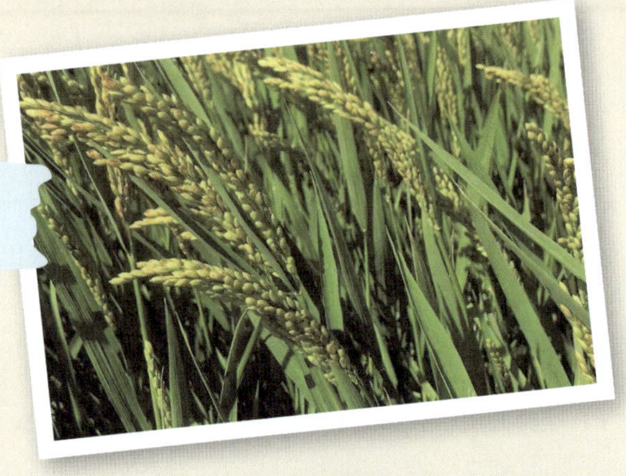

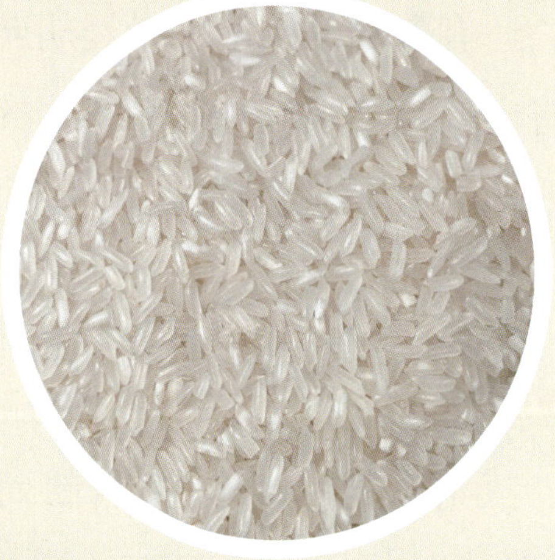

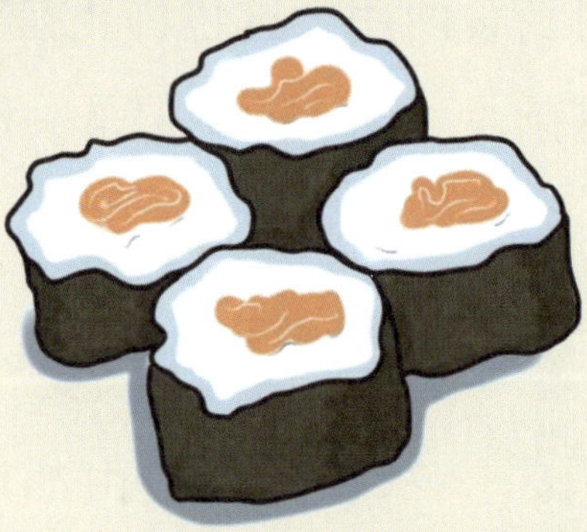

猜猜寿司里用的是什么米？

来源

禾本科稻属植物稻（粳稻）（*Oryza sativa subsp.japonica* kato.）的种仁。

制成药材时是这样子的。

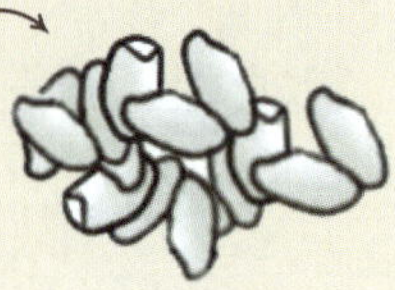

产地

全国各地均有栽培。

粳米

中药科普

性味：性甘，味平

归经：归胃、脾经

功效：补中益气，健脾和胃，除烦渴，止泻痢

故事引入

相传，古时有一位善良且富有的商人。有一次，他在外做生意时无意中听说边境连年战乱，人们吃不上饭，只能吃树上的叶子，甚至抓地上的虫子充饥。许多人已经饿到走不动路，面黄肌瘦，但当地官员不仅不施以援手，反而对当地百姓更加严苛，沉重的税赋让百姓苦恼不已。听此，商人感到十分心痛，想到自己在卖的就是粳米，于是便让手下运送了一些到边境煮成粥分给大家吃。当地百姓都对他十分感激，吃了粳米后，大家的身体逐渐变好，也有了力气干活，大家一起抵抗战乱，重建起了家园。

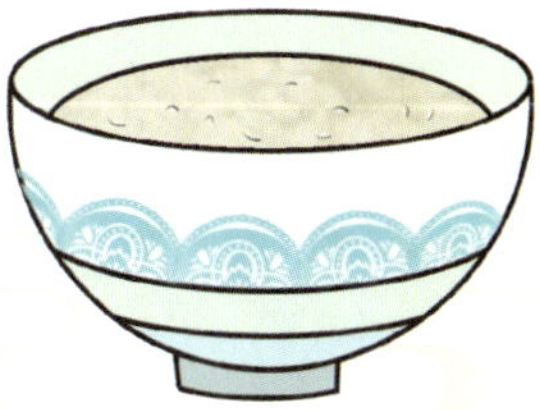

传统文化

寄汪信民

［宋］吕本中

万里江南雨外船，长腰粳米缩头鳊（biān）。
广文系马无由去，更有何人赠酒钱。

旅梦

［唐］罗隐

旅梦思迁次，穷愁有叹嗟。
子鹅京口远，粳米会稽（kuài jī）赊（shē）。
漏涩才成滴，灯寒不作花。
出门聊一望，蟾桂向人斜。

猜一猜

一个不在上面，一个不在下面，

一个不在左边，一个不在右边，

一个十在中间。

（打一字）

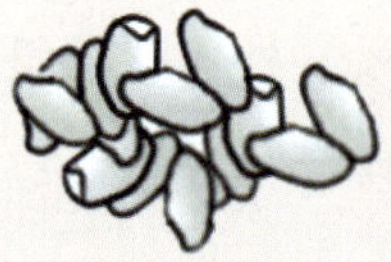

答案：米

知多一点

区分粳米、籼米、糯米与大米

粳米、籼米、糯米与大米，在我们的日常生活中都十分常见，可是要怎么区分它们呢？小朋友们，试试在家中拿一粒米观察一下，看它是属于哪种米吧！

粳米：又称蓬莱米，是粳稻的去壳种仁。

籼米：又称长米、仙米，是籼型非糯性稻谷的去壳种仁。

糯米：又叫江米，是禾本科植物稻（糯稻）的去壳种仁。

大米：稻谷经清理、砻(lóng)谷、碾米、成品整理等工序处理后制成的成品。

粳米的药用原理

现代研究表明，粳米含有人体所需的淀粉、蛋白质、脂肪、维生素B_1、维生素C、烟酸及钙、铁等多种营养成分，不仅具有食用价值，而且具有药用价值。在中医临床处方中，其适合体质虚弱和处于病后调理阶段的人群服用。

课外小实践

我是生活小能手——制作粳米粥和籼米粥

❶ 粳米粥

做一做：取粳米30～60克，加适量水，煮成稀粥，早晨时食用。

❷ 籼米粥

做一做：取籼米30～60克，加适量水，煮成稀粥，早晨时食用。

尝一尝：这两种粥各自的口感怎么样？哪种粥更好吃呢？

大家一起来动手——制作黑芝麻粳米粥

黑芝麻粳米粥能够补益肝肾，滋养五脏，适合中老年体质虚弱且容易便秘者服用。

动手前准备：黑芝麻15克、粳米50克。

做一做：先将黑芝麻炒熟，研末备用。把粳米洗净，与黑芝麻一起入锅同煮，大火煮沸后，改用小火煮至成粥。每日早餐、晚餐时食用。

想一想：我们平时可以做黑芝麻粳米粥给家里的哪些人吃呢？

小贴士：粳米做成粥后更易于消化吸收。不过，制作米粥时千万不可放碱。因为米是人体维生素B_1的重要来源，而碱会破坏米中的维生素B_1。人如缺乏维生素B_1，则会患上脚气病。

淡豆豉

猜猜我是谁？

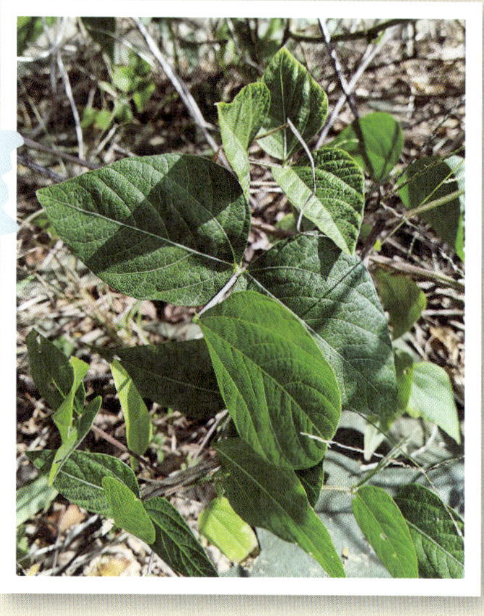

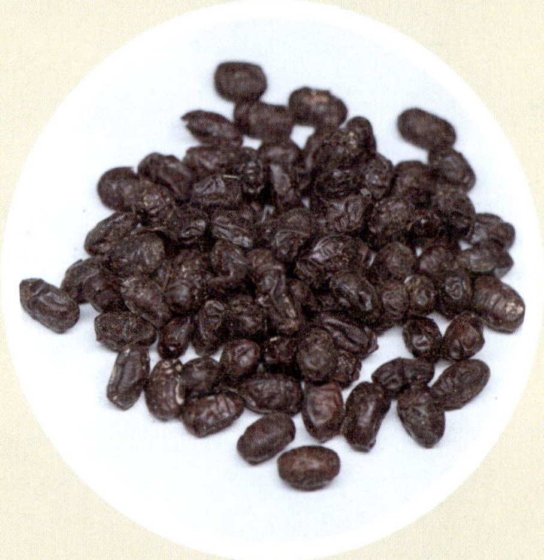

来源

豆科大豆属植物大豆［*Glycine max* (L.) Merr.］的干燥成熟种子的发酵加工品。

产地

全国各地均广泛栽培大豆。

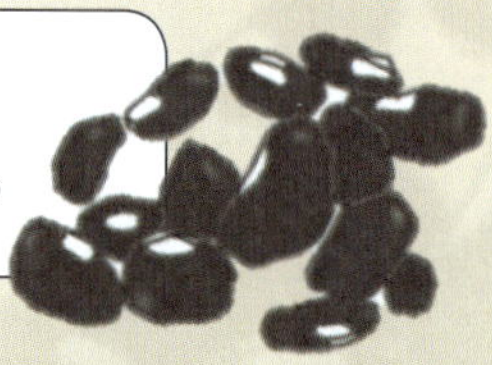

中药科普

性味：味苦、辛，性凉

归经：归脾、胃二经

功效：解表，除烦，宣发郁热

故事引入

唐代文学家王勃创作的骈文《滕王阁序》在历史上十分有名。相传，公元675年时，“初唐四杰”之一的王勃受邀参加南昌都督阎某的宴席，庆祝重阳佳节滕王阁重修落成的喜事。

席间，王勃大笔一挥，欣然为滕王阁作序，一行人都逸兴遄飞，十分开心。岂料，第二日阎都督便患了风寒，胸中烦闷，汗不得出，夜不能寐。大夫欲用麻黄医治，但又怕药效峻猛，恐阎都督年纪大了，身体承受不住。王勃听闻此事，便提议用淡豆豉来试一试，或许有奇效。都督见淡豆豉只是民间小菜，对身体无害，于是便连服三日，病情果真好转，不久便痊愈了。几天后，阎都督上滕王阁为王勃饯行，并且以重金酬谢。王勃没有接受这份酬礼，只是说如果真要感谢他，则请阎都督借助都督的身份名号，把淡豆豉的功效广泛地传播，让更多的人知道这味中药的奇效。

传统文化

七步诗

［魏］曹植

煮豆持作羹，漉（lù）菽以为汁。
萁在釜下燃，豆在釜中泣。
本自同根生，相煎何太急？

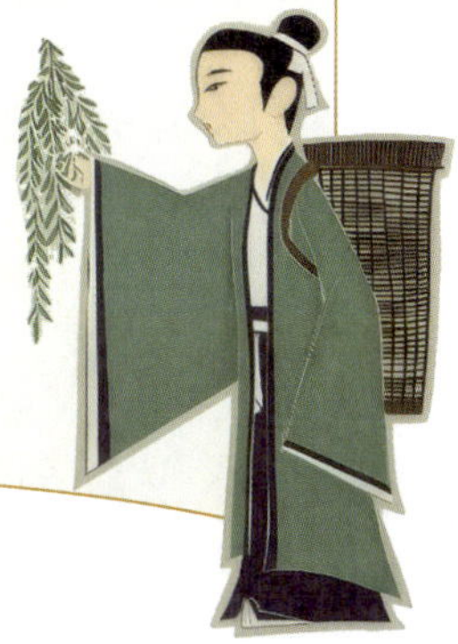

猜一猜

两别相思又十载。

（打一中药名）

答案：淡豆豉

知多一点

淡豆豉的传统制法

❶ 取桑叶、青蒿加水煎煮，过滤，将药渣与药液分开备用。

❷ 取洗净的大豆放入由第一步中所得的药液中搅拌均匀，大豆吸尽药汁后，开火蒸透，取出放凉。

❸ 将稍凉的大豆置于空容器内，再取第一步中所得的中药渣覆盖其上，焖至有黄衣出现。

❹ 除去药渣，清洗大豆，再置于空容器中焖15～20天，待香气溢出时即已发酵完成。

❺ 蒸至干燥，即成功制得淡豆豉。

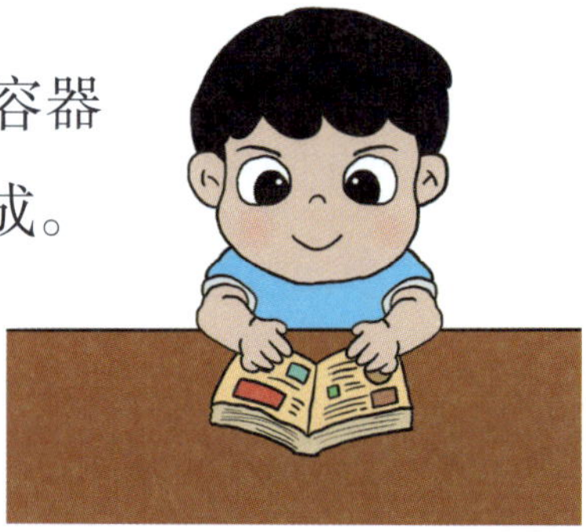

如何区分咸豆豉、淡豆豉

豆豉一般有咸、淡两种，咸豆豉入食，淡豆豉入药。那么，应如何区分咸豆豉、淡豆豉呢？让我们一起来看看吧！

咸豆豉：在生活中主要作为调味料使用，烹饪鱼肉时加入适量可解腥调味。在酿制咸豆豉时，人们一般会加入盐、姜、椒等辅料，不仅提升了豆豉的口感风味，还解决了素食豆豉不易保存的问题。咸豆豉可以与排骨、鲫鱼等食材搭配食用，有补肾、利水、利尿的功效。细心的小朋友可以在爸爸妈妈做饭时，观察他们是否使用了咸豆豉这味食材哦！

淡豆豉：淡豆豉在生活中以入药为主，用于缓解感冒所引起的口渴咽干、胸闷烦躁等不适。人们在淡豆豉的发酵过程中不仅减少了盐的使用，还加入了桑叶和青蒿，这样制成的淡豆豉性寒，更加适合入药。小朋友如果平时不小心感冒了，可以试试用淡豆豉和葱白共同煮水喝，看看感冒症状是否有所缓解。

课外小实践

我是生活小能手——制作葱白淡豆豉汤

秋冬天气寒凉，小朋友特别容易受寒感冒。在受寒初期，寒邪还停留在体表，没有侵入身体内部。这时，我们就需要用解表的食材来避免外邪由表入内，引起咳嗽、流涕等症状。淡豆豉的解表作用比较弱，通常需要和其他解表的食材搭配，葱白淡豆豉汤就是一道经典的驱寒药汤。让我们一起来看看怎么制作吧！

动手前准备：葱白3条，淡豆豉10～30克。

做一做：

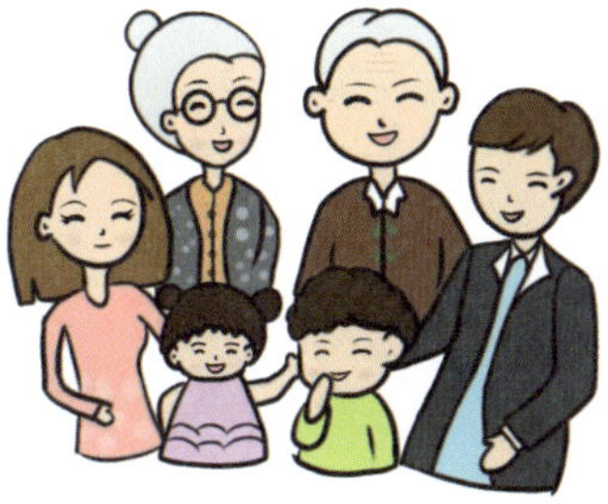

① 葱白洗净，切成小段。

② 将淡豆豉放进锅内，加入适量清水，大火烧开后转小火煮约1个小时。

③ 接着放入葱白，再煎5分钟，煎至半碗左右的汤汁即可。

④ 一天内分3次喝完，放凉后可加热后再喝。

葛根

猜猜我是谁？

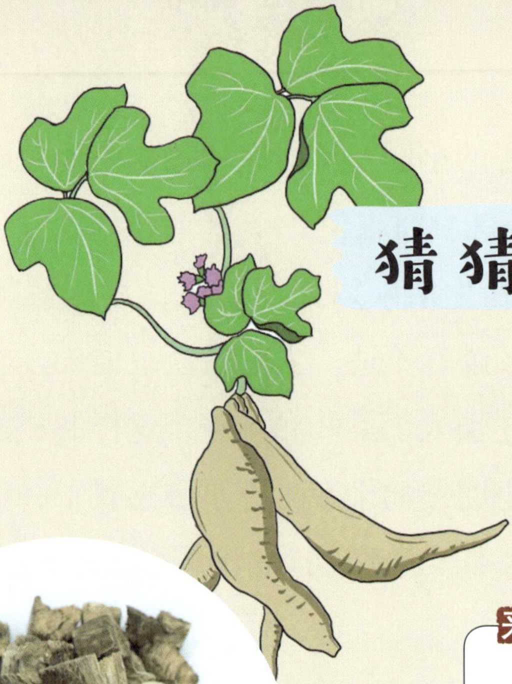

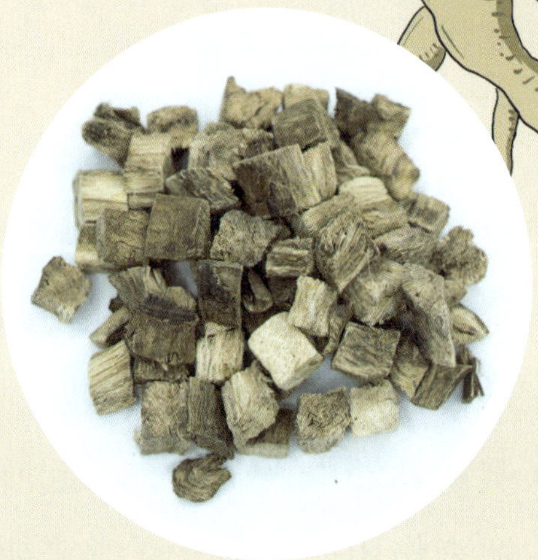

来源

豆科葛属植物野葛［*Pueraria lobata* (Willd.) Ohwi］的干燥根。

产地

主产于河南省、湖南省、浙江省、四川省等。

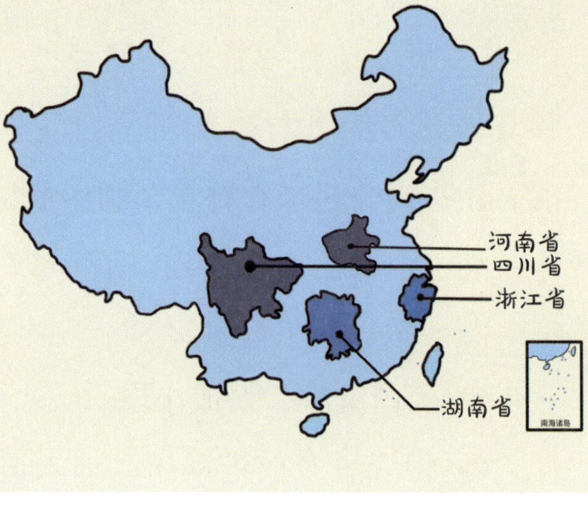

中药科普

性味：味甘、辛，性凉

归经：归脾、胃、肺经

功效：解肌退热，生津止渴，透疹，升阳止泻，通经活络，解酒毒

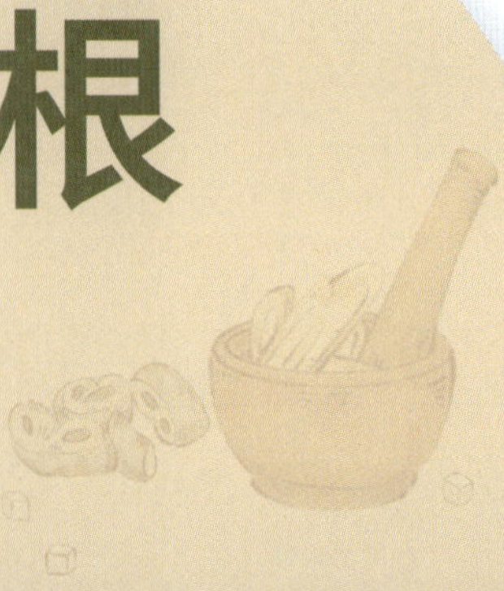

故事引入

很久以前，有一位医术高超的老者隐居在一处深山老林之中，每天与山中的万千草药打交道。有一天，寂静的山道上突然传来一阵求救声，正在采药的老者循声望去，只见一个十五六岁的少年正被一群人追着。熟知山路的老者领着少年向深山跑去，甩开了追兵。路上老者得知，原来此少年乃是葛员外的独子，因朝中纷争，遭劲敌追杀，才逃到此处。

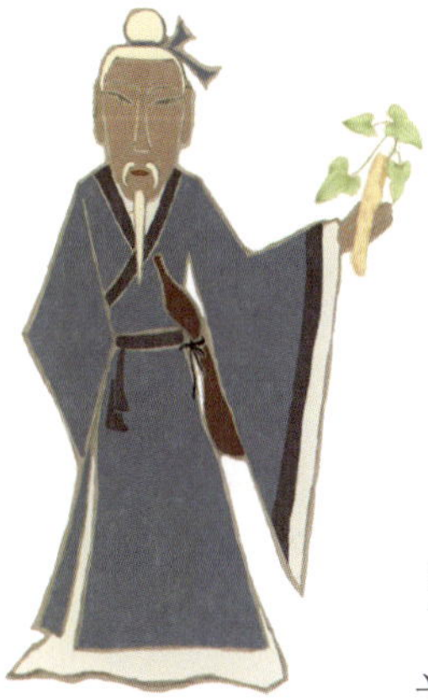

老者心生恻隐，不忍让少年过上一直逃亡的日子，便收留了他。少年跟着老者认识了山中的不少中药，尤其对一种色白、肥大而坚实的草根印象最深，少年也用这味中药医治好了不少病人。后来人们问起这味中药的名字时，少年便以自己的姓氏为其冠名，称为葛根。

传统文化

《诗经》中有一句形容葛的诗句：“葛之覃兮，施于中谷，维叶萋萋（qī qī）。”

意思是说，葛草长得长，满山谷里藤叶茂密，都是它的身影。这从一个侧面说明，葛在我国的历史犹如它蔓延的藤蔓一般长，其在远古时代就影响着人们的生活。

想一想：

民间有“北有人参，南有葛根”之说。人参的补益作用众人皆知，那葛根又是因为什么而可以与人参相媲美呢？这里当然不是指葛根可以替代人参使用，而是强调葛根也有突出的功效。葛生长在深山中，其块根往往生长多年。年份越久，得到的阳光雨露和山林净土的滋养越多，保健和治病的效果就越显著。但是要注意的是，市面上销售的葛根有两种，一种是粉葛，一种是野葛，《中国药典》中规定的中药“葛根”仅指野葛的根。因此，在生活中要根据使用目的挑选合适的种类。

知多一点

葛根的药用原理

葛根中主要含有黄酮类物质如大豆苷、大豆苷元、葛根素等，还含有大豆素-4、7-二葡萄糖苷、葛根素-7-木糖苷、葛根醇、葛根藤素及异黄酮苷和淀粉。现代研究表明，葛根对降压、抗心律失常、降血糖、提高记忆力皆有积极作用。

葛根的种类

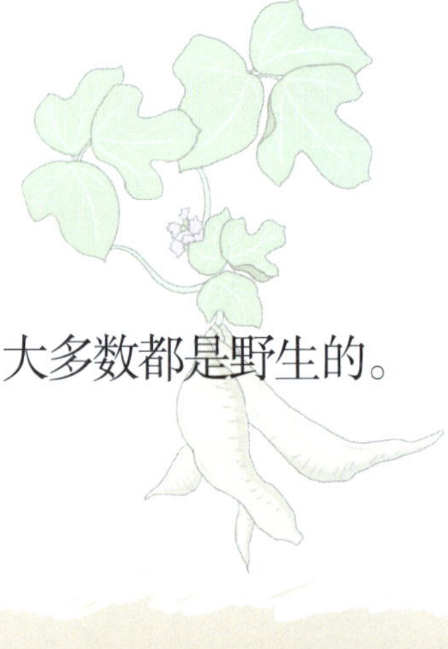

葛根主要有三种类型。

第一种是苦葛，这是自然界中常见的品种，大多数都是野生的。多为药用。

第二种是粉葛。其块根肥大，肉质富含淀粉，煮透后软糯可口，故人们称它为粉葛。多为食用。

第三种是杂交品种，如湘葛一号，多数为人工培植。

课外小实践

我是生活小能手——烹制赤小豆粉葛排骨汤

动手前准备：赤小豆、粉葛、排骨、薏米、蜜枣、姜片、陈皮及盐适量。

做一做：

1. 将赤小豆、薏米洗净，陈皮提前泡发好，姜片切好备用。
2. 将排骨放进装有冷水的锅里，焯掉血水，捞出备用。
3. 粉葛去皮、切片，蜜枣洗净，备用。
4. 把所有备好的材料放入电饭煲中，加入开水。
5. 用煲汤模式煲约2个小时，然后加盐调味即成。

大家一起来动手——制作葛根解酒茶

葛根有解酒的功能。《证类本草》中记载，葛根能“解酒毒，身热赤”。下面让我们来看看葛根解酒茶是如何制作的吧！

动手前准备：葛根15克、黄冰糖5克。

做一做：将处理成小块或切成薄片的葛根与黄冰糖、水一起放入锅中煮10～15分钟，放凉后即可饮用。

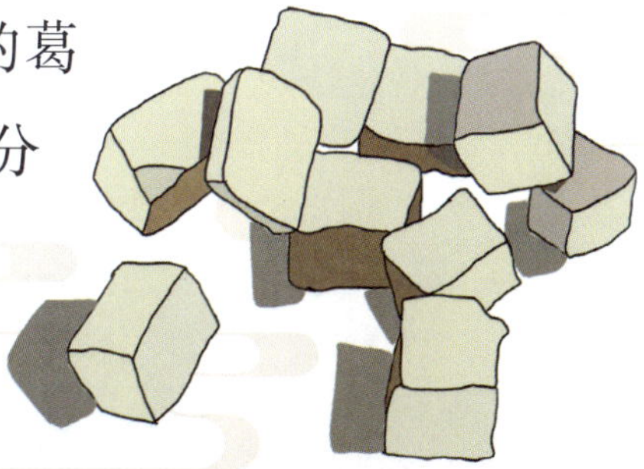

猜猜我是谁？

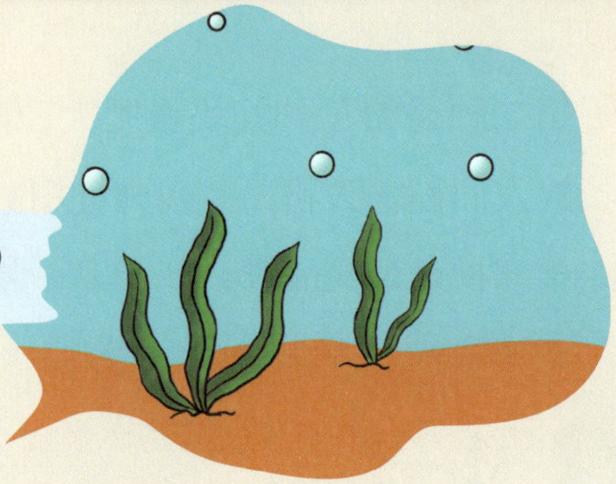

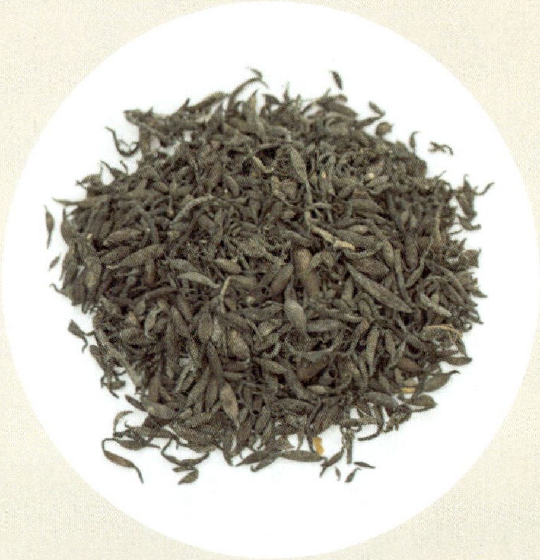

来源

马尾藻科马尾藻属植物海蒿子［*Sargassum pallidum* (Turn.) C.Ag.］或羊栖菜［*Sargassum fusiforme* (Harv.) Setch.］的干燥藻体。

产地

主产于辽宁省、山东省、福建省、浙江省、广东省等。

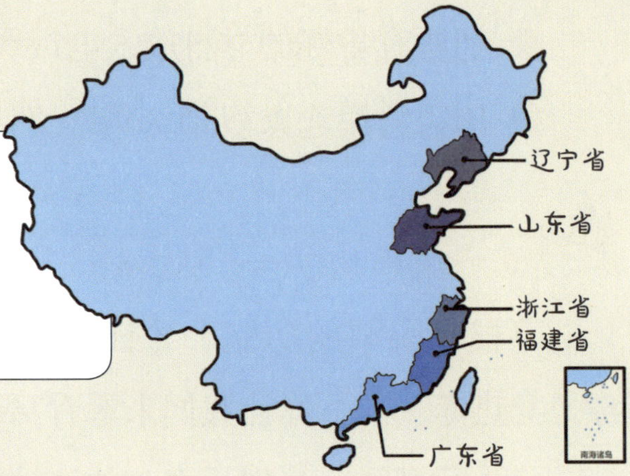

海藻

中药科普

性味：味苦、咸，性寒

归经：归肝、胃、肾经

功效：消痰，软坚散结，利水消肿

故事引入

从前，有个嗜酒成性的酒鬼，他的脖子下长了一圈如梅子般大小的瘰疬(luǒ lì)（在颈部皮肉间可扪及的大小不等的核块）。他苦恼不已，便上门去拜访一位名医，希望名医能够治好他的脖疾。名医看了一眼酒鬼腰间的酒瓶子和他一身的赘肉，摸了摸胡须道：“治是可以治，而且我有个法子，不仅能治好你脖子上的病，还能让你瘦下来。”酒鬼听了激动不已，忙问是什么法子，但名医的回答却让他一下子耷拉住了——戒酒——对一个嗜酒如命的人来说，这谈何容易？！名医看出了他的顾忌，便补充说道：“不戒酒也行，但以后喝酒时需要在酒里加一味中药。”

就这样，酒鬼喝了一个月名医调制的药酒，脖子上的瘰疬竟然真的慢慢消下去了，而且笨重的身躯也渐渐变得轻盈起来。带着感激之情，酒鬼再一次登门拜访了名医，并询问他药酒中加的是哪一味中药。名医慢悠悠地解释：“这是加了海藻的缘故。海藻是治疗瘿瘤(yǐng liú)（生在皮肤、肌肉、筋骨等处的肿块）、瘰疬的专药，再配上活血化瘀酒，更有利于把痰症消去。”

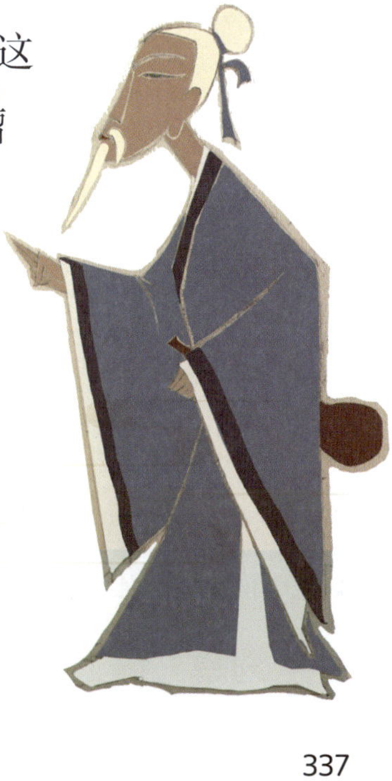

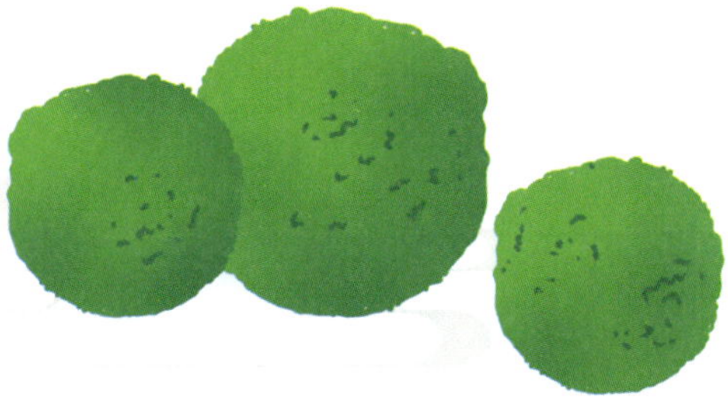

知多一点

海藻在海洋里“扮演”的“角色”

地球上海洋的总面积约为3.6亿平方千米，约占地球表面积的71%，它是一座纯天然的资源宝库。人类文明是由大陆文化与海洋文化共同构成的。在海洋中，“长相”各异的海藻“扮演”着重要的“角色”，为海洋生态系统的平衡贡献了巨大的力量。

科学家研究发现，海藻是大多数草食性贝类的食物来源，而贝类又是很多鱼类的“盘中餐”，所以说海藻是海洋食物链不可或缺的一环。藻类植物体大小悬殊，最小的直径只有1～2微米，肉眼看不到，而最大的长达60多米。

海藻≠海草

海藻与海草虽然只差了一个字，但两者在进化及物种分类上却有很大的不同。

海藻：平常人们所说的海藻，其实是海产藻类的统称。藻类的结构很简单，它无花、无根、无种子，可以分为蓝藻、褐藻、红藻、绿藻等。我们平时所吃的海带、紫菜都属海藻。但是，在中药的范畴里，海藻、海带、紫菜都是作为独立的中药使用的。

海草：海草是世界上唯一能够在海洋里完全生长的单子叶植

物，它有根茎叶的分化，也能开花结果。与其他只能在陆地上生存的花草不同，海草能够在水里呼吸。常见的海草植物有海菖蒲和小喜盐草。当有一种或多种海草植物连成一片时，我们称这种植物群落为海草床，有时还会亲切地称海草床为“藏在海底的草原”，听起来是不是很壮观呢？

海藻“天敌”——甘草

在“中药十八反”的口诀中，有一句是“藻戟遂芫俱战草”，即海藻、大戟、甘遂、芫(yuán)花都与甘草相克，一旦合用，就会产生非常严重的毒副作用。科学家研究发现其中的原理机制是，甘草和海藻共煎时，甘草含有的皂苷类成分会促进海藻所含的砷化合物溶出。因此，一定要注意海藻不可与甘草搭配使用哦。

为什么在海边的渔民要用火烧木头船呢？

在海边，渔船从海上归来后，渔民会用火把烧船，这其实是渔民在给船做“美容保养”！木质渔船在海上航行较长时间后，船底会附生海藻、藤壶等海洋生物，甚至会滋生船蛆，会影响航速，船的“寿命”也会缩短。因此，渔民会先用扫帚清扫，接着在船底铺上稻草，再用火熏烧，就可以把船底的附着物和船蛆全部清除，然后刷上油漆，以延长渔船的使用寿命。

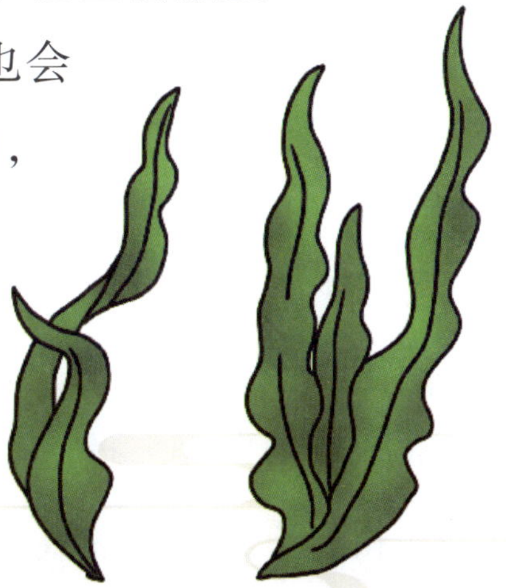

课外小实践

我是生活小能手——烹制海藻排骨汤

海藻排骨汤既有营养又美味，快和妈妈爸爸一起来做这道美味的汤水吧！

动手前准备：排骨300克、海藻200克、姜30克，盐适量。

做一做：

❶ 海藻放入水中浸泡1～5分钟，捞出备用。

❷ 将海藻放入开水中，烫一会儿后捞出，沥干水分；姜洗净，去皮、切丝，备用。

❸ 排骨洗净，切小块，放入开水里烫一会儿后捞出备用。

❹ 锅中倒入适量水，放入排骨，用小火煮20分钟，再加入海藻及姜。煮开后，加入适量盐调味即可。

大家一起来动手——烹制昆布海藻瘦肉汤

在中药中，海藻与昆布是一对“好兄弟”，两者常常搭配使用。昆布海藻瘦肉汤这道广东传统名肴既能降血糖、降血脂，还能消除脂肪肝，具有非常高的保健价值。

动手前准备：广昆布、海藻各150克，猪肉500克，姜、陈皮、盐适量。

做一做：

❶ 用水泡开昆布、海藻，洗净，切成适宜的大小，备用。

❷ 将猪肉洗净，切块备用。

❸ 将所有材料一同放入高压锅中煲煮30分钟，最后加入适量食盐调味即可食用。

海参

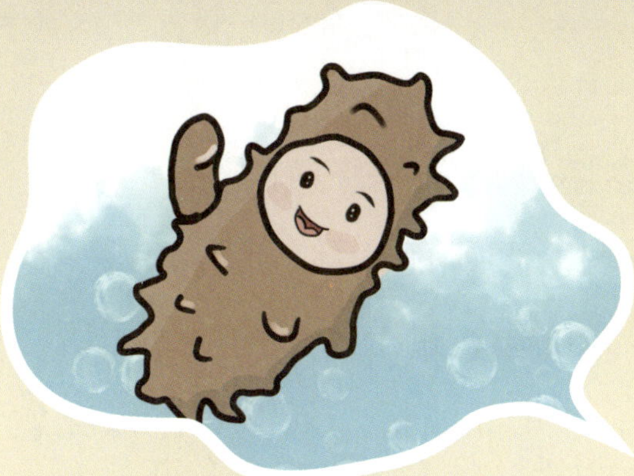

猜猜我是谁？

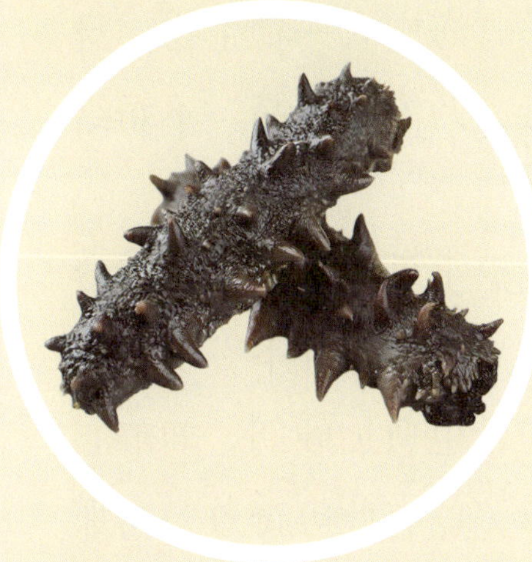

来源

刺参科刺参属动物刺参［*Apostichopus japonicus*(*Selenka*)(*Stichopus japonicus Selenka*)］、绿刺参（*Stichopus chloronotus* Brandt）、花刺参（*Stichopus variegatus* Sempen）去内脏后的干燥全体。

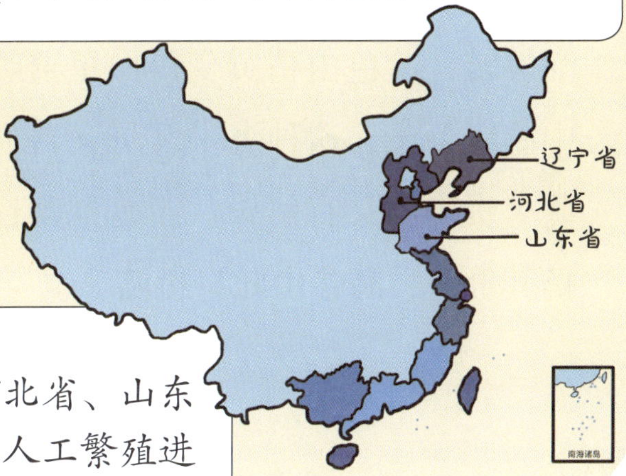

产地

刺参在我国分布于辽宁省、河北省、山东省等地的沿岸浅海地区，现已人工繁殖进行放养。绿刺参在我国分布于海南南部及西沙群岛地区。花刺参在我国分布于海南及雷州半岛、西沙群岛等沿岸浅海地区。

中药科普

性味：味甘、咸，性平

归经：归肾、肺经

功效：补肾益精，养血润燥，止血

故事引入

相传很久以前，海参还只是一种普通的海中生物，其滋补价值还未被人们发现。直到有一天，带着家眷一路逃亡的汉少帝刘辩来到了东海边，过上了以渔船为居所、以捕鱼和打捞为生的日子。几经波折，刘母身体每况愈下，刘辩茫然无措，囊中盘缠又不足以请名医看诊了。在刘辩一筹莫展之际，一位渔夫提醒他道："海中有一种生物，身体软绵绵，且带有粗壮的短刺，名叫海参，乃滋补佳品，不妨给令堂试试。"

刘辩依言照办，每日打捞时专门寻找黑乎乎、软绵绵的海参给母亲进食。原本形如枯槁的刘母每日在海参的滋补下，身体渐渐好转，脸色由枯黄变得白里透红，身子骨也愈加硬朗。刘辩心中感慨万千，这种海中常见又普通的海参，竟有此等奇效，与那些名贵中药又有何异？于是刘辩逢人便说起海参的神奇疗效，宣扬其价值，海参由此身价陡升。

猜一猜

黑蚕海中长，全身披软刺。

（打一海洋生物名）

答案：海参

知多一点

海参如何获取食物？

海参的食物主要以海底的微小生物为主，这些生物被包裹在海底沉积的泥沙之中。因此，海参摄取食物时，是直接摄取海底的泥沙，再将不能消化的物质排至体外。海参以两种方式来摄取沉积泥沙：一是身处岩礁之底，用触手清扫或者挑起石头表面的颗粒物质；二是直接将身体钻入泥沙之中，用触手扒笼覆盖身体表面的泥沙。

海参的运动方式

海参是怎么运动的呢？是像虫一样蠕动，还是像鱼一样游动呢？

其实，海参习惯于长时间停留在某一个位置，很少进行大幅度的移动。海参运动时，肌肉从后端向前方收缩，类似毛虫在枝条上的移动，姿势为蹒跚式。海参不仅“懒动”，就算动起来时速度也极为缓慢。

海参如何药用？

对捕得的海参，除去其内脏，并洗净其腔内泥沙，放在盐度适当的盐水中烧煮约1个小时，然后捞起放冷。海参经曝晒或烘焙至八九成干时，再入蓬叶液中略煮，至颜色转黑时取出，晒干。此时，所得的干海参即可入药。

海参为何以大连产的为最佳？

世界海参看中国，中国海参看大连。大连地处北纬39°，属于地球上的寒暑交界线处，这是世界公认的较适合海洋生物生长的纬度。大连的海域处于寒暖流交汇地带，海水的交换能力以及自净能力都优于其他大部分海域，且这里水温较低，因而该地区的海参一年中的生长期有半年左右。相较于其他产地的海参，大连海参的生长周期是最长的。这样优质的天然养殖环境，使得大连海参成为有机且营养价值较高的天然补品。

课外小实践

我是生活小能手——烹制海参小米粥

海参小米粥是一道营养可口的美食，让我们一起来看看它的制作方法吧！

动手前准备：海参1只、小米100克。

做一做：先用清水将海参泡发，洗净，接着将其切成片状或段状备用。小米入锅，大火熬煮至糊状（约45分钟），加入切好的海参再煮沸10分钟，放入适量的调味品，即可食用。

大家一起来动手——烹制海参炖蛋

蛋白质是人体十分需要的营养物质之一，除了通过喝牛奶摄入外，我们也可以烹制一道海参炖鸡蛋来补充。在年末严冬时节，此道佳肴也可作为进补佳品，适合全家人一起食用。一起来看看它是如何制作的吧！

动手前准备：干海参1个、鸡蛋2个，生抽、香油和葱适量。

做一做：

❶ 海参提前泡发，将鸡蛋搅打成蛋液，将蛋液与水按1∶1.5的比例搅拌均匀。

❷ 用滤网将蛋液筛入蒸碗中。取一半海参，切碎放入碗中。用牙签扎破蛋液表面的气泡。

❸ 盖上盖子，开火蒸煮，水开后小火蒸8～10分钟。然后将另外一半海参放入碗中再蒸3～5分钟。

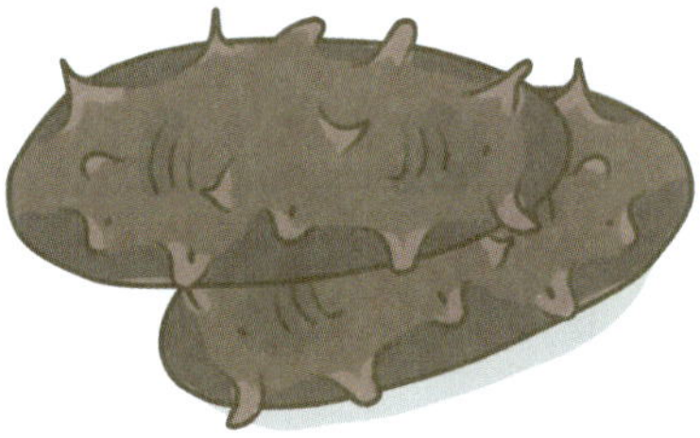

❹ 出锅后撒少许葱粒，加入适量生抽和香油调味即可食用。

生石膏

猜猜我是谁？

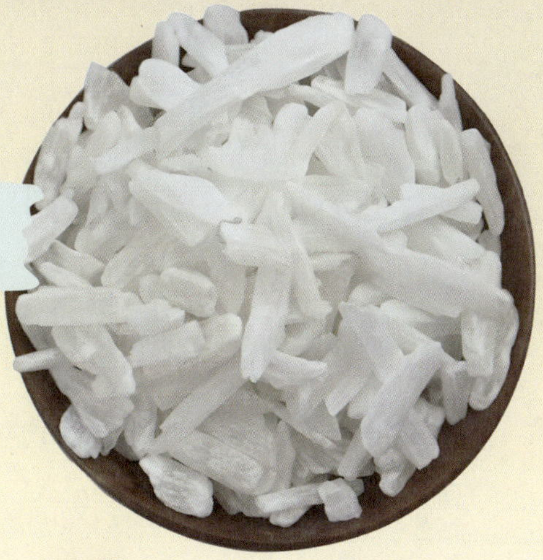

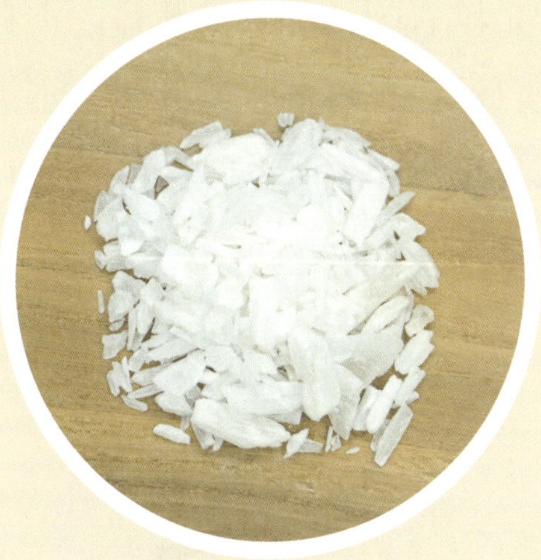

来源

硫酸盐类矿物硬石膏族石膏，主要含有水硫酸钙。采挖后，除去杂石及泥沙，打碎生用或煅用。

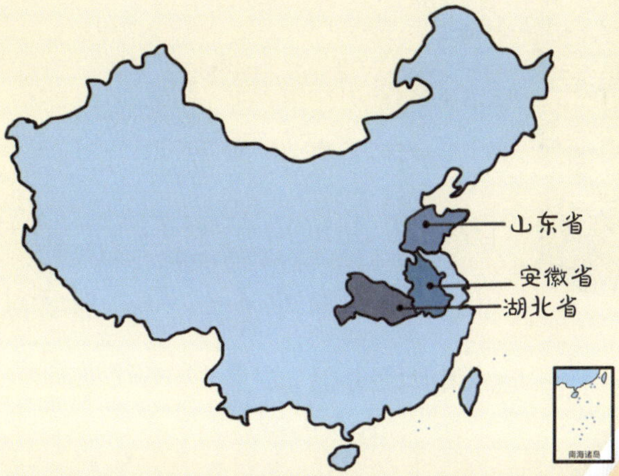

产地

主产于湖北省、安徽省、山东省等。

中药科普

性味：味甘、辛，性寒

归经：归肺、胃经

功效：清热泻火，除烦止渴

故事引入

从前，有座天灵山，山上住着一个靠砍柴谋生的娃娃。砍柴娃十分勤快，手脚也麻利，但砍的柴却换不了多少银两，所以他时常饿肚子。有一日，砍柴娃回到居住的山洞，突然发现山壁上结出了一条条长块，通透又洁白。砍柴娃此时正饿得发慌，于是试着咬了那长块几口。不料神奇的事情发生了，他发现自己口也不渴了，肚子也不饿了。他欣喜不已，以后自己再也不用忍受挨饿的痛苦了！后来，这些膏体渐渐地被更多的人知晓，并且演变成了中药里的一味药材——石膏。

知多一点

生石膏的成分

生石膏的主要成分为含水硫酸钙（$CaSO_4 \cdot 2H_2O$），在中医上又称为寒水石，是一味清热泻火的中药材。

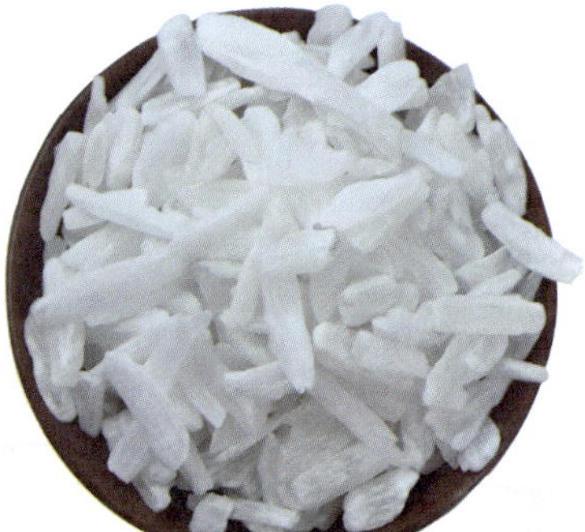

药中白虎——石膏

小朋友是否听说过“左青龙，右白虎，前朱雀，后玄武”？作为我国古代传说中的四大神兽，青龙、白虎、朱雀和玄武各自盘踞一方，守护着我们的神州大地。在中药领域里，也有一个经典的方剂，其以白虎命名，称为白虎汤。白虎汤在历代中医里都被奉为解热退烧的经典名方，方中的主要药材便是生石膏，其在治疗中发挥了主要的药理作用。因此，石膏也被称为“药中白虎”。

课外小实践

药用石膏又分为生石膏和煅石膏。生石膏的主要成分为含水硫酸钙，而煅石膏的主要成分为脱水硫酸钙。在中医方剂中，生石膏主要用于内服起退热作用，而煅石膏因凝固作用突出而多作外用。

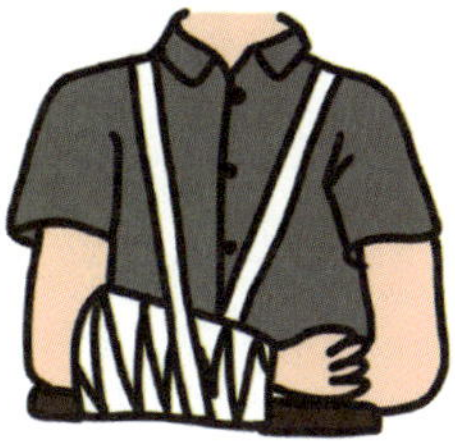

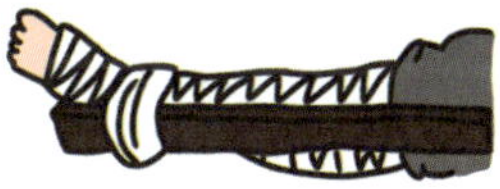

小朋友们，知道生石膏和煅石膏二者的区别了吗？请看一看、摸一摸和闻一闻，把你感受到的两者的区别写在下方的横线上吧！

❶ 看一看：________________________

____

❷ 摸一摸：________________________

____

❸ 闻一闻：________________________

____

龙骨

猜猜我是谁？

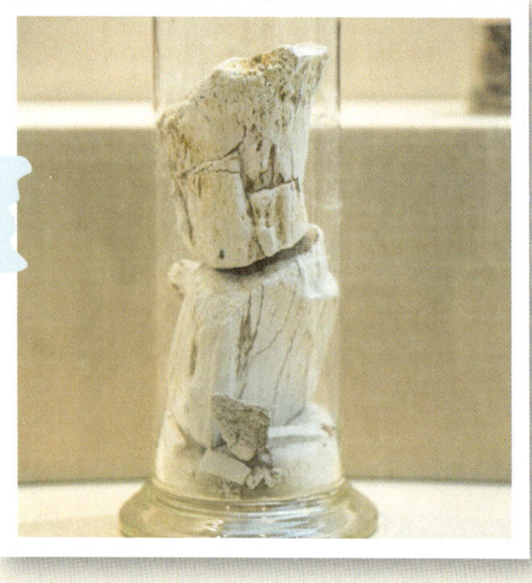

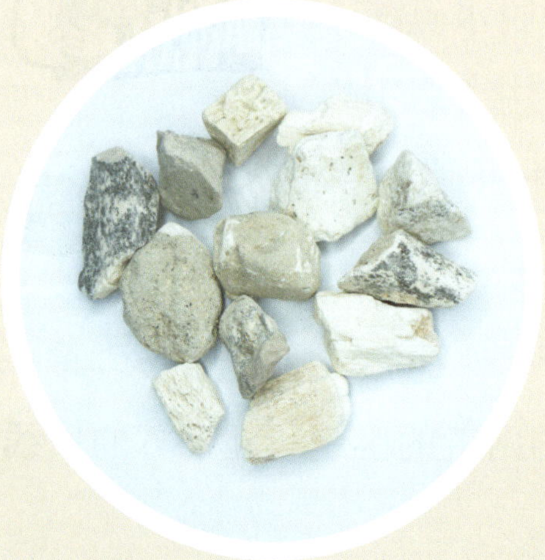

来源

古代大型哺乳类动物象类、三趾马类、犀类、鹿类、牛类等的骨骼化石。

产地

主产于山西省、内蒙古自治区、河南省等地区。

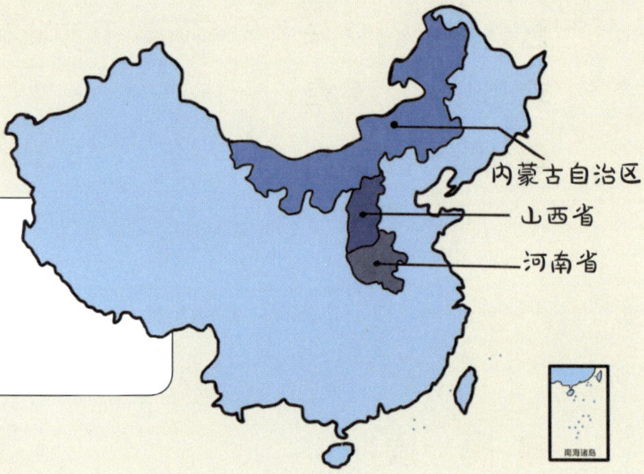

中药科普

性味：味甘、涩，性平

归经：归心、肝、肾经

功效：镇惊安神，平肝潜阳，收敛固涩，收湿敛疮

故事引入

从前，有一位理发匠，他身患疮疖（chuāng jiē），因为生活窘迫，一直无钱去买药物医治身上的伤口。一天，有一位老者来理发。听说他的疮疖越来越严重了，老者便说，有个偏方能治他的疾病，只需要把某些动物的骨头磨成粉敷在疮上，伤口便可愈合。理发匠将信将疑，想起自己之前偶然捡到几块猛兽的骨头，便将它们找了出来。理发匠依老者的指引，将骨头磨成粉敷在了疮疖上，不久后脓水便被吸干了，伤口慢慢愈合了。

后来，他才知道这骨片就是中药龙骨，吸湿敛疱的效果很好，是一种很珍贵的中药材。

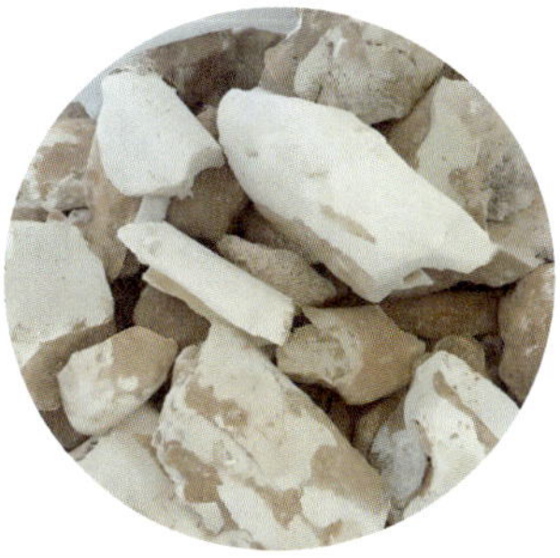

疮疖：是一种皮肤病，是因细菌感染而引起皮肤毛囊深部和周围组织出现的化脓性炎症。

猜一猜

中国的脊梁。

（打一中药名）

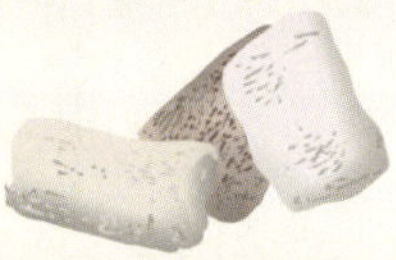

答案：龙骨

知多一点

龙骨与甲骨文的故事

清末光绪年间，有一个叫王懿荣的人，是一位金石学家，爱好考古，当时任国子监祭酒（相当于大学校长的职位）。有一次，他生病了，无意中发现从药店抓回来的中药材里一味名为“龙骨”的药材上竟刻画着奇怪的符号。对古文字颇有研究的王懿荣敏锐地意识到，这可能就是早期的文字。病好后，他四处收购这类甲骨，追根寻源得知这是从河南安阳西北五星的小屯村买的，此处正是商代的国都。王懿荣更加坚定了自己的判断，经过研究，他发现原来“龙骨”上所刻的正是甲骨文。从此，甲骨文就这样被世人发现并被重视起来。

“龙骨”是龙的骨头吗？

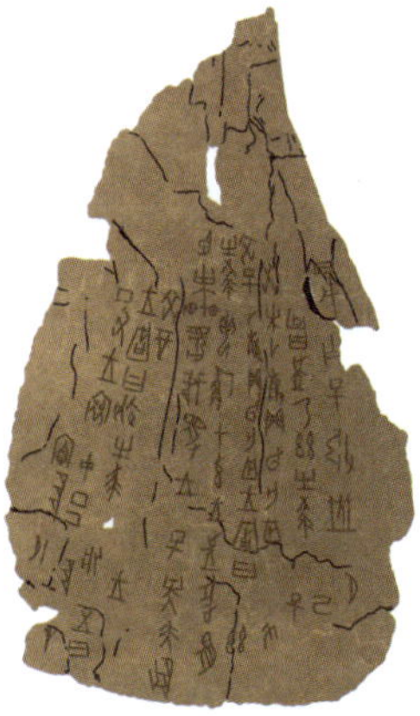

此“龙骨”非彼龙骨。这里的龙骨，不是恐龙之龙骨，也不是建筑术语里的龙骨，更不是舰船术语中的船的龙骨。这里的龙骨，指的是中药里的一种药材，其是大象或犀牛一类珍稀动物的骨头化石。

课外小实践

大家一起来动手——制作孔圣枕

小朋友，你家里是否有人有晚上睡不着、白天又经常健忘的情况？你可以制作具有安神作用的孔圣枕给其使用，帮助其提高睡眠质量，生活得更加舒心哦。

动手前准备： 龙骨、远志、菖蒲、败龟板、枕头套。

做一做： 把上述中药材打碎成小块后均匀装入枕芯中，封好口后装入枕套就可以使用啦！

试一试： 睡觉时使用孔圣枕有什么感觉？孔圣枕适合给家里的哪些人使用呢？